Vechtaer Beiträge zur Gerontologie

Reihe herausgegeben von
F. Frerichs, Dortmund, Deutschland
E. Kalbe, Vechta, Deutschland
S. Kirchhoff-Kestel, Vechta, Deutschland
H. Künemund, Vechta, Deutschland
H. Theobald, Vechta, Deutschland
U. Fachinger, Vechta, Deutschland

AF172893

Die Gerontologie ist eine noch junge Wissenschaft, die sich mit Themen des individuellen und gesellschaftlichen Alterns befasst. Die Beiträge in dieser Reihe dokumentieren den Stand und Perspektiven aus verschiedenen wissenschaftlichen Blickwinkeln. Zielgruppe sind nicht nur Forschende und Lehrende in der Gerontologie, sondern auch in den Bezugswissenschaften – insbesondere aus der Soziologie, Psychologie, Ökonomik, Demographie und den Politikwissenschaften – sowie Entscheidungsträger in Politik und Verwaltung.

Weitere Bände in der Reihe http://www.springer.com/series/13099

Erna Dosch

Wie Männer pflegen

Pflegearrangements häuslich pflegender Männer im erwerbsfähigen Alter

Mit einem Geleitwort von Prof. Dr. Hildegard Theobald

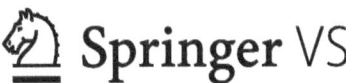 Springer VS

Erna Dosch
Vechta, Deutschland

Dissertation Universität Vechta, 2017

u.d.T.: Erna Dosch: „Zur Konstruktion von Pflegearrangements häuslich pflegender
Männer im erwerbsfähigen Alter."

Vechtaer Beiträge zur Gerontologie
ISBN 978-3-658-22703-6   ISBN 978-3-658-22704-3   (eBook)
https://doi.org/10.1007/978-3-658-22704-3

Die Deutsche Nationalbibliothek verzeichnet diese Publikation in der Deutschen National-
bibliografie; detaillierte bibliografische Daten sind im Internet über http://dnb.d-nb.de abrufbar.

Springer VS ist ein Imprint der eingetragenen Gesellschaft Springer Fachmedien Wiesbaden GmbH
und ist ein Teil von Springer Nature
Die Anschrift der Gesellschaft ist: Abraham-Lincoln-Str. 46, 65189 Wiesbaden, Germany

Geleitwort der Doktormutter

Vor dem Hintergrund des demographischen und sozialen Wandels gewinnt die Versorgung älterer pflegebedürftiger Menschen zunehmend an Bedeutung. Die Mehrzahl der Familienmitglieder mit Pflegebedarf wird überwiegend von Frauen in der häuslichen Umgebung versorgt. Allerdings weisen die Daten darauf hin, dass die Pflegebeteiligung von Männern zugenommen hat und ihr Anteil derzeit ca. ein Drittel beträgt. Trends zeigen auf, dass der Anteil der häuslich pflegenden Männer, beispielsweise aufgrund der zunehmenden Frauenerwerbstätigkeit, weiter anwachsen könnte. Vor dem Hintergrund, dass männliche Pflegende eine wichtige zukünftige Ressource darstellen und damit „Care" in der Familie stärker geschlechtsunabhängig geleistet werden kann, wird die Auseinandersetzung mit der Einbeziehung von Männern in die informelle, familiäre Pflege zu einem zentralen Thema.

Bisher existieren nur wenige, vertiefende qualitative Studien, die sich mit der Beteiligung von häuslich pflegenden Männern im erwerbsfähigen Alter an der familiären, informellen Pflege beschäftigen. Die vorliegende empirische Untersuchung befasst sich aus einer Genderperspektive mit informell pflegenden Männern im erwerbs-fähigen Alter. Im Fokus der Betrachtung steht dabei insbesondere, wie sie in dem weiblich konnotierten Bereich agieren und sich selbst sehen.

Ein zentrales Ergebnis der Forschung ist die Entwicklung einer Typologie der Arrangements von Pflegetätigkeiten. Erkennbar wird dabei, dass sich die vorhandenen Pflegearrangements von Männern sehr stark unterscheiden und sie keineswegs nur Organisationsarbeit leisten, sondern – abhängig vom jeweiligen Typ – durchaus in die direkte Pflege involviert sind. Es lassen sich vier Typen des Pflegeverhaltens differenzieren: „organisierende Pflegetätigkeit", „supplementäre Pflegetätigkeit", „prävalente Pflegetätigkeit" und „solitäre Pflegetätigkeit". Sie unterscheiden sich hinsichtlich der verschiedenen Ausprägung der Merkmale, z. B. in der Delegationsart, in der Art der Inanspruchnahme von Unterstützungsleistungen und dem Pflegeverhalten. Die unterschiedliche Lebensgestaltung und die damit in Zusammenhang stehende Delegationsart bewegt sich zwischen vollständiger Delegation der Pflegetätigkeiten bis zur vollständigen Übernahme der Pflege.

Die Frage der Identifikation zwischen Beruf und Pflege wird in dieser Studie zum zentralen Ansatzpunkt in der Auseinandersetzung mit dem weiblich konnotierten Bereich der familiären Pflege. Die befragten Männer verleihen ihrer Pflegetätigkeit im Sinne von „doing gender" einen „maskulinen" Anstrich. Sie stellen ihre aktuelle Erwerbstätigkeit in den Mittelpunkt. Wenn sie nicht mehr berufstätig sind, begreifen sie die Pflege als Berufstätigkeit bzw. als Weiterführung der Erwerbstätigkeit. Die Identifikation mit der Berufstätigkeit verleiht den Männern die nötige Sicherheit, Pflegetätigkeiten verrichten zu können und ihre Geschlechtergrenze zu übertreten. Aus der Analyse der Dimensionen der Lebenslagen, z. B. Erwerbstätigkeit und gesundheitliche Lage, geht weiter hervor, wie relevant positive strukturelle Bedingungen am Arbeitsplatz sind und wie stark diese mit wahrgenommenen Belastungsgrenzen und Zeiten der Regeneration und Partizipation in Zusammenhang stehen.

Die Studie enthält auch einen Vergleich der empirisch identifizierten Motive der pflegenden Männer mit den Untersuchungsergebnissen von Motiven pflegender Frauen. Daraus resultiert, dass neben den Gemeinsamkeiten, beispielsweise hinsichtlich der Betonung von Reziprozität und ethischen Normen, auch Unterschiede bestehen. Insbesondere Töchter sind stark von verinnerlichten Normen und gesellschaftlichen Zuschreibungen beeinflusst, weshalb sie sich stärker als Söhne zur Pflege verpflichtet fühlen. Ebenfalls können biographische Erfahrungen, z. B. Pflege als Tradition in der Familie und Erfahrungen im Rahmen von Praktika oder ehrenamtlicher Arbeit, eine spätere Pflegeübernahme erleichtern.

Die Studie regt aufgrund der entwickelten Typologie des Arrangements der Pflegetätigkeiten, der damit verbundenen unterschiedlichen Einbindung der Pflege in die Lebensgestaltung und der sich zeigenden Identifikationen zu einer differenzierten Betrachtungsweise des Pflegeverhaltens von häuslich pflegenden Männern und deren Hintergründe an. Sie liefert damit einen sehr innovativen Beitrag zum wissenschaftlichen Erkenntnisstand und damit zur weiteren Diskussion in der Gerontologie und der Genderforschung.

Vechta, im Februar 2018   Prof. Dr. Hildegard Theobald

Danksagung

Auf dem Weg des Verfassens dieser Arbeit gab es einige Personen, die mich tatkräftig unterstützt haben. Diesen möchte ich von Herzen danken.

Mein ganz besonderer Dank gilt meiner Doktormutter Professorin Dr. Hildegard Theobald, die mir durch ihre konstruktive Kritik stets zur Seite stand und mir wertvolle Hinweise zur Anfertigung dieser Arbeit gab.

Des Weiteren bedanke ich mich bei meiner Zweitgutachterin Professorin Dr. Birgit Riegraf sowie den weiteren Mitgliedern der Prüfungskommission Professor Dr. Frerich Frerichs, Professor Dr. Hans-Joachim von Kondratowitz und Professor Dr. Harald Künemund.

Ferner danke ich Professor Dr. Manfred Langehennig für die Bereitstellung von Interviews aus seinem Forschungsprojekt in Frankfurt am Main.

Mein ganz besonderer Dank gilt meinen Interviewpartnern.

Sehr hilfreich war für mich die Unterstützung durch konstruktive Kritik von Dr. Ludwig Amrhein, Dr. Julia Hahmann und Gabriele Ziese.

Darüber hinaus gilt mein besonderer Dank meinem Lebensgefährten Frank Küppers und meinen Freund(inn)en, die mir zur Seite standen. Hier möchte ich Angelika Lückert, Lüder Engelbrecht, Svetlana Radojicic, Astrid Orendi, Nadja Dickopp, und Jördis Barran erwähnen. Ebenfalls danke ich Margot Gehrs und Heiner Biener für die schöne gemeinsame Zeit.

Ferner bedanke ich mich für die stets große Hilfsbereitschaft und Geduld bei Tamara Spruth und Magdalena Gelhaus.

Inhaltsverzeichnis

1 Einleitung 19

  1.1 Erkenntnisinteresse und Forschungsfragestellungen 21

  1.2 Methodisches Vorgehen 23

  1.3 Aufbau der Arbeit 25

2 Familiäre Pflege in Deutschland 29

  2.1 Demografische Entwicklung in Deutschland 29

  2.2 Entwicklung des Pflegebedarfs 35

  2.3 Rechtliche Rahmenbedingungen 38

  2.4 Von Männern geleistete familiäre Pflege 51

3 Theoretische und empirische Perspektiven 63

  3.1 Vergeschlechtlichte Pflege- und Sorgetätigkeit 63

    3.1.1 Gender und Identität 63

    3.1.2 Pflege und Sorge als weiblich konnotierte Tätigkeit 70

    3.1.2.1 Care im Kontext von Pflege- und Sorgearbeit 70

    3.1.2.2 Pflege im Kontext von Pflege- und Sorgearbeit 73

    3.1.2.3 Männer in der Historie der professionellen und häuslichen
           Krankenpflege 75

    3.1.3 Vergeschlechtlichte Arbeitsteilung 79

  3.2 Lebenslagen und Pflege 84

  3.3 Pflege und soziale Unterstützung 90

    3.3.1 Beziehungen und soziale Unterstützung 90

    3.3.2 Soziale Unterstützung bei Hilfe- und Pflegebedürftigkeit 92

  3.4 Vereinbarkeit von Pflege und Beruf 95

    3.4.1 Gender Regime 96

    3.4.2 Erwerbsbeteiligung 104

    3.4.3 Beweggründe zur Pflegeübernahme 112

    3.4.4 Strategien bei der Vereinbarkeit 119

  3.5 Stand der Forschung 125

    3.5.1 Studien der Pflegeforschung 125

    3.5.2 Studien zur Vereinbarkeitsforschung 137

    3.5.3 Resümee des Forschungsstandes 143

4 Fragen und Forschungsdesign der empirischen Studie **147**

4.1 Fragestellungen 147

4.2 Erhebungsmethode 149

    4.2.1 Interviewmethode 149

    4.2.2 Interviewverlauf 152

    4.2.3 Der Einfluss des Geschlechts bei der explorativen Erhebung 156

    4.2.4 Auswahl und Gewinnung der Interviewpartner 157

4.3 Beschreibung des Samples 160

4.4 Auswertungsverfahren 167

    4.4.1 Qualitative Inhaltsanalyse 167

    4.4.2 Netzwerkanalyse 171

5 Empirische Ergebnisse **175**

5.1 Typologische Beschreibung der Arrangements der Pflegetätigkeiten 175

    5.1.1 Typ 1: Organisierende Pflegetätigkeit 182

        5.1.1.1 Gestaltung des Pflegearrangements 182

        5.1.1.2 Inanspruchnahme von Unterstützungsleistungen 185

        5.1.1.3 Pflegeverhalten 190

        5.1.1.4 Organisierende Pflegetätigkeit im Lebenslagenkontext 192

    5.1.2 Typ 2: Supplementäre Pflegetätigkeit 195

        5.1.2.1 Gestaltung des Pflegearrangements 195

        5.1.2.2 Inanspruchnahme von Unterstützungsleistungen 199

        5.1.2.3 Pflegeverhalten 203

        5.1.2.4 Supplementäre Pflegetätigkeit im Lebenslagenkontext 206

    5.1.3 Typ 3: Prävalente Pflegetätigkeit 213

        5.1.3.1 Gestaltung des Pflegearrangements 213

        5.1.3.2 Inanspruchnahme von Unterstützungsleistungen 217

        5.1.3.3 Pflegeverhalten 221

        5.1.3.4 Prävalente Pflegetätigkeit im Lebenslagenkontext 223

    5.1.4 Typ 4: Solitäre Pflegetätigkeit 229

        5.1.4.1 Gestaltung des Pflegearrangements 229

        5.1.4.2 Inanspruchnahme von Unterstützungsleistungen 231

        5.1.4.3 Pflegeverhalten 235

        5.1.4.4 Solitäre Pflegetätigkeit im Lebenslagenkontext 236

    5.1.5 Zusammenfassung der typisierenden Beschreibung 239

5.2 Fallvergleichende Themenstellungen 248

    5.2.1 Vereinbarkeit von Pflege und Beruf im Kontext der Lebenslagen 248

    5.2.2 Beweggründe zur Pflegeübernahme 252

5.2.3 Biographische Faktoren bei der Pflegeübernahme 262

5.2.3.1 Erfahrungen in der Kindheit und im Jugendalter 262

5.2.3.2 Erfahrungen im Erwachsenenalter 264

5.2.3.3 Zusammenschau der biographischen Erfahrungen 266

5.2.4 Pflegende (Ehe-)Partner und Söhne 267

5.2.5 Zusammenfassung der fallvergleichenden Themen 268

6 Diskussion der Ergebnisse **273**

6.1 Genderkonstruiertes Pflegeverhalten und „männliche" Identität 273

6.2 Spagat zwischen Pflege und Beruf 277

6.3 Motive und biografische Faktoren 282

6.4 Theoretische Überlegungen 284

6.5 Implikationen für die gerontologische Praxis 286

7 Resümee und Ausblick **289**

7.1 Resümee 290

7.2 Ausblick 301

Literatur **305**

Anhang **341**

Tabellenverzeichnis

Tabelle 1: Übergang der Pflegestufen in Pflegegrade ab 1.1.2017 41

Tabelle 2: PSG II – Übersicht zu relevanten Leistungen der Pflegeversicherung
ab 1.1.2017 42

Tabelle 3: Verwandtschaftsverhältnis der Hauptpflegeperson zur pflegebedürftigen Person von 1998 und 2016 (%) 54

Tabelle 4: Unterstützungsumfang (in Stunden pro Woche) 58

Tabelle 5: Lebenslagen in Verknüpfung mit den Handlungsspielräumen berufstätiger pflegender Angehöriger 87

Tabelle 6: Typologie der Wohlfahrtsregime 98

Tabelle 7: Typen der personenbezogenen sozialen Dienstleistungen 100

Tabelle 8: Bildungsstatus der pflegenden Männer 161

Tabelle 9: Interview-Übersicht der analysierten biografisch-narrativen Interviews 163

Tabelle 10: Arrangements der Pflegetätigkeiten im Überblick 176

Tabelle 11: Dimensionen der Lebenslagen 179

Tabelle 12: Motive und Aspekte bei der Pflegeübernahme 261

Tabelle 13: Art der biographischen Erfahrungen mit Pflegetätigkeiten im
Lebensverlauf 266

Tabelle 14: Unterschiede im Pflegeverhalten von (Ehe-)Partnern und Söhnen 267

Tabelle 15: Übersicht zentraler Ergebnisse der typisierenden Beschreibung der
Arrangements der Pflegetätigkeiten 291

Tabelle 16: Übersicht zu ausgewählten Dimensionen der Lebenslagen 292

Abbildungsverzeichnis

Abbildung 1:   Pflegebedürftige 2015 nach Versorgungsart (Statistisches
               Bundesamt 2017a, S. 5) 36

Abbildung 2:   Pflegepersonen nach Alter und Geschlecht sowie Erhebungs-
               gebiet (Rothgang et al. 2016, S. 119) 56

Abbildung 3:   Umfang der Erwerbstätigkeit (Sopp/Wagner 2013) 107

Abbildung 4:   Fortsetzung der Erwerbstätigkeit (Sopp/Wagner 2013) 108

Abbildung 5:   Egozentriertes Pflegearrangement aus der Sicht von Herrn
               Lückert (eigene Darstellung) 173

Abbildung 6:   Typ 1, organisierende Pflegetätigkeit (eigene Darstellung) 185

Abbildung 7:   Typ 2, supplementäre Pflegetätigkeit (eigene Darstellung) 199

Abbildung 8:   Typ 3, prävalente Pflegetätigkeit (eigene Darstellung) 217

Abbildung 9:   Typ 4, solitäre Pflegetätigkeit (eigene Darstellung) 231

Abbildung 10: Typ 1, organisierende Pflegetätigkeit (eigene Darstellung) 297

Abbildung 11: Typ 4, solitäre Pflegetätigkeit (eigene Darstellung) 297

Abbildung 12: Bedingungsfaktoren zur Vereinbarkeit von Pflege und Beruf
               (eigene Darstellung) 299

Abkürzungsverzeichnis

BGBl	Bundesgesetzblatt
BMFSFJ	Bundesministerium für Familie, Senioren, Frauen und Jugend
BMG	Bundesministerium für Gesundheit
DEAS	Deutscher Alterssurvey
DRV	Deutsche Rentenversicherung
EViS	Evaluation des NBA - Erfassung von Versorgungsaufwänden in stationären Einrichtungen
GEDA	Gesundheit in Deutschland aktuell
NBA	Neues Begutachtungsassessment
PEA	Personen mit erheblich eingeschränkter Alltagskompetenz
PflEG	Gesetz zur Ergänzung der Leistungen bei häuslicher Pflege von Pflegebedürftigen mit erheblichem allgemeinem Betreuungsbedarf (Pflegeleistungs-Ergänzungsgesetz) vom 14. Dezember 2001 (BGBl. 2001 I, S. 3728)
PfWG	Gesetz zur strukturellen Weiterentwicklung der Pflegeversicherung (Pflege-Weiterentwicklungsgesetz) vom 28. Mai 2008 (BGBl. 2008 I, S. 874)
PG	Pflegegrad
PNG	Gesetz zur Neuausrichtung der Pflegeversicherung (Pflege-Neuausrichtungsgesetz)
PSG	Pflegestärkungsgesetz
SGB	Sozialgesetzbuch
SOEP	Sozio-oekonomisches Panel
WINEG	Wissenschaftliches Institut der Techniker Krankenkasse

1 Einleitung

Die vorliegende empirische Studie exploriert aus der Genderperspektive, wie Männer im erwerbsfähigen Alter ihre Pflegearrangements gestalten.

Die Thematik der häuslichen Versorgung älterer Menschen durch Angehörige ist aufgrund des demographischen und sozialen Wandels eine der zentralen gesellschaftlichen und sozialpolitischen Herausforderungen (vgl. Klie 2006, S. 403; Langehennig 2012, S. 9; Sachverständigenkommission zum Zweiten Gleichstellungsbericht der Bundesregierung 2017, S. 33) der nächsten Jahrzehnte. Frauen stellen nach wie vor, zu ca. zwei Drittel, den überwiegenden Teil der Pflege- und Sorgearbeit älterer Angehöriger sicher. Allerdings belegen Daten, dass sich Männer zunehmend an familiären Pflegeaufgaben beteiligen. Nach der Studie von TNS Infratest Sozialforschung 2017 ist der Anteil der pflegenden Männer als Hauptpflegepersonen von 20 Prozent im Jahre 1998 auf 28 Prozent im Jahre 2010 und sogar auf 31 Prozent im Jahre 2016 angewachsen (Schneekloth et al. 2017, S. 56f.). Der Anteil der pflegenden Söhne hat sich im Zeitraum von 1998 bis 2010 von 5 Prozent auf 10 Prozent verdoppelt und stieg bis zum Jahr 2017 auf 11 Prozent an[1] (ebd., S. 56; vgl. Schneekloth/Wahl 2005, S. 79; Sopp/Wagner 2016a; Geyer/Schulz 2014, S. 297). Pflegende Männer bewegen sich im Rahmen der Versorgung ihrer Angehörigen in einem weiblich konnotierten Bereich, der für sie eher untypisch ist.

Aufgrund der u. a. sinkenden Geburtenrate und der zunehmenden Erwerbstätigkeit von Frauen ist ein Rückgang des familiären Pflegepotentials zu erwarten (vgl. Nowossadeck 2016, S. 21; Rothgang et al. 2012, S. 80f.). Prognosen zeigen, dass das intergenerationale Unterstützungspotential[2] abnehmen wird (Nowossadeck 2016, S. 19f, vgl. Dudel 2015). Dabei handelt es sich u.a. um die Altersgruppe der ab 85-Jährigen im Verhältnis zu den 50- bis 64-jährigen Personen, also die Generationen der Eltern und der erwachsenen Kinder (Nowossadeck 2016, S. 20). Da sich die Altersgruppe der erwachsenen Kinder im erwerbsfähigen Alter befindet, ist sie zunehmend mit dem Problem konfrontiert, Pflege und Beruf miteinander vereinbaren zu müssen.

Auch Daten des Sozio-oekonomischen Panels (SOEP) belegen, dass das Vereinbarkeitsdilemma für Frauen und Männer als Pflegepersonen zunimmt. Demnach versorgten

---

[1] Die Daten der Studie von TNS Infratest Sozialforschung von Schneekloth et al. 2017 beziehen sich auf Privathaushalte mit einer pflegebedürftigen Person.

[2] „Der intergenerationale Unterstützungskoeffizient misst das Potenzial sozialer und pflegerischer Unterstützung der Hochaltrigen durch die nachfolgende Generation der erwachsenen Kinder, die sich ebenfalls bereits im höheren Erwachsenenalter befindet" (Nowossadeck et al. 2016, S. 20, zur Beschreibung der Berechnungsgrundlage vgl. ebd., S. 19f.).

© Springer Fachmedien Wiesbaden GmbH, ein Teil von Springer Nature 2018
E. Dosch, *Wie Männer pflegen*, Vechtaer Beiträge zur Gerontologie,
https://doi.org/10.1007/978-3-658-22704-3_1

im Jahr 2012 vier Prozent der Männer und sieben Prozent der Frauen zwischen 16 und 64 Jahren mindestens eine Stunde pro Werktag einen pflegebedürftigen Angehörigen (vgl. Geyer/Schulz 2014, S. 296). Erwerbstätige Frauen sind im Vergleich zu Männern wesentlich stärker in Pflegetätigkeiten involviert (Geyer/Schulz 2014, S. 296, vgl. Rothgang et al. 2016, S. 123f.). Nach den Daten der Studie von TNS Infratest Sozialforschung (2011)[3] stieg der Anteil an erwerbstätigen Hauptpflegepersonen zwischen 16 und 64 Jahren von 37 Prozent im Jahr 1998 auf 59 Prozent im Jahr 2010 an (ebd., S. 31, vgl. ähnliche Tendenzen Schneekloth et al. 2017, S. 59). Allerdings gaben bei Pflegebeginn im Jahr 2010 sogar 16,8 Prozent der weiblichen und 7,6 Prozent der männlichen Hauptpflegepersonen ihre Erwerbstätigkeit auf. 32,7 Prozent der Frauen und 37,9 Prozent der Männer schränkten ihre Erwerbstätigkeit im selben Jahr ein (Sopp/Wagner 2013).

Insgesamt ist die Bereitschaft sehr hoch, sich gegenseitig in der Familie zu unterstützen (vgl. Nowossadeck et al. 2016, S. 21). Dies belegen auch Daten der Pflegestatistik (vgl. Statistisches Bundesamt 2017a), nach der im Jahr 2015 rund 2,9 Millionen Menschen im Sinne des Pflegeversicherungsgesetzes (SGB XI) pflegebedürftig sind. Davon werden 73 Prozent (2,08 Millionen), also knapp drei Viertel, in der häuslichen Umgebung versorgt (ebd., S. 5). Hiervon beziehen 1.385.000 Menschen mit Pflegebedarf nur Pflegegeldleistungen und beanspruchen somit keine professionellen Pflegedienste. Weitere 692.000 Personen mit Pflegebedarf erhalten pflegerische Unterstützung gemeinsam mit pflegenden Angehörigen und ambulanten Pflegediensten oder ausschließlich durch ambulante Dienste (ebd., S. 7).

Ältere Menschen mit Pflegebedarf möchten so lange wie möglich autonom und selbstbestimmt in der eigenen Wohnung leben (vgl. TNS Infratest Sozialforschung 2011, S. 63; Schneekloth et al. 2017, S. 35). Die Quote der ambulanten Versorgung in der häuslichen Umgebung nimmt mit zunehmendem Alter ab. Beispielsweise beträgt der Anteil der in der eigenen Häuslichkeit gepflegten Personen in der Altersgruppe der 65- bis 69-Jährigen 79,5 Prozent, bei den 75- bis 79-Jährigen 76,2 Prozent, in der Altersgruppe der 85- bis 89-Jährigen 68 Prozent und bei den ab 95-Jährigen nur noch 50,9 Prozent (Daten zur Pflegebedürftigkeit 2015[4] im Rahmen der Pflegestatistik von 2017a, eigene Berechnung). Auch Rothgang et al. (2016, S. 152) bestätigen, dass die Quote der stationären Versorgung in Pflegeeinrichtungen in Abhängigkeit zum Lebensalter steht. Die Intention, mit Pflegebedarf in der eigenen Häuslichkeit leben zu wollen, ist auch von der Angst beeinflusst, fremdbestimmt in einem Alten- und Pflegeheim leben zu müssen und dem dortigen *„Reglement ausgeliefert zu sein"*

---

[3] Die Studie basiert auf einem enger gefassten Pflegebedürftigkeitsbegriff ab Pflegestufe I mit einem Pflegebedarf der pflegebedürftigen Person von 1,5 Stunden pro Tag.

[4] Pflegebedürftige am 15.12.2015

(Heusinger/Klünder 2005, S. 13). Der Wunsch älterer Angehöriger nach häuslicher Versorgung deckt sich mit den Regelungen des Gesetzgebers „*ambulant vor stationär*" gemäß § 3 SGB XI und dem damit verbundenen Ziel der Kosteneinsparungen (ebd., Auth 2013, S. 412f.); denn das „*deutsche Pflegesystem wäre ohne den Beitrag pflegender Angehöriger nicht denkbar*" (Nowossadeck et al. 2016, S. 21).

Vor dem skizzierten Hintergrund der Thematik wird deutlich, wie relevant es ist, sich speziell mit den Pflegeleistungen und Pflegetätigkeiten von Männern im erwerbsfähigen Alter zu beschäftigen. Der Beitrag der Männer ist eine wichtige zukünftige Ressource für die Familie und kann dabei unterstützen, den Rückgang des weiblichen Pflege-potentials auszugleichen bzw. diesem entgegenzuwirken. Hierdurch kann dem Wunsch älterer Angehöriger entsprochen werden, trotz Versorgungsbedarf in der eigenen Häuslichkeit zu leben.

1.1 Erkenntnisinteresse und Forschungsfragestellungen

Mittlerweile existieren einige nationale und internationale Studien, die das Pflegeverhalten häuslich pflegender Männer exploriert haben (z. B. Calasanti/King 2007, Campbell/Carroll 2007, Hammer 2014, Harris 1998/2005, Klott 2010, Langehennig 2012, Russell 2007a/b). Viele Untersuchungen befassen sich mit der Vereinbarkeit von Pflege und Beruf, zum Großteil auch unter Einbeziehung betrieblicher Strukturen (z. B. Auth et al. 2016, Bäcker/Stolz-Willig 1997, Beck et al. 1997, Keck/Saraceno 2009, Kohler/Döhner 2011, Kümmerling/Bäcker 2012, Lüdecke/Mnich 2009, Preuß 2014, Reuyß et al. 2012, Schneider et al. 2006). Die Studien im Rahmen der Vereinbarkeitsforschung fokussieren jedoch vor allem auf die Lebenssituation pflegender Frauen, da diese die Mehrheit der Pflegepersonen darstellen. Weitere Untersuchungen zentrieren sich vor allem auf männliche Pflegepersonen, die in der Nacherwerbsphase ihre Partnerinnen versorgen. Im Besonderen werden dort deren Handlungsmuster und spezifische Bedarfslagen ins Blickfeld gerückt. Nur wenige Studien beziehen bei ihrer Analyse die familiäre Situation in Verbindung mit der Vereinbarkeit von Pflege und Beruf mit ein (vgl. Auth/Dierkes 2015, S. 212, Leiber et al. 2015, S. 4); die Untersuchung von Auth et al. (2016) stellt hier eine Ausnahme dar. Hinzu kommt, dass es nur wenige Studien gibt, die auch Motive (z. B. Wallroth 2016, Klott 2010) und biographische Faktoren (z. B. Klott 2010, S. 217f.), welche die Pflegeübernahme beeinflussen, betrachten und das Pflegeverhalten von Männern aus der Genderperspektive beleuchten. Die bisherigen Untersuchungen zu Männern im erwerbsfähigen Alter beziehen sich vorwiegend auf pflegende Söhne, da diese zunehmend intergenerative Unterstützung leisten.

Vor diesem Hintergrund und an den dargestellten Forschungslücken setzt das Erkenntnisinteresse dieser Studie an und untersucht die Gestaltung der Pflegearrangements von (Ehe-)Partnern und Söhnen im erwerbsfähigen Alter und deren Pflegeverhalten in Bezug auf die Vereinbarkeit von Pflege und Beruf. Von dem Analyseansatz des „doing gender" ausgehend, in dem die Kategorie Geschlecht als sozial konstruiert gilt (vgl. West/Zimmermann 1987), wird eruiert, wie Männer im erwerbsfähigen Alter in einem weiblich konnotierten Bereich agieren bzw. Pflegetätigkeiten als vergeschlechtlicht, d. h. „männlich" oder „weiblich", wahrnehmen. Von Interesse ist ebenfalls, welche Unterstützungsleistungen Männer zur Gewährleistung der Versorgung ihrer Angehörigen erhalten und weshalb sie nicht mehr erwerbstätig sind (vgl. Reichert 2012, S. 330). Des Weiteren ist die Untersuchung der Beweggründe zur Pflegeübernahme von Interesse und in welcher Weise biographische Faktoren Pflegetätigkeiten beeinflussen.

Die überwiegende Anzahl der Studien beschreibt das Pflegeverhalten von Männern als „managerial", „organisierend", „indirekt" (körpern) und/oder „delegierend" (z. B. Schneekloth 2006). Aus wenigen qualitativen Untersuchungen, in denen ausschließlich Männer untersucht wurden, geht allerdings hervor, dass sie auch direkte, körpernahe Pflege ausführen (z. B. Auth et al. 2016, Harris 1998, Klott 2010). Zusätzlich ist von Interesse, wie häuslich pflegende Männer ihre Sphären von Pflege und Beruf sowie die weitere private Sphäre der Freizeitgestaltung in Einklang zu bringen versuchen und über welche Handlungsspielräume sie im Rahmen der Dimensionen der Lebenslagen verfügen. Hieraus resultieren zwei Fragenkomplexe. Der erste Fragenkomplex wird im Folgenden vorgestellt:

a) Wie gestalten Männer im erwerbsfähigen Alter ihre Pflegearrangements und welche Typen des Pflegeverhaltens existieren?

b) Nehmen Männer Pflegetätigkeiten als vergeschlechtlicht wahr und falls ja, wie positionieren sie ihre Arbeit in dieser Handlungslogik?

c) Wie vereinbaren Männer Erwerbstätigkeit und Pflege?

d) Welche Unterstützungsleistungen formeller und informeller Art nehmen pflegende Männer in Anspruch?

e) In welchen Lebenslagen bzw. in welcher persönlichen Lebenssituation befinden sich die häuslich pflegenden Männer und inwiefern beeinflussen diese die Gestaltungsspielräume der Pflegearrangements?

Der zweite Fragenkomplex befasst sich speziell mit der Intention der Pflegeübernahme und den Hintergründen zur Gestaltung von Pflegearrangements.

a) Welche Motive liegen bei pflegenden Männern vor?
b) Welche biografischen Faktoren sind vorhanden, die mit der Pflegeübernahme in Zusammenhang stehen?

Aus dem ersten Fragenkomplex resultiert aus genderperspektivischer Sicht u. a. eine typisierende Beschreibung, welche die Art und Weise der Gestaltung von Pflegearrangements von Männern im erwerbsfähigen Alter in einer weiblich konnotierten Pflegewelt in den Blick nimmt. Außerdem wird das Pflegeverhalten anhand gendertheoretischer Konzepte untersucht. Im Rahmen des zweiten Fragenkomplexes wird eine Analyse der Motive und der biographischen Faktoren vorgenommen. Daraus geht u. a. hervor, dass biographische Faktoren die Pflegebereitschaft günstig beeinflussen können. Gerade hierzu existieren nur wenige Untersuchungen.

1.2   Methodisches Vorgehen

Die Auswahl der verwendeten Methoden (vgl. Kapitel 4) und theoretischen Konzepte (vgl. Kapitel 3) orientiert sich an der Gegenstandsangemessenheit in Bezug auf die Forschungsfragestellungen (Flick 2014, S. 26). Der Theorieteil bezieht auch empirische Untersuchungen mit ein, um bestehende theoretische Dimensionen auszudifferenzieren und weiterentwickeln zu können. Die Studie verfolgt das Ziel, die Lebenssituation häuslich pflegender Männer im erwerbsfähigen Alter und die Art und Weise der Gestaltung von Pflegearrangements darzulegen. Deshalb wurde eine qualitative, prozessoffene, sich am interpretativen Paradigma orientierende Forschungsstrategie gewählt. Soziale Phänomene werden hier schrittweise aus der subjektiven Sicht der Akteur(inn)e(n) beschrieben und tragen auf diese Art *„zu einem besseren Verständnis sozialer Wirklichkeit(en) bei [.]“* (Flick et al. 2010, S. 14). Hierzu gehört auch die Darlegung von Abläufen, Deutungsmustern und Strukturmerkmalen (ebd.).

Als Erhebungsmethode wird das biographisch-narrative Interview (Schütze 1983, vgl. Rosenthal 1995, Loch, U./Rosenthal, G. 2002) gewählt, da es biographische Verläufe und Kontexte in Bezug auf das Pflegeverhalten mit in die Analyse einbezieht. Das Verfahren wird in modifizierter Form angewendet, da der Fokus nicht wie sonst üblich auf der Haupterzählung liegt. Die mit den externen Nachfragen verbundenen themenzentrierten Fragestellungen werden genauso stark gewichtet.

Die Analyse dieser Untersuchung beruht auf 30 biografisch-narrativen Interviews, die überwiegend im Rhein-Main-Gebiet realisiert wurden. 17 Interviews führte die

Verfasserin selbst durch, 13 stammen aus einem Forschungsprojekt von Professor Dr. Langehennig an der Frankfurt University of Applied Sciences (Langehennig et al. 2012). Bei den 30 befragten Personen handelt es sich ausschließlich um Männer im erwerbsfähigen Alter (31 bis 64 Jahre). Die Gewinnung der Interviewpartner erfolgte durch Pflegedienste und Beratungsstellen sowie über einen Internetaufruf.[5]

Die Auswahl der Interviews orientiert sich in Anlehnung an die Theoretical-Sampling-Strategie (Glaser/Strauss 1967). Zur Beschreibung, wie häuslich pflegende Männer ihre Pflegearrangements gestalten, wird in Bezug auf die empirisch begründete Typenbildung nach Kelle und Kluge (2010) mit Unterstützung von MAXQDA (Kuckartz 2016) anhand eines mehrdimensionalen Merkmalsraumes (vgl. Kapitel 5.1, Bohnsack et al. 2011, S. 164–166) eine typologische Beschreibung entwickelt.

Weitere strukturelle Bedingungen zur Vereinbarkeit von Pflege und Beruf werden anhand des Lebenslagenansatzes in einer fallvergleichenden Analyse (vgl. Kapitel 5.2) in Anlehnung an die qualitative Inhaltsanalyse dargestellt (Kelle/Kluge 2010, Kuckartz 2016). Die Untersuchung der Motive und biographischen Faktoren erfolgt ebenfalls fallvergleichend. Ferner dient die Methode der Netzwerkanalyse (Hollstein 2006, Hollstein/Pfeffer 2010) dazu, die Unterstützungsnetzwerke häuslich pflegender Männer mittels Visualisierung zu veranschaulichen. Die Analyse der Kategorie Geschlecht, also ob und inwiefern Männer eine vergeschlechtlichte Handlungslogik verfolgen, wird nach der eigentlichen Auswertung der Gestaltung der Pflegearrangements interpretiert.

Das Sample dieser Untersuchung enthält ausschließlich Männer, um einem „Gender Bias" bzw. geschlechtsbezogenen Verzerrungseffekten, z. B. in Form einer Stereotypenbildung von Geschlechterrollen, entgegenzuwirken. Die Gewinnung der Interviewpartner basiert auf einem erweiterten Pflegebedürftigkeitsbegriff, so dass sich die Männer dieser Studie selbst als „Hauptpflegepersonen" betrachten, da sie hauptverantwortlich eine Person ab der Pflegestufe I[6], unabhängig vom eigenen Pflege-umfang, versorgen. Die Interviews fanden in der häuslichen Umgebung der Befragten statt und dauerten zwischen 60 und 180 Minuten.

Die Studie untersucht pflegende Männer im erwerbsfähigen Alter, die einer Vollzeit- oder Teilzeittätigkeit nachgehen (n = 18), ihre Berufstätigkeit aufgegeben haben oder nicht mehr erwerbstätig sind (n = 12).

---

[5] Teilergebnisse der Studie wurden bereits 2016 veröffentlicht (vgl. Dosch 2016).
[6] Die Pflegestufe I entspricht etwa dem am 1.1.2017 in Kraft getretenen Pflegegrad 2.

1.3   Aufbau der Arbeit

Nach der Einführung erfolgt in Kapitel 2 eine Übersicht zu den grundlegenden strukturellen Rahmenbedingungen der familiären Pflege in Deutschland. Da sich in den meisten westlichen Industrienationen ein demographischer Wandel abzeichnet und damit einschneidende sozialstrukturelle sowie gesellschaftliche Folgen verbunden sind, werden diese kurz umrissen (vgl. Kapitel 2.1). Hierzu gehört auch die Darstellung der Entwicklung des Pflegebedarfs (vgl. Kapitel 2.2). Anschließend erfolgt die Skizzierung der rechtlich-institutionellen Rahmenbedingungen in Deutschland (vgl. Kapitel 2.3), in denen Frauen und Männer auch im Hinblick auf den Balanceakt der Vereinbarkeit Pflege- und Sorgearbeit ausführen. Die Rahmenbedingungen umfassen die Leistungen der Pflegeversicherung sowie das Pflegezeit- und Familienpflegezeitgesetz.

Anschließend folgen zur Übersicht empirische Daten, in welchem Umfang und auf welche Art und Weise Männer in Deutschland Pflege erbringen bzw. Trends, weshalb Männer zukünftig verstärkt in Situationen kommen, Pflegeverantwortung zu übernehmen (vgl. Kapitel 2.4).

Darauf aufbauend werden in Kapitel 3 theoretische Hintergründe und empirische Ergebnisse zur Konstruktion von Pflegearrangements häuslich pflegender Männer im erwerbsfähigen Alter herausgearbeitet. Hierzu gehört das aus der Genderforschung stammende Analysekonzept „doing gender" (West/Zimmerman 1987, vgl. Kapitel 3.1.1), mit welchem dargelegt werden kann, wie Geschlecht in zwischenmenschlichen Interaktionen (re)produziert und in institutionellen Kontexten verstetigt wird und sich auch in Bezug auf die Geschlechtsidentität bei der Ausführung von Pflege- und Sorgetätigkeiten widerspiegelt. Darüber hinaus werden die Bedeutungen der Begriffe Care, Sorge- und Pflegearbeit (vgl. Kapitel 3.1.2) erläutert, um die Hintergründe zu untersuchen, weshalb es sich um ein weiblich konnotiertes Tätigkeitsfeld handelt. Die Konzepte zur vergeschlechtlichten Arbeitsteilung (vgl. Kapitel 3.1.3), der doppelten Vergesellschaftung (Becker-Schmidt 2010), der hierarchischen Komplementarität (Backes 2007) und der hegemonialen Männlichkeit (Connell 2015) dienen der Analyse gesellschaftlicher Hintergründe, auf welche Art und Weise vergeschlechtlichte Arbeitsteilung zu einer Dichotomisierung und Hierarchisierung der Geschlechterrollen beiträgt.

Des Weiteren wird das Konzept der Lebenslage (vgl. Kapitel 3.2) auf die Situation häuslich pflegender Angehöriger transferiert, um deren Lebensverhältnisse im Hinblick auf soziale Ungleichheit (vgl. die jeweiligen Kapitel 5.1.1.4 bis 5.1.4.4) untersuchen zu können. Anschließend wird anhand der Erläuterung der Ansätze der sozialen Beziehungen und der sozialen Unterstützung (vgl. Kapitel 3.3) sichtbar, wie die

Aufgaben- und Arbeitsverteilung in sozialen Netzwerken in Bezug auf die Pflegearrangements im Falle der Hilfe- und Pflegebedürftigkeit zu erklären ist.

Kapitel 3.4 befasst sich mit Themenstellungen, die einen Fokus auf Vereinbarkeit von Pflege und Beruf legen. Das Potential der Vereinbarkeit ist eng mit dem jeweiligen nationalen Wohlfahrtssystem und den entsprechenden sozialpolitischen Regulierungsstrukturen verbunden, weshalb aus der Genderperspektive die makrostrukturelle Ebene des Konzeptes der „Gender Regime" als begrifflich-analytischer Rahmen herangezogen wird. Der Ansatz verfolgt das Ziel, länderspezifische Unterschiede zu erfassen und darzustellen, wie Deutschland im Vergleich zu anderen Wohlfahrtsstaaten sozialpolitisch verortet ist (vgl. Kapitel 3.4.1). Anschließend wird die Prävalenz von erwerbstätigen pflegenden Angehörigen (vgl. Kapitel 3.4.2) dargelegt. Darauf aufbauend lehnt sich die Darstellung der Beweggründe zur Pflegeübernahme mit dem Fokus auf häuslich pflegende Männer an (vgl. Kapitel 3.4.3). Kapitel 3.4.4 zeigt u. a. geschlechtsspezifische Handlungsstrategien bei der Vereinbarkeit von Pflege und Beruf bzw. bei der Gestaltung von Pflegearrangements auf. Im Kapitel 3.5 werden der Forschungsstand und die Forschungslücken dargelegt.

Aus den Forschungslücken resultieren die in Kapitel 4.1 formulierten Forschungsfragestellungen (vgl. auch Kapitel 1.1). Die gewählte Forschungsstrategie dieser Arbeit ist qualitativ ausgerichtet und orientiert sich am interpretativen Paradigma, um die subjektive Sichtweise der Lebenswelt häuslich pflegender Männer und deren Relevanzsysteme darlegen zu können. Die offene Interviewmethode des biographisch-narrativen Interviews und der Interviewverlauf werden in den Kapiteln 4.2.1 und 4.2.2 aufgezeigt. Darüber hinaus wird die Vorgehensweise reflektiert, weshalb in dieser Untersuchung zur Vermeidung von geschlechtsbezogenen Verzerrungseffekten, d. h. eines Gender-Bias, ausschließlich häuslich pflegende Männer einbezogen wurden (vgl. Kapitel 4.2.3). Zusätzlich schließt sich eine Erläuterung zur Auswahl und Gewinnung der Interviewpartner (vgl. Kapitel 4.2.4) nach der Theoretical-Sampling-Strategie als Bestandteil der Grounded Theory (Glaser/Strauss 1967, 1998) an. Nachfolgend werden die Charakteristiken der Interviewpartner beschrieben (vgl. Kapitel 4.3) sowie die Auswertungsverfahren (vgl. Kapitel 4.4) der empirisch begründeten Typenbildung, der qualitativen Inhaltsanalyse (Kelle/Kluge 2010, Kuckartz 2016) und der Netzwerkanalyse (Hollstein 2006, Hollstein/Pfeffer 2010) vorgestellt.

Die Autorin zeigt in Kapitel 5 die empirischen Ergebnisse auf, aus denen u. a. eine entwickelte Typologie des Pflegeverhaltens bei der Gestaltung der Pflegearrangements resultiert (vgl. Kapitel 5.1). Im Anschluss folgen die Ergebnisse zu den fallvergleichenden Themen (vgl. Kapitel 5.2) bzgl. der Lebenslagen bei der Vereinbarkeit von Pflege- und Berufstätigkeit (vgl. Kapitel 5.2.1), den Beweggründen zur Pflegeübernahme (5.2.2), den biographischen Faktoren (vgl. Kapitel 5.2.3) sowie einer

Differenzierung des Pflegeverhaltens zwischen pflegenden Söhnen und (Ehe)Partnern (vgl. Kapitel 5.2.4).

Kapitel 6 umfasst die Diskussion zentraler Ergebnisse im Blick auf die Forschungsfragestellungen und anhand ausgewählter theoretischer Konzepte (vgl. Kapitel 3). Hierzu gehören Themen zum genderkonstruierten Pflegeverhalten (vgl. Kapitel 6.1), zur Vereinbarkeit von Pflege und Beruf (vgl. Kapitel 6.2), den Beweggründen und biographischen Faktoren bei der Pflegeübernahme (vgl. Kapitel 6.3). Überdies werden ausgewählte weiterführende theoretische Überlegungen ausgeführt (vgl. Kapitel 6.4). Aus den Forschungsergebnissen resultieren Implikationen für die gerontologische Praxis (vgl. Kapitel 6.5).

Die Studie schließt mit einem Resümee zu den Kernergebnissen (vgl. Kapitel 7.1) und einem Ausblick zur Reflexion dieser Arbeit (vgl. Kapitel 7.2).

2   Familiäre Pflege in Deutschland

Dieses Kapitel zielt darauf ab, einen Überblick zu demografischen, gesellschaftlichen, rechtlichen und institutionellen Rahmenbedingungen in Deutschland zu geben. Es wird aufgezeigt, wie die geleistete häusliche Pflege- und Sorgearbeit (zur Definition siehe Kapitel 3.1.2) von Frauen und Männern im erwerbsfähigen Alter in sozialstaatliche Strukturen eingebunden ist. Im Anschluss erfolgen Trends zur zukünftigen Pflegebeteiligung von Männern sowie Daten zur deren aktuellen Pflegeleistungen.

2.1   Demografische Entwicklung in Deutschland

Schon seit mehreren Jahrzehnten zeichnet sich in den meisten europäischen Industrieländern ein demografischer Wandel ab. Dieser beinhaltet eine konstant niedrige Geburtenrate, die Abnahme der Gesamtbevölkerung und die Zunahme der Lebenserwartung sowie das kollektive Altern der Bevölkerung. Letzteres wird von Tews als *„dreifaches Altern"* (1999, S. 138f.) bezeichnet und beinhaltet die Zunahme der absoluten Zahl der Älteren, die Zunahme des Anteils älterer Menschen an der Gesamtbevölkerung und die Zunahme des Anteils hochaltriger und langlebiger Menschen. Eine weitere relevante Dimension stellt für Naegele auch die Zuwanderung und eine damit verbundene kontinuierlich anhaltende ethnisch-kulturelle Differenzierung der Gesellschaft dar, *„die zunehmend auch das Alter erreicht"* (Naegele 2010, S. 98).

Die Daten der 13. koordinierten Bevölkerungsvorausberechnung des Statistischen Bundesamtes (2015a) zeigen auf, wie sich die Relation der Altersgruppen und damit die gesamte Altersstruktur auf der Basis dieser Prognose voraussichtlich verändern werden. Im Jahr 2013 bestand die Bevölkerung zu 18 Prozent aus bis 19-Jährigen, zu 61 Prozent aus 20- bis 64-Jährigen sowie zu 21 Prozent aus ab 65 Jahre alten Menschen. Bis zum Jahr 2030 ergeben sich in der Altersstruktur maßgebliche Verschiebungen, die sich weiter intensivieren werden. Bei einer anhaltenden demografischen Entwicklung und einer kontinuierlichen jährlichen Nettozuwanderung von 200.000 Personen werden der Anteil der bis 19-Jährigen bis zum Jahr 2060 auf 16 Prozent und der Anteil der 20- bis 64-Jährigen auf 53 Prozent sinken. Der Anteil der über 65-Jährigen und der Anteil der Älteren werden hingegen auf 31 Prozent ansteigen (ebd., S. 20). Die derzeitige hohe Zuwanderung der Flüchtlinge wirkt sich voraussichtlich nur sehr begrenzt auf die langfristige Bevölkerungsentwicklung aus. Insbesondere trägt sie zu einem kurzfristigen

© Springer Fachmedien Wiesbaden GmbH, ein Teil von Springer Nature 2018
E. Dosch, *Wie Männer pflegen*, Vechtaer Beiträge zur Gerontologie,
https://doi.org/10.1007/978-3-658-22704-3_2

Anstieg der Anzahl der Bevölkerung bei, die das Tempo und Ausmaß der Alterung bestenfalls abschwächen können (vgl. Statistisches Bundesamt 2016a).[7]

Die Lebenserwartung eines Mädchens beträgt nach der Sterbetafel 2013/2015 bei Geburt 83,06 Jahre, die eines Jungen 78,18 Jahre (Statistisches Bundesamt 2016b, S. 13). Die ferne Lebenserwartung beträgt für 65-jährige Frauen 20,9 Jahre und für gleichaltrige Männer 17,71 Jahre (Bundesministerium für Gesundheit 2017, S. 14). Die Differenz der Lebenserwartung beider Geschlechter verringert sich zunehmend bei weiterhin niedrigerer Lebenserwartung der Männer.

Allerdings steigt das Risiko, pflegebedürftig zu werden, mit zunehmendem Lebensalter an. Die Pflegewahrscheinlichkeit der unter 60-Jährigen betrug im Jahr 2016 0,9 Prozent, der 60- bis 80-Jährigen 5,2 Prozent und der über 80-Jährigen 31,7 Prozent[8] (Bundes- ministerium für Gesundheit 2017, S. 14). Demnach ist das Risiko, pflegebedürftig zu werden, bei den über 80 Jahre alten Menschen am höchsten. Somit sind aufgrund der steigenden Lebenserwartung auch eine Zunahme der Pflegebedürftigkeit sowie ein steigender Pflegebedarf zu erwarten.

Nachfolgend sollen kurz die gesellschaftlichen Auswirkungen des demografischen Wandels dargelegt werden. Hierzu wird das soziologisch-deskriptive Konzept von Tews (1993, 1999), der als Hauptvertreter des „Strukturwandels des Alterns" gilt, herangezogen. Er stellt das „dreifache Altern" als demografischen Bestimmungsfaktor für die qualitative und quantitative Umgestaltung der Gesellschaft dar, die er treffend als Verjüngung, Entberuflichung, Feminisierung und Singularisierung bezeichnet (Tews 1999, S. 137). Backes und Clemens (2013, Clemens 1993) sehen auch kritische Aspekte des Konzepts und weisen u. a. auf eine unzureichende „deskriptive Reichweite und Differenzierung der Lebenslagen älterer und alter Menschen" hin (Backes/Clemens 2013, S. 171, vgl. Backes 1997b, S. 98ff.). Es ziele insbesondere auf die individuelle Ebene ab und lasse die Ebene der sozialen Systeme, sozialen Sicherung, Sozialpolitik des Alters, Ökonomie etc. außer Acht (vgl. Backes et al. 2008a, S. 8). Dennoch wird dieses Konzept zur Erklärung unter kritischer Betrachtung berücksichtigt, um relevante Begleiterscheinungen der Bevölkerungsentwicklung zu beschreiben, da wenig differenzierte Konzepte zur näheren Deskription des Strukturwandels des Alters von sozialgerontologischer Seite vorliegen (vgl. Clemens 1993).

---

[7] Die „Unterschiede zwischen der Anzahl der Menschen in den jüngeren und in den mittleren Altersstufen sind sehr groß und können voraussichtlich nicht durch die [erhöhte] Nettozuwanderung [bedingt durch die Flüchtlinge] ausgeglichen werden" (Statistisches Bundesamt 2016a).

[8] Die Prognose des Risikos der Pflegebedürftigkeit erfolgt unter „Annahme einer dauerhaft konstanten altersspezifischen Pflegewahrscheinlichkeit" (Bundesministerium für Gesundheit 2017, S. 14) auf der Basis der Geschäftsstatistik der Pflegekassen und der privaten Pflege-Pflichtversicherung (ebd., S. 1).

Zum Phänomen der Verjüngung konstatiert Tews (1993, S. 23ff.), dass hier positive, negative und neutrale Aspekte nennenswert seien.

Positiv bewertet er, dass sich ältere Menschen in Bezug auf den Gesundheitszustand, die Selbsteinschätzung, Kompetenzen, Leistungsfähigkeit und körperliche Aktivität heutzutage jünger fühlen würden, was einige Studien zur Selbsteinschätzung bezüglich des eigenen Alters älterer Menschen belegen (ebd., S. 23 ff.; vgl. dazu Schroeter 2012, S. 187).

Als negativ bezeichnet Tews (Tews 1993, S. 23ff.), dass ältere erwerbslose Personen infolge des Alters von Arbeitgeber(inne)n nicht mehr eingestellt würden und somit die soziale Altersphase aufgrund von Erwerbslosigkeit und eines früheren Rentenbeginns zunehmend in jüngeren Jahren eintrete. Obgleich Studien für sozialpolitische Maßnahmen zur Förderung der Beschäftigung älterer Arbeitnehmer(innen) umgesetzt werden sollen (vgl. dazu Oschmiansky et al. 2013), ist der Trend zur Frühberentung nicht grundsätzlich durchbrochen (Behrend 2010, S. 353). Diese These ist zwar derzeit noch weitgehend evident, die Situation der älteren Arbeitnehmer(innen) wird sich aber voraussichtlich in den nächsten Jahren aufgrund von Gesetzesänderungen und entsprechenden Maßnahmen zunehmend verändern. Die Anhebung des Rentenzugangs-alters erfolgt seit 2012 stufenweise von 65 auf 67 Jahre und trägt damit zur Beschränkung der Frühverrentung bei (Bäcker 2016). Derzeit wird sozialpolitisch über eine Erweiterung bzw. Flexibilisierung der Altersrente bis 70 Jahre diskutiert (Bäcker/Kistler 2016). Beachtenswert ist, dass das Bildungsniveau der 55- bis 64-jährigen Personen in den letzten Jahren weiter zugenommen hat und höhere Bildungsabschlüsse meist mit einer längeren Teilnahme am Erwerbsleben verknüpft sind. Aktuell besteht eine gute Konjunktur in Deutschland, welche die Suche eines Jobs für ältere Arbeitnehmer(innen) erleichtert (Statistisches Bundesamt 2016e, S. 22). Zahlen der Deutschen Rentenversicherung belegen eine Erhöhung des definitiven durchschnittlichen Rentenzugangsalter in den letzten Jahren, und zwar von 62,3 Jahren im Jahr 2000 auf 64 Jahre im Jahr 2015 (Deutsche Rentenversicherung 2016, S. 68). Demgegenüber steht der Anteil der Beschäftigten, der in der Altersgruppe der 15- bis 64-Jährigen im Jahr 2015 durchschnittlich bei 73,8 Prozent lag und bei der Gruppe der 60- bis 64-Jährigen im Jahr 2015 lediglich noch 53,1 Prozent betrug (Statistisches Bundesamt 2016e, S. 356).

Tews sieht als neutralen Aspekt den dichteren Familienzyklus bzw. die nachelterliche Gefährtenschaft, die durch einen früheren Abschluss der Kindererziehungsphase einträte und so bei Frauen zu einer frühzeitigen Auseinandersetzung mit dem eigenen Alter insbesondere in Verbindung mit der Aufnahme bzw. Wiederaufnahme einer Berufstätigkeit bzw. Neuorientierung in dieser Lebensphase führe (Tews 1993, S. 23ff.). Dieser Aspekt wandelt sich, da das Rentenzugangsalter auf 67 Jahre angehoben wurde und die Erwerbstätigenquote von Frauen kontinuierlich zunimmt. So lag diese bei den 20- bis 64-jährigen Frauen in Deutschland im Jahre 2000 bei 60,7 Prozent und im Jahre 2015 bei rund 73 Prozent; bei den älteren Frauen zwischen 50 und 59 Jahren stieg sie von 55,7 Prozent im Jahre 2000 auf 76,6 Prozent im Jahre 2015 an. Die Erwerbstätigenquote der 20- bis 64-jährigen Männer ist aber weiterhin deutlich höher und lag im Jahre 2015 bei 81,3 Prozent bzw. bei den Männern zwischen 50 und 59 Jahren bei 84,6 Prozent (Statistisches Bundesamt 2016d, S. 356, eigene Berechnungen). Die Zunahme der Erwerbstätigkeit von älteren Frauen zwischen 50 und 60 Jahren spricht für die These von Tews, dass sie nach der Familienphase eine Wiederaufnahme der Berufstätigkeit anstreben und sich neu orientieren müssen. Auch die Sachverständigen-kommission zum Zweiten Gleichstellungsbericht (2017) sieht den *„ Wiedereinstieg nach sorgebedingter Erwerbsunterbrechung"* als typische kritische Übergangsphase im Lebensverlauf von Frauen (ebd., S. 32). Allerdings ist diese mittlerweile Veränderungen unterworfen, da sich für jüngere Frauen ein Vierphasenmodell der Erwerbstätigkeit abzeichnet, das sich am Leitbild des Zuverdiener-Modells orientiert (vgl. Kapitel 3.4.1). Zuerst kommt der Einstieg in den Beruf, dann die Elternzeit, anschließend eine Teilzeittätigkeit und schließlich folgt der volle Wiedereinstieg in die Berufstätigkeit (vgl. Sachverständigenkommission zum Zweiten Gleichstellungsbericht der Bundes-regierung 2017, S. 44). Somit besteht für Frauen die Möglichkeit, dass diese Übergangs-phase nicht (mehr) mit einer beruflichen Neuorientierung verbunden sein muss, und die Neuausrichtung nur noch die nachelterliche Rollenbeziehung als Paar betrifft. Zur Neuorientierung von Männern, beispielsweise durch Veränderung der Rollenbeziehung in der nachelterlichen Partnerschaft, liegen kaum Studien vor.

Unter Entberuflichung des Alters versteht Tews, *„Alterszeit ohne Berufstätigkeit"* und den *„Prozess der Berufsaufgabe"* an sich (Tews 1993, S. 26). Der größere Anteil der Älteren sei von einer frühzeitigen Aufgabe der Erwerbstätigkeit durch Vorruhestands-regelungen, Berufs- und Erwerbsunfähigkeitsrenten sowie Altersarbeitslosigkeit betroffen. In Verknüpfung mit der gestiegenen Lebenserwartung habe dies eine Verlängerung der nachberuflichen Phase zur Folge (ebd., S. 26ff.). Hier ist anzumerken, dass dies zwar faktisch immer noch zutrifft, die Erwerbstätigkeit älterer Arbeit-nehmer(innen) aber in den letzten Jahren angestiegen ist. Aufgrund des demografischen Wandels wird von sozialpolitischer Seite im Rahmen der Europäischen Beschäftigungs-strategie zur Konsolidierung der sozialen Sicherungssysteme eine Erhöhung des Anteils älterer Arbeitnehmer zur Erreichung der Regelaltersrente mit 67 Jahren angestrebt (vgl. dazu Ebert et al. 2007, S. 25, Behrend 2010, Deutsche Rentenversicherung Bund 2017). Gingen im Jahr 2006 nur 29,6 Prozent der 60- bis 64-Jährigen einer Berufstätigkeit nach, waren es im Jahr 2016 bereits 55,7 Prozent. Arbeiteten im Jahr 2006 6,6 Prozent der 65- bis 69-jährigen Personen außerhalb der Regelaltersgrenze, waren es im Jahr 2016 immerhin 15,4 Prozent (Statistisches Bundesamt 2017b).

Unter Feminisierung subsumiert Tews den Anstieg des Anteils älterer Frauen an der jeweiligen Altersgruppe, da Frauen eine höhere Lebenserwartung hätten und die Verluste der Männer infolge des zweiten Weltkrieges hinzukämen (Tews 1993, S. 28ff.). Dieser Punkt wird sich zukünftig allerdings abschwächen. Alte Frauen seien überproportional stark von Armut betroffen und ihre Benachteiligung kumuliere im Lebensverlauf. Sie würden, bedingt durch ihre diskontinuierliche Erwerbs- und Bildungsbiographie (Unterbrechungen durch Kindererziehung und Hausfrauendasein), häufig über niedrigere Rentenansprüche verfügen und durch Verwitwung und Scheidung häufig alleine leben (vgl. zur Vergesellschaftung der Lebensverläufe von Männern und Frauen Backes 2007, S. 151–184; BMFSFJ 2011a; BMFSFJ 2011b; Sachverständigenkommission zum Zweiten Gleichstellungsbericht der Bundesregierung 2017). Die Angebote und Einrichtungen der Altenhilfe und -pflege seien meist von Frauen dominiert. Sie nutzten die Angebote der offenen Altenhilfe (z. B. Bildungsangebote) häufiger, leisteten vorwiegend die familiäre und berufliche Pflegearbeit und stellten in den höheren Altersgruppen die Mehrheit der Pflegebedürftigen dar (Tews 1993, S. 28ff., vgl. Statistisches Bundesamt 2017a). Ebenso wiesen sie eine höhere Morbidität im Vergleich zu Männern auf, was insbesondere auf Hochaltrige ab 80 Jahre zutreffe. Allerdings seien Männer in den Lebens- und Arbeitsbereichen der Altenarbeit in von Frauen dominierten Feldern und würden aufgrund des Mangels adäquater geschlechtsspezifischer Angebote zur Betreuung und Freizeitgestaltung benachteiligt (Tews 1993, S. 28ff.).

„Für diese Behauptung, die Tews aus den quantitativen Relationen heraus evident zu sein scheint, bleibt er allerdings einen sozialwissenschaftlichen Beleg schuldig; genauso plausibel könnte man von der relativen Seltenheit der Männer auf ihre Bevorzugung schließen" (Backes et al. 2008a, S. 8).

Häufig spiegeln sich allerdings die primär vorliegenden Muster der *„familiär-häuslichen Rollenverteilung von versorgenden Frauen und umsorgten Männern"* wider (ebd., vgl. Koch-Straube 2002). Hinzu kommt, dass diese These einer androzentrischen Logik folgt, da Frauen an *„männlichen Normalitätsstandards"* gemessen und somit als *„‚abweichendes Geschlecht‘ thematisiert werden"* (Backes et al. 2008a, S. 8). Dennoch trifft der Aspekt der Feminisierung insbesondere auf die heute alten Kohorten zu. Nach dem Statistischen Bundesamt (2017a) betrug der Anteil der Frauen, der in der häuslichen Umgebung versorgt wurde, 61,1 Prozent und jener in stationären Einrichtungen 71,8 Prozent (ebd., S. 9). Frauen weisen ab achtzig Jahren eine deutlich höhere Pflegequote im Vergleich zu Männern auf. So beträgt diese bei den 85- bis unter 90-jährigen weiblichen Pflegebedürftigen 44 Prozent, bei den männlichen hingegen „nur" 31 Prozent (ebd., S. 8). Vor allem zeigt dieses durchaus empirisch evidente Faktum, dass soziale Probleme im Alter auch aufgrund der *„geschlechtsspezifischen Vergesellschaftung"* vorwiegend weiblich sind (Backes 1999, S. 469, vgl. Backes 1997b, 2007,

Backes 2010, BMFSFJ 2011a). Im Ersten Gleichstellungsbericht wird eine Berechnung von Kumpmann et al. (2010, S. 10) zur Armutsrisikoquote von Frauen und Männern nach der Datenquelle des SOEP von 2007 ab 65 Jahren ausgeführt. Demnach beträgt diese bei Frauen ab 65 Jahren und älter 13,5 Prozent in Westdeutschland sowie 15,9 Prozent in Ostdeutschland und für Männer 11,4 Prozent in Westdeutschland sowie 10,3 Prozent in Ostdeutschland (BMFSFJ 2011a, S. 209). Somit sind Frauen im Vergleich zu den Männern nach wie vor von einem höheren Armutsrisiko im Alter betroffen. *„Armut im Alter bedroht insofern heute vor allem solche Frauen, die nicht (mehr) dem Lebensmodell Ehe folgen und hierüber abgesichert sind"* (ebd., vgl. Bundesregierung 2017, S. 28).

Ein weiterer riskanter Faktor stelle die Singularisierung des Alters dar, da die Wahrscheinlichkeit eines unfreiwilligen „Single-Daseins" mit zunehmendem Alter durch Verwitwung, Trennung bzw. Scheidung steige. Hierdurch bestehe eine Tendenz zur „Entfamiliarisierung" und sozialen Isolation: Soziale Netze durch Verwandte und Freunde fielen weg, da diese durch soziale Kontakte bei Krankheiten und Behinderung schwerlich aufrechterhalten werden könnten. Auch Singularisierung sei hauptsächlich ein Problem von Frauen, da sie durch ihre höhere Lebenserwartung bedingt öfter von Verwitwung als Männer betroffen seien, länger leben würden und meist jünger als ihre Lebenspartner seien (Tews 1993, 30f.). Auch dieser Aspekt trifft nach wie vor zu. Nach den Zahlen des Statistischen Bundesamtes (2012) wohnten 32 Prozent der Frauen im Alter von 70 Jahren und nur 16 Prozent der Männer der gleichen Altersgruppe alleine. Im Alter von 80 Jahren waren sogar 56 Prozent der Frauen und nur 22 Prozent der Männer alleinlebend. Daraus resultiert, dass Frauen im Alter wesentlich häufiger alleine wohnen und dies ab 80 Jahren im Vergleich zu Männern sogar mehr als doppelt so häufig der Fall ist (ebd., S. 16).

Die zunehmende Lebenserwartung und die Erweiterung der Phase ohne Erwerbstätigkeit wirken sich jedoch nicht nur auf der individuellen Ebene, sondern auch auf der strukturellen Ebene der Gesellschaft aus. Nach Backes (1997b) veränderte sich das Thema Alter über die letzten hundertfünfzig Jahre *„von einem individuellen und sozial abgrenzbaren Problem zu einem gesamtgesellschaftlichen Problem"* (Backes et al. 2008a, S. 9). Dies zieht sich durch alle gesellschaftlichen Sektoren wie der Ökonomie, Politik, Familie, Freizeit, Bildung, Kultur etc. (Backes 1997b, S. 267). Backes sieht die traditionellen Institutionen und insbesondere die sozialen Sicherungs-systeme derzeit kaum dazu geeignet, die Intentionen der materiellen Versorgung, der gesellschaftlichen Teilhabe und der individuellen Freiheit zur Entfaltung im Alter zu ermöglichen, so dass neue Modelle zur *„Vergesellschaftung des Alters"* (ebd.) zu entwickeln seien. Aufgrund der bestehenden divergierenden Geschlechterstrukturen müssten diese *„geschlechtersensibel"* konzipiert werden, wie Backes (2005, S. 368ff.) dies im Rahmen des Beispiels einer geschlechtersensiblen Altenpflege darlegt.

Die beschriebenen Auswirkungen des demografischen Wandels führen auch dazu, dass das Thema der Vereinbarkeit von Familie und Beruf zunehmend in den Fokus des wissenschaftlichen und sozialpolitischen Interesses rückt. Nach Reichert (2012) wird das Pflegepotential infolge der demografischen Entwicklung weiter sinken (Gründe zur Verringerung des Pflegepotentials vgl. Rothgang et al. 2012, S. 80f.; Nowossadeck et al. 2017, S. 18–21). Gleichzeitig nimmt die Anzahl der Hochaltrigen stetig zu, so dass ein weiterer Anstieg an pflegebedürftigen Menschen zu erwarten ist. Hinzu kommen die ansteigenden Scheidungsraten, die Zunahme der Quoten von alleinlebenden und unverheirateten Personen sowie eine konstant niedrige Geburtenrate. Zu nennen ist auch die Zunahme der Erwerbstätigkeit von Frauen (vgl. Frerichs 2016, S. 11), die traditionell familiäre Pflegeverantwortung tragen und der Anstieg der Lebensarbeitszeit. Die Bemühungen um eine Verbesserung der strukturellen Bedingungen zur Vereinbarkeit von Pflege und Beruf vor dem Hintergrund der Abnahme des zukünftigen Pflege-potentials ist auch als eine Strategie zu sehen, *„um zukünftige Pflege- und Produktivitätspotenziale in einer alternden Gesellschaft nachhaltig zu sichern"* (Reichert 2012, S. 323).

2.2   Entwicklung des Pflegebedarfs

Nach den Eckdaten der Pflegestatistik 2015[9] (Statistisches Bundesamt 2017a, S. 7) beanspruchten im Dezember 2015 2,9 Millionen Menschen Pflegeleistungen wegen Pflegebedürftigkeit im Sinne des Pflegeversicherungsgesetzes (SGB XI). Davon waren 83 Prozent älter als 65 Jahre und 37 Prozent älter als 85 Jahre. Von den 2,9 Millionen pflegebedürftigen Menschen waren 64 Prozent weiblich. 73 Prozent der Personen mit Pflegebedarf, d. h. 2,08 Millionen, bezogen zu Hause pflegerische Hilfeleistungen. Davon erhielten rund 1,4 Millionen lediglich Pflegegeld und wurden überwiegend durch Angehörige im privaten Haushalt versorgt. Weitere 692.000 Pflegegeldbezieher, die in ihrer privaten Wohnung lebten, erhielten teilweise oder ausschließlich Dienstleistungen von Pflegediensten. Auch bei Hinzuziehung von ambulanten Pflegediensten sind in der Regel Familienmitglieder involviert (vgl. ebd., Rothgang/Unger 2013, S. 2). 783.000 bzw. 27 Prozent der Menschen mit Pflegebedarf wurden stationär in Pflegeheimen versorgt (vgl. Abbildung 1). Ungefähr vier von zehn, 42 Prozent bzw. 1.202.000 Personen der 2,9 Millionen pflegebedürftigen Menschen bezogen neben den Leistungen der Pflegeversicherung zusätzliche Leistungen bei erheblich eingeschränkter Alltags-kompetenz (Statistisches Bundesamt 2017a, S. 7).

---

[9] Seit Dezember 1999 wird die Pflegestatistik alle zwei Jahre von den Statistischen Ämtern des Bundes und der Länder erhoben.

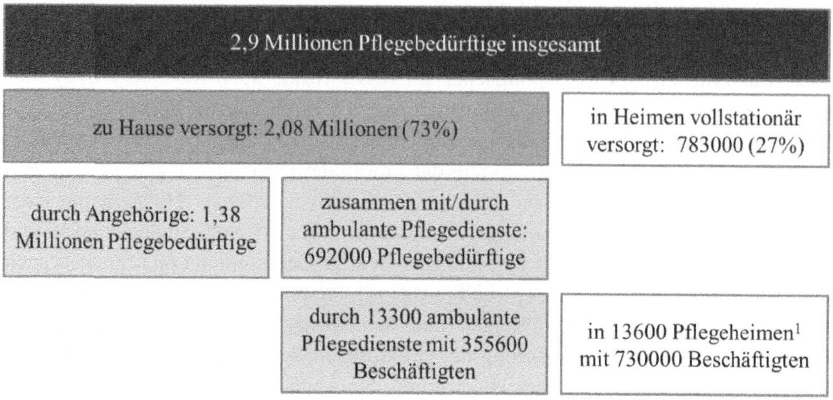

2,9 Millionen Pflegebedürftige insgesamt	

zu Hause versorgt: 2,08 Millionen (73%)	in Heimen vollstationär versorgt: 783000 (27%)

durch Angehörige: 1,38 Millionen Pflegebedürftige	zusammen mit/durch ambulante Pflegedienste: 692000 Pflegebedürftige	

	durch 13300 ambulante Pflegedienste mit 355600 Beschäftigten	in 13600 Pflegeheimen[1] mit 730000 Beschäftigten

[1] Einschließlich teilstationäre Pflegeheime

Abbildung 1:   **Pflegebedürftige 2015 nach Versorgungsart (Statistisches Bundesamt 2017a, S. 5)**

Relevant für die Sicherstellung der häuslichen Pflege ist auch, in welcher Haushaltsform Menschen mit Pflegebedarf wohnen. Der Anteil der pflegebedürftigen Menschen, die alleine leben, stieg von 22 Prozent im Jahre 1998 auf 34 Prozent im Jahre 2010 an. Der Anteil der verwitweten Pflegebedürftigen, die gemeinsam mit Familienmitgliedern in einem Haushalt wohnen, sank um 10 Prozent (TNS Infratest Sozialforschung 2011, S. 17f.). Schneekloth et al. (2017, S. 46) konstatieren für das Jahr 2016 in der Nachfolgestudie von TNS Infratest Sozialforschung 2011, dass der Anteil der alleinlebenden Menschen mit Pflegebedarf mit 34 Prozent im Vergleich zum Jahr 2010 gleichgeblieben ist. Insgesamt sind 65 Prozent der Pflegebedürftigen verwitwet. Es zeichnen sich Veränderungen ab, von denen angenommen wird, dass diese auf einem sozialen Wandel basieren. Diese zeigen sich darin, dass pflegebedürftige Menschen verstärkt so lange wie möglich – auch bei Verwitwung – in ihrer eigenen häuslichen Umgebung bleiben möchten, ohne die Hilfe ihrer Angehörigen mehr als nötig zu beanspruchen. So besteht auch die Möglichkeit, dass Angehörige so lange wie möglich Distanz zur räumlichen Umgebung des Pflegebedürftigen beibehalten möchten. Eine weitere Ursache für den Anstieg der Singlehaushalte der Menschen mit Pflegebedarf liegt wahrscheinlich auch an den Leistungen der Pflegeversicherung, die durch die verstärkte Erweiterung der wohnortnahen Versorgungsstrukturen das Leben auch für Alleinlebende vereinfacht. Die größte Gruppe der Singlehaushalte ist in der Pflegestufe I mit 38 Prozent am höchsten. Selbst in der Pflegestufe II wohnen 29 Prozent in einem Einpersonenhaushalt und in der Pflegestufe III leben noch 15 Prozent alleine (Schneekloth et al. 2017, S. 46f.). Die Entwicklung deutet darauf hin, dass zukünftig mehr Singlehaushalte pflegebedürftiger Personen vorhanden sein werden.

Im Vergleich zu 2001 stieg die Anzahl der pflegebedürftigen Menschen knapp um die Hälfte an, von 2,04 Millionen im Jahre 2001 (Statistisches Bundesamt 2003, S. 8) auf 2,9 Millionen im Jahre 2015 (Statistisches Bundesamt 2017a, S. 5). Die Zahl der vollstationär betreuten Personen in Pflegeheimen nahm um 32,4 Prozent zu; dies entspricht 192.000 Personen. Die Anzahl der durch ambulante Dienste versorgten Menschen stieg um 59,3 Prozent (um 258 000 Pflegebedürftige) an, während die Zahl von ausschließlich durch Angehörige betreuten Pflegegeldempfängerinnen und -empfänger um 38,4 Prozent zunahm (um 384.000 Personen) (Statistisches Bundesamt 2017a, S. 8). Hieraus resultiert, dass die Privatwohnung in Deutschland nach wie vor der zentrale Ort der häuslichen Pflege- und Sorgearbeit ist.

61 Prozent der im Jahr 2015 in der häuslichen Umgebung gepflegten Personen waren Frauen. Der Anteil weiblicher, stationär untergebrachter Pflegeheimbewohnerinnen betrug 73 Prozent und war somit wesentlich höher (Statistisches Bundesamt 2017a, S. 8). Bei den 70- bis unter 75-jährigen Menschen war im Jahr 2015 jeder Zwanzigste pflegebedürftig im Sinne des Pflegeversicherungsgesetzes. Dies entspricht 5 Prozent. Die Pflegequote der ab 90-jährigen Menschen beträgt bereits 66 Prozent. Frauen sind ab dem achtzigsten Lebensjahr früher pflegebedürftig als Männer gleichen Alters. Bei den 85- bis unter 90-jährigen Frauen beträgt die Pflegequote 44 Prozent, bei den Männern dieser Altersgruppe 31 Prozent. Die Pflegequote ist bei den männlichen Pflegebedürftigen bei den 85- bis unter 90-Jährigen um 13 Prozentpunkte geringer (ebd.). Daraus resultiert, dass das Risiko der Pflegebedürftigkeit maßgeblich altersabhängig ist und Frauen aufgrund ihrer höheren Lebenserwartung eine höhere Wahrscheinlichkeit aufweisen, pflegebedürftig zu werden. In der Pflegestatistik 2015 (ebd., S. 8) wird als Erklärung für den Verlauf der verschiedenen Pflegequoten der Geschlechter vermutet, dass abgesehen von der Differenz der Gesundheitsentwicklung ein weiterer Faktor verantwortlich sei. Da ältere Frauen häufiger alleine lebten, bestünde bei Pflegebedarf schneller das Erfordernis, Leistungen der Pflegeversicherung zu beantragen. Pflegebedürftige ältere Männer würden meist zuerst von ihren Partnerinnen betreut, weshalb sie zunächst auf eine Antragstellung verzichteten (ebd., vgl. Statistische Ämter des Bundes und der Länder 2010, S. 25).

Vor dem Hintergrund der zunehmenden Alterung der Bevölkerung wird auch ein Anstieg des Anteils pflegebedürftiger Menschen prognostiziert. Aus den Ergebnissen der Vorausberechnung des Statistischen Bundesamtes (Bundesinstitut für Bevölkerungsforschung, BiB 2017/demografie-portal.de) resultiert, basierend auf dem Status-Quo-Szenario, dass ausgehend von 2,9 Millionen pflegebedürftigen Menschen im Jahr 2015 ein Anstieg auf 3,6 Millionen im Jahr 2030, auf 4,5 Millionen im Jahr 2045 und rund

4,8 Millionen im Jahr 2060 zu erwarten ist.[10] Die Zunahme der Menschen mit Pflegebedarf des Jahres 2015 im Vergleich zu 2060 beträgt damit in dieser Prognose (ebd.) mehr als 50 Prozent. Wie bereits im vorherigen Kapitel beschrieben, steht dieser Anzahl eine Abnahme des familiären Pflegepotentials gegenüber (vgl. Kapitel 2.1).

2.3   Rechtliche Rahmenbedingungen

In diesem Kapitel erfolgt eine Skizzierung der rechtlich-institutionellen Rahmenbedingungen in Deutschland, in denen Frauen und Männer Pflege- und Sorgearbeit erbringen. Dabei werden die Leistungen der Pflegeversicherung aufgezeigt sowie das Pflegezeit- und Familienpflegezeitgesetz auch im Hinblick auf die Unterstützung berufstätiger pflegender Angehöriger analysiert.

Das Pflegeversicherungsgesetz (PflegeVG), dessen Leistungen im Sozialgesetzbuch (SGB) XI geregelt sind, wurde im Jahr 1994 verabschiedet. Hierdurch besteht ein Rechtsanspruch auf staatliche Leistungen der Pflegeversicherung. Die Leistungen bestehen für die häusliche Pflege seit dem 1. April 1995 und für die stationäre Versorgung, d. h. dauerhafte Unterbringungen in Einrichtungen, seit dem 1. Juli 1996. Die Pflegeversicherung verfolgt das Ziel, Personen gegen das Risiko der Pflegebedürftigkeit abzusichern und gemäß § 3 SGB XI,

„mit ihren Leistungen vorrangig die häusliche Pflege und die Pflegebereitschaft der Angehörigen und Nachbarn [zu] unterstützen, damit die Pflegebedürftigen möglichst lange in ihrer häuslichen Umgebung bleiben können. Leistungen der teilstationären Pflege und der Kurzzeitpflege gehen den Leistungen der vollstationären Pflege vor.“

Die Pflegeversicherung ist als Umlageverfahren angelegt, das durch eigene Beitragsleistungen eine über die Leistungen der Sozialhilfe hinausgehende einkommensunabhängige Grundversorgung zur Abdeckung pflegebedingter Aufwendungen gewährleisten soll (vgl. Enquete-Kommission 2005, S. 441–493, Rothgang et al. 2014; S. 115f.). Die Pflegeversicherung deckt dabei nur einen Teil der entstehenden Kosten durch Pflegebedürftigkeit ab. Deckungslücken müssen über das eigene Einkommen oder Vermögen getragen werden. Falls dies nicht möglich ist, können einkommensabhängige Leistungen der Sozialhilfe, z. B. „Hilfe zur Pflege" (§ 61 SGB XII) oder

---

[10] Die Annahmen ab 2030 basieren auf konstanten alters- und geschlechtsspezifischen Pflegequoten des Jahres 2015 und auf der Bevölkerungsentwicklung gemäß Variante 2 der 13. koordinierten Bevölkerungsvorausberechnung (Bundesinstitut für Bevölkerungsforschung, BiB 2017/demografie-portal.de).

anderer Träger, z. B. „Kriegsopferfürsorge", über das Bundesversorgungsgesetz (§ 26c BVG), bezogen werden.

Die Pflegeversicherung ist „dual" organisiert:

> *„alle Mitglieder der gesetzlichen Krankenversicherung (GKV) unterliegen dabei der Versicherungspflicht in der Sozialen Pflegeversicherung (SPV), alle privat Krankenvollversicherten hingegen müssen eine Pflegepflichtversicherung (PPV) abschließen, die Leistungen in gleichem Umfang zur Verfügung stellt" (Rothgang et al. 2014, S. 28).*

Das SGB XI ist die leistungsrechtliche Basis für die erbrachte Pflegearbeit in Kombination mit weiteren gesetzlichen Regelungen des Sozialgesetzbuches wie dem SGB V (Krankenversicherungsgesetz) und dem SGB XII (Sozialhilfeleistungen). Neben der Finanzierung von Pflegeleistungen regelt es auch institutionelle Verantwortlichkeiten für die Leistungserbringung (vgl. § 8 SGB XI) und die Definition von Pflegebedürftigkeit. Demnach sind im Pflegeversicherungsgesetz (SGB XI, § 14) solche Personen pflegebedürftig,

> *„die gesundheitlich bedingte Beeinträchtigungen der Selbständigkeit oder der Fähigkeiten aufweisen und deshalb der Hilfe durch andere bedürfen. Es muss sich um Personen handeln, die körperliche, kognitive oder psychische Beeinträchtigungen oder gesundheitlich bedingte Belastungen oder Anforderungen nicht selbständig kompensieren oder bewältigen können. Die Pflegebedürftigkeit muss auf Dauer, voraussichtlich für mindestens sechs Monate, und mit mindestens der in § 15 festgelegten Schwere bestehen. "*

Die Pflegeversicherung wurde aufgrund vielfältiger Strukturschwächen mehrmals novelliert, vor allem wegen des in die Kritik geratenen, von 1.1.1995 bis 31.12.2016 bestehenden, engen Pflegebedürftigkeitsbegriffs und der damit verknüpften suboptimalen Versorgung für Personen mit Betreuungsbedarf (Menschen mit Demenz).

Bis zum 31.12.2016 lagen drei Pflegestufen vor, die seit dem Pflegeleistungs-Ergänzungsgesetz (PflEG) im Jahre 2002 durch das parallele Merkmal der eingeschränkten Alltagskompetenz (PEA) ergänzt wurden (Rothgang et al. 2015, S. 31f.). Der Pflegebedarf betrug im Tagesdurchschnitt im Rahmen einer Woche betrachtet, in der Pflegestufe I (erheblich Pflegebedürftige) 90 Minuten. Die Grundpflege musste dabei mehr als 45 Minuten betragen. Die Pflegestufe II (Schwerpflegebedürftige) sah einen Bedarf von drei Stunden vor, wobei die Grundpflege mindestens zwei Stunden betrug. Die Pflegestufe III (Schwerstpflegebedürftige) beinhaltete mindestens fünf Stunden tägliche Pflege, wobei vier Stunden auf die Grundpflege entfallen mussten. Pflegebedürftige mit der Pflegestufe III konnten im Einzelfall auch einen Anspruch auf die Härtefallregelung nach § 36 Abs. 4 SGB XI haben, wenn ein erweiterter Bedarf an Grundpflege bestand, der auch nachts von mehreren Pflegekräften gemeinsam bewältigt werden musste. Hinzu kam die sogenannte Pflegestufe 0 für Personen, deren Bedarf an Grundpflege und hauswirtschaftlicher Versorgung die Voraussetzungen für die Pflegestufe I (zeitliche Dauer) noch nicht erfüllten. Bei ihnen musste dauerhaft eine erheblich eingeschränkte Alltagskompetenz (PEA)[11] gemäß § 45a SGB XI, insbesondere bei Menschen mit Demenz, vorliegen.

Während nach den bisherigen Pflegestufen der Fokus auf dem Zeitaufwand für Unterstützungsbedarfe lag, um die Verrichtungen des täglichen Lebens zu erledigen, wurde im Zuge des Zweiten Pflegestärkungsgesetzes (PSG II), das am 1.1.2017 in Kraft getreten ist, die Selbständigkeit bei der Bewältigung des Alltags in den Mittelpunkt gerückt. Statt drei Pflegestufen gibt es nunmehr fünf Pflegegrade. Als zentraler Punkt ist der individuelle Unterstützungsbedarf zu sehen, so dass für den Zustand der Einschränkungen, von der Selbständigkeit eines Menschen ausgehend, die Pflegegrade 1 bis 5 gelten. Die Pflegegrade reichen von geringer Einschränkung (Pflegegrad 1) bis zur schwersten Beeinträchtigung der Selbständigkeit (Pflegegrad 5) (vgl. Bundesministerium für Gesundheit 2015; Rothgang et al. 2015, S. 56). Bei der Einstufung in die Pflegegrade durch das neue Begutachtungsassessment (NBA) finden physische, psychische und geistige Beeinträchtigungen gleichermaßen Berücksichtigung. Auch die Bereiche der Partizipation und sozialen Teilhabe werden einbezogen. Der Grad der Selbständigkeit wird in sechs unterschiedlichen Lebensbereichen betrachtet, verschieden priorisiert und insgesamt zur Einstufung in einen Pflegegrad beurteilt (ebd., S. 31). Zeitorientierungswerte fließen nicht mehr mit ein. Die sechs Bereiche setzen sich zusammen aus (vgl. Rothgang et al. 2015, S. 31):

1. Mobilität (z. B. Fortbewegung innerhalb der Wohnung)

2. Kognitive und kommunikative Fähigkeiten (z. B. örtliche und zeitliche Orientierung)

3. Verhaltensweisen und psychische Problemlagen (z. B. nächtliche Unruhe, autoaggressives und selbstschädigendes Verhalten)

4. Selbstversorgung (z. B. Körperpflege und Ernährung analog der bisherigen sogenannten Grundpflege)

5. Bewältigung von und selbstständiger Umgang mit krankheits- oder therapiebedingten Anforderungen und Belastungen (z. B. Medikation, Arztbesuche)

---

[11] Erheblich eingeschränkte Alltagskompetenz lag vor, wenn Personen auf Dauer von demenzbedingten Fähigkeitsstörungen, geistigen Behinderungen oder psychischen Erkrankungen betroffen waren. Sie benötigten dann in erheblichem Maße Betreuung – vor allem zur Verhütung von Gefahrensituationen – im Rahmen der allgemeinen Beaufsichtigung.

6. Gestaltung des Alltagslebens und sozialer Kontakte (z. B. Strukturierung und Gestaltung des Tagesablaufes)

Hinzu kommen die Punkte 7 und 8 der außerhäuslichen Aktivitäten und Haushaltsführung, die zwar bei dem NBA, aber nicht in die Berechnung der Pflegegrade mit einfließen. Die Gründe dafür liegen darin, dass diese Module sich nicht speziell nach der Pflegebedürftigkeit richten, sondern vor allem auf eine Hilfebedürftigkeit abzielen, die nur als Vorstufe zur Pflegebedürftigkeit gesehen wird. Zur individuellen Pflege- und Hilfeplanung werden diese Module dennoch im NBA beibehalten, um die häusliche Versorgungssituation umfassend zu betrachten und daraus Empfehlungen zur häuslichen Versorgung ableiten zu können (vgl. Rothgang et al. 2015, S. 31).

Die nachfolgende Tabelle zeigt den Übergang der bisherigen Pflegestufen in die neu eingeführten Pflegegrade auf:

Tabelle 1: Übergang der Pflegestufen in Pflegegrade ab 1.1.2017

Bis 31.12.2016	Ab 01.01.2017
Pflegestufe 0 mit eingeschränkter Alltagskompetenz	Pflegegrad 2
Pflegestufe I	Pflegegrad 2
Pflegestufe I mit eingeschränkter Alltagskompetenz	Pflegegrad 3
Pflegestufe II	Pflegegrad 3
Pflegestufe II mit eingeschränkter Alltagskompetenz	Pflegegrad 4
Pflegestufe III	Pflegegrad 4
Pflegestufe III/Härtefall	Pflegegrad 5
Pflegestufe III mit eingeschränkter Alltagskompetenz	Pflegegrad 5
Pflegestufe III mit eingeschränkter Alltagskompetenz/ Härtefall	Pflegegrad 5

Quelle: Rothgang et al. 2015, S. 42, Eigene Darstellung

Aus Tabelle 2 gehen die neuen Pflegegrade sowie die finanziellen Leistungen im Rahmen des SGB XI hervor.

Tabelle 2: PSG II – Übersicht zu relevanten Leistungen der Pflegeversicherung ab 1.1.2017

Leistungsarten ╲ Pflegegrade	PG1 (neu)	PG2	PG3	PG4	PG5
Pflegegeld[12], § 37 SGB XI, EUR/Monat		316	545	728	901
Sachleistung[13], § 36 SGB XI, EUR/Monat		689	1.298	1.612	1.995
Beratungseinsatz[14], § 37 Abs. 3 SGB XI	halbjähr-lich[15]	halbjähr-lich	halbjähr-lich	viertel-jährlich	viertel-jährlich
Beratung, §§ 7a[16], 7b[17] SGB XI	ja	ja	ja	ja	ja
Wohngruppen-Zuschlag, § 38a SGB XI, EUR/Monat	214	214	214	214	214
Urlaubs- und Verhinderungspflege[18], § 39 SGB XI, EUR/Jahr		1.612	1.612	1.612	1.612
Pflegehilfsmittel, § 40 SGB XI	ja	ja	ja	ja	ja

---

[12] Der Versicherte erhält Pflegegeld, wenn die häusliche Versorgung durch einen Laien sichergestellt wird.

[13] Es besteht ein Anspruch auf Sachleistungen, wenn Pflegeleistungen über einen ambulanten Pflegedienst bezogen werden. Alternativ können Kombinationsleistungen in Form von anteiligem Pflegegeld- und Pflegesachleistungen gezahlt werden, wenn ein Laie und gleichzeitig ein professioneller Pflegedienst tätig werden.

[14] Pflegebedürftige müssen bei Pflegegeldbezug in regelmäßigen Abständen einen Beratungseinsatz in der eigenen Häuslichkeit durch einen zugelassenen Pflegedienst in Anspruch nehmen. Bezieher(innen) von Sachleistungen können ebenfalls halbjährlich eine Beratung beanspruchen.

[15] Für diesen Personenkreis sowie für Bezieher(innen) von Sachleistungen ist die Beratung nicht verpflichtend.

[16] § 7a umfasst die Pflegeberatung, die aus individueller Beratung und Hilfestellung besteht.

[17] Nach § 7b ist die Pflegekasse verpflichtet, dem Antragsteller unmittelbar nach Eingang eines erstmaligen Antrags innerhalb von zwei Wochen einen konkreten Beratungstermin anzubieten oder einen Beratungsgutschein auszustellen, der in dem genannten Zeitraum eingelöst werden kann.

[18] Bei Urlaub oder Krankheit einer privaten Pflegeperson werden die Kosten einer Ersatzpflege von der Pflegeversicherung übernommen. Dies ist bis zu 6 Wochen pro Jahr möglich. Hinzu kommt, dass der Leistungsbetrag der Kurzzeitpflege bis zu 50 Prozent mit dem der Verhinderungspflege kombiniert werden kann und somit ein Gesamtbetrag von bis zu 2.418 EUR pro Jahr abrufbar ist, sofern der Betrag der Kurzzeitpflege noch nicht ausgeschöpft wurde. Bei Ersatzpflege durch nahe Angehörige wird jeweils der entsprechende Betrag der Pflegegeldleistung gezahlt.

Pflegegrade Leistungsarten	PG1 (neu)	PG2	PG3	PG4	PG5
Wohnumfeldverbesserung, § 40 Abs. 4 SGB XI, EUR/Maßnahme	4.000	4.000	4.000	4.000	4.000
Pflegekurs, § 45 SGB XI	ja	ja	ja	ja	ja
Entlastungsbetrag, ambulant § 45b SGB XI (zweckgebunden), EUR/Monat	125	125	125	125	125
Kurzzeitpflege[19], § 42 SGB XI, EUR/Monat		1.612	1.612	1.612	1.612
Teilstationäre Pflege, § 41 SGB XI, EUR/Monat		689	1.298	1.612	1.995
Vollstationäre Pflege, § 43 SGB XI, EUR/Monat	125	770	1.262	1.775	2.005
Zusätzliche Betreuung stationär, § 43b, SGB XI	ja	ja	ja	ja	ja
Pflege in vollstationären Einrichtungen der Behindertenhilfe, § 43a SGB XI, EUR/ Monat		266	266	266	266

Quelle: Darstellung in Anlehnung an den Bundesanzeiger Verlag (2016)

Im Folgenden werden zentrale Änderungen aus den vielfältigen Novellierungen seit 1995 kurz skizziert (einen Überblick zu den wesentlichen Änderungen bis dato gibt Steffen 2016).

Zuerst sind das am 1. Januar 2002 in Kraft getretene Pflegeleistungsergänzungsgesetz (PflEG) und das seit 1. Juli 2008 rechtsgültige Pflege-Weiterentwicklungsgesetz (PfWG) zu nennen, bei denen u. a. Betreuungsleistungen und Zeitkontingente eingeführt wurden (nähere Informationen dazu vgl. Rothgang et al. 2014, S. 83–87). Im

---

[19] Die Kurzzeitpflege kann bis zu 4 Wochen und bei Bedarf auf 8 Wochen erweitert werden. Der zusätzlich beanspruchte Erhöhungsbetrag wird auf den Betrag der Leistung für Verhinderungspflege angerechnet, kann also max. verdoppelt werden.

Pflege-Weiterentwicklungsgesetz 2008 erfolgte eine dreistufige Leistungsdynamisierung (2008, 2010, 2012) mit der Festlegung, dass eine Anpassung der Leistungen der Pflegeversicherung zukünftig alle drei Jahre realisiert werden soll. Zum 1. Januar 2015 wurde eine einheitliche Anhebung um 4 Prozent vorgenommen, die nicht dem realen Werteverlust entspricht und diskretionär, d. h. frei festlegbar, angelegt ist. Hier wäre eine regelgebundene Anhebung der Leistungen angebracht, um den Werteverlust zum Einkauf von Leistungen im Rahmen der Pflegeversicherung auszugleichen (Rothgang et al. 2014, S. 37) und somit auch zu einer Realisierung der Vereinbarkeit durch die Finanzierbarkeit von Entlastungsangeboten beizutragen (zur unzureichenden Leistungsanhebung und Kritik an der bestehenden Leistungsdynamisierung der Pflegeversicherung vgl. ebd., S. 37–42).

Hinzu kam das am 30. Oktober 2012 bzw. am 1. Januar 2013 in zentralen Teilen in Kraft getretene Pflege-Neuausrichtungsgesetz (PNG). Die Inhalte fokussierten vor allem auf Leistungsverbesserungen für Personen mit eingeschränkter Alltagskompetenz (PEA), die im Zuge des neuen Pflegebedürftigkeitsbegriffs seit 1. Januar 2017 nicht mehr erhoben werden. Ferner wurde im Zuge des Pflege-Neuausrichtungsgesetzes die Förderung von neuen Wohnformen, z. B. Wohngruppen, außerhalb der konventionellen Pflegeheime, mit aufgenommen. Erwähnenswert ist auch die Einführung des umstrittenen „Pflege-Bahrs", der eine staatliche Förderung zur freiwilligen, privaten Vorsorge darstellt und damit zur Absicherung des Risikos der Pflegebedürftigkeit dienen soll, aber einkommensschwächere Schichten benachteiligt (Informationen und Kritikpunkte dazu siehe Rothgang et al. 2014, S. 30–35).

Am 1.1.2015 traten das Erste Pflegestärkungsgesetz (PSG I), am 1.1.2017 das Zweite Pflegestärkungsgesetz (PSG II) und das Dritte Pflegestärkungsgesetz (PSG III) in Kraft.

Mit Einführung des Ersten Pflegestärkungsgesetzes (PSG I) erfolgten a) Leistungsverbesserungen, b) eine Leistungsdynamisierung und c) Pflegevorsorgefonds. Die Leistungsverbesserungen umfassen die Realisierung einer Flexibilisierung der Kurzzeit- und Verhinderungs- sowie der Tages- und Nachtpflege. Pflegebedürftige können bis zu 40 Prozent ihres Anspruchs auf Sachleistungen in Betreuungsleistungen umwandeln. Potentielle Leistungsdauern wurden von 4 auf 6 Wochen jährlich bei Verhinderungspflege und von 4 auf 8 Wochen bei Kurzzeitpflege erweitert und können bei Bedarf wechselseitig angerechnet werden. Zusätzlich wird teilstationäre Pflege nicht mehr zu 50 Prozent auf Sach- und Pflegegeldleistungen angerechnet, sondern zu 100 Prozent nach den festgelegten Leistungssummen ausgezahlt. Die Betreuungsleistungen können somit alle Pflegebedürftigen als ergänzende Entlastungsleistungen nutzen, während in Pflegeheimen zusätzliche Betreuungskräfte finanziert werden. Insgesamt wurden Leistungsverbesserungen vorgenommen, die eine größere Flexibilität ermöglichen (Rothgang et al. 2014, S. 35f.). Es erfolgte auch eine Aufnahme der seit längerem in

Fachdiskussionen geforderten Verbesserungen hinsichtlich neuer Wohnformen sowie zur Weiterentwicklung der Versorgungsstrukturen. So erhalten Pflegebedürftige, z. B. nach § 38a PSG I, ab 1.1.2015 erstmals einen pauschalen Zuschlag zu ambulant betreuten Wohngruppen in Höhe von 205 EUR monatlich. Diese finanzielle Förderung ist zur Realisierung neuer (qualitätsvoller) ambulanter Versorgungsformen für pflegebedürftige Menschen und somit zur Entlastung von berufstätigen pflegenden Angehörigen von Relevanz. Mit Inkrafttreten des Ersten Pflegestärkungsgesetzes erfolgte auch die Einführung des Pflegevorsorgefonds, der als staatliche finanzielle Rücklage der Pflegeversicherung für die Jahrgänge 1959 bis 1967 (Baby-Boomer) dienen soll (zur ausführlichen Begründung und Kritik vgl. Rothgang et al. 2014, S. 42–48).

Als zentrale Novellierung des Zweiten Pflegestärkungsgesetz (PSG II) ist der erweiterte Pflegebedürftigkeitsbegriff mit einem neuen Begutachtungsverfahren zu nennen. Nach Rothgang et al. (2014, S. 36) setzen die neuen Leistungen der ersten Reformstufe (§§ 45b, 87b, 123 SGB XI) bereits an die zweite an, da die „erheblich eingeschränkte Alltagskompetenz" (PEA) gemäß § 45a SGB XI im Rahmen des Neuen Begutachtungsassessment (NBA) nicht mehr erhoben wird. Im Mittelpunkt steht somit der individuelle Unterstützungsbedarf, so dass von der Selbständigkeit eines Menschen ausgehend für den Zustand der Einschränkungen die Pflegegrade 1 bis 5 gelten (vgl. Bundesministerium für Gesundheit 2015, Rothgang et al. 2015, S. 56). Ebenfalls als neue Errungenschaft ist der finanzielle Eigenanteil bei Heimbewohner(inne)n zu sehen. Hier wurde das „Kriterium der einheitlichen Eigenanteile neu eingeführt" (Rothgang et al. 2015, S. 50), indem der „einrichtungsindividuelle einheitliche Eigenanteil" identifiziert wird. Dieser setzt sich aus dem Anteil des ermittelten Gesamtbetrags der gegebenen Bewohnerverteilung zusammen, der „nicht durch die Leistungsbeträge der Pflegeversicherung" ausgeglichen wird. Deshalb erfolgt eine Umlage zu gleichen Teilen auf die Bewohneranzahl. Aus der Summe „des einheitlichen Eigenanteils mit den pflegegradbezogenen Leistungshöhen nach § 43 SGB XI" resultieren

„schließlich die monatlichen Pflegesätze je Pflegegrad. Deren Verhältnisse zueinander entsprechen durchschnittlich, bei einem Eigenanteil von etwa 580 €, den in EViS[20] ermittelten Aufwandsrelationen. Durch einrichtungsindividuell höhere und niedrigere Eigenanteile werden sich diese Verhältnisse geringfügig verändern" (ebd.).

Diese Maßnahme verfolgt das Ziel, die derzeitigen Anstiege des Eigenanteils mit der Höhe der Pflegestufe zu unterbinden. Die bestehenden Leistungen der Pflegeversicherung, Pflegeberatung, Zuschüsse für barrierefreien Umbau, Hilfsmittel für die Pflege,

---

[20] Unter EViS wird die Evaluation des neuen Begutachtungsassessments zur Erfassung von Versorgungsaufwänden in stationären Einrichtungen bezeichnet.

Kurzzeitpflege und Verhinderungspflege bleiben kombinierbar bestehen. Der bisher existierende Betrag der Betreuungs- und Entlastungsleistungen in Höhe von 104 EUR bzw. 208 EUR wurde am 1.1.2017 auf 125 EUR vereinheitlicht (vgl. Bundesministerium für Gesundheit 2016a/b).

Ebenfalls von Relevanz im Rahmen des PSG II sind die Leistungsverbesserungen zur sozialen Sicherung der Pflegepersonen. Der Begriff der Pflegepersonen ist in § 19 SGB XI definiert. Sie versorgen nicht erwerbsmäßig eine Person mit Pflegebedarf, gemäß § 14 SGB XI, in einem häuslichen Umfeld. Nach § 44 SGB XI sieht die Pflegeversicherung Leistungen zur sozialen Sicherung im Rahmen der Beiträge zur gesetzlichen Rentenversicherung vor. Nach der neuen Regelung müssen Angehörige statt 14 nur noch 10 Stunden pro Woche pflegen, wobei sie wie vorher nicht mehr als 30 Stunden sozialversicherungspflichtig beschäftigt sein dürfen. Beiträge werden für die Pflegeperson ab Pflegegrad 2 von der Pflege- an die Rentenversicherung entrichtet, wobei sich die Beitragshöhe nach dem Pflegegrad und der Wochenpflegezeit richtet (Rothgang et al. 2015, S. 190f.). Ferner sind Pflegepersonen neben der Renten- und Unfallversicherung nun auch gegen Arbeitslosigkeit abgesichert (vgl. § 44 SGB XI).

Das Pflegestärkungsgesetz III (PSG III) trat ebenfalls am 1.1.2017 in Kraft. Dieses beinhaltet u. a. eine Stärkung der Beratung von Menschen mit Pflegebedarf und deren Angehörigen in den Kommunen. Hier soll Kommunen für den Zeitraum von fünf Jahren ein Initiativrecht eingeräumt werden, Pflegestützpunkte zu errichten, wenn sie sich anteilig an den Kosten beteiligen. Ferner sollen verschiedene Maßnahmen getroffen werden, die kommunale Beratung mit bereits bestehenden Leistungen zu vernetzen (vgl. Bundesministerium für Gesundheit 2016c).

Als relevante gesetzliche Regelungen, insbesondere im Hinblick auf die Vereinbarkeit von Pflege und Beruf, sind das Pflegezeitgesetz (PflegeZG, BGBl. I S. 874, 896) und das Familienpflegezeitgesetzes (FPfZG, BGBl. I S. 2564) zu nennen, die zum Ziel haben, Angehörige zeitweise von ihrem Beruf freizustellen. Das Pflegezeitgesetz trat bereits am 1.7.2008 in Kraft, das Familienpflegezeitgesetz hingegen am 1.1.2012. Mit dem „Gesetz zur besseren Vereinbarkeit von Familie, Pflege und Beruf" (Bundesgesetzblatt Jahrgang 2014 Teil I Nr. 64), das seit dem 1.1.2015 gültig ist, wurden beide Gesetze erweitert.

Das Pflegezeitgesetz regelt vor allem zwei Freistellungsarten: die kurzzeitige Arbeitsverhinderung (§ 2 PflegeZG) und die Pflegezeit der mittelfristigen Pflege (§ 3 PflegeZG). Nach § 2 des Pflegezeitgesetzes können Arbeitnehmer(innen) zehn Arbeitstage pro Jahr ohne Ankündigungsfrist zur Organisation einer akuten Pflege-situation eines nahen Angehörigen und damit verbundenen kurzzeitigen Arbeitsver-hinderung in Anspruch nehmen. Hierzu steht ihnen unabhängig von der Größe des Betriebes ein Bezug von Pflegeunterstützungsgeld als Lohnersatzleistung des bisherigen

Nettoeinkommens[21] zu. Anspruchsberechtigt sind Personen, die zumindest voraussichtlich die Voraussetzungen für den Pflegegrad 1 erfüllen. Nach § 3 des Pflegezeitgesetzes kann sich ein Angehöriger bei Vorliegen eines Pflegegrades auf maximal sechs
Monate von der Berufstätigkeit vollständig oder teilweise freistellen lassen, um die
Versorgung eines nahen Angehörigen im häuslichen Umfeld zu übernehmen.[22] Hier
muss der Angehörige allerdings die Voraussetzungen einer Pflegebedürftigkeit gemäß
der §§ 14 und 15 SGB XI (ab Pflegegrad 1) erfüllen. Es besteht für Pflegende ein
Anspruch auf ein zinsloses Darlehen während der Pflegezeit. Jedoch gilt dies nur für
Betriebe ab 16 Beschäftigte.

Nach dem Familienpflegezeitgesetz (§ 2 FPfZG) können sich Arbeitnehmer(innen) bis
zu 24 Monate (Höchstdauer) teilweise freistellen lassen, wenn sie einen pflegebe-
dürftigen nahen Angehörigen in häuslicher Umgebung pflegen (Familienpflegezeit).
Während der Familienpflegezeit muss die verringerte Arbeitszeit wöchentlich
mindestens 15 Stunden betragen (Mindestarbeitszeit). Der Anspruch besteht gegenüber
Arbeitgebern in der Regel ab 26 Beschäftigten, wobei Auszubildende von dieser
Regelung ausgeschlossen sind. Es existiert ein Anspruch auf Wiederaufnahme des
Arbeitsumfangs nach der Familienpflegezeit.

Allerdings dürfen Pflegezeit und Familienpflegezeit eine Gesamtdauer von 24 Monaten,
auch bei längerer Pflegebedürftigkeit eines nahen Angehörigen, nicht überschreiten. Zur
Absicherung des Lebensunterhalts besteht die Möglichkeit, während der bis zu
halbjährlichen Pflegezeit oder der bis zu 24-monatigen Familienpflegezeit ein zinsloses
Darlehen zu beziehen. Somit kann bis zu 50 Prozent des monatlich fehlenden
Nettogehaltes gewährt werden. Bei beiden Gesetzen gilt während der Freistellungs-
phasen ein besonderer Kündigungsschutz (vgl. BMFSFJ 2015).

Im Rahmen der von TNS Infratest Sozialforschung (2017) durchgeführten Studie im
Jahre 2016 zur Wirkung des Pflege-Neuausrichtungs-Gesetzes (PNG) und des ersten
Pflegestärkungsgesetzes wurde die Inanspruchnahme des seinerzeit zum 1.7.2008 in
Kraft getretenen Pflegezeitgesetzes untersucht (vgl. Schneekloth et al. 2017). Das
Gesetz sieht eine kurzzeitige Freistellung von bis zu 10 Arbeitstagen und seit 1. Januar
2015 ein Pflegeunterstützungsgeld als Entgeltfortzahlung vor. Voraussetzung ist, dass
zumindest voraussichtlich der Pflegegrad 1 besteht. Diese Art der Freistellung beanspruchten in dieser Studie nur sechs Prozent der hauptverantwortlichen Pflegepersonen
bzw. ein anderer naher Angehöriger. Als Ursache für die geringe Nutzung äußerten die

---

[21] Das Pflegeunterstützungsgeld richtet sich nach den Vorschriften und der Berechnung des
Kinderkrankengeldes (vgl. BMFSFJ 2015, S. 13).
[22] Die Pflegezeit nach § 3 PflegeZG darf pro pflegebedürftigen nahen Angehörigen nur einmal ohne
Unterbrechung in Anspruch genommen werden.

meisten Nicht-Inanspruchnehmer(innen), dass keine Notwendigkeit zur Freistellung bestanden habe. An zweiter Stelle nannten sie, über diese Möglichkeit nicht informiert gewesen zu sein (Schneekloth et al. 2017, S. 65). Auch nutzten nur zwei Prozent aller Haushalte mit einer Person mit Pflegebedarf, die von berufstätigen Angehörigen betreut wurden, die bis zu sechsmonatige Pflegezeit im Rahmen des Pflegezeitgesetzes.[23] Die Befragten artikulierten auch hier zuerst, dass u.a. keine Notwendigkeit zur Inanspruchnahme der bis zu sechsmonatigen Freistellung bestanden habe und als Zweites, dass der Anspruch nicht bekannt gewesen sei (ebd., S. 67f.). Die Familienpflegezeit mit einer teilweisen Freistellung von bis zu 24 Monaten hingegen ist bekannter, dennoch wird davon u.a. aus persönlichen und finanziellen Gründen nur wenig Gebrauch gemacht (Schneekloth et al. 2017, S. 69, vgl. dazu auch Stüben/von Schwanenflügel 2015).

Die Ergebnisse implizieren, dass die Gesetze aufgrund der geringen Inanspruchnahme bis dato eine unbedeutende Rolle zur Vereinbarkeit von Pflege und Beruf gespielt haben. Dies wird im Übrigen auch in der Studie von Auth und Dierkes (2015) mit berufstätigen pflegenden Söhnen bestätigt. Sie konstatieren, dass die bestehenden gesetzlichen Regelungen im betrieblichen Kontext der Freistellung zur Pflegezeit für Männer *„kaum eine Rolle"* und das *„Familienpflegezeit überhaupt keine Rolle"* spiele. Die Angebote würden von unternehmerischer Seite als auch von einem Teil männlicher Pflegepersonen als *„unverhältnismäßig bürokratisch"* und *„unflexibel"* (ebd., S. 221) perzipiert und seien einigen Männern nicht bekannt (ebd., S. 222). Auch die Befunde der Studie des Zentrums für Qualität in der Pflege (2016) zeigen, dass die bisherigen und neu eingeführten gesetzlichen Regelungen unzureichend greifen (ebd., S. 10f.). Menne et al. (2015) empfehlen, Entlastungsmöglichkeiten für berufstätige pflegende Angehörige generell auf EU-Ebene zu regulieren (vgl. ebd., S. 23). Denn nur 55 Prozent der aus der erwerbstätigen Bevölkerung Befragten begrüßen den Rechtsanspruch auf Familienpflegezeit, allerdings würden nur 33 Prozent auch tatsächlich davon Gebrauch machen. Als Ursachen für die Nicht-Inanspruchnahme nennen sie finanzielle Gründe sowie Angst vor beruflichen Nachteilen. Das Pflegeunterstützungsgeld hingegen, das eine kurzfristige zehntägige Freistellung ermöglicht, begrüßen 89 Prozent, und 85 Prozent der Befragten würden davon auch Gebrauch machen (Zentrum für Qualität in der Pflege 2016, S. 10f.).

Es bleibt abzuwarten, wie die Entwicklung der Inanspruchnahme der Gesetze weiter verlaufen wird, und ob diese auch tatsächlich von männlichen Pflegenden genutzt werden.

---

[23] „Aufgrund der geringen Fallzahl der Hauptpflegepersonen oder weiterer pflegender Angehöriger, die die Pflegezeit in Anspruch genommen haben, können keine differenzierten Analysen dargestellt werden" (Schneekloth 2017, S. 68) bzw. geschlechtsspezifische Aussagen getroffen werden.

Insgesamt ist festzustellen, dass die oben ausgeführten Reformen der Pflegeversicherung eine eindeutige Verbesserung der Versorgung der pflegebedürftigen Menschen als auch zur Unterstützung der pflegenden Angehörigen darstellen, z. B. die Erweiterung des Pflegebedürftigkeitsbegriffs, die Förderung neuer Wohngruppen, die Erhöhung des Pflegegeldes, die Auflösung der bestehenden Rigiditäten von Kurzzeit- und Verhinderungspflege etc.

Es ist kritisch anzumerken, dass die Konzeption der Pflegeversicherung nach wie vor nur einen Teil der jeweiligen ambulanten, teilstationären oder stationären Grundversorgung absichert. Dabei wird der ambulanten Versorgung der Vorrang vor der stationären eingeräumt (§ 3 SGB XI), da der Gesetzgeber vorsieht, dass ältere Menschen so lange wie möglich in ihrer häuslichen Umgebung leben sollen, was auf der Unterstützung durch Angehörige, Freunde, Nachbar(inne)n sowie Ehrenamtlichen basiert. Erst wenn dies nicht mehr möglich ist, soll eine Heimunterbringung in Betracht kommen.

Nach Backes et al. (2008a) wirkt sich

„[d]iese sozialpolitische Grundsatzentscheidung, die im Sinne des sozialethischen Subsidiaritätsprinzips die Erstverantwortung für die Pflege alter Menschen an die Familie delegiert, [..] eher erhaltend oder gar verstärkend auf die geschlechtsbezogenen Macht- und Ungleichheitsstrukturen im Feld der Altenpflege aus und hat entsprechende Konsequenzen für Pflegende und Pflegebedürftige" (ebd., S. 12.).

Zudem kompensiere das an die pflegebedürftige Person gezahlte Pflegegeld nicht den tatsächlichen Zeitaufwand, die physischen und psychischen Belastungen, entspreche nicht dem *„Status einer Entlohnung"* und könne von daher auch keine eingeschränkte oder beendete Berufstätigkeit ausgleichen (Backes et al. 2008a, S. 12). Beachtenswert ist hierbei auch die unzureichende Berücksichtigung der Rentenversicherungsbeiträge für pflegende Angehörige, die trotz gesetzlicher Novellierung im Rahmen des PSG II (gültig ab 01.01.2017) nur für Pflegepersonen mit einer Erwerbsarbeitszeit in Höhe von maximal 30 Stunden pro Woche entrichtet werden. Dabei muss der Pflegeumfang mindestens 10 Stunden pro Woche betragen, auf zwei Tage verteilt sein und die pflegebedürftige Person muss einen Pflegegrad von mindestens 2 aufweisen. Zwar besteht eine Unfallversicherung für informelle Pflegepersonen, allerdings ist eine Gesundheitsvorsorge über die Krankenkasse nur über eine eigene Absicherung (bei eigener Berufstätigkeit, über die Familienversicherung oder eigene freiwillige Versicherung) möglich (vgl. § 44 SGB XI).

Zur Begründung des Gesetzgebers, dass die Pflege vorrangige Aufgabe der Familie sei, wird im Rahmen des Ersten Gleichstellungsberichts der Bundesregierung aufgrund der

Tatsache, dass immer noch mehrheitlich Frauen Pflegeaufgaben wahrnehmen und sogar ihre Erwerbstätigkeit aufgeben, die *„Gefahr geschlechtsspezifischer Asymmetrien"* eingeräumt (BMFSFJ 2011a, S. 68, S. 79, S. 158, S. 213ff.; vgl. Sachverständigen-kommission zum Zweiten Gleichstellungsbericht der Bundesregierung 2017, S. 108). Nach Vorschlägen der Sachverständigenkommission des Zweiten Gleichstellungs-berichts der Bundesregierung (2017) sei die informelle Pflege deshalb gesetzlich nicht weiter zu präferieren. Zwar sieht sie die häusliche Pflege weiterhin in der Verantwortung der Familie, aber es wird gleichermaßen zu einer Verteilung der Lasten für beide Geschlechter zur Realisierung von Pflege und Berufstätigkeit angeregt.

„Die Familienverantwortung in der Pflege soll durch die Abkehr vom Primat der informellen Pflege nicht in Frage gestellt werden; vielmehr soll durch den rechtsanspruchsgesicherten Ausbau gemischter Betreuungsarrangements die langfristige Wahrnehmung der Familienverantwortung ermöglicht werden (Sach-verständigenkommission zum Zweiten Gleichstellungsbericht der Bundesregie-rung 2017, S. 111).

Bisher ist unklar, wie Frauen und Männer durch die steigenden Care-Anforderungen neben der Erwerbsarbeit angemessen entlastet werden können (vgl. Riegraf 2014). Die Sachverständigenkommission zum Zweiten Gleichstellungsbericht favorisiert deshalb einen Wechsel vom gegenwärtigen *„familienbasierten"* Pflegesystem zu einem *„servicebasierten"* Pflegesystem nach skandinavischem Vorbild (Heintze 2015, S. 15f.; vgl. Sachverständigenkommission zum Zweiten Gleichstellungsbericht der Bundes-regierung 2017, S. 110; Theobald 2014, S. 350[24]; Kapitel 3.4.1).

Betrachtet man die Freistellungsarten des Pflegezeit- und Familienpflegezeitgesetzes mit einer Arbeitsbefreiung von zehn Tagen bis zu zwei Jahren, so ist festzustellen, dass die Regelung der Arbeitsbefreiung von zehn Tagen in Krisensituationen der pflege-bedürftigen Person zu neuen Freiräumen verhilft und hier auch Lohnersatzleistungen gezahlt werden. Die gesetzlichen Regelungen der Freistellungen von der Arbeit von einem halben Jahr bis zu zwei Jahren hingegen spielen allerdings aufgrund der geringen Inanspruchnahme kaum eine Rolle (vgl. Sachverständigenkommission zum Zweiten Gleichstellungsbericht der Bundesregierung 2017, S. 113). Aufgrund der bisher vorgenommenen Novellierungen – der halbjährlichen Pflegezeit bzw. der bis zu zweijährigen Familienpflegezeit – stehen zwar zinslose Darlehen zur Verfügung, diese müssen aber wieder zurückgezahlt werden. Als Gründe für die bisherige Nicht-Inanspruchnahme werden die Angst vor beruflichen Nachteilen und finanzielle Gründe genannt (vgl. Zentrum für Qualität in der Pflege 2016, S. 10f.). Hinzu kommt, dass die

---

[24] Theobald (2008, S. 275) weist bei einem Vergleich verschiedener Wohlfahrtsstaaten (Deutschland, Italien, Schweden) nach, dass „die sozialen Rechte in Schweden – auf den Dimensionen Zugangskriterien, Umfang und Form der Leistung – am umfassendsten entwickelt" sind.

Freistellungen im Rahmen der Familienpflegezeit und Pflegezeitgesetze nur für unbefristet beschäftigte Personen möglich sind (vgl. Hoff/Hamblin 2011, S. 65). Zudem sind Maßnahmen zur Vereinbarkeit von Beruf und Pflege auf betrieblicher Ebene meist nur in größeren Unternehmen zu finden, obgleich mehr als 60 Prozent der Arbeitnehmer(innen) in Klein- und Mittelbetrieben tätig sind (Reichert 2012, S. 327; Reichert 2016, S. 260).

Es existiert mittlerweile eine Vielzahl von Beratungsangeboten für pflegende Angehörige, insbesondere Pflegestützpunkte und Beratungsstellen kommunaler und freier Träger. Bisher fehlen immer noch Angebote in Unternehmen, die pflegende Angehörige bei der Vereinbarkeit von Pflege, Familie und Beruf sowohl bei der Planung als auch bei der Entscheidung gezielt unterstützen (Zentrum für Qualität in der Pflege 2016, S. 6, vgl. Reichert 2016). Allerdings möchten Arbeitgeber die Privatsphäre ihrer Beschäftigten respektieren, was jedoch problematisch werden kann, wenn die Leistungs- oder Beschäftigungsfähigkeit eines Arbeitnehmers aufgrund einer Pflegesituation gefährdet ist, da somit die Interessen der Arbeitgeber berührt werden. Deshalb empfiehlt sich, dass Unternehmen Beratungsangebote an professionelle externe Dienstleister delegieren, um so auch Privatsphäre und Datenschutz zu gewährleisten (vgl. Zentrum für Qualität in der Pflege 2016, S. 116).

2.4 Von Männern geleistete familiäre Pflege

Im Kontext der soziodemografischen Veränderungen ist die Beteiligung häuslich pflegender Männer an derzeitigen und zukünftigen familiären Pflegeaufgaben von Bedeutung, weshalb zuerst gesellschaftliche Trends sowie anschließend entsprechende Daten zur Pflegebeteiligung von Männern aufgezeigt werden. Die Angabe von Daten speziell zur Erwerbsbeteiligung von pflegenden Männern und Frauen erfolgt in Kapitel 3.4.2.

Folgende gesellschaftliche Trends nach der US-amerikanischen Studie von Kramer und Thompson (2005, Kramer 2005a, S. 4–12; Thompson 2005, S. 21–24; vgl. Sowarka et al. 2004) deuten darauf hin, dass Männer zukünftig verstärkt Pflegeverantwortung übernehmen werden:

- Viele Ehemänner widersprechen dem gängigen Geschlechtsstereotyp und leisten direkte körperbezogene Pflege und Hygienearbeit in der Partnerinnenpflege (Stone et al. 1987).
- Der Wandel des Bevölkerungsaufbaus (vgl. Kapitel 2.1) und die damit verbundene schnelle Zunahme hochaltriger Menschen führen sehr wahrscheinlich zu einem

steigenden Pflegebedarf, der intensiver als früher auf den Lebenslauf von Männern und deren Pflegeverpflichtung einwirkt.

• Der Rückgang der Geburten bewirkt eine Verkleinerung der Familien, so dass sich das Pflegepotential stetig vermindert (vgl. Kapitel 2.1). Auch deshalb müssen sich Söhne stärker als bisher in die familiäre Pflege einbringen.

• Die Frauenerwerbstätigkeit und die damit verbundene intensivere Zeitbindung nehmen zu, welche voraussichtlich die Erwartungen mäßigen, dass Frauen ohne weitere Unterstützung einer Pflegeverantwortung nachkommen können.

• Aufgrund von Migration (insbesondere Binnenmigration) und einer wachsenden geographischen Mobilität von Eltern und erwachsenen Kindern vermindert sich das verfügbare Unterstützungspotential, sodass Männer (insbesondere Ehegatten) häufiger mit der Situation konfrontiert sind, Pflegeaufgaben zu übernehmen.

• Die Trends im Gesundheitswesen, z. B. die Zunahme der Personen mit chronischen Erkrankungen, erfordern für einige Gruppen der Bevölkerung einen höheren Bedarf an informeller Unterstützung sowie Langzeitpflege. Betroffen ist beispielsweise die zunehmende Lebenserwartung behinderter Menschen, die auch im Erwachsenenalter mit ihren Eltern zusammenwohnen und von ihnen versorgt werden. Ein weiteres Beispiel, das auf die Epidemiologie chronischer Erkrankungen abzielt, ist, dass einige chronische körperliche und psychische Krankheiten bei älteren Frauen stärker auftreten. Hieraus ergeben sich in höherem Maße Pflegeanforderungen an Ehemänner und Kinder. Im Fall von an AIDS erkrankten Personen werden die männlichen Partner, Freunde und Brüder in aktive Pflegerollen geführt.

• Reformen zur Kostensenkung im Gesundheitswesen, z. B. die Einführung der Diagnosis-Related-Groups (DRGs), erfordern eine höhere Beteiligung der Familie an der Pflege (vgl. Kramer 2005a, S. 12), insbesondere durch die kürzere Verweildauer in Krankenhäusern.

• Zu erwähnen sind auch die Wirkungen der Anreize durch die Pflegeversicherung, die Zunahme der Arbeitslosigkeit der Männer und der damit verbundenen brüchigen Berufsbiografien. Hinzu kommt die gestiegene Lebenserwartung von Männern, weshalb sie häufiger ihre (Ehe-)Partnerinnen pflegen (Döhner et al. 2007, S. 166f; Langehennig 2009a, S. 45f.; Lüdecke et al. 2006, S. 88).

Im Folgenden werden unterschiedliche Studien zu der Pflegebeteiligung an der informellen Pflege von Männern und Frauen als Hauptpflegepersonen und als an der Pflege Beteiligte vorgestellt, um die von Männern geleistete familiäre Pflege aufzeigen zu können. Allerdings ist bei der Hinzuziehung der verschiedenen Datenquellen zur genauen Bestimmung der Anteile pflegender Männer und Frauen zwischen den unterschiedlichen Analysemethoden und verwendeten Definitionen des Hilfe- und Pflegebedarfs zu differenzieren.

In der Studie von TNS Infratest Sozialforschung (2011) handelt es sich um Pflegepersonen, die gemäß SGB XI hauptverantwortlich sind für die Versorgung von Leistungsbeziehern der Pflegeversicherung in Privathaushalten im Rahmen der Pflegestufen I-III (Pflegebedarf ab 1,5 Std. pro Tag)[25]. Hier wuchs der Anteil männlicher Hauptpflegepersonen von 20 Prozent im Jahre 1998 auf 28 Prozent im Jahre 2010 an. Aus den Daten der Nachfolgestudie „zur Wirkung des Pflege-Neuausrichtungs-Gesetzes (PNG) und des ersten Pflegestärkungsgesetzes (PSG I)"[26] geht hervor, dass der Anteil der männlichen Hauptpflegepersonen im Jahre 2016 bereits 31 Prozent betrug und somit nochmals angestiegen ist (Schneekloth et al. 2017, S. 56).[27] So nahm zwar der Anteil pflegender (Ehe-)Partner von 12 Prozent im Jahre 1998 auf 15 Prozent im Jahre 2010 zu, sank aber bis zum Jahre 2016 geringfügig auf 14 Prozent. Der Anteil der pflegenden Söhne verdoppelte sich im besagten Zeitraum von 5 auf 10 Prozent und stieg bis zum Jahr 2016 auf 11 Prozent an (ebd.). In der Studie von Schneekloth et al. (2017) wird auch konstatiert, dass „seit 2010 [.] die Anteile weitgehend konstant geblieben" seien (ebd., S. 55). Die Pflegebereitschaft der sonstigen Verwandten, die in den TNS Infratest Studien (vgl. TNS Infratest Sozialforschung 2011, Schneekloth et al. 2017) nicht geschlechtsspezifisch ausgewiesen sind, sank von 10 Prozent im Jahre 1998 auf 4 Prozent im Jahre 2010 und verblieb bis zum Jahre 2016 konstant auf 4 Prozent. Aus Tabelle 3 gehen die Veränderungen der Pflegebeteiligung von Männern und Frauen von 1998 bis 2016 hervor (Schneekloth et al. 2017, S. 56). Männer pflegen an erster Stelle ihre (Ehe-)Partner(innen) und an zweiter Stelle ihre Eltern, wohingegen Frauen zuerst Elternpflege und dann (Ehe-)Partner(innen)pflege leisten (ebd., vgl. Schneekloth/Wahl 2005). Bei der Zusammenschau beider Geschlechter werden derzeit 32 Prozent der Pflegebedürftigen von ihren Partner(inne)n versorgt und 37 Prozent von ihren Kindern; intergenerationale Pflege steht somit an erster Stelle, dicht gefolgt von (Ehe-)Partner(innen)pflege (Schneekloth et al. 2017, S. 56; vgl. Schneekloth/Wahl 2005). Der durchschnittliche Zeitaufwand der privaten Hauptpflegepersonen für die Versorgung der pflegebedürftigen Person ist ebenfalls nicht geschlechtsspezifisch ausgewiesen und

---

[25] Seit 1.1.2017 gehen die Pflegestufen in Pflegegrade über (vgl. Kapitel 2.3). Die Pflegestufen I-III entsprechen den Pflegegraden 2-5.

[26] Bei der Untersuchung handelt es sich um eine Studie, die „unmittelbar an die Vorläuferstudien zu den „Wirkungen der Pflegeversicherung" von 1998 (Schneekloth & Müller 1999) sowie zu den „Wirkungen des Pflege-Weiterentwicklungsgesetztes" von von TNS-Infratest Sozialforschung 2011 aus dem Jahre 2010, anknüpft (Schneekloth et al. 2017, S. 6).

[27] „Beim Vergleich der Ergebnisse der Repräsentativerhebung mit den Vorgängerstudien der Jahre 1998 und 2010 ist zu beachten, dass in der vorliegenden Studie, anders als in der Studie 1998 und der Studie zur Pflegereform 2010, bei den Leistungsbeziehern der Pflegeversicherung nun durchgängig auch die Personen" einbezogen wurden, die Leistungen der Pflegestufe 0 erhalten. Hieraus resultiert, dass es sich bei dem hier untersuchten Personenkreis der Pflegebedürftigen auch um Personen handelt, „die einen Pflegebedarf unterhalb der Pflegestufe I" aufweisen. „2016 wurden sieben Prozent aller Leistungsbezieher der Pflegeversicherung" in die seit 2013 bestehende „Pflegestufe 0 eingruppiert" (Schneekloth et al. 2017, S. 37f.).

betrug im Jahre 2010 37,5 Stunden pro Woche und im Jahr 2016 nur noch 30,1 Stunden (vgl. Schneekloth et al. 2017, S. 62). Der Vergleich des Zeitaufwandes der Hauptpflegepersonen in den Jahren 1998, 2010 und 2016 zeigt eine deutliche Tendenz eines sinkenden Pflegeumfanges in allen Pflegestufen. Dies kann auf die zunehmende Erwerbstätigkeit und die Möglichkeiten der *Kombination „von Geld-, Sach- und von sonstigen Betreuungsleistungen zurückzuführen"* sein (Schneekloth et al. 2017, S. 61f.).

Tabelle 3:   Verwandtschaftsverhältnis der Hauptpflegeperson zur pflegebedürftigen Person von 1998 und 2016 (%)[28]

Verwandtschaftsverhältnis	1998	2010	2016
(Ehe-)Partnerin	20	19	18
(Ehe-)Partner	12	15	14
Tochter	23	26	26
Sohn	5	10	11
Schwiegertochter	10	8	5
Schwiegersohn	0	1	1
Mutter	11	10	12
Vater	2	1	2
Sonstige Verwandte	10	4	4
Nachbar/-innen / Bekannte	7	6	7

Quelle: Schneekloth et al. 2017, S. 56

Ein noch enger gefasster Pflegebedürftigkeitsbegriff liegt bei den Daten der Deutschen Rentenversicherung (DRV)[29] vor. Hier werden Personen registriert, die sich bei nicht erwerbsmäßiger Pflege Rentenansprüche durch private Pflegetätigkeit erarbeiten können. Es liegt eine harte Abgrenzung vor, indem nur jüngere Altersgruppen im erwerbsfähigen Alter abgebildet werden. Meist handelt es sich um die Kindergeneration, die ihre Eltern versorgt. Die Daten spiegeln die Pflegeaktivitäten der Personen wider, die ab 14 Stunden wöchentlich pflegen (Pflegestufen I-III), und solche die bis höchstens 30 Stunden pro Woche berufstätig sind und noch keine Altersrente erhalten (Rothgang et al. 2014, S. 105; vgl. Sopp/Wagner 2016a, S. 4). Folglich bildet diese Statistik einen nur sehr kleinen Anteil an Pflegepersonen ab. Aufgrund der hohen zeitlichen Pflegeintensität kann davon ausgegangen werden, dass es sich bei den Personen um Hauptpflegepersonen[30] handelt. Die Zahl männlicher Pflegepersonen stieg im Zeitraum

---

[28] Basis: Hauptpflegepersonen Pflegebedürftiger in Privathaushalten

[29] Es handelt sich um Pflegepersonen, die eine pflegebedürftige Person nicht erwerbsmäßig gemäß § 19 SGB XI in der häuslichen Umgebung versorgen. Im Rahmen der sozialen Sicherung (§ 44 SGB XI) führen die privaten und gesetzlichen Pflegeversicherungen, bei denen eine Pflichtversicherung der Pflege besteht, Rentenversicherungsleistungen ab.

[30] Die Pflegepersonen sind hier nicht speziell als Hauptpflegepersonen ausgewiesen. Aufgrund der Pflegebeteiligung ab 14 Std. pro Woche und entsprechender Registrierung in der Deutschen Rentenversicherung kann aber davon ausgegangen werden.

von 1996 bis 2014 kontinuierlich von 24.657 (6 Prozent) auf 45.208 (11,3 Prozent) an. Gleichzeitig sanken die Pflegeaktivitäten von Frauen seit den 2000er Jahren: von 467.804 (92,6 Prozent) im Jahre 2001 auf 340.562 (89,6 Prozent) im Jahre 2010 und verblieben bis zum Jahr 2014 auf etwa gleichem Niveau mit 353.563 Personen (88,7 Prozent). Pflegten im Jahr 2001 noch 505.324 Männer und Frauen, so waren es im Jahr 2014 nur noch 398.771 (Sopp/Wagner 2016a, S. 3, S. 5), was einem Rückgang von 21,1 Prozent entspricht. Die große Mehrheit der pflichtversicherten pflegenden Personen ist weiblich. Insgesamt ist eine rückläufige Tendenz pflegender Frauen zu erkennen, die wahrscheinlich in ihrer zunehmenden Vollzeitberufstätigkeit und in der stärkeren Inanspruchnahme professioneller Pflegedienstleister begründet liegt (Sopp/Wagner 2016a, S. 3; vgl. Rothgang et al. 2014, S. 108). Zu beachten ist, dass den Daten der Deutschen Rentenversicherung ein sehr enger Pflegebedürftigkeitsbegriff zugrunde liegt, der Pflegepersonen mit einem Umfang von ab 31 Stunden Erwerbstätigkeit pro Woche bzw. die Versorgung von Personen mit einem Pflegebedarf von weniger als zwei Stunden täglich und Personen, die bereits Altersrente beziehen, nicht berücksichtigt.

Eine wesentlich höhere Pflegebeteiligung von Männern zeichnet sich in den Daten des Sozio-oekonomischen Panels (SOEP)[31] ab. Hier werden alle an der Pflege Beteiligten, auch mit geringfügigen Pflegetätigkeiten ab einer Stunde pro Werktag, erfasst, also auch pflegebedürftige Personen, die noch keine Pflegestufe im Sinne des Pflegeversicherungsgesetzes SGB XI haben[32]. Es wird im Vergleich zur Deutschen Rentenversicherung somit weniger als die Hälfte der Pflegezeit (14 Std. pro Woche) zugrunde gelegt. Diese Daten werden als *„repräsentativ für die Bevölkerung"* in privaten Haushalten eingestuft. Führten im Jahre 2001 ca. 3,1 Millionen Personen private Pflegetätigkeiten aus, waren es im Jahr 2010 bereits 4,3 Millionen und im Jahr 2013 nur noch 3,7 Millionen (Rothgang et al. 2015, S. 197). Daraus resultiert, dass trotz Schwankungen insgesamt eine zunehmende Beteiligung an familiären Pflegeaufgaben zu verzeichnen ist. Betrachtet man den Anteil aller in die Pflege involvierten Männer, so beläuft sich dieser auf mehr als ein Drittel und bewegte sich von 2001 bis 2013 zwischen 32 und 37 Prozent (Sopp/Wagner 2016a, S. 3f., S. 6). Nach der Analyse von Rothgang et al. (2015, S. 197) beträgt der Anteil der männlichen Pflegepersonen ab 16 Jahre in Bezug auf die Gesamtbevölkerung im Durchschnitt 4,4 Prozent und der Anteil der weiblichen Pflegepersonen 6,8 Prozent. Geyer und Schulz weisen in ihrer Analyse nach den Daten des sozio-oekonomischen Panels nach, dass sich der Anteil der pflegeleistenden Männer an der Gesamtbevölkerung im Alter zwischen 16 und 64

---

[31] Das SOEP erhebt jährlich Informationen über informelle Pflegetätigkeiten an Werktagen und alle zwei Jahre zudem, ob die Befragten auch an Wochenenden informelle Pflege leisten" (Geyer/Schulz 2014, S. 296).

[32] Die Frage zur Erhebung der Pflegetätigkeit lautete: „Wie viele Stunden pro Tag entfallen bei Ihnen an einem durchschnittlichen Werktag auf die folgenden Tätigkeiten – Versorgung und Betreuung von pflegebedürftigen Personen?"

Jahren von 3,0 Prozent im Jahr 2001 auf 4,2 Prozent im Jahr 2012 erhöht hat (ebd., S. 297).

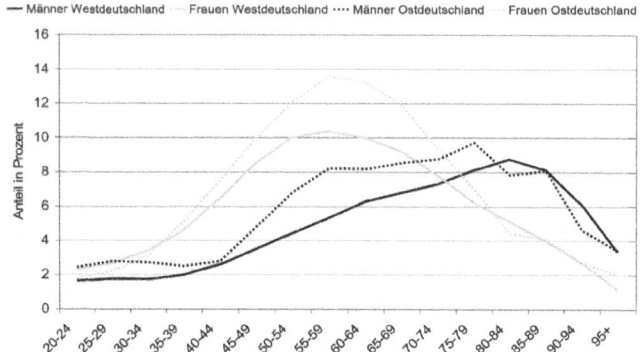

Abbildung 2:   Pflegepersonen nach Alter und Geschlecht sowie Erhebungsgebiet (Rothgang et al. 2016, S. 119)

Auch aus der Analyse von Rothgang et al. (2016) geht hervor, dass Männer insbesondere intragenerative Pflege und Frauen vor allem intergenerative Pflege leisten (vgl. Rothgang et al. 2016, S. 120), da sich die Übernahme der Pflegetätigkeiten bei männlichen und weiblichen Pflegenden im jeweiligen Lebenszyklus verschieden gestaltet. Aus Abbildung 2 ist ersichtlich, dass Frauen im Alter von 40 bis 74 Jahren und Männer zwischen 55 bis 85 Jahren am häufigsten pflegen (Rothgang et al. 2016, S. 119). Männer entwickeln ihre Pflegeproduktivität insbesondere in der Nacherwerbsphase (ebd., vgl. Schupp/Künemund 2004)[33]. Erwähnenswert ist, dass sich die Geschlechter-differenzen mit zunehmendem Lebensverlauf verringern, indem Frauen ihre Pflegetätigkeit in der nachberuflichen Phase einschränken und Männer diese erhöhen (vgl. Künemund 2010, S. 19; Sopp/Wagner 2016b, S. 2). Männer pflegen auch über das 85. Lebensjahr hinaus, auch wenn dies seltener der Fall ist (vgl. Rothgang et al. 2016, S. 119). Aus Abbildung 2 geht ebenfalls hervor, dass sich der Pflegeverlauf in Ost- und Westdeutschland ähnlich gestaltet, wobei die Anteile der Pflegepersonen in Ostdeutsch-land größer als in Westdeutschland sind (ebd., S. 119). Ein großer Anteil der männlichen und weiblichen Pflegepersonen leistet einen geringen Pflegeumfang von einer Stunde pro Werktag. Dies trifft auf 40 Prozent der weiblichen und 50 Prozent der männlichen

---

[33] Gründe für die Pflegeaktivität von Männern in späteren Altersjahren sind vermutlich trotz der höheren Lebenserwartung von Frauen darin zu sehen, dass sie im Vergleich zu Männern anteilig mehr Lebensjahre in Krankheit verbringen. Männer in höheren Lebensjahren sind seltener verwitwet als Frauen und versorgen ihre Partnerin. Da Frauen im höheren Lebensalter meist bereits verwitwet sind, können sie deshalb auch keinen Partner pflegen (Rothgang et al. 2016, S. 119f.; vgl. Künemund 2005).

Pflegenden zu. Einen Pflegeumfang von zwei Stunden pro Tag erbringen Frauen und Männer zu gleichen Teilen mit 25 Prozent. Mit drei bis zwölf Stunden pro Tag sind 35 Prozent der Frauen und 25 Prozent der Männer an Pflegeaufgaben beteiligt. Hieraus resultiert, dass Frauen stärker als Männer, sowohl vom Anteil an den Pflegeleistenden als auch vom Stundenumfang her, in die Pflege involviert sind (Rothgang et al. 2015, S. 199). Der nach den Daten des sozio-oekonomischen Panels hohe Männeranteil an häuslichen Pflegepersonen im Vergleich zu dem niedrigen bei den pflichtversicherten Pflegepersonen nach den Daten der Deutschen Rentenversicherung ergibt sich daraus, dass Männer im Gegensatz zu Frauen im Durchschnitt eher eine geringere wöchentliche Stundenanzahl an Pflege leisten und längere Arbeitszeiten der Erwerbstätigkeit haben (Sopp/Wagner 2016a, S. 4; vgl. Rothgang et al. 2015, S. 199).

Ein noch weiter gefasster Pflegebedürftigkeitsbegriff zur Untersuchung von Pflegetätig-keiten liegt den Daten des Deutschen Alterssurveys zugrunde, der bundesweit repräsentative Daten im Rahmen von Quer- und Längsschnittbefragungen zur zweiten Lebenshälfte der 40- bis 85-Jährigen liefert. Im Vergleich zu den Daten des Sozio-oekonomischen Panels mit einer Stichprobengröße von ca. 30.000 bis 40.000 Personen handelt es sich bei dem DEAS nur um eine relativ kleine Stichprobe von 4000 bis 6000 Personen. Privat Pflegende sind hier als unterstützungsleistende Personen[34] definiert, welche mindestens einen gesundheitlich beeinträchtigten Menschen regelmäßig informell *„unterstützen, betreuen oder pflegen"* (Nowossadeck et al. 2016, S. 10)[35]. Hier leisten weibliche Pflegepersonen im Zeitraum von 1996 bis 2014[36] häufiger erkrankten oder pflegebedürftigen Personen Unterstützung als männliche, wobei die Quote im Jahr 2014 bei den Frauen 18,8 Prozent (Frauen) und bei den Männern 13,3 Prozent betrug. Insgesamt ist hier ein kontinuierlicher Anstieg der Quote bei gleichbleibendem Geschlechteranteil zwischen 1996 und 2014 zu erkennen[37] (Klaus/Tesch-Römer 2017, S. 191). Nach den Daten des DEAS 2008 versorgen in der Altersgruppe der 40- bis 64-jährigen Frauen mit 20 Stunden und Männer mit 15 Stunden pro Woche einen hilfe- oder pflegebedürftigen Angehörigen (Klaus/Tesch-Römer 2014, S. 4). Aus Tabelle 4 geht hervor, dass der geleistete Unterstützungsumfang von Männern und Frauen zwischen

---

[34] Seit 2008 werden hier keine Hauptunterstützungspersonen mehr erfasst (vgl. Erhebungsinstrumente des Deutschen Alterssurveys, DEAS, Vergleich der Fragebögen der Erhebungszeiträume 2002, 2008, 2014, Frage 555 entfiel).

[35] Die entsprechende Frage lautet: „Gibt es Personen, die aufgrund ihres schlechten Gesundheits-zustandes von Ihnen privat oder ehrenamtlich betreut bzw. gepflegt werden oder denen Sie regel-mäßig Hilfe leisten?" (Nowossadeck et al. 2016)

[36] Datengrundlagen sind die Querschnittsstichproben des Deutschen Alterssurveys (DEAS) der Jahre 1996, 2002, 2008 und 2014 (Klaus/Tesch-Römer 2017, S. 189).

[37] Hierbei lautet die Fragestellung des DEAS: „Und würden Sie sich selbst als Hauptunterstützungs-personen der von Ihnen betreuten Person bezeichnen?"

den Jahren 1996 und 2014 gesunken ist und Frauen nur geringfügig stärker vom Stundenumfang her in die Pflege involviert sind.

Tabelle 4: Unterstützungsumfang (in Stunden pro Woche)

		Männer	Frauen	Gesamt
1996	40-54 Jahre	10	14,6	12,9
	55-69 Jahre	27,2	20,2	23,3
	70-85 Jahre	24,3	27,9	26,9
	Gesamt	20,6	19,3	19,8
2002	40-54 Jahre	10	11,1	10,8
	55-69 Jahre	10,7	19,2	16
	70-85 Jahre	22,3	18,6	19,8
	Gesamt	12	15,3	14,2
2008	40-54 Jahre	6,6	10,9	9,2
	55-69 Jahre	9,3	13,4	11,8
	70-85 Jahre	19,7	15	16,9
	Gesamt	9,7	12,5	11,4
2014	40-54 Jahre	6,2	9,4	8,1
	55-69 Jahre	10,2	12,8	11,8
	70-85 Jahre	12	14,4	13,4
	Gesamt	9,1	11,8	10,7

Quelle: DEAS 1996 (n = 533), 2002 (n = 295), 2008 (n = 695), 2014 (n = 934), gewichtet, gerundete Angaben. Jede Zahl beruht auf Personenzahl n > 30, geringere Fallzahlen von 10 < n ≤ 30 werden mit () und von n ≤ 10 mit // gekennzeichnet.

Quelle: Mahne et al. 2017, S. 30, Tabelle A 12-4

Hieraus resultiert: Je weiter der Pflegebegriff gefasst wird, umso höher ist die Prävalenzrate männlicher Pflegender (vgl. Reichert 2012, S. 329). Die Datenlage zum Stundenumfang der Pflegeintensität ist je nach Studie und Art der erfassten Pflegetätigkeiten ebenfalls sehr unterschiedlich (vgl. Hielscher et al. 2017, S. 20). Männer tendieren eher dazu, in unterstützenden (Neben-)Pflegetätigkeiten aktiv zu sein bzw. ihrer (Ehe-)Partnerin zur Seite zu stehen (vgl. Künemund 2006b, S. 306f.). Deshalb besteht die Möglichkeit, dass ihr Beitrag im Rahmen eines zu eng gefassten Pflegebegriffs[38] unterschätzt wird (Langehennig 2012, S. 15). Beachtenswert ist allerdings

---

[38] Unter einem eng gefassten Pflegebegriff ist zu verstehen, dass Untersuchungen häufig einen Pflegeumfang der Hauptpflegeperson von eineinhalb Stunden pro Tag zugrunde legen (nach Pflegestufe I, SGB XI), Männer jedoch häufig im Rahmen eines geringeren Umfanges ihre Angehörigen versorgen.

auch, dass Pflegepersonen, deren Angehörige im Pflegeheim leben, für diese einen teilweisen nicht zu unterschätzenden Umfang an Sorge-Tätigkeiten leisten (vgl. Reichert
2012, S. 329) und ggf. auch zusätzlich mit den Aufgaben einer rechtlichen Betreuung
(gem. §§ 1896 ff. BGB) betraut sind. Diese wichtigen Tätigkeiten finden in den meisten
Studien gerade im Hinblick auf zeitlichen und inhaltlichen Aufwand und Berufstätigkeit
kaum Beachtung.

Von den insgesamt etwa 4 Millionen familiär Pflegenden befinden sich ca. 2,5
Millionen, also etwa zwei Drittel, im erwerbsfähigen Alter (vgl. Geyer & Schulz 2014,
S. 294, Rothgang et al. 2015, S. 192, Schneekloth/Wahl 2005, S. 76) und somit ca. ein
Drittel in der Nacherwerbsphase. Weitere Angaben zur Erwerbsbeteiligung von
pflegenden Männern und Frauen erfolgen in Kapitel 3.4.2.

Angehörige erbringen Leistungen der Haushaltsführung, pflegerische Tätigkeiten
(Körperpflege, Behandlungspflege), Unterstützung beim Essen, aber auch Gespräche,
Beschäftigung und emotionale Zuwendung. Zu den Aufgaben gehören auch Hilfestel-
lungen bzw. die Übernahme von Behördengängen und schriftlichen Angelegenheiten
sowie die Organisation von Hilfskräften (vgl. BMFSFJ 2002, Dräger 2015, S. 123f.). In
einigen Studien übernehmen Männer vorwiegend indirekte, organisatorische und
administrative Tätigkeiten sowie technische Aufgaben und Reparaturarbeiten im
Haushalt und Frauen vorwiegend direkte, körpernahe Tätigkeiten und Aufgaben im
Haushalt. Vor allem laut neuerer Studien leisten Männer auch direkte Körperpflege (vgl.
Kapitel 3.5.1 bis 3.5.3).

Die in privaten Haushalten lebenden pflegebedürftigen Menschen werden überwiegend
durch eine(n) oder mehrere(n) Angehörige(n) respektive Bekannte(n) betreut (vgl.
Schneekloth et al. 2017, S. 56). Wetzstein et al. (2015, S. 4) stellten fest, dass ca. jede
zehnte pflegebedürftige Person sogar von einem Freund, Bekannten oder Nachbarn
gepflegt wird (ebd.). Aus zahlreichen Untersuchungen geht hervor, dass berufstätige
Pflegeleistende sowie Pflegepersonen, die kognitiv eingeschränkte Angehörige
versorgen, besonderen Belastungen ausgesetzt sind (vgl. Perrig-Chiello/Höpflinger
2012, S. 160–174).

Zu den nachfolgenden Informationen über Pflegearrangements liegen keine
geschlechtsspezifischen Daten vor. Rothgang et al. (2015, S. 17) errechneten durchschnittliche Pflegedauern für pflegebedürftige Menschen, die für alle Altersgruppen 6,7
Jahre und bei den ab 60-Jährigen 4,4 Jahre betragen. Etwa jeder zweite Pflegeverlauf
dauert mehr als zwei Jahre (ebd.). Nur 7 Prozent der Personen, die der Pflege bedürfen,
beziehen überhaupt keine Hilfeleistungen durch Angehörige (vgl. Schneekloth et al.
2017, S. 53). 32 Prozent der Menschen mit Pflegebedarf erhalten Unterstützung durch
eine Pflegeperson, 28 Prozent beziehen Pflege und Betreuung durch zwei
Pflegepersonen und 31 Prozent empfangen Pflegeleistungen durch mehr als drei

Personen. Es ist eine konstante Abnahme der Beteiligung an den Pflegearrangements von mehr als drei Privatpflegepersonen zu verzeichnen, so dass weniger Personen vorhanden sind, *„die sich die Pflege teilen. Die Zahl der Pflegebedürftigen, die von nur einer privaten Pflegeperson versorgt werden, hat hingegen zugenommen"* (Schneekloth et al. 2017, S. 53).

Ebenso zeigt sich im Zeitverlauf der Trend, dass die hauptverantwortlichen Pflegepersonen häufiger berufstätig sind (vgl. Schneekloth et al. 2017, S. 59) und seltener mit dem Pflegebedürftigen in einem gemeinsamen Haushalt leben. 94 Prozent der pflegenden (Ehe-)Partner(innen) und 85 Prozent der pflegenden Eltern, die ihre Kinder versorgen, wohnen mit der zu betreuenden Person in einem gemeinsamen Haushalt. Dies ist nur bei 37 Prozent der Kinder der Fall, die für ihre Eltern Pflegeverantwortung tragen (ebd., S. 55f.). Bei allen Gruppen sind die Anteile der hauptverantwortlichen Pflegepersonen im gemeinsamen Haushalt sinkend. Jedoch leben die Angehörigen meist in der näheren Umgebung, d. h. im selben Haus, in der Nachbarschaft im gleichen Ort oder der gleichen Stadt (ebd., S. 56) Je höher der Zeitaufwand der Pflege eines Angehörigen ist, desto häufiger wird sie innerhalb des eigenen Haushalts durchgeführt (Wetzstein 2015, S. 4). Auf die Gestaltung der Pflegearrangements und die Art der erbrachten Unterstützungsleistungen wird in den Kapiteln 3.4.2, 3.4.4 und 3.5 eingegangen.

Aus den dargestellten Daten resultieren folgende Ergebnisse:

• Unterschiedliche Trends deuten darauf hin, dass Männer zukünftig verstärkt Pflegeaufgaben übernehmen. Einige Untersuchungen bestätigen eine Zunahme der Pflegebeteiligung von Männern.

• Die dargestellten Daten zum Anteil pflegender Männer und Frauen basieren auf unterschiedlichen Definitionen der Pflegebegriffe, weshalb sie teilweise gar nicht oder nur wenig miteinander vergleichbar sind. In einigen Studien sind die geschlechtsspezifischen Daten zu Pflegearrangements unzureichend bzw. nicht getrennt ausgewiesen.

• Je nach Studie und der jeweiligen Definition des Pflegebegriffs variieren die Anteile der pflegenden Männer und die Pflegeintensität. Je breiter bei den selbigen der Pflegebegriff gefasst wird, desto höher ist die Prävalenzrate. Die Datenlage zum Stundenumfang der Pflegeintensität gestaltet sich nach Art der erfassten Pflegetätigkeiten in den Untersuchungen sehr unterschiedlich.

• Der Anteil der pflegenden Männer beträgt ca. ein Drittel. Männer sind insgesamt weniger häufig und nicht so intensiv in die häusliche Pflege involviert als Frauen.

• Es ist eine zunehmende Beteiligung an familiären Pflegeaufgaben festzustellen, jedoch bei erwerbstätigen Pflegepersonen eine Abnahme der Pflegeintensität

(Umfang der Pflege in Stunden), die u.a. auf eine verstärkte Berufstätigkeit zurückzuführen ist.

- Die Übernahme von Pflegetätigkeiten divergiert im Lebenszyklus von Männern und Frauen, da Männer ihre Pflegeproduktivität erst in späteren Lebensjahren entwickeln. Dabei verringern sich die Geschlechterdifferenzen der Pflegetätigkeiten über den Lebensverlauf hinweg, da Frauen ihre Pflegetätigkeit in der nachberuflichen Phase verringern und Männer diese erhöhen.

- Männer pflegen an erster Stelle ihre (Ehe-)Partner(innen) und dann ihre Eltern. Frauen hingegen versorgen zuerst ihre Eltern und dann ihre(n) (Ehe-)Partner(innen). Deshalb leisten Männer vorwiegend intragenerative und Frauen insbesondere intergenerative Pflege.

Typische Charakteristika häuslich pflegender Männer sind, dass sie an erster Stelle ihre Partner(innen) und erst an zweiter Stelle ihre Eltern versorgen und ihre Pflegeaktivitäten insbesondere in der Nacherwerbsphase entwickeln. Insgesamt sind Männer weniger häufig und nicht so intensiv in die häusliche Pflege eingebunden als Frauen. Da Männer verstärkt in der Nacherwerbsphase pflegen, sind sie im Vergleich zu weiblichen Pflegepersonen nicht so stark von sozialer Ungleichheit betroffen. Sie sind in das Erwerbsleben integriert und haben somit weniger berufliche Nachteile und Karriere-einbußen als Frauen, die vor allem während der Erwerbsphase ihre Angehörigen versorgen. Männer sind deshalb auch im Hinblick auf das Erwerbseinkommen und die Rentenversicherung ökonomisch abgesicherter (vgl. Costa/Ranci 2010). Nähere Ausführungen bzgl. sozialer Ungleichheitsfaktoren von pflegenden Männern und Frauen im erwerbsfähigen Alter folgen in Kapitel 3.4.2.

3 Theoretische und empirische Perspektiven

Die nachfolgenden Kapitel geben einen Überblick aus der Genderperspektive zu den theoretischen Hintergründen, wie Pflegearrangements häuslich pflegender Männer sozial konstruiert sind. Der Theorieteil bezieht sich auch auf empirische Untersuchungen, um existierende theoretische Dimensionen weiterentwickeln zu können. Es wird dargelegt, wie sich Pflege- und Sorgetätigkeiten in vergeschlechtlichten Handlungslogiken und -praktiken mittels des Prozesses des „doing gender" in Pflegetätigkeiten widerspiegeln und durch die jeweiligen sozialpolitischen Regulierungsstrukturen in Wohlfahrtsstaaten beeinflusst sind. Neben der Vorstellung von Konzepten zur sozialen Unterstützung bei Hilfe- und Pflegebedürftigkeit sind auch handlungstheoretische Erklärungsansätze der Pflegebereitschaft, Motive zur Pflegeübernahme sowie geschlechtsspezifische Handlungsstrategien bei der Vereinbarkeit von Pflege und Beruf für die Erklärung der Gestaltung von Pflegearrangements von Bedeutung.

3.1 Vergeschlechtlichte Pflege- und Sorgetätigkeit

Frauen tragen nach wie vor den Großteil an Pflegeverantwortung bei kontinuierlichem Anstieg des Anteils älterer Menschen. Allerdings beteiligen sich seit den letzten Jahren auch zunehmend Männer an der Pflege ihrer Angehörigen (vgl. Kapitel 2.4 und 3.4.2). Deshalb erfolgt eine Analyse der Kategorie „Geschlecht", wie der Prozess des „doing gender" Zweigeschlechtlichkeit erzeugt, wie diese auf die Identität einwirkt, und wie sie bei der Übernahme familiärer Pflege- und Sorgeaufgaben (re-)produziert wird. Ferner werden die Bedeutungen der Begriffe Care, Sorge und Pflege erläutert. Dabei ist zu eruieren, wie bei der vergeschlechtlichten Arbeitsteilung Dichotomisierung und Hierarchisierung der Pflege- und Sorgearbeit gesellschaftlich erzeugt werden und verankert sind.

3.1.1 Gender und Identität

In diesem Kapitel wird aufgezeigt, wie sich die Kategorie „Geschlecht" als relevanter Teil der Identität mittels „doing gender" bei der Ausführung von Pflege- und Sorgearbeit widerspiegelt (vgl. Calasanti/Bowen 2006, S. 254).

Im Rahmen der sozialkonstruktivistischen Genderforschung wurde das Konzept des „doing gender" von West/Zimmerman (1987) entwickelt. Demnach ist „Geschlecht" sozial konstruiert bzw. erzeugt und wird in zwischenmenschlichen Interaktionen hergestellt. Das Geschlecht bzw. die Geschlechtszugehörigkeit ist *„nicht als Eigenschaft oder Merkmal"* eines Individuums zu sehen (Gildemeister 2008, S. 167), sondern basiert auf sozialen Herstellungsprozessen, die mit *„faktisch jeder menschlichen Aktivität*

© Springer Fachmedien Wiesbaden GmbH, ein Teil von Springer Nature 2018
E. Dosch, *Wie Männer pflegen*, Vechtaer Beiträge zur Gerontologie,
https://doi.org/10.1007/978-3-658-22704-3_3

vollzogen" werden und auf die verschiedenen institutionellen Ressourcen einwirken (ebd., S. 172). Zur genauen Analyse differenzieren West/Zimmerman (1987) drei Kategorien:

„sex" als *„Geburtsklassifikation des körperlichen Geschlechts aufgrund sozial vereinbarter biologischer Kriterien"*;

„sex-category" als *„soziale Zuordnung zu einem Geschlecht im Alltag"*, da gesellschaftlich eine erkennbare Geschlechtszugehörigkeit verlangt wird, die nicht mit der Geburtsklassifikation übereinstimmen muss;

„gender" als *„intersubjektive Validierung in Interaktionsprozessen"*, erzeugt durch normative Bedingungen und damit verknüpftem situationsangemessenem Verhalten (Gildemeister 2008, S. 178).

Diese Kategorien sind als Analysemodell unabhängig voneinander zu betrachten, weisen aber eine reziproke, reflexive Beziehung innerhalb der verschiedenen Dimensionen auf. „Geschlecht" wird somit nicht nur mittels Zuordnung zur „sex-category" hergestellt, sondern auch durch die „Innenrepräsentanz" von „gender" ständig von anderen (re-)produziert (ebd., S. 179, Fenstermaker et al. 2002).

„...virtually any activity can be assessed as to its womanly or manly nature. And note to do gender is not always to live up to normative conceptions of femininity or masculinity; it is to engage in behaviour at the risk of gender assessment" (West/Zimmerman 1987, S. 136).

Demnach ist „doing gender" unvermeidbar, da sogenanntes „männliches" und „weibliches" Verhalten sich immer an dem kulturell adäquaten Verhalten orientieren und durch eine Fülle von institutionellen Arrangements die Kategorie „Geschlecht" stets vergegenwärtigen und mittels Institutionalisierung verstetigen (ebd., S. 137ff., vgl. Gildemeister 2010, Villa 2011).

„Doing gender" ist somit internalisiert und spiegelt sich in der Identität einer Person wider. Identität stammt aus dem lateinischen „idem ens" und bedeutet „derselbe seiend" (vgl. Abels 2008, S. 509). Die Ich-Identität wird lebenslang konstruiert und speist sich aus der personalen Identität, also der Vorstellung, die wir von uns selbst haben. Sie konstituiert sich ebenso über die soziale Identität durch permanente Interaktionen mit anderen und der Vorstellung, die andere von uns haben. Identität ist nicht statisch, sondern entwickelt sich prozesshaft über das ganze Leben hinweg (ebd.). Dies bedeutet, dass auch die pflegebedürftige Person als Interaktionspartner in der Dyade mit der Pflegeperson das Geschlecht stetig (re-)produziert (vgl. Calasanti/Bowen 2006).

Männer und Frauen formen ihre Pflegetätigkeiten in Bezug auf ihre Genderidentität geschlechtsspezifisch, so dass Männer aus ihrem Selbstverständnis als Mann heraus die Pflege „männlich" konstruieren (Calasanti/King 2007). Die Ehegatten sehen einander im Rahmen der Pflegeinteraktion als geschlechtliche Wesen und (re-)produzieren die Geschlechtsrollen. Ehegatten überschreiten bei der Ausführung von Pflegetätigkeiten nicht nur bei instrumentellen Tätigkeiten die Geschlechtergrenzen, sondern sie lernen die Bedürfnisse des Gegenübers kennen und was es bedeutet, eine Frau zu sein, bzw. sie lernen, in der anderen Geschlechteridentität zu denken (Calasanti/Bowen 2006, S. 261f.).

"Spouses do more than mechanically cross boundaries, in the sense of performing instrumental tasks. They also had to learn what the other person needed, in relation to gender; what women "need" for instance, to be women. To the extent that spouses did this – and there was variation – they had to also learn to think in terms of a different gender identity" (Calasanti/Bowen 2006, S. 261).

Für pflegende Frauen ist aufgrund der geschlechtsspezifischen Arbeitsteilung die Verrichtung der Hausarbeit selbstverständlich, so dass sich ihre Aufgaben bei der Pflegeübernahme schrittweise erweitern, beispielsweise wenn das Abendessen für den Ehegatten zunächst in Stücke geschnitten werden muss. Im Gegensatz dazu bedeutet für Männer die Pflege der Ehefrau eine starke Diskontinuität, da sie sich in einen neuen Bereich begeben. „...caring for a sick wife marked a sharp discontinuity in their late life marriage" (Davidson et al. 2000, S. 544, vgl. Calasanti/Bowen 2006, S. 262).

Calasanti und Bowen (2006, S. 262) bestätigen die Ergebnisse früherer Studien von Parker und Seymour (1998) sowie Rose und Bruce (1995) aus Großbritannien. Demnach fällt es Männern schwer, die Körperpflege ihrer Ehepartnerin, z. B. Baden und Umgang mit Inkontinenz, zu übernehmen. Diese Aufgabe sollte nach Möglichkeit von einer gleichgeschlechtlichen Person ausgeführt werden.[39]

Wenn Ehegatten Körperpflege übernähmen, läge dies meist auch an mangelnden Alternativen, weil keine anderen Personen zur Verfügung stünden, z. B. Töchter und Sozialdienste. Allerdings stelle das „Cross-Gender-Tabu", d. h., wenn Männer sich von weiblich konnotierten Aufgaben der Körperpflege abgrenzen, auch eine Möglichkeit dar, die Geschlechtsidentität aufrecht zu erhalten (ebd.). Dies trifft Studien zufolge auch dann zu, wenn Männer sich im Rahmen der Pflegeaufgaben stark an ihrem vorherigen Arbeitsleben orientieren (vgl. Langehennig 2012, Langehennig 2009b, S. 19, Russell

---

[39] Die Darstellung dieser Studien älteren Datums dienen dazu, die Pflegetätigkeiten in der Interaktion der Dyade im Zusammenhang mit „doing gender" zu verdeutlichen. Die Ergebnisse fließen in die Fragestellung ein, wie Männer im erwerbsfähigen Alter ihre Pflegearrangements gestalten bzw. welche Pflegetätigkeiten sie delegieren.

2007a+b, Calasanti/King 2007). Somit stütze der von Männern akzentuierte Stil der Ausführung von Pflegeaufgaben ihre Gender-Identität, sich als „richtiger Mann" zu fühlen, und liefere die notwendige Sicherheit, emotionale „männliche" Kompetenzen weiterzuentwickeln und „ansozialisierte Geschlechter-Grenzen" zu übertreten (Langehennig 2012, S. 39). Hieraus resultiere auch eine Art „Produzenten-Stolz", der ihre Interessen und Kompetenzen aus ihrem Arbeitsleben repräsentiere (ebd., S. 32, weitere Ausführungen vgl. Kapitel 3.5.1). Hirsch (1996) führt weiter aus:

> „The dominant assumption in work on family caregiving is that the gender stereotype is a uniform representation of male self-identity and bars male participation in this traditionally defined female domain" (Hirsch 1996, S. 117).

Allerdings können auch Männer, die in ihrer Identität verstärkt „männliche" Eigenschaften als Geschlechtsstereotype verinnerlicht haben, die Pflege in hoher Verantwortung und mit intensivem Engagement wahrnehmen. Das Einnehmen dieser Perspektive kann diese Männer dabei unterstützen, dass sie ihre geschlechtsstereotypische Identität als familiär Pflegender durchbrechen können (vgl. ebd., S. 118).

Die bisher vorgestellten Befunde der Studien befassen sich jeweils mit älteren pflegenden Männern über 65 Jahren, die ihre (Ehe-)Partnerin mit kognitiven Einschränkungen, meist Demenz, versorgen. Im Folgenden werden deshalb auch Ergebnisse von Studien zu Identität und Pflege mit jüngeren Männern in Pflegeberufen herangezogen. Anschließend erfolgt die Vorstellung von Befunden zu erwerbstätigen Männern und Frauen in Beziehungen, wie sie ihre Haus- und Sorgearbeit in Bezug auf ihre Identität aufteilen.

Vorab ist zu konstatieren, dass die Berufsarbeit ganz essentiell bestimmt, welche Tätigkeitsmerkmale, Eigenschaften und Interessenlagen Frauen und Männern gesellschaftlich zugeschrieben werden.

> „Wie Frauen ‚sind' und wie Männer ‚sind', was die einen eher können und was den anderen eher entspricht, was jeweils als ‚männlich' oder als ‚weiblich' gilt, wird ja ganz entscheidend strukturiert und mitbestimmt durch das, was Frauen und Männer arbeiten oder: was ihnen als Arbeits- und Berufsfeld zugewiesen bzw. zugestanden wird. Prozesse der Vergeschlechtlichung von Arbeit sind in dieser Perspektive also integraler Bestandteil der sozialen Konstruktion von Geschlecht" (Wetterer 1995, S, 201).

Haushaltstätigkeiten und Betreuungsaufgaben werden traditionell dem „weiblichen" Aufgabenbereich und die Versorgung der Familie durch Erwerbsarbeit dem „männlichen" Tätigkeitsfeld zugerechnet (Fenstermaker 2002, S. 105, Beck-Gernsheim 1980, S. 23ff.). Die Berufsinteressen und Qualifikationen von Männern und Frauen sind von dieser geschlechtsspezifischen Arbeitsteilung geprägt (vgl. Teubner 2010, S. 500). Obgleich Frauen mittlerweile ein hohes Qualifikationsniveau in Berufen erreicht haben (vgl. Hausmann et al. 2015, S. 218; Riegraf 2015, S. 14), einige Frauen auch Machtpositionen bekleiden und hierdurch *„die geschlechtstypischen Zuweisungen in Frage stellen"*, sind Männer in „weiblichen" Tätigkeitsfeldern kaum anzutreffen (Riegraf 2015, S. 14). Nach Auffassung sozialkonstruktivistischer Konzepte wird während des Arbeitshandelns Geschlecht erzeugt (Gottschall 1998).

„Mit einer Zuordnung zwischen Arbeitsinhalten und einem vermeintlich männlichen oder weiblichen Arbeitsvermögen [wird das Geschlecht sozial] konstruiert und bestätigt" (Riegraf 2015, S. 19).

Die inhaltlichen Tätigkeiten mit ihren typischen männlichen und weiblichen Zuschreibungen sind dabei äußerst wandelbar (vgl. Wetterer 2002, S. 87ff.; Riegraf 2015, S. 20). Sie variieren *„je nach kulturellem und sozialem"* sowie historischem Kontext (Riegraf 2015, S. 20). Hieraus resultiert die These der *„spezifischen Verquickung von Hierarchie und Differenz"* zwischen den Geschlechtern (Wetterer 1995, S. 228; vgl. Riegraf 2015, S. 20). Somit bewegen sich Männer als familiär Pflegende auf einem für sie ungewohnten Terrain.

Aus der qualitativen Studie von Williams (1989) geht hervor, dass Männer in sogenannten weiblichen Berufen die Strategie einer *„Geschlechterdifferenzverstärkung"* und Frauen in sogenannten männlichen Berufen die der *„Differenzminimierung"* wählen. Männer bedienen sich diesbezüglich zweier Strategien, indem sie sich einerseits spezialisieren und insbesondere Aufgaben übernehmen, die „männliche" Kompetenzen erfordern. Andererseits versuchen sie sich gezielt von sogenannten weiblichen Tätigkeiten abzugrenzen. So engagieren sie sich beispielsweise in der Psychiatrie, in der physische Leistungsfähigkeit und psychische Belastbarkeit beim Umgang mit sich unkalkulierbar verhaltenden Patienten benötigt werden. Ebenfalls sind sie in Leitungspositionen tätig, übernehmen Verwaltungsaufgaben oder spezialisieren sich im Gebiet der Urologie oder Intensivmedizin. Mit diesen Positionen sind auch gleichzeitig höhere Einkommen verbunden. Andererseits suchen sie die Distanz zu den als ursprünglich weiblich geltenden Tätigkeiten im Bereich der Grundpflege. *„Es gibt immer Aufregung um dich herum und ich mag den Stress. Ich muss was tun. Ich komme nicht zurecht mit den weichen mütterlichen Tätigkeiten einer Pflegerin"* (Williams 1989, S. 114 zitiert nach Hammer/Bartjes 2005, S. 20). Die erste Strategie ähnelt den Aussagen von Langehennig (2012) hinsichtlich des *„Produzenten-Stolzes"* sowie der Studie von Calasanti und King (2007) dahingehend, dass Männer aus ihrem Selbstverständnis heraus die Pflege „männlich" formen. In einer weiteren Studie von Heintz und Nadai (1998) über das Verhalten von Frauen in „männlichen" und Männern in „weiblichen" Berufen wird die bereits beschriebene Strategie der Differenzverstärkung eines Pflegers ergänzt. Es wird aufgezeigt, wie dieser sich von der „weiblichen Akzentuierung" dieses Berufes abhebt (ebd., vgl. Simpson 2004, Sobiraj et al. 2010, S. 139).

„[E]r ist ruhig, sachlich, überlegt, behält in schwierigen Situationen die Übersicht, kann im Umgang mit Ärzten ,von Mann zu Mann' (d. h. eben: von gleich zu gleich) verhandeln, bringt mit männlicher Autorität verwirrte oder aufsässige Patienten zur Räson und dient dank seiner Körperkraft als ,Abteilungskran' für schwere Hebearbeiten"

und schafft sich somit eigene Nischen (Heintz/Nadai 1998, S. 85).

Auch in der Studie von Kada und Brunner (2009, S. 108) verfolgen Männer in der Altenpflege eher eine sogenannte „männliche" Rollenorientierung in ihrem Beruf, da sie sich in stärkerem Maße „maskuline" als „feminine" Arbeitsattribute zuschreiben. Frauen benennen ihre Arbeitsweise ebenfalls als eher maskulin (vgl. ebd., S. 108).

Bielby und Bielby (1989) explorieren in ihrer Studie den Prozess der Herausbildung von Erwerbs- sowie Familienidentitäten beider Geschlechter. Sie untersuchen, wie verheiratete Männer und Frauen in Haushalten mit Doppelverdiensten die Balance zwischen Arbeit, Familie und Identität mittels des „identity formation process" herstellen (ebd., S. 785). Anhand ihres entwickelten Konzeptes der „Rollenidentität" legen sie dar, dass Frauen eine stärkere Familienidentität und Männer eine stärkere Berufsidentität mit den damit verknüpften unterschiedlichen normativen und gesellschaftlichen Erwartungen entwickeln. Demnach lassen die normativen Erwartungen an Männer die Vereinbarkeit von Familie und Beruf zu, insofern sie mit der Rolle des Familienernährers konsistent ist (Bielby und Bielby 1989, S. 785; vgl. Lüdecke et al. 2006, S. 97). Dies könnte auch ein Erklärungsmuster dafür sein, weshalb pflegende Männer im erwerbsfähigen Alter meist in Vollzeit berufstätig sind (vgl. Sopp/Wagner 2013). Frauen müssen sich hingegen zwischen zwei tendenziell konfligierenden Rollen entscheiden (Bielby/Bielby 1989, S. 784f.). Wird ein Familienmitglied pflegebedürftig, so erfolgt eine Veränderung der bisherigen Lebensgestaltung. Nach Jabsen und Blossfeld (2008) haben Frauen größere Probleme, beide Rollen miteinander zu vereinbaren, so dass nach dem Ansatz von Bielby und Bielby (1989) die Familienidentität der Frau verstärkt werde und sie deshalb ihre Berufstätigkeit einschränken würde. Der Mann könne normative Erwartungen der Versorgung von Familienmitgliedern inklusive der pflegebedürftigen Person einfacher mit seiner Rolle als berufstätiger Mann verknüpfen (Jabsen/Blossfeld 2008, S. 302).

Auch der „Kompensationsansatz" (Brines 1994) argumentiert in diese Richtung, indem Männer in Beziehungen als Allein- oder Zuverdiener am ehesten dazu bereit sind, sich im Haushalt zu betätigen und weiblich konnotierte Tätigkeiten zu übernehmen, da sie bereits durch ihre Berufstätigkeit ihre Geschlechtsidentität bestätigen können (Bittman et al. 2003). Demnach leisten Männer, die von ihrer Frau ökonomisch abhängig sind, weniger Hausarbeit. Je mehr sich Männer in ihrer Identität durch das Einkommen und die zunehmende Berufstätigkeit ihrer Ehefrau bedroht fühlen, desto stärker versuchen sie, dem Prozess der Übernahme „weiblicher" Tätigkeiten (Hausarbeit, Kindererziehung) entgegenzutreten.[40] Dieser Kompensationsmechanismus treffe auf Männer allerdings stärker zu als auf Frauen, da Männer in der Sozialisation bereits Abgrenzungsstrategien gegen die Mutter und deshalb gegen die weibliche Geschlechterrolle entwickelten, da Männlichkeit gesellschaftlich meist durch eine Ablehnung des „Weiblichen" definiert werde (Brines 1994, S. 682f.). Die Nicht-Erwerbstätigkeit des Mannes stellt eine Normverletzung dar, so dass ein geschlechtskonformes Verhalten angestrebt wird (Brines 1994, S. 665). Dieses Verhalten benennt Greenstein (2000) auch *„deviance neutralization"* (ebd., S. 332).

Aus weiteren Befunden wird ersichtlich, dass mittlerweile bei Männern stärkere Tendenzen der Familienorientierung und bei Frauen der Erwerbsorientierung zu beobachten sind (Geisler/Kreyenfeld 2009).

Meuser und Scholz (2012) berichten über Studien insbesondere von Männern aus *„dem individualisierten akademischen Milieu"*, die *„sowohl mit Fremd- als auch mit Selbstansprüchen an egalitäre Beziehungsstrukturen"* und einem intensiveren intrafamilialen *„Engagement konfrontiert"* sind. Hier sei eine *„hegemoniale Männlichkeitsposition"* nicht mehr auf die Funktion des Haupternährers zu beschränken. Deshalb bestehe die Möglichkeit, dass die Männer ihren eigenen *„Stil der Familienarbeit"* zur Stabilisierung ihrer Identität entwickelten und *„diesen als positives Distinktionsmerkmal gegenüber dem tradierten ‚weiblichen' Stil"* nutzten (Meuser/Scholz 2012, S. 37). Die Abgrenzung

„von Männlichkeit im Verhältnis zu Weiblichkeit verliefe dann nicht mehr entlang der institutionalisierten Grenze von Produktion und Reproduktion, sondern über differente Stile des intrafamilialen Engagements" (ebd., S. 37f.).

Allerdings zeigen andere Untersuchungen dass trotz gesellschaftlicher Veränderungen durch den höheren Bildungsgrad, die wachsende Erwerbsbeteiligung von Frauen sowie die Zunahme an Homogamieraten (Blossfeld/Timm 2003) eine traditionell geschlechtsspezifische Arbeitsteilung in Bezug auf Hausarbeit, Betreuung von Kindern und Pflegeaufgaben immer noch gegeben sei (vgl. Bianchi/Milkie 2010, S. 708[41]; BMFSFJ 2008,

---

[40] Auch wenn die Partnerin im Beruf erfolgreich ist, führt dies langfristig nicht zu einer Verringerung, sondern sogar zu einer Verstärkung der traditionellen Aufteilung der Hausarbeit (Brines 1994).

[41] Der Artikel von Bianchi und Milkie basiert auf einem Review von über 800 Artikeln in der Zeit von 1999-2009.

S. 30; Erster Gleichstellungsbericht der Bundesregierung 2011, S. 68, S. 79; Sachverständigenkommission zum Zweiten Gleichstellungsbericht der Bundesregierung 2017,
S. 21f., S. 36; Wengler et al. 2008).

Für die Übertragbarkeit der vorgestellten Konzepte auf die Versorgung älterer, pflegebedürftiger Menschen spricht, dass nach wie vor ca. zwei Drittel der pflegenden
Angehörigen weiblich sind (vgl. Kapitel 2.4). Doppelt so viele Frauen wie Männer
geben bei der Pflege eines Angehörigen ihre Berufstätigkeit auf (vgl. Sopp/Wagner
2013). Auch der Befund der Studie von Jabsen und Blossfeld (2008) bestätigt die
„Auswirkungen häuslicher Pflege auf die Arbeitsteilung in der Familie", dass sich
insbesondere

> *„Frauen nach einem Pflegeereignis verstärkt im Haushalt engagieren und ihre
> Erwerbsbeteiligung reduzieren. Auf Paarebene lassen sich verstärkte
> Traditionalisierungstendenzen erkennen. Die Frau übernimmt einen größeren
> Anteil der Hausarbeitszeit, der Mann einen größeren Anteil der Erwerbsarbeits-
> zeit" (ebd., S. 293).*

Es besteht jedoch die Möglichkeit, dass Männer zunehmend reflexiv *„differente Stile
des intrafamilialen Engagements"* im Sinne einer *„modernisierten hegemonialen
Männlichkeit"* wahrnehmen (Meuser/Scholz 2012, S. 38) und sich deshalb zukünftig
verstärkt egalitär an der häuslichen Versorgung älterer Angehöriger beteiligen.

3.1.2 Pflege und Sorge als weiblich konnotierte Tätigkeit

In Kapitel 3.1.1 wurde erläutert, wie Geschlecht mittels „doing gender" bei der
Ausführung von Care-, Pflege- und Sorgetätigkeiten hergestellt wird. Des Weiteren
sollen begriffliche Klärungen von Care, Sorge und Pflege als weiblich konnotierte
Tätigkeiten vorgenommen werden. Zusätzlich wird historisch betrachtet, inwiefern
Männer im weiblich geprägten Aufgabenbereich der Pflege bisher tätig waren.

3.1.2.1   Care im Kontext von Pflege- und Sorgearbeit

Im Kontext des Begriffs Care ist zunächst die seit drei Jahrzehnten bestehende, immer
noch aktuelle geschlechtertheoretische und internationale Care-Debatte[42] zu nennen.
Nach Brückner konstituiert sich die Care-Debatte aus zentralen Fragestellungen
konträrer Praxis- und Wissenschaftsfelder. Diese bestehen zum einen aus Praktikerinnen
der verschiedenen Praxisbereiche, beispielsweise der Kindererziehung und der Alten-
oder Behindertenarbeit. Zum anderen aber auch aus Wissenschaftlerinnen verschiedener

---

[42] Zu den verschiedenen Strängen der Care Debatte vgl. Brückner 2010.

Disziplinen, die sich sowohl demokratietheoretisch als auch ethisch oder sozialpolitisch mit der Bezeichnung von Care auseinandersetzen (Brückner 2010, S. 43). Bei dem Care-Konzept handelt es sich um einen analytischen und normativen Ansatz, der durch ein *„genuin feministisches Anliegen der Frauen- und Geschlechterforschung"* gekennzeichnet ist und der

„sowohl in die Geschichte der Frauenbewegungen als auch in die frühen kritischen Analysen von Frauenarbeit in Familie und Beruf, von den Dienstboten bis zu sozialer Arbeit als Liebesdienst oder als Profession zurückreicht." (ebd., S. 69)

Bei Care handelt es sich nach Gerhard (2014)

„sowohl um ein analytisches als auch normatives Konzept. Es kennzeichnet ein genuin feministisches Anliegen der Frauen- und Geschlechterforschung, das sowohl in die Geschichte der Frauenbewegungen als auch in die frühen kritischen Analysen von Frauenarbeit in Familie und Beruf, von den Dienstboten bis zu sozialer Arbeit als Liebesdienst oder als Profession zurück reicht" (ebd., S. 69).

In allen Debatten[43] im Rahmen von „Care" zeichnet sich ein Grundgedanke feministischer Kritik an der Gesellschaft ab, mit der Zielstellung, einen elementaren strukturellen Wandel der Gesellschaft vor dem Hintergrund der geschlechtsspezifischen Arbeitsteilung zu bewirken (vgl. Gerhard 2014, S. 69). Dabei ist zentral, dass Care als überwiegend von Frauen geleistete un- oder unterbezahlte Arbeit wahrnehmbar gemacht wird *„und mit einer Kritik an der geschlechtergebundenen Trennung zwischen einer privaten und einer öffentlichen Sphäre zu verbinden"* (ebd.).

Die englische Bedeutung des Begriffes „Care" ist nach Kohlen und Kumbruck (2008, S. 2) vielfältig und kann in der deutschen Sprache nicht in einem Wort derart umfassend wiedergegeben werden. „Care" sei äquivalent zum Begriff „fürsorgliche Praxis" zu sehen, allerdings sei die Bedeutung umfassender und schließe die Dimensionen der Emotionalität, der Beziehungen sowie des direkten Handelns (care for) mit ein (ebd.). Die Bezeichnung „fürsorgliche Praxis" bzw. „Fürsorge" rufe nach Kumbruck et al. (2010, S. 12) bei Betrachtung der Historie staatlicher und kirchlicher Institutionen und dem damit verbundenen Auftrag der „Fürsorgerinnen" entmündigende und bevormundende oder sogar mit missbräuchlicher Gewalt verbundene Assoziationen hervor. Mit dem Begriff „Sorge" seien nach Kohlen und Kumbruck (2008, S. 2) in der deutschen Sprache allerdings häufig „bedrückende Gefühle" verknüpft. Deshalb werde die Bezeichnung „Care" auch im englischsprachigen Bereich der Behindertenbewegung kritisiert (Müller 2015, S. 31f.), und zwar in dem Sinne, dass sie als Werkzeug fungiere,

---

[43] Zu den unterschiedlichen Diskursen der Care-Debatte vgl. Brückner 2010.

andere zu beherrschen und zu managen (Wood 1991, S. 199f., zitiert nach Williams 2001, S. 478).

Theobald (2008) bezeichnet als „Care- bzw. Fürsorgetätigkeiten" solche, die

> „traditionellerweise [die] Fürsorge und Betreuung von Kindern bzw. älteren Menschen [beinhalteten und] Aufgabe der Familie und damit zumeist der weiblichen Familienmitglieder" waren (Theobald 2008, S. 258).

„Care" umfasst eine Gesamtheit von Sorgeaufgaben, die sowohl bezahlt als auch unbezahlt sein können (Theobald 2006, S. 3702; Theobald 2004, S. 6; vgl. Brückner 2010; Stiegler 2007). Dazu gehören „Tätigkeiten der Pflege, Zuwendung, Versorgung für sich und andere" (Rudolph 2015, S. 105) sowie informelle, formelle, private, professionelle Arbeit, Ehrenamt und Erwerbsarbeit (ebd., Sachverständigenkommission zum Zweiten Gleichstellungsbericht der Bundesregierung 2017, S. 35).

Eine weitere Definition zu Care liefert Brückner (2010), diese schließt den

> „gesamten Bereich weiblich konnotierter, personenbezogener Fürsorge und Pflege, d. h. familialer und institutionalisierter Aufgaben der Versorgung, Erziehung und Betreuung [ein] und stellt sowohl eine auf asymmetrischen Beziehungen beruhende Praxisform als auch eine ethische Haltung dar" (Brückner 2010, S. 43).

Der Begriff „Care" wird beispielsweise von Tronto (2000) noch umfangreicher dargestellt. Sie definiert

> „Care als eine spezifische Zugangsweise zur Welt im Sinne einer alle Menschen einschließenden, fürsorglichen Praxis" (Brückner 2010, S. 43).

Dabei geht es nicht nur um Interaktionen in Beziehungen, sondern um die Berücksichtigung praktischer, moralischer und politischer Gesichtspunkte, die das Handeln und Verantwortung fokussieren (vgl. Kohlen/Kumbruck 2008, S. 16; Tronto 2014).

> „On the most general level, we suggest that caring be viewed as a species activity that includes everything that we do to maintain, continue, and repair our ‚world' so that we can live in it as well as possible. That world includes our bodies, ourselves, and our environment, all of which we seek to interweave in a complex, life-sustaining web" (Tronto 1993, S. 103).

Auch Backes et al. (2008a) wählen einen erweiterten Begriff, indem Care eine Conditio humana darstelle, die sowohl in privaten als auch beruflichen Arbeitsbereichen von Relevanz sei. Sie sei an kein Geschlecht geknüpft, sondern eine

„zu entwickelnde und zu kultivierende menschliche Eigenschaft, die Beziehung des Menschen mit der Welt und den Dingen (im Kontinuum von Abhängigkeit und Autonomie), sowie eine berufliche wie private Kompetenz" (ebd., S. 27).

Abschließend ist anzumerken, dass es sich bei Care um einen weit gefassten Begriff des Helfens handelt, der über eine Vielfalt an semantischen Bedeutungen verfügt (vgl. Brückner 2010). Care als weiblich konnotierte Arbeit wird sowohl bezahlt als auch unbezahlt von allen Menschen im Lebensverlauf benötigt und stellt eine „(über)lebens-notwendige" Voraussetzung dar. Deshalb ist eine gleichwertige *„Anerkennung von Sorgetätigkeiten mit anderen Formen der Arbeit angesichts zwischenmenschlicher Interdependenz und asymmetrischer Beziehungen als Normalfall"* (Brückner 2012, S. ebd., vgl. Fraser 2003) dringend erforderlich.

3.1.2.2 Pflege im Kontext von Pflege- und Sorgearbeit

Neben den bereits erläuterten Begriffen „Care", und „Fürsorgliche Praxis" (vgl. Kapitel 3.1.2.1) soll auf den in Deutschland häufig verwendeten Begriff „Pflege" eingegangen werden. Auch dieser verfügt über unterschiedliche Konnotationen und gilt genauso wie „Care" als weiblich besetzt.

So ist die Pflege in der Umgangssprache sehr unterschiedlich konnotiert.

„Gepflegt werden Autos ebenso wie Menschen, [.] ebenso wie Kontakte, Körper ebenso wie Landschaften oder Denkmäler usw. Der Begriff ,Pflege' ist also weitreichend" (Schroeter/Rosenthal 2005, S. 20, vgl. Dibelius/Uzarewicz 2006, S. 89).

Der Begriff Pflege wird jedoch insbesondere im Zusammenhang mit der Gesundheits- und Krankenpflege benutzt und bewegt sich zwischen „gesund" und „krank" bzw. „Helfendem" und „Hilfebedürftigem" (vgl. Schroeter/Rosenthal 2005, S. 20). Pflegebe-dürftigkeit bezeichnet einen Umstand, in dem eine Person aufgrund von Krankheit bzw. gesundheitlichen Einschränkungen der pflegerischen Unterstützung bzw. der Pflege als Intervention bedarf (Wingenfeld 2014, S. 263). Pflege kann als ein Handlungsprozess verstanden werden, der von den Bedürfnissen und Fähigkeiten eines Patienten ausgeht (vgl. Dibelius/Uzarewicz 2006, S. 88).

Die Bezeichnung Pflege ist insbesondere im Rahmen der Pflegeversicherung im Kontext der Definition von Pflegebedürftigkeit (§ 14 SGB XI) bedeutsam. Wie in Kapitel 2.3 bereits ausgeführt, wurde der bisherige Pflegebedürftigkeitsbegriff in der Vergangenheit aufgrund seiner engen, auf den Körper und die Tätigkeiten bzw. Verrichtungen des täglichen Lebens bezogenen Definition zu Recht kritisiert. Der neue, seit dem 1.1.2017 in Kraft getretene Pflegebedürftigkeitsbegriff im Rahmen des Zweiten Pflegestärkungsgesetzes (PSG II) betrachtet Pflegebedürftigkeit umfassender, und zwar über die körperlichen Bedarfe der Versorgung hinaus und bezieht u. a. auch Partizipation im Gemeinwesen mit ein; kognitive sowie somatische Beeinträchtigungen finden gleichermaßen Berücksichtigung (vgl. Rothgang et al. 2015, S. 28, vgl. Kapitel 2.3). Über die Ermittlung des Grades der Pflegebedürftigkeit (Begutachtungsassessment) gemäß § 15 SGB XI erschließt sich der Pflegebedarf bzw. die Pflege als Intervention.

Aufgrund der bestehenden Maßgabe *„ambulant vor stationär"* (§ 3 SGB XI) werden der Familie nach wie vor Pflegeaufgaben zugewiesen. Da häusliche, nicht erwerbsmäßige Pflegetätigkeiten (vgl. § 19 SGB XI) überwiegend von Frauen ausgeführt werden, besteht die Gefahr der fortbestehenden, ungleichen und geschlechtsspezifischen Verteilung dieser Aufgaben (vgl. BMFSFJ 2011a, S. 68).

Betrachtet man die Pflege von Seiten der Berufssoziologie, ist eine Dualität der Pflegetätigkeiten für ältere Personen im Zusammenhang mit *„der Verberuflichung der ‚direkten' bzw. ‚primären' Pflege und der Professionalisierung der ‚indirekten' bzw. ‚sekundären' Pflege"* (Backes et al. 2008a, S. 28) vorhanden. Zur „direkten" Pflege zählt die körpernahe und personenbezogene Pflege und zur „indirekten" die körperferne Pflege, die *„medizinisch-ärztliche Assistenz, organisatorische und/oder administrative"* Aufgaben sowie das Pflegemanagement (Dibelius/Uzarewicz 2006, 89f.; vgl. Raabe 2006). Direkte Pflegetätigkeiten werden traditionell der „weiblichen" Sphäre und indirekte Pflegetätigkeiten der „männlichen" Sphäre zugeordnet. Behandlungspflege zählt als medizinisch-ärztliche Assistenz zum medizinischen Bereich und gilt traditionell als höherwertige Aufgabe sowie männliche Domäne. Der Bereich der Grundpflege, die direkte körpernahe Pflege, gilt als klassisch „weiblich" (Dibelius/Uzarewicz 2006, S. 90).

Die geschlechtsspezifische Zuordnung, dass Männer bei der häuslichen Angehörigenpflege vorwiegend organisatorische und indirekte Pflegeaufgaben ausführen würden, wird von zahlreichen nationalen und internationalen Studien bestätigt (vgl. Carroll/Campbell 2008, S. 25; Deufert 2013; Keck 2012; Lüdecke/Mnich 2009, S. 324f.; MetLife Mature Market Institute 2003; Schneekloth 2006, S. 408). Allerdings zeigen neuere Studien, dass Männer auch direkte Körperpflege durchführen (vgl. Auth et al. 2016), aber dennoch einen geschlechtsspezifischen Pflegestil realisieren, indem sie *„die Pflege eher um ihre (Vollzeit-) Erwerbstätigkeit herum"* organisieren und Frauen ihre Berufstätigkeit am Bedarf der Pflege orientieren (ebd., S. 89).

Resümierend ist festzustellen, dass direkte und indirekte Pflege traditionell geschlechtsspezifisch bzw. hierarchisch zugeordnet werden. Die „Pflege" als Tätigkeit stellt eine Intervention zur Deckung des Pflegebedarfs einer Person dar und wird sowohl

informell als auch formell geleistet. Der neue sozialrechtliche Begriff der Pflegebedürftigkeit ist gemäß § 14 SGB XI definiert (vgl. Kapitel 2.3) und gilt in der Pflegewissenschaft aufgrund seiner Erweiterung als Paradigmenwechsel. Er zielt nicht mehr
nur auf die Verrichtungen des täglichen Lebens ab, sondern bezieht u. a. auch Partizipation bzw. gesellschaftliche Teilhabe mit ein (vgl. Rothgang et al. 2015, S. 28; vgl.
Kapitel 2.3). Der Begriff „Care" ist allerdings wesentlich umfassender als die Bezeichnung Pflege. Er schließt u. a. auch Erziehungsaufgaben und, je nach Care-Konzept,
moralische und politische Aspekte sowie ein entsprechendes verantwortliches Handeln
unter Berücksichtigung der Umwelt mit ein, so dass er alle Menschen im Rahmen der
fürsorglichen Praxis berücksichtigt (vgl. Tronto 1993/2000, vgl. Kapitel 3.1.2.1).

3.1.2.3 Männer in der Historie der professionellen und häuslichen Krankenpflege

Um der gesellschaftlichen weiblichen Konnotation der Krankenpflege als Frauenberuf
entgegenzutreten sowie das Selbstverständnis von Männern in der beruflichen und damit
auch in der familiären Pflege zu stärken (vgl. Hähner-Rombach 2015, S. 123), soll trotz
der derzeit noch geringen Datenbasis kurz expliziert werden, inwiefern Männer sich in
der Historie an pflegerischen Tätigkeiten beteiligten. Dabei ist auch das Wissen über
den Anteil bzw. die Quantität des Engagements von Männern von Relevanz (ebd.).
Zudem seien Männer im 19. und Anfang des 20. Jahrhunderts stärker im Bereich der
Familienpflege tätig gewesen, als bisher vermutet (vgl. Dinges 2011, S. 261).

Einem Artikel in der Wochenzeitung „DIE ZEIT" zufolge lag der Anteil der Männer in
der westdeutschen Krankenpflege im Jahr 1968 bei ca. 10,6 Prozent (Statistisches
Bundesamt 1968, zitiert nach Herrmann 1969) und im Jahr 2013 bei ca. 14,3 Prozent
(Statistisches Bundesamt 2015b, S. 10).[44] Bezieht man neben den Gesundheits- und
Krankenpflegekräften auch Personal des Rettungsdienstes und der Geburtshilfe mit
ein,[45] so liegt der Anteil der Männer bei 18,4 Prozent.[46] Insbesondere im Rettungsdienst
sind überproportional viele Männer, nämlich ca. 22,2 Prozent, vertreten (ebd., S. 11).

---

[44] Nach den Daten des Statistischen Bundesamtes existieren verschiedene Datenquellen, welche die
Berufsgruppe der Gesundheits- und Krankenpflege definieren. Bei den angegebenen Daten wurden
die Berufsgruppe der Gesundheits- und Krankenpflege-Helfer(innen), Nr. 81301 und Gesundheits-
und Krankenpflege-Fachkräfte Nr. 81302 nach der Klassifikation der Berufe (KldB 2010) herangezogen (Statistisches Bundesamt 2015b, S. 10).

[45] Nach dem Statistischen Bundesamt wird diese Berufsgruppe nach der Klassifikation der Berufe
(KldB 2010) Nr. 813 subsumiert. Der Rettungsdienst wird unter der Nr. 8134 als Untergruppe gefasst.

[46] Hier wurde Nr. 813 Gesundheits- und Krankenpflege, Rettungsdienst und Geburtshilfe herangezogen.

Die aktuellen Anteile häuslich pflegender Männer sowie deren Anstieg wurden bereits in Kapitel 2.4 ausgeführt.

Hähner-Rombach (2015) konstatiert in ihrem Artikel über *„Männer in der Geschichte der Krankenpflege"*[47], dass das weibliche Feld der Pflege zwar weitgehend gut erforscht sei, jedoch insbesondere zur Familienpflege, aber auch zur institutionalisierten Pflege von Männern große Lücken bestünden (ebd., S. 123). Die meisten sozialgeschichtlichen Studien zur Pflege seien in der Vergangenheit von „Geschlechter-Blindheit" gekenn-zeichnet gewesen, da sie von der Grundannahme ausgingen, dass die Pflege weiblich sei und *„vernachlässigten dann die durchaus in diesem Feld beschäftigten Männer"* (ebd., S. 126). Daraus habe sich das Bild einer „weiblichen" Krankenpflege verfestigt. Die Geschlechterverhältnisse in der Krankenpflege seien erstmals 2008 speziell thematisiert worden (ebd. 129). So sei ein wesentlicher Einsatzort von Männern die Kriegskrankenpflege gewesen. Ebenso bestanden als Pendant zu den Schwestern-schaften der Diakonissen auch Bruderschaften, die vermehrt in der Jugend- und Gefangenenfürsorge tätig waren und für die um 1830 Ausbildungsanstalten geschaffen wurden. Psychiatrische Einrichtungen zählten zu einem weiteren relevanten Feld von Männern in der Pflege (ebd., S. 129ff.), aber auch stationäre Abteilungen für Haut- und Geschlechtskrankheiten sowie der Bereich der Urologie (ebd. S. 133). Nach Bischoff (1992) fand eine Ausweitung der Krankenpflege im 19. Jahrhundert in Bezug auf Frauen statt.

„Eine viel erörterte Streitfrage, die sich im übrigen noch durch das gesamte 19. Jahrhundert zog, war die, ob eher Männer oder eher Frauen zur Krankenpflege geeignet wären [...]. Schon die Tatsache, daß Überlegungen dieser Art angestellt wurden, zeigt, daß die Krankenpflege weder ein Männer- noch ein Frauenberuf gewesen sein kann" (ebd., S. 78).

So ging es insbesondere darum, die bürgerliche, „gebildete" Frau zu gewinnen (Bischoff 1992, S. 79), um den Krankenpflegeberuf ideologisch aufzuwerten und die Hausfrauen- und Mutterrolle auszuweiten (ebd., S. 80).

„Die ,Entscheidung' der Streitfrage fiel letztendlich zugunsten der Frauen aus, deren ,besondere Eignung' für die Krankenpflege bezeichnenderweise gerade zu dieser Zeit ,entdeckt' wurde. Dem Mann wurde allerdings ein bestimmter, untergeordneter Platz der Pflege nicht bestritten" (ebd., S. 79, vgl. Hoffmann 2010).

---

[47] Zur Geschichte der männlichen professionellen Krankenpflege ist auch die in den USA entstandene Studie „Men in Nursing. History, Challenges, and Opportunities von O'Lynn/Tranberger (2007) von Interesse.

Aber auch ökonomische Gründe spielten eine Rolle, da Wärter, die in psychiatrischen Anstalten eingesetzt waren, finanziell besser entlohnt wurden und nicht so flexibel einsetzbar waren (Bischoff 1992, S. 139f.).

„Auch vor Einführung der Schwesternpflege waren Schwestern auf Männerstationen tätig gewesen, aber sie leiteten die Pflege eher, die ‚peinliche' Arbeit taten die Wärter. Das sollte nun anders werden, denn es störte den reibungslosen Funktionsablauf im Krankenhaus" (ebd., S. 139).

Bis dato war dies kein „reiner" Frauenberuf, auch wenn eine Dominanz von Frauen bestand (Hähner-Rombach 2015, S. 125).

„Tatsächlich fanden sich nicht nur in der institutionalisierten Krankenpflege immer Männer, deren Anteil schwankte und historisch noch nicht ermittelt wurde. Für die Familienpflege gilt Letzteres in noch stärkerem Maße, weil die Quellenanlage insgesamt äußerst schwierig ist" (ebd.).

Zur Pflege von Männern in der Familie untersuchte Schweig (2009) anhand von 7602 edierten Briefen von Männern unterschiedlicher Schichten u. a. *„die Annahme der Krankenrolle und die Bedeutung von Selbsthilfe, familiärer Pflege und Laienhilfe"* (ebd., S. 214) zwischen 1800 und 1950. So schrieben Männer die Zuständigkeit für familiäre Krankenpflege in dieser Zeit zumeist den Frauen zu (Schweig, 2009, S. 48–51, S. 215). Allerdings geht aus Hoffmanns Studie (2010), einer Analyse von 155 sogenannten „populären" Autobiographien der Geburtsjahre 1890 bis 1940 von Frauen und Männern aller Schichten, hervor, dass sich Männer demnach bei gesundheitlichen Belangen im Bedarfsfalle in der Familie auch praktisch einsetzten. Hier wurden Männer mit 34 Prozent[48] fast genauso häufig wie Frauen (46 Prozent) in Verbindung mit familiärer Krankenhilfe erwähnt (ebd., S. 333). Bei der Krankenpflege nannten Frauen die Pflege ihrer Eltern bzw. Schwiegereltern und Männer ihre (Ehe-)Partnerinnen an erster Stelle. Die Rangfolge ist somit ähnlich der heutigen (vgl. Kapitel 2.4).[49] Die Pflege der Kinder wurde bei den Frauen an dritter Stelle und bei den Männern gar nicht erwähnt (ebd., S. 339). Von den 188 Aussagen zur familiären Pflege waren 11 Prozent Pflegende männlichen Geschlechts (ebd., S. 340). Männer engagierten sich somit damals stärker in der Familienpflege als bisher angenommen (vgl. Dinges 2011, S. 261). Um gesellschaftlichen Perzeptionen von „Krankenpflege als Frauenberuf" und „häusliche Pflege als weibliche Tätigkeit" und den damit in Verbindung stehenden

---

[48] Die Studie stellt keine repräsentative Stichprobe dar.

[49] In der Studie von TNS Infratest Sozialforschung (2011, S. 27) pflegen Frauen ihre Angehörigen in ähnlicher Reihenfolge: Eltern, (Ehe-)Partner, Kinder und erst an vierter Stelle die Pflege der Schwiegereltern. Die Männer pflegen hingegen an erster Stelle ihre (Ehe-)Partnerin, an zweiter Stelle ihre Eltern und jeweils zu gleichen Teilen ihre Kinder oder Schwiegereltern.

Zuschreibungsprozessen entgegenzutreten, *„wäre eine fundierte Kenntnis über Anteil, Bedeutung und Rolle von Männern in der Geschichte der Krankenpflege sicher von Vorteil"* (Hähner-Rombach 2015, S. 141), zumal Befunde über das Verhalten von Männern ein Resultat historischer Entwicklungen sind (vgl. Wippermann et al. 2009, Volz/Zulehner 2009).

„Männer wurden nämlich zu wenig körpersensiblen, harten oder eher risikoorientierten Personen erzogen. Und sie werden zu familienfernen und bei eigenen Problemen eher schweigsamen Menschen gemacht" (Dinges 2011, S. 245).

Die Beziehungen in Familien sind beispielsweise durch die Arbeitsteilung von Erwerbsarbeit und Hausarbeit mit beeinflusst, so dass sich seit der Industrialisierung das „Haupt- oder Alleinernährer-Modell" immer stärker durchsetzte (vgl. ebd., S. 264, vgl. Kapitel 3.4.1). Insgesamt sei das Verhalten von Männern durch einen differenzierenden Blick zu betrachten, zumal aus historischer Sicht

„die ‚Territorien' von Gesundheit und Krankheit, Psyche und Arznei nie so eindeutig weiblich markiert waren, wie es eine oberflächliche Ideengeschichte erscheinen lässt. Diese wiederholte oft nur die Platzzuweisungen an Frauen, die viele Ärzte und Hygieniker anstrebten" (ebd., S. 263).

Resümierend ist festzustellen, dass die Beziehungen in den Familien heute noch immer durch die geschlechtsspezifische Arbeitsteilung der Berufsarbeit geprägt sind, so dass sich das frühere Bild des Mannes als „Haupternährer bzw. Alleinernährer" zum „Haupternährer mit der Frau als Zuverdienerin" gewandelt hat. Die dargestellten Befunde zeigen, dass Männer im 19. und 20. Jahrhundert stärker an der professionellen und familiären Pflege beteiligt waren als bisher angenommen. Die professionelle Krankenpflege wurde zudem erst im 19. Jahrhundert den Frauen zugewiesen, um deren Hausfrauen- und Mutterrolle auszuweiten. Es handelte sich zu dieser Zeit nicht um einen reinen Frauenberuf, auch wenn eine Dominanz der Frauen bestand. Bis heute ist die Alten- und Krankenpflege (im Jahr 2015) weiblich geprägt und schwankt mit einem Frauenanteil zwischen 84 und 88 Prozent (Statistisches Bundesamt 2017a, S. 15). Die Zuständigkeit der Pflege in der Familie lag vom 19. bis ins 20. Jahrhundert zwar bei den Frauen, laut der oben aufgeführten Studien waren jedoch Männer stärker beteiligt als bisher angenommen.

3.1.3 Vergeschlechtlichte Arbeitsteilung

Mit Entwicklung der kapitalistischen Gesellschaft im 18. und 19. Jahrhundert wandelte sich das traditionelle feudale Geschlechterarrangement insbesondere in Bezug auf bäuerliche und handwerkliche Gemeinschaften, in denen der Familie in erweiterter Form eine Leitfunktion zukam. Die agrarische und handwerkliche Produktion sowie der familiäre Rahmen waren nicht voneinander trennbar (Rosenbaum 1982, S. 19f.). Das Leben war durch die gemeinsame Arbeit gekennzeichnet, obwohl Frauen zum damaligen Zeitpunkt eine sozial niedrigere Position innehatten, die auf tradierten patriarchalen Strukturen sowie Besitz- und Eigentumsrechten an Grund und Boden von Männern basierte. Seit der Moderne ist Arbeit eine marktvermittelte Form und zentrales Mittel der Vergesellschaftung. Das Gros der Bevölkerung muss seine Existenz durch Lohnarbeit sichern, seit sich das kapitalistische Wirtschaftssystem durchgesetzt hat (Peinl o. J.). Damit ist auch eine Trennung zwischen Produktion und Reproduktion verbunden, aus der eine Dichotomisierung der gesellschaftlichen Sphären in „öffentlich" und „privat" hervorgeht. Wie bereits in Kapitel 3.1.2 ausgeführt, werden Care und Sorge demnach traditionell der privaten Sphäre und dem weiblichen Geschlecht zugeordnet (vgl. Brückner 2009, S. 9).

Nach Becker-Schmidt (2010) ist die Vergesellschaftung von Frauen

„eine Doppelung, die sich aus einer gesellschaftstheoretischen Perspektive erschließt. Es ist die Überlappung von Relationen im Geschlechterverhältnis und Relationen, welche die Stellung der einzelnen sozialen Sphären zueinander im gesellschaftlichen Funktionszusammenhang bestimmen" (ebd., S. 69).

Sie definiert den Begriff Geschlechterverhältnis als

„Ensemble von Arrangements [..] in denen Frauen und Männer durch Formen der Arbeitsteilung soziale Abhängigkeitsverhältnisse und Austauschprozesse aufeinander bezogen sind. In diesem Insgesamt wird ihnen durch Abgleichung ihrer soziokulturellen Wertschätzung gesellschaftlicher Status und soziales Ansehen zugemessen" (ebd., S. 69).

Soziale Ungleichheitslagen zwischen den Genusgruppen spiegelten sich auf zentralen Ebenen der gesellschaftlichen Partizipation wider, beispielsweise durch ungleiche Distribution dotierter und nicht dotierter Arbeit, hoch und niedrig bezahlter Erwerbsarbeit, sozialer Sicherung, Macht und Prestige. Diese Ungleichheit gestaltet u. a. private Lebenswelten, das Beschäftigungssystem, den Arbeitsmarkt sowie kulturelle und politische Öffentlichkeiten. Hieraus resultierte eine „soziale Hierarchie der Geschlechter", indem Männer in gesellschaftlich hoch bewerteten Sektoren (Staat, Wirtschaft, Politik, Kultur) und Frauen in eher randständigen, privaten Lebenswelten verortet sind. Hinzu kommt das Vereinbarkeitsdilemma der *„doppelten Vergesellschaftung"* von Frauen, da sie unbezahlte Hausarbeit mit bezahlter marktvermittelter Tätigkeit verbinden müssen. Nach Becker-Schmidt (2010, S. 68) hat die Bezeichnung *„doppelte Vergesellschaftung"* eine vielschichtige Bedeutung:

a) Zum einen seien Frauen in zwei verschiedene *„in sich widersprüchlich strukturierte Praxisbereiche in soziale Zusammenhänge"* (öffentliche und private Sphäre) eingebunden (ebd.).

b) Des Weiteren sei Sozialisation ohne Vergesellschaftung nicht vorstellbar und durch zwei Merkmale sozialer Gliederung gekennzeichnet: des Geschlechts und der sozialen Herkunft.

c) Die Eingliederung in die Gesellschaft beinhalte auch *eine „soziale Verortung"* und *„Eingriffe in die psychosoziale Entwicklung"* (ebd.). Dabei zählten zwei Seiten zum Vergesellschaftungsprozess, die *„Modellierung innerer Antriebe und die Positionierung im sozialen Umfeld [...] in dem Selbst- und Fremdbestimmung konfligier[t]en"* (ebd.).

Weibliche Lebensplanung beinhaltet somit zum einen *„Anpassung an kulturelle Normen der Geschlechterordnung"*, die Kompromisse erfordert und zum anderen *„Eigensinn in dem Umgang mit sozialen Konstruktionen von Weiblichkeit"*, die konträr zu den eigenen Selbstentwürfen stehen (ebd.).

Becker-Schmidt (2010) konstatiert, dass sich die doppelte Orientierung von Frauen aus der lebensgeschichtlichen Beschäftigung mit Vorbildern beider Geschlechter speist. Ihrer Auffassung nach erfolgen die Prozesse der Identifikation bei Jungen geradliniger, da sich ein heranwachsender Mann an „richtigen" Männern orientiere. Für Frauen sei es von daher einfacher, auch in „männlich" dominierten Praxisbereichen tätig zu sein. Dahingegen würden weiblich dominierte Berufe von Männern als „typisch weiblich" abgewertet (ebd., vgl. King 2000), so beispielsweise Pflegeberufe. Ferner divergieren die Lebensverläufe von Frauen im Vergleich zu Männern, da diese meist berufliche Diskontinuitäten bezüglich der Planung von Beruf und Familie aufweisen, beispielsweise durch damit verbundene Aus- und Wiedereinstiege ins Berufsleben aufgrund der Familienphase (Sachverständigenkommission zum Zweiten Gleichstellungsbericht der Bundesregierung 2017, S. 123). Obgleich Mechanismen der Differenzierung der Geschlechter inkonsistenter geworden sind, bestehen nach wie vor Ungleichheitslagen in Bezug auf die geschlechtliche Aufgabenteilung (Becker-Schmidt 2012, S. 11). So bilden beispielsweise Frauen trotz Zunahme der Pflegebereitschaft von Männern nach wie vor die Mehrheit bei der Pflege älterer Familienangehöriger (vgl. Kapitel 2.4). Selbst in Familien höherer Schichten sind geschlechtsspezifische Asymmetrien bei der Verteilung von Haushaltstätigkeiten vorhanden (vgl. ebd., S. 12). Einer Studie der Hans-Böckler-Stiftung zufolge wenden Akademikerinnen mit Kindern täglich ca. 74 Prozent mehr Zeit für Haushaltstätigkeiten als Männer auf. Aufgrund des Zukaufs von haushaltsnahen Dienstleistungen liegt die geschlechtsbezogene Lücke etwas niedriger als bei Frauen mit einem beruflichen Abschluss (79 Prozent) (Hobler et al. 2017, S. 9)[50].

Auch Backes (1999, 2007) kritisiert in ihrem Konzept der *„hierarchischen Komplementarität der Geschlechterverhältnisse"* die Dichotomie der Geschlechter. Hier würden Unterschiede zwischen den Geschlechtern produziert und *„gleichzeitig beide Geschlechter in ein komplementäres Verhältnis zueinander gesetzt".* Geschlechterverhältnisse haben dabei eine weitreichende Wirkung *„über die Ebene des direkten Geschlechts hinaus"* (Backes et al. 2008a, S. 23, Backes 2008b, S. 136f., vgl. Backes et al. 2009). Männer und Frauen leben über den Lebensverlauf hinweg verschieden, da ihre Lebenslagen und Lebensstile nicht sozial egalitär, sondern hierarchisch-komplementär strukturiert sind. Die Kategorie „Geschlecht" wirkt neben anderen sozialstrukturellen Differenzierungen (z. B. Klasse/Schicht, Nationalität) in „männlichen" und „weiblichen" Lebens(ver)läufen und führt zu geschlechtsspezifischen Vergesellschaftungsformen (Backes 2007, S. 165ff.), die von den jeweiligen bestehenden historisch-kulturellen und sozialen Voraussetzungen abhängig sind (vgl. Backes 1999, S. 453f.).

„[Qualitativ] ist das Alter [...], trotz des quantitativen Überwiegens von Frauen und der weiblichen Vergesellschaftungsweise, weiterhin durch eine (hierarchische) Geschlechterstruktur gekennzeichnet, die dem ‚weiblichen' Alter(n) im Vergleich zum ‚männlichen' geringere Lebensqualitätschancen zuschreibt" *(Backes 2007, S. 166).*

Die Lebensverläufe von Frauen sind beispielsweise dadurch charakterisiert, dass sie nach wie vor in frauendominierten Berufen tätig sind, in der Familienphase vorwiegend einer Teilzeiterwerbstätigkeit nachgehen und zu ca. 2/3 Pflegeverantwortung insbesondere in der Erwerbsphase übernehmen, so dass sie eine im Durchschnitt geringere Einkommensperspektive auch in Bezug auf die Alterssicherung haben. Hinzu kommt, dass insbesondere Alleinerziehende in Deutschland – 90 Prozent der ca. 1,7 Millionen im Jahr 2014 waren Frauen – einem erhöhten Risiko der (Alters-) Armut ausgesetzt sind (Sachverständigenkommission zum Zweiten Gleichstellungsbericht der Bundesregierung 2017, S. 32, vgl. ebd. S. 27–33). Es zeichnen sich gegensätzliche Entwicklungstrends bzgl. der Alterssicherung von Frauen ab. Positiv sind, z. B. die bessere Berufsausbildung und kürzeren Erwerbsunterbrechungen, negativ beispielsweise der hohe

---

[50] Aufgrund der Gleichstellungspolitik und Bildungsexpansion ist es nun auch Frauen möglich, in hochqualifizierten Aufgabenbereichen berufstätig zu sein. Hausarbeit wird hier häufig ausgelagert und „unverändert [an Frauen] geschlechterungleich verteilt" (Riegraf/Theobald 2010, S. 135).

Frauenanteil bei Minijobs, niedrigere Löhne und die sinkende Sicherheit der Versorgung durch den (Ehe-)Partner. Allerdings zeigen Prognosen, dass sich der Gender Pension Gap[51] von Frauen und Männern u. a. aufgrund der stärkeren Erwerbsintegration von Frauen weiter reduzieren wird. Zudem sind Männer zunehmend von *„diskontinuier-lichen Erwerbsbiographien und niedrigem Einkommen betroffen"*, so dass sich auch ihre Rentenansprüche verschlechtern (ebd., S. 138).

Die Lebenslage ist laut Backes zentrales Merkmal für das Ausgestalten der geschlechtsspezifischen Vergesellschaftung sowie für die *„hierarchische Komplementarität der Geschlechterverhältnisse"*. In diesem Kontext spricht sie von einer *„Kumulation der objektiven und subjektiven geschlechtsspezifisch hierarchischen Lebenslage im Lebensverlauf"* (Backes et al. 2008a, S. 24, vgl. Backes 2007, Backes 1999). Diese spiegelt sich nicht nur in Vorteilen und Benachteiligungen wieder, sondern sie zeichnet *„sich durch Vielfalt und Gleichzeitigkeit von geschlechtsspezifischen Risiken und Chancen (im Alter) aus"* (Backes 2008a, S. 24). Backes bewertet negativ, dass *„die gesellschaftliche Last"* eher weiblich belegt sei (Backes 2007, S. 170). Als Beispiel ist anzuführen, dass sich die Mehrheit der privaten Pflegepersonen – wie bereits in Kapitel 2.4 beschrieben – aus ca. zwei Drittel Frauen konstituiert. Diese versorgten ihre älteren Angehörigen, auch wenn dies mit (u. a. finanziellen) Nachteilen verbunden ist. Positiv bewertet sie, dass die Arten der Tätigkeiten, die Männern im Rentenalter offen stünden, eine Ressource darstellten und ‚männlich' geprägt seien. Diese wiesen *„eher eine Tendenz zu einem öffentlichen Charakter"* auf. Weibliche Ressourcen blieben hingegen *„auch im Alter eher privatisiert und damit marginalisiert"* (ebd. S. 170f.).

Trotz Pluralisierung und Individualisierung der Lebensformen und Wandel von Geschlechterrollen orientierten sich Sozial-, Familien- und Arbeitsmarktpolitik weiterhin an traditionellen „Normalbiografien" von Frauen und Männern. Daraus resultieren größere soziale Risiken für Frauen (z. B. Vereinbarkeitsfrage, Armutsrisiko). Auch die direkte Pflege und das „vierte Alter" werden im öffentlichen Diskurs meist tabuisiert und dem privaten weiblichen Raum zugeordnet (vgl. Backes 2007, BMFSFJ 2011a).

---

[51] Der Indikator „Gender Pension Gap" zeigt die Lücke der Altersrenten, die in der gesamten Erwerbs-phase erworben wurden, auf (BMFSFJ 2011b, S. 9).

Als weiteres Konzept soll das der „*hegemonialen Männlichkeit*" [52] nach Connell (2015) umrissen werden. [53] Sie definiert

> „*Männlichkeit [..] als jene Konfiguration geschlechtsbezogener Praxis [.], welche die momentan akzeptierte Antwort auf das Legitimitätsproblem des Patriarchats verkörpert und die Dominanz der Männer sowie die Unterordnung der Frauen gewährleistet (oder gewährleisten soll)*" (ebd., S. 130).

Hegemoniale Männlichkeit formiert sich aber in sozialen Praktiken als andersartige, dominante Männlichkeitsform. Sie bildet sich über die Abwertung und Unterordnung von Frauen. Unter dem Begriff „*Hegemonie*" ist soziale Überlegenheit zu verstehen, die nicht nur auf körperlicher Gewalt sowie deren Androhung basiert, sondern sich aus hohem Einvernehmen und Bündnissen konstituiert und in tiefgreifende kulturelle Prozesse involviert ist. Es existieren unterschiedliche Männlichkeitsformen, die alternative oder konträre Lebensentwürfe von Männern nicht beseitigen, sondern in ein hierarchisches Verhältnis zueinander setzen. Als besonders relevantes Merkmal derzeitiger hegemonialer Männlichkeit gilt die Heterosexualität in enger Verbindung mit der Ehe als Institution, wohingegen eine untergeordnete Form von Männlichkeit Homosexualität darstellt, die marginalisiert ist. Auch wenn unter den verschiedenen Männlichkeitsformen eine Hierarchie besteht und nur ein gewisses Modell der Männlichkeiten herrscht, das für einige Männlichkeitsarten unerreichbar bleibt, besteht dennoch eine „*Koalition*" aller Männer, die in einem Machtverhältnis gegenüber Frauen zusammenwirken. Männer sichern sich die Hegemonie in der patriarchalen Gesellschaft nicht zufällig, denn sie sind in der Lage, große Gruppen von Männern zu mobilisieren und anhand komplexer Strategien Männern eine Teilhabe an der hegemonialen Männlichkeit zu sichern. Diesen Vorteil der Macht gegenüber Frauen bezeichnet Connell als „*patriarchale Dividende*" (vgl. Männerforschungskolloquium Tübingen 1995). Nach Connell (2015) profitieren Männer vom Patriarchat nicht nur „*durch einen Zugewinn an Achtung, Prestige und Befehlsgewalt*" (ebd., S. 136), sondern auch materiell.

Männer als Krankenpfleger, insbesondere in Altenpflegeberufen, sind im Machtgefüge der Männlichkeitsformen an unterer Stelle angesiedelt und marginalisiert (vgl. Brandes 2002, S. 236). Entscheidend dabei ist, dass sie einen „weiblich" konnotierten Beruf

---

[52] „Das Konzept der ‚Hegemonie' stammt aus der Analyse der Klassenbeziehungen von Antonio Gramsci und bezieht sich auf die gesellschaftliche Dynamik, mit welcher eine Gruppe eine Führungsposition im gesellschaftlichen Leben einnimmt und aufrechterhält" (Connell 2015, S. 30). Es wurde ungefähr Mitte der achtziger Jahre in die Diskussion eingebracht und von Connell weiterentwickelt.

[53] Das Modell der „männlichen Herrschaft" von Bourdieu (1997, 2005) bietet ebenfalls ein Erklärungsansatz zu den hierarchisch strukturierten Geschlechterverhältnissen. Damit sind auch „Auslese- und Ausschlussprinzipien" qua Geschlecht verknüpft (Bourdieu 1982, S. 176f.).

wählen, der gesellschaftlich wenig anerkannt ist. *„Sie setzen sich dem Verdacht aus, keine richtigen Männer zu sein"* (Hammer/Bartjes 2005, S. 23). Dies schließt jedoch nicht aus, dass sie Vorteile aus der hegemonialen Männlichkeit ziehen (ebd.). Privat bzw. informell pflegende Männer könnten deshalb trotz des Anteils in Höhe von über 30 Prozent (vgl. Kapitel 2.4) aufgrund des geringen Prestiges durch die Ausführung von unbezahlter Arbeit zu den untergeordneten Männlichkeiten zählen. Denkbar sind auch Kompensationsmöglichkeiten zur Vermeidung von Prestigeverlust, z. B. durch die Delegation von Pflegetätigkeiten an Dritte. Ebenfalls kann es sein, dass Unterstützungs-leistungen des engsten Familienkreises bzw. in der privaten Sphäre nicht so stark wie die Art der Erwerbsarbeit (öffentliche Sphäre) mit Prestige in Verbindung gebracht werden.

3.2 Lebenslagen und Pflege

Zur differenzierten Analyse der Lebensverhältnisse pflegender Angehöriger wurde in dieser Studie das Lebenslagenkonzept gewählt, da es sowohl *„empirisch-deskriptiv"* als auch *„erklärend-analytisch"* (Backes 2007, S. 165) angewendet werden kann. Das Konzept wird nachfolgend genauer dargelegt und für die Anwendung in Kapitel 5 operationalisiert.

Das Konzept der Lebenslage dient zur Analyse von sozialer Ungleichheit und wird in der Soziologie, der Ökonomie, Sozialpolitik, Gerontologie und sozialen Arbeit genutzt (vgl. Backes 1997a, S. 708; Clemens/Naegele 2004, S. 388). Der Ansatz hat eine lange Tradition und wurde seit den 1970er Jahren insbesondere zur Erneuerung der Sozialstrukturanalyse modifiziert und anwendbar gemacht (vgl. Backes/Clemens 2000, S. 12; zur Geschichte vgl. Hradil/Schiener 2001). Er ist durch eine Fülle und Heterogeni-tät an theoretischen Anwendungsbereichen und empirischen Einsatzgebieten gekenn-zeichnet, weshalb in der Wissenschaft unterschiedliche Auffassungen darüber bestehen, ob der Begriff der Lebenslage ausreichend theoretisch fundiert sei oder nicht (vgl. dazu Backes 1997a, S. 705 sowie die Diskussionen von Clemens 2004 und Schmidtke 2005). Nach Backes (1997a) besteht in Anlehnung an Hradil (1987) und Amann (1983) das Potential des Lebenslagenansatzes in einer *„theoretisch und empirisch begründete[n] Konzeptentwicklung"* (ebd., S. 710).

Der Lebenslagenansatz dient *„zur Beschreibung, Erklärung, Beurteilung und Prognose der materiellen und immateriellen Lebensverhältnisse von Personengruppen"* (Clemens/Naegele 2004, S. 387). Als Lebenslage bezeichnen Hradil und Schiener (2001) die

„Gesamtheit ungleicher Lebensbedingungen eines Menschen, die durch das Zusammenwirken von Vor- und Nachteilen in unterschiedlichen Dimensionen sozialer Ungleichheit zustande kommen" (ebd., S. 44).

Um soziale Ungleichheit handelt es sich,

„wenn Menschen aufgrund ihrer Stellung in sozialen Beziehungsgefügen von den ‚wertvollen Gütern' einer Gesellschaft regelmäßig mehr als andere erhalten" (Hradil/Schiener 2001, S. 30, vgl. Clemens 1994).

Dabei geht es um eine feingliedrige Erfassung der vertikalen (hierarchischen Strukturen) und horizontalen Ungleichheit (z. B. Alter(n), Geschlecht) (Backes 1997a, S. 712).

Der Grundgedanke des Lebenslagenkonzeptes besteht aus der dialektischen *„Beziehung zwischen ‚Verhältnissen' und ‚Verhalten'"* (Amann 2000, S. 57), wobei die „Verhältnisse" der gesellschaftlichen Strukturebene und das „Verhalten" der individuellen Ebene des Handelns zuzurechnen sind. Verstanden werden individuelle Handlungen des Menschen als Resultat und Ursache gesellschaftlicher Strukturen und zugleich Produkte sowie als Produzenten der Handlungen von Individuen (vgl. Amann 2000, S. 57f.; Clemens/Naegele 2004, S. 388). Lebenslagen entwickeln sich im Lebenslauf *„aus den ökonomischen, sozialen, kulturellen und politischen Lebensbedingungen von Menschen"* (Clemens/Naegele 2004, S. 388) und determinieren das individuelle Handeln in unterschiedlichen Bereichen des Lebens. Sie verändern sich mit dem sozialen Wandel der Gesellschaft und sind individuell nur in begrenztem Maße beeinflussbar. In Wechselwirkung mit „objektiven" äußeren Umständen entstehen „subjektive" Wahrnehmungen, Interpretationen und Handlungen von Individuen, die in wechselseitiger Abhängigkeit zueinander stehen (Amann 2000, S. 58).

Das Konzept der Lebenslage zeigt gesellschaftlich erzeugte Ungleichheit auf, indem soziale Herkunft, aber auch die Kohorte (Geburtsjahrgang) determinierende Faktoren für verschiedene Start- und Entwicklungsmöglichkeiten für Bildungs- und Ausbildungsabläufe darstellen (Clemens/Naegele 2004, S. 388). Diese wirken im Laufe des Lebens durch die gesellschaftliche Entwicklung politischer und wirtschaftlicher Verhältnisse, Sozialpolitik, Strukturen des Arbeitsmarktes, Größe der Kohorte sowie regionale Disparitäten und sind für die soziale Positionierung und Handlungsspielräume eines Menschen ausschlaggebend. Die jeweilige Lebenslage ist dabei mit Handlungsspielräumen verknüpft, so dass die Entwicklung von Interessen und deren Befriedigung den jeweiligen gesellschaftlichen Bedingungen unterliegt (Amann 2000, S. 58; Nahnsen 1975, S. 148). Dabei geht es nicht nur um materielle Voraussetzungen wie Einkommen und Vermögen, sondern um die gesellschaftlichen Verhältnisse zur Unterstützung bzw. Beschränkung individueller Chancen der Entwicklung (Backes/Clemens 2000, S. 13). Backes/Clemens (2013, S. 171) konstatieren, dass das Haushaltseinkommen ein relevantes Merkmal der Lebenslage sei, da es häufig erst Zugänge zur Befriedigung unterschiedlicher Interessen ermögliche.

Nach Voges (2002, S. 263) konzentrieren sich die verschiedenen Lebenslagenansätze auf vier überschneidende Punkte: a) Sie sind „multidimensional" und b) beziehen sich auf unterschiedliche strukturelle gesellschaftliche Ebenen (Mehrebenenmodelle). c) Lebenslagen bilden eine Synthese zwischen den Gegensätzen der objektiven und subjektiven oder materiellen sowie immateriellen „*Dimensionen von Unter- und Überversorgung*" (ebd.). d) *„Individuelle Lebenslagen"* sind *„sowohl die Ursache eines bestimmten Ausmaßes an gesellschaftlicher Teilhabe als auch die Wirkung und zwar vermittelt über die Kategorie Zeit"* (ebd.).

Zur Analyse der Lebensverhältnisse der befragten Männer im empirischen Teil dieser Arbeit (vgl. Kapitel 5) werden die sich in den Sozialwissenschaften bereits etablierten objektiven Dimensionen der Lebenslagen, z. B. Einkommen, Erwerbsarbeit, Bildung, Wohnen und Gesundheit, herangezogen und zu den subjektiven Handlungsspielräumen in Beziehung gesetzt (vgl. Voges 2002, S. 264). Die Entwicklung der Handlungsspielräume für häuslich Pflegeleistende erfolgt in Anlehnung an die fünf grundlegenden Einzelspielräume des menschlichen Handelns nach Nahnsen (1975). Hierzu gehören der Versorgungs- und Einkommensspielraum, der Kontakt- und Kooperationsspielraum, der Lern- und Erfahrungsspielraum, der Muße- und Regenerationsspielraum sowie der Dispositionsspielraum (Nahnsen 1975, S. 150). Anhand dieser Spielräume werden spezifische Spielräume für pflegende Angehörige bzw. pflegende Männer im erwerbsfähigen Alter entwickelt. Tabelle 5 zeigt die objektiven Dimensionen der Lebenslagen und die jeweiligen sich daraus ergebenden bzw. entwickelten subjektiven Handlungsspielräume. Die Handlungsspielräume können sich in der Realität überschneiden. Anschließend erfolgt die Beschreibung der verschiedenen Dimensionen der Lebenslagen in Beziehung zu den entsprechenden Handlungsspielräumen.

Tabelle 5: Lebenslagen in Verknüpfung mit den Handlungsspielräumen berufstätiger pflegender Angehöriger

Dimensionen der Lebenslagen ⬌	Handlungsspielräume erwerbstätiger pflegender Angehöriger
Wohnumfeld	Spielraum der sozialen und räumlichen Mobilität, z. B. Entfernung zur gepflegten Person
Erwerbsarbeit[54] und Pflegetätigkeit	Spielraum der strukturellen Bedingungen zur Vereinbarkeit von Pflege und Beruf am Arbeitsplatz, z. B. Möglichkeiten beruflicher Unterstützungsressourcen, Art und Umfang der Berufs- und Pflegetätigkeit
Soziale Netzwerke	Spielraum der Kontakte, der Kooperation und Unterstützung: Inanspruchnahme von Unterstützungsressourcen zur Sicherstellung der Pflege, z. B., formelle Unterstützung durch Pflegedienste, informelle Unterstützung, z. B. durch Familienmitglieder, Nachbarn, Freunde etc.
Wirtschaftliche Lage	Versorgungs- und Einkommensspielraum: finanzielle Ressourcen der Pflegeversicherung und Sozialleistungen zur Inanspruchnahme von bezahlten Unterstützungsleistungen oder als zusätzliche Einkommensquelle, Einkommen der Hauptpflegeperson zur Sicherung des eigenen Lebensstandards, Opportunitätskosten: reduzierte Erwerbsarbeit, Kosten der Pflege etc.
Gesundheitliche Lage	Spielraum der Regeneration und Muße zur Erholung und Verfolgung eigener Interessen: Bedingung des Maßes an ständigen Regenerationsmöglichkeiten und möglicher Muße, um Interessen überhaupt zu generieren. Lern-, Erfahrungs-, und Entscheidungs- sowie Partizipationsspielraum der Entwicklung, Gestaltung, Autonomie und Selbstbestimmung

Quelle: Eigene Darstellung

Die Dimension des *Wohnumfeldes* ist mit dem Spielraum der räumlichen Mobilität pflegender Angehöriger eng verzahnt. Nach der Studie von Schneekloth (2006) leben 98 Prozent der pflegenden (Ehe-)Partner(innen), 92 Prozent der pflegenden Eltern sowie 45 Prozent der pflegenden Kinder im selben Haushalt. Die meisten Kinder wohnen im näheren Umfeld der Eltern, d. h. im selben Haus oder in einer räumlichen Entfernung von ca. 10 Minuten. In der Studie von Hielscher et al. (2017, S. 48) leben 70 Prozent der Hauptpflegepersonen mit der versorgungsbedürftigen Person in einem Haushalt. Die

---

[54] Bei nicht mehr erwerbstätigen pflegenden Personen greift das Modell ebenfalls, indem die Dimension der Lebenslage der Erwerbsarbeit und Pflegetätigkeit auf die Pflegetätigkeit (Umfang der Pflegetätigkeit) begrenzt wird. Der Spielraum der strukturellen Bedingungen betrifft hier dann speziell die Pflege, z. B. die damit verbundenen Gesetzeslagen, z. B. SGB XI.

Konstellation des gemeinsamen Wohnens ist demnach für die Erbringung von Unterstützungsleistungen essentiell. Allerdings leben die Hauptpflegepersonen im Vergleich von 1998 zu 2010 seltener mit der Person mit Pflegebedarf im selben Haushalt (TNS Infratest Sozialforschung 2011, S. 26).

Die Dimension der *Erwerbsarbeit und Pflegetätigkeit* ist mit dem Handlungsspielraum der strukturellen Bedingungen am Arbeitsplatz zur Vereinbarkeit von Pflege und Beruf verbunden. Die Vereinbarkeit von Pflege und Berufstätigkeit stellt die hauptverantwortliche Pflegepersonen im erwerbsfähigen Alter häufig vor große Herausforderungen. Bei nicht mehr erwerbstätigen Personen zentriert sich diese Dimension auf den Umfang der Pflegetätigkeit. Wie bereits in Kapitel 2.4 erläutert, hat sich der Anteil der berufstätigen Pflegepersonen erhöht. Faktoren zur Ermöglichung einer Erwerbstätigkeit und gleichzeitigen Übernahme der Pflege liegen in den strukturellen Bedingungen des Arbeitsplatzes, der Höhe der Pflegestufe, dem benötigten zeitlichen Umfang der Pflegeaufgaben und der Hilfe durch Unterstützungspersonen (vgl. Kapitel 3.4.2, Reichert 2012). Zur Verbesserung der strukturellen gesellschaftlichen Bedingungen bei der Vereinbarkeit von Beruf und Pflege wurden eine Reihe gesetzlicher Regelungen geschaffen, z. B. das Familienpflegezeit- und Pflegezeitgesetz und die Novellierungen der Pflegeversicherung. Die Gesetzeslage kann trotz der eindeutigen Verbesserungen für pflegende Angehörige aufgrund der immer noch bestehenden unzureichenden Reichweite auch im Hinblick auf die Schaffung von Anreizen für Männer zur Pflegeübernahme kritisch betrachtet werden (vgl. Kapitel 2.3, 3.4.2).

Die Dimension der *sozialen Netzwerke* beinhaltet den Spielraum der zur Verfügung stehenden Kontakte und der Kooperation zur Unterstützung (vgl. Kapitel 3.3 soziale Unterstützung). Hierbei geht es um das Potential der Unterstützungsressourcen, die zur Sicherstellung der Pflege beansprucht werden können und die sich sowohl aus formellen, d. h. professionellen Diensten, als auch informellen, d. h. Familienmitgliedern, Freund(inn)en oder Nachbar(inne)n, konstituieren. Trotz des demografischen und sozialen Wandels hat im Hinblick auf die absoluten Zahlen durch die Anzahl der Pflegebedürftigen auch die der privaten Helfer(innen) zugenommen (TNS Infratest Sozialforschung 2011, S. 26). Zum Gelingen der Vereinbarkeit von Pflege und Beruf tragen maßgeblich private und professionelle Unterstützungsleister(innen) bei (vgl. Blinkert 2007, S. 228f.; TNS Infratest Sozialforschung 2011, S. 30; Hielscher 2017).

Die Dimension der *wirtschaftlichen Lage* ist durch den Versorgungs- und Einkommensspielraum bestimmt. Dieser wird von den finanziellen Ressourcen der Pflegeperson als auch von dem pflegebedürftigen Angehörigen determiniert. Hinzu kommen die Leistungen der Pflegeversicherung sowie der Anspruch auf Sozialleistungen zur Finanzierung der häuslichen Versorgung. Opportunitätskosten sind hier ebenso hinzuzurechnen, da beispielsweise der Ausstieg aus dem Arbeitsmarkt mit negativen Folgen für das Einkommen, die soziale Sicherung und dem Wiedereinstieg in das Berufsleben verknüpft ist (vgl. Jabsen/Bloßfeld 2008, S. 317, Evandrou/Glaser 2003) und auf längere Sicht das Armutsrisiko erhöht (vgl. Wakabayashi/Donato 2006, S. 264, S. 266ff.; Costa/Ranci 2010).

Die *gesundheitliche Lage* als weitere Dimension ist mit dem Spielraum der Regeneration und der Muße zur Erholung und Verfolgung eigener Interessen eng verwoben. Insbesondere berufstätige pflegende Angehörige sind hohen Belastungen ausgesetzt (vgl. BMFSFJ 2002, Geyer/Schulz 2014, Klaus/Tesch-Römer 2014, Perrig-Chiello/Höpflinger 2012, S. 160–174; Schneekloth 2006, TNS Infratest Sozialforschung 2011; Zank/Schacke 2007) und haben häufig kaum zeitliche Ressourcen zur Wahrnehmung eigener Interessen im Rahmen der Freizeitgestaltung zur Verfügung. Die Begrenzung der Gestaltungsfreiheit trifft auch auf den Spielraum des Lernens und der Erfahrungen zu, der sich allerdings sowohl auf den privaten Bereich als auch auf den beruflichen Bereich beziehen kann. Einige Studien belegen, dass pflegende Angehörige neben Belastungen (vgl. Zarit 2002) auch Gewinne und Lernerfahrungen aus der Pflege ziehen (vgl. Gröning 2015, Harris 1993, Langehennig 2012, S. 32; Zank/Schacke 2007). Durch die hohe Verantwortung und den damit verbundenen physischen und psychischen Belastungen, insbesondere in Verbindung mit der Erwerbstätigkeit und des starken Involviert-Seins in die Pflege, kann der Spielraum zur Teilnahme an der Gemeinschaft und Partizipation im Gemeinwesen stark eingeschränkt sein. Allerdings belegen Studien, dass die Berufstätigkeit aufgrund der Anerkennung, den sozialen Kontakten und der Selbstbestätigung auch ein Gegengewicht zur Pflegesituation darstellt (vgl. BMFSFJ 2002, S. 200; Reichert 2012).

Die vorgestellten Handlungsspielräume überschneiden sich in der Realität und sind von *„sachlich, zeitlich und normativ strukturierte[n] Handlungsmöglichkeiten"* (Clemens/Naegele 2004, S. 389) abhängig, die sich im Lebensverlauf in Relation zu den Handlungsfeldern verändern. So kann sich der Handlungsspielraum einer/eines pflegenden Angehörigen durch den Spielraum der strukturellen Bedingungen zur Vereinbarkeit von Pflege und Beruf am Arbeitsplatz enorm erweitern, z. B. durch sozialpolitische und betriebliche Maßnahmen und der damit verbundenen Möglichkeit einer flexiblen Arbeitszeitgestaltung. Der neue Freiraum kann für den Spielraum der Regeneration und Muße zur Erholung sowie Verfolgung eigener Interessen genutzt werden. Bei einem geringen Spielraum der strukturellen Bedingungen zur Vereinbarkeit von Pflege und Beruf am Arbeitsplatz könnte dies bei fortschreitender Pflegedauer zu einer Reduzierung der Arbeitszeit führen. Dieses Faktum überschneidet sich mit dem Versorgungs- und Einkommensspielraum, da durch die reduzierte Erwerbsarbeit und das dadurch verminderte Einkommen Opportunitätskosten entstehen.

Anhand der fünf Dimensionen der Lebenslagen und den entsprechenden, damit verwobenen Handlungsspielräumen werden die materiellen und immateriellen Lebensverhältnisse pflegender Angehöriger aufgezeigt. Mit diesem Konzept können mehrere Ebenen der dialektischen Beziehung zwischen „Verhältnissen" (der gesellschaftlichen Ebene) und des „Verhaltens" (der individuellen Ebene) erfasst werden (vgl. Amann 2000, S. 57). Es dient dazu, gemäß der Forschungsfragestellung, wie häuslich pflegende Männer Pflege konstruieren, das Datenmaterial nach den Dimensionen der Lebenslagen zu ordnen. Daraus ergibt sich ein Überblick über die Lebensverhältnisse und Bedingungen männlicher Pflegender. Das Lebenslagenkonzept dient somit als Instrument zur Analyse der Daten, das in den jeweiligen Kapiteln (Kapitel 5.1.1.4 bis 5.1.4.4) herangezogen wird.

3.3   Pflege und soziale Unterstützung

Intention dieses Kapitels ist es, im Hinblick auf die Forschungsfragestellung aufzuzeigen, auf welche Art und Weise soziale Unterstützung in Pflegearrangements durch soziale Beziehungen für häuslich pflegende Männer bzw. deren Angehörigen erbracht wird.

3.3.1 Beziehungen und soziale Unterstützung

Nach Weber (1922) verhalten sich Individuen in sozialen Beziehungen durch sinnhafte soziale Handlungen im Rahmen sichtbarer sozialer Interaktionen zueinander. *„[...] ein seinem Sinngehalt nach aufeinander gegenseitig eingestelltes und dadurch orientiertes Sichverhalten mehrere[r] [...]"* (Weber 1922: Kap. 3, Par. 3). Es existieren formelle und informelle Beziehungen. Informelle Beziehungen bestehen aus interindividuellen Interaktionen, die

> *„[...] im tatsächlichen Verhalten wie in den involvierten Orientierungen und Emotionen zumindest nicht ausschließlich über von außen gesetzte Anforderungen formaler Organisationen und Arbeitsformen bestimmt sind [...]" (Diewald 1991, S. 60).*

Im Vergleich dazu sind formelle Beziehungen durch eine *„Aufbau- und Ablauforganisation"* gekennzeichnet (Wald 2010, S. 630), wie dies beispielsweise bei Fachpflegekräften von ambulanten Pflegediensten und Therapeut(inn)en der Fall ist (vgl. Shumaker/Brownell 1984, S. 15). Aus der Definition von Diewald (1991) geht hervor, dass er den Weberschen Aspekt des Verhaltens in Beziehungen um kognitive und emotionale Beweggründe ergänzt (vgl. ebd., S. 60).

In sozialen Beziehungen pflegender Angehöriger ist der Gesichtspunkt der *„sozialen Unterstützung"* bzw. des *„social support"* für diese Studie im Hinblick auf die

Delegationsart bzw. erhaltene Unterstützungsleistungen pflegender Männer (vgl. Kapitel 5.1.1.2–5.1.4.2) von großer Relevanz.[55] „Soziale Unterstützung" beinhaltet vorwiegend Inhalte und Funktionen sozialer Beziehungen (vgl. Diaz-Bone 1997, S. 112, Künemund/Hollstein 2005, S. 240), die bei umfassender Betrachtung meist eine positive Wirkung auf das individuelle Wohlbefinden haben (vgl. Diewald/Sattler 2010, S. 689).

Shumaker und Browell definieren „soziale Unterstützung" bzw. „social support"

*„ as 'an exchange of resources between two individuals perceived by the provider or the recipient to be intended to enhance the well-being of the recipient'"
(Shumaker/Brownell 1984, S. 11).*

In den meisten Definitionen des „social support" steht die Verbesserung des Wohlbefindens im Vordergrund (vgl. ebd. S. 23).[56] Allerdings können soziale Beziehungen auch belastend sein (vgl. Nestmann 1988, S. 90f.; Bullinger/Nowak 1998, S. 100), weshalb eine neutrale Darstellung, die exakter den Prozess des Austausches wiedergibt, angemessener ist (vgl. Antonucci 1989, S. 309).

Persönliche Beziehungen und Netzwerke zwischen Familienmitgliedern, Freunden oder Nachbarn sind elementar für die soziale Integration (Hollstein/Pfeffer 2010, S. 1). Sie dienen auch als soziales Kapital bei der beruflichen Entwicklung, beispielsweise bei der Suche einer neuen Arbeitsstelle (Granovetter 1983). Unter dem Begriff „Netzwerk" sind *„Beziehungsgeflechte von Elementen"* konzipiert, z. B. Personen, Personengruppen oder Organisationen. Um egozentrierte Netzwerke handelt es sich, wenn die sozialen Beziehungen einer bestimmten Person analysiert werden (Künemund/Hollstein 2005, S. 214).

Während der Netzwerkbegriff auf formellen Eigenschaften von Beziehungen und Beziehungsnetzen basiert, bezieht sich der Unterstützungsbegriff auf deren Inhalte und Qualitäten (Diewald/Sattler 2010, S. 689). *„Soziale Netzwerke sind demnach als eine Art Infrastruktur für die Produktion und Verteilung sozialer Unterstützung anzusehen"* (ebd.).

Die für dieses Forschungsprojekt relevanten ausgewählten Netzwerkmerkmale im Rahmen der Forschungsfragestellung, z. B. Größe und Dauer, werden in Kapitel 4.4.2 erläutert.

---

[55] Die Begriffe „Soziale Unterstützung" bzw. „social support" werden in dieser Studie synonym verwendet.

[56] Von Interesse ist, dass die einseitige Fokussierung ausschließlich auf unterstützende Aspekte in Interaktionen zu Verzerrungseffekten in der Supportforschung führen kann. „When one looks only for supportive ties, one finds only supportive ties" (Wellman 1981, S. 179).

Nach Hollstein (2001) sind viele Thesen zur Erklärung von sozialer Unterstützung vorhanden (vgl. ebd., S. 21–30; Kaufmann et al. 1989, S. 32). Eine exakte Differenzierung zwischen den Unterscheidungsmerkmalen ist nicht gegeben. Als eine Auswirkung dieser empirischen Unschärfe kann die willkürliche Klassifikation und Typologie der sozialen Unterstützung betrachtet werden. Die Definitionen und Gruppierungen unterschiedlicher Dimensionen hängen vor allem von theoretischen Vorannahmen ab, beispielsweise zur Reichweite und Art der Wirkung der sozialen Unterstützung *„oder über das Verhältnis von Kognitionen und Emotionen und ihre Relevanz für das Bewältigungsgeschehen"* (Hollstein 2001, S. 32). Gründe dafür sind in mehrdimensionalen Themenstellungen zu sehen. Beachtenswert ist, dass soziale Beziehungen multifunktional sein können, da ein Individuum unterschiedliche Arten der Unterstützung erbringen kann. Die geleistete Unterstützung in sozialen Beziehungen kann eine größere Anzahl an Funktionen enthalten (Hollstein 2001, S. 32, vgl. Diaz-Bone 1997, S. 113f.). Soziale Unterstützung trägt dazu bei, Aufgaben zu bewältigen oder materielle Bedarfe zu decken (vgl. Diewald 1991, Künemund/Hollstein 2005).

Hollstein (2001) stellt in ihrer Studie unterschiedliche häufig vorkommende Dimensionen sozialer Unterstützungsleistungen in Typologien vor (ebd. 32ff.). Zur Operationalisierung der Auswertung von sozialer Unterstützung in Beziehungsnetz-werken von Pflegearrangements in dieser Studie (vgl. Kapitel 5) wird die Typologie in Anlehnung an Diewald herangezogen (Diewald 1991, S. 70f., vgl. Künemund/Hollstein 2005, S. 240f.). Die Unterstützungsarten gliedern sich in drei Dimensionen: instrumentell, kognitiv und emotional. a) Instrumentelle Unterstützung basiert auf konkreten Interaktionen wie beispielsweise auf praktischer sichtbarer Hilfe („objektiv, bzw. mess- und sichtbar" im Rahmen von Pflegetätigkeiten und materiellen Hilfen). Ferner beinhalten soziale Unterstützungsleistungen auch b) die Vermittlung von Kognitionen, z. B. Anerkennung oder Orientierung, und c) die Vermittlung von Emotionen, beispielsweise Geborgenheit in Form von emotionalem Rückhalt (ebd., S. 71). Diese Typologie wurde gewählt, um im Rahmen des Auswertungsverfahrens soziale Unterstützung in Pflegearrangements pflegender Angehöriger visuell darstellen zu können (vgl. nähere Informationen zum methodischen Vorgehen in Kapitel 4).

3.3.2 Soziale Unterstützung bei Hilfe- und Pflegebedürftigkeit

Die Modelle der *„hierarchischen Kompensation"* nach Cantor (1979, 1991) und der *„funktionalen Spezifität"* nach Litwak (1985) sollen die Aufgaben- und Arbeitsver-teilung bei sozialem Unterstützungsbedarf in sozialen Netzwerken im Falle der Hilfe- und Pflegebedürftigkeit erklären. Dabei wird sowohl die Hierarchie der helfenden Personen als auch die Art der Unterstützungsleistungen untersucht, da diese auch auf die Unterstützungsnetzwerke häuslich pflegender Männer übertragbar sind.

Das von Cantor entwickelte Modell (Cantor 1979, 1991) der „hierarchischen
Kompensation" basiert auf der Grundannahme, dass vor allem die kulturell bestehenden
verschiedenen Präferenzordnungen bestimmen, wen Angehörige bei Schwierigkeiten
und Unterstützungsbedarf um Hilfe bitten würden. Hauptaussage dieses Modells ist,
dass die Präferenz zur Inanspruchnahme von Unterstützungsleistungen von der Art der
Beziehung determiniert ist und die Art der Unterstützungsleistung als nachrangig
gesehen wird (vgl. Künemund/Hollstein 2005, S. 215; Cantor 1979). Zur Beurteilung,
inwiefern Unterstützungsleistungen angemessen sind, ist die „soziale Distanz" zwischen
der/dem Hilfeempfänger(in) und der/dem Unterstützungsleister(in) ausschlaggebend. Je
geringer die „soziale Distanz", desto stärker wird die gegenseitige Inanspruchnahme
von Unterstützungsleistungen als legitim angesehen (Cantor 1991, S. 338). Cantor
untersucht die Präferenzordnungen der Inanspruchnahme von Unterstützungsleistungen
älterer Personen, indem sie ältere Menschen befragt, an wen sie sich ohne
Berücksichtigung der Partner(innen) in verschiedenen instrumentellen und emotionalen
Problemlagen am liebsten wenden würden. Bei mehr als der Hälfte der Befragten, die
jemanden nennen, stehen vor allem enge Verwandte, insbesondere Kinder, an erster
Stelle. Wenn keine Kinder vorhanden sind oder nicht in erreichbarer Nähe wohnen,
werden zuerst Freund(innen) und Nachbar(inne)n vor den Verwandten genannt. Cantor
geht davon aus, dass insbesondere die Art der Beziehung und die Platzierung in der
Präferenzordnung ausschlaggebend für Unterstützungsleistungen sind. Nachrangig sind
demnach die finanziellen und zeitlichen Potenziale sowie die Kompetenzen der
Personen (vgl. Cantor 1979, S. 459f.). Somit seien einzelne Personen innerhalb der
Hierarchie der Helfenden im Hinblick auf die Funktionen „austauschbar" (Penning
1990, S. 221). Ob die angegebenen Personen, z. B. Kinder, im Bedarfsfalle tatsächlich
Unterstützung leisten, bleibt jedoch offen (vgl. Cantor 1979, S. 459). Nach diesem
Konzept wenden sich ältere Menschen zur Unterstützung aufgrund ihres Wertsystems
zuerst an nächste Familienmitglieder wie Partner(innen) und Kinder und erst danach an
außerfamiliäre Beziehungen, beispielsweise Freunde, sowie an letzter Stelle an formelle
Organisationen (Cantor 1979). Wenn (Ehe-)Partner(innen) und Kinder nicht präsent
seien, hätten Organisationen und professionelle Helfer(innen) die Rolle als eine Art
„Lückenbüßer" inne (Lang/Schütze 1998, S. 164). Sei eine Beziehung nicht verfügbar,
könne diese strukturell substituiert werden. Cantor (1979) liefert allerdings keine
theoretische Erklärung für die Entstehung dieser Hierarchie, sondern stellt diese als
Modell dar, das dessen empirische Daten bestmöglich beschreibt (vgl.
Künemund/Hollstein 2005, S. 215). Auch andere Studien belegen, dass zuerst enge
Verwandte, z. B. (Ehe-)Partner(innen) und Kinder, Unterstützungsleistungen erbringen
(vgl. Dräger 2015, S. 122; Hielscher[57] et al. 2017, S. 46; TNS Infratest Sozialforschung

---

[57] Aus der Studie von Hielscher (2017, S. 46) geht eine ähnliche Hierarchie der Helfenden hervor.
Allerdings werden Geschwister unter „andere Verwandte" subsumiert und Freunde zusammen mit
Bekannten genannt.

2011). Unter Berücksichtigung des Rechtsanspruchs auf Beratungsleistungen der Pflegeversicherung u. a. nach § 7a SGB XI seit dem 1.1. 2009 ist davon auszugehen, dass zu Beginn der Pflegesituation bereits institutionelle Unterstützung in Form von Beratung erfolgt. Wahrscheinlich wird sich die zunehmende Etablierung der Beratungsleistung auf das Wertsystem älterer Menschen auswirken.[58]

Das Modell der „funktionalen Spezifität" von Litwak (1985, Messeri et al. 1993, Litwak et al. 2003) analysiert im Vergleich zum vorherigen Konzept einen bereits bestehenden Bedarf, so dass sie die Frage stellt: „Wer hat geholfen?" Somit wird impliziert, dass informelle soziale Beziehungen mit bestimmten Aufgaben, d. h. instrumentell, kognitiv und emotional gekoppelt sind und nur in Kombination mit diesen ersetzt werden können. Hilfeleistungen sind durch bestimmte Charakteristika, beispielsweise Zeitaufwand und Maß der räumlichen Distanz, zur Durchführung von Aufgaben und durch deren Kombination gekennzeichnet (Litwak 1985).

Informelle Netzwerke bieten insbesondere Unterstützung, wenn in spezifischen Situationen zeitnahe und flexible Entscheidungen zu treffen sind, gerade bei Tätigkeiten, die der Kenntnis um die Lebensvollzüge des Alltags der betreffenden Person bedürfen. Formelle Organisationen sind strukturell besser geeignet, wenn technische Kenntnisse notwendig sind. Die Verwandtschaft (z. B. Kinder bzw. Eltern) ist nach diesem Modell im Rahmen der informellen Beziehungen am geeignetsten für Aufgaben einsetzbar, die eine dauerhafte Bereitschaft zur Unterstützung und Wissen über die Biografie und die Bedürfnisse der Hilfebedürftigen erfordern und Unterstützung im Intimbereich, z. B. Körperpflege, beinhalten. Nachbarn eignen sich für Aufgaben, welche die Anwesenheit bzw. Kenntnisse über die Wohngegend und eine zeitnahe Verfügbarkeit von Hilfe verlangen. Freunde sind demnach besonders hilfreich bei Schwierigkeiten, bei denen Gemeinsamkeiten, z. B. Interessen und ähnliche Erfahrungen relevant sind. Partnerschaften können eine Vielzahl von Funktionen erfüllen, wobei die Multifunktionalität im Rahmen der Zweierbeziehung zeitlich und materiell begrenzt ist (vgl. Litwak 1985, S. 254; Künemund/Hollstein 2005, S. 216).

Nach dem Modell der funktionalen Spezifität sind die formellen Unterstützungsleistungen durch ein divergierendes Ensemble an Charakteristika (Lang/Schütze 1998) gekennzeichnet, zu dem es verschiedene bestmögliche Entsprechungen an Beziehungen für die unterschiedlichen Hilfeleistungen gibt. Somit steht die organisatorische Effektivität im Zentrum der Aufgabenverteilung zwischen informellen und formellen Unterstützungsleistungen (Litwak et al. 2003). Diejenigen Beziehungsarten, die mit einer gesellschaftlich erforderlichen Funktion die größten strukturellen, parallelen

---

[58] Das Konzept der Hierarchie der helfenden Personen von Cantor (1979) wurde vor Einführung der Pflegeversicherung SGB XI im Jahre 1994 entwickelt.

Merkmale erkennen lassen, sind auch in der Lage, diese am effektivsten zu lösen (Litwak et al. 2003, S. 28). „*The group most likely to be chosen to manage a task will have structural features that match those of the task*" (Messeri et al. 1993, S. 123).[59]

Ähnliche Ergebnisse zeigen auch andere Studien auf, so dass sich Familienangehörige in allen Altersgruppen an erster Stelle vor Nicht-Verwandten befinden, und zwar zuerst der (Ehe-)Partner, an zweiter Stelle Kinder (vgl. Künemund 2011), an dritter Position Freunde und an vierter Geschwister (vgl. TNS Infratest Sozialforschung 2011, S. 26; Künemund/Hollstein 2005, S. 214). In der hinteren Reihenfolge stehen somit Enkelkinder, andere Verwandte, Arbeitskolleg(inn)en und bezahlte Helfer(innen) (ebd., S. 249).

Das aufgabenspezifische Modell der „funktionalen Spezifität" (Litwak 1985) analysiert im Vergleich zu dem der „hierarchischen Kompensation" (Cantor 1979) die Art der Unterstützungsleistungen und nicht die Hierarchie der helfenden Personen. Dabei geht es jeweils um das Verhältnis unterschiedlicher sozialer Beziehungen zueinander. Beide Modelle basieren auf verschiedenen Hypothesen, wie Unterstützungssysteme funktionieren, und machen Aussagen über die Aufgaben- und Arbeitsteilung in sozialen Netzwerken. Ebenso divergieren sie bezüglich ihrer Vorhersagen betreffend der Substituierbarkeit einzelner Beziehungen, also wie sich das Hilfenetzwerk bei Verlust oder Nicht-Verfügbarkeit wichtiger Unterstützungspartner(innen) verändert (vgl. Künemund/Hollstein 2005). Nach dem Modell von Litwak (1985) lassen sich nicht (mehr) vorhandene Unterstützungsbeziehungen nicht ohne Weiteres auf bisher noch nicht in Anspruch genommene Beziehungen übertragen. Die Unterstützungsleistungen werden auf diejenigen Beziehungen im Netzwerk angewandt, welche mit den Eigenschaften der fehlenden Funktionen am meisten übereinstimmen (Litwak 1985, Messeri et al. 1993, Lang/Schütze 1998).

3.4   Vereinbarkeit von Pflege und Beruf

Aufgrund der Auswirkungen des demografischen Wandels und den damit verknüpften sozialstrukturellen Veränderungen (vgl. Kapitel 2.1) gewinnt die Thematik der Vereinbarkeit von Pflege und Beruf in den letzten Jahren weiterhin an Brisanz. Deshalb sollen zunächst die Hintergründe der sozialpolitischen Regulierungsstrukturen in Wohlfahrtsstaaten, bzw. deren Gender Regime, in welche das Vereinbarkeitspotential von Beruf und Pflege sozialstrukturell eingebettet ist, aufgezeigt werden. Die Ergebnisse feministischer Wohlfahrtsstaatenforschung tragen dazu bei, zu analysieren,

---

[59] Hollstein (2001, S. 59) zeigt auf, dass beide Studien methodische Mängel in der Operationalisierung aufwiesen. Sie hätten zwar viele Untersuchungen angeregt, allerdings würde jeweils entweder das eine oder das andere Konzept bestätigt werden.

wie Frauen und Männer auf einer makrostrukturellen Ebene innerhalb der Gesellschaft positioniert sind. Anschließend erfolgt ein kurzer Überblick zur Situation pflegender Angehöriger im Hinblick auf die Erwerbsbeteiligung, die Beweggründe zur Pflegeübernahme und Handlungsstrategien bei der Vereinbarkeit.

3.4.1 Gender Regime

Das Potential zur Vereinbarkeit von Pflege und Beruf ist eng mit dem entsprechenden nationalen Wohlfahrtssystem und dessen sozialpolitischen Regulierungsstrukturen verbunden (vgl. Theobald 2011, Theobald 2014). Basierend auf den bereits vorgestellten Konzepten (vgl. Kapitel 3.1) wird die Dichotomisierung (der privaten und öffentlichen Sphäre) als Resultat des Prozesses des „doing gender" in internationalen Wohlfahrtsregimen analysiert. Ebenso geschieht dies mit der in diesem Zusammenhang stehenden Hierarchisierung der Pflege, die durch die geschlechtsspezifische Arbeitsteilung beeinflusst ist (vgl. Kapitel 3.1.3). Das theoretische Konzept der „Gender Regime" soll als begrifflich-analytischer Rahmen dienen, um länderspezifische Varianzen zu erfassen, und zwar

> *„im komplexen Zusammenwirken von (staatlichen und nicht-staatlichen) Institutionen, dem Handeln sozialer Akteure (z. B. Tarifpartner) und normativen Leitbildern (z. B. Hausfrau-Mutter) in verschiedenen gesellschaftlichen Arenen" (Betzelt 2007, S. 5f.).*

Der Ansatz bezieht sich

> *„auf die Wechselwirkungen von sozialstaatlicher Struktur (polity), sozialpolitischen Inhalten und Programmen (policies), darin stattfindenden Politikprozessen (politics) und der tatsächlichen sozialen Praxis (practice) in ihrer Wirkung auf Gender" (Backes et al. 2011, S. 10).*

Hierdurch lässt sich explorieren, wie in den sich verändernden Wohlfahrtsregimes Geschlechterstrukturen erzeugt werden und wie sie die Lebenslagen von den darin eingebundenen Männern und Frauen beeinflussen (vgl. ebd.).

Deshalb wird zunächst die Typologie von Esping-Andersen (1990, 1999) herangezogen, die in der komparativen Wohlfahrtsstaatenforschung eine breite Rezeption erfahren hat. Die Struktur von Wohlfahrtsstaaten wird vor allem am zentralen Indikator der Dekommodifizierung gemessen (Betzelt 2007, S. 8, Theobald 2014).

> *„Jeder dieser Wohlfahrtsstaatstypen folgt einem historisch angelegten Entwicklungspfad, verfügt also über seine eigene Logik der Organisation, der Sozialpolitik, der Muster sozialer Schichtung und Ungleichheit (v.a. im*

Beschäftigungssystem) sowie der Formen gesellschaftlicher Integration bzw.
Ausgrenzung. Sie produzieren in unterschiedlichem Umfang Wohlfahrts-
programme, Eintrittsbarrieren und Leistungen, was sich als Maß an ‚Dekommodi-
fizierung' (Esping-Andersen), d. h. der relativen Unabhängigkeit von den
Zwängen und Risiken kapitalistischer (Arbeits-)Märkte zusammenfassen lässt"
(Schmid 2010, 100f.).

Nach Esping-Andersen (1990, vgl. Tabelle 6) weisen die liberalen Wohlfahrtsregime, beispielsweise USA und Großbritannien, einen insgesamt geringen Dekommodifizierungs-Effekt auf. Dies bedeutet, dass die Rolle von Familie und freiem Markt im Vordergrund steht. Der Bezug sozialer Leistungen ist aufgrund individueller Bedürftigkeitsprüfungen erschwerend zugänglich und mit Stigmatisierungen belastet. Die konservativen Wohlfahrtsstaaten, z. B. Deutschland und Italien, sind insbesondere auf Lohnarbeit und Sozialversicherung fokussiert. Soziale Anspruchsrechte sind deshalb mit Status und Klasse verbunden. Die Interventionen sind zwar stärker, aber eher temporär ausgerichtet und von staatspolitischen und paternalistischen Interessen abhängig. Die „Warenförmigkeit" der Arbeitskraft ist noch in mittlerem Maße vorhanden. Die sozialdemokratischen Wohlfahrtsstaaten, beispielsweise Dänemark und Schweden, gelten als universalistisch, so dass ein hohes Niveau an Egalität verfolgt wird. Soziale Bürgerrechte bilden die Grundlage der Anspruchsrechte. Die Effekte der Dekommodifizierung sind hier am evidentesten ausgeprägt (Schmid 2010, S. 101; Esping-Andersen 1990, S. 26f.; vgl. Oschmiansky/Kühl 2010; Theobald 2014).

Tabelle 6: Typologie der Wohlfahrtsregime

	Liberal	Konservativ	Sozialdemokratisch
Kommodifizierung	Hohe Re-Kommodifizierung Liberale Arbeitsethik	Mittlere De-Kommodifizierung (für Familienernährer)	Hohe De-Kommodifizierung
Privatisierung	Hohe private Ausgaben für Alter und Gesundheit	Niedrig-mittel Pflichtsozial-versicherung	Niedrig-mittel Soziale Grundsicherung
Familialisierung	Marginale Bedeutung	Zentrale Familienorientierung	Marginale Bedeutung
Konzept von Gerechtigkeit	Hohe Ungleichheit Leistungsgerechtigkeit	Stabile soziale Ungleichheit Korporatistisch Bedarfsgerechtigkeit	Geringe soziale Ungleichheit Verteilungsgerechtigkeit
Beispiele	USA, Großbritannien	Deutschland, Italien	Dänemark, Schweden

Quellen: Backes et al. 2008a, S. 29 zitiert nach Esping-Andersen (1999) und Opielka (2006)

Das Modell von Esping-Andersen wurde u. a. um den Typ „rudimentär" (vgl. Leibfried 1990) bzw. „postautoritär" (vgl. Lessenich 1995) erweitert, um auch die südeuropäischen Länder wie beispielsweise Spanien und Portugal angemessener zu berücksichtigen. Die Systeme der sozialen Sicherung sind hier nur ansatzweise vorhanden, wobei der Wohlfahrtsanspruch gesetzlich nicht gesichert ist. Allerdings sind *„noch traditionelle, nicht-staatliche Formen der sozialen Unterstützung (Kirchengemeinde, Familie)"* existent (Schmid 2010, S. 107; vgl. nähere Erläuterungen Backes et al. 2011, S. 70).[60]

Von der feministischen vergleichenden Wohlfahrtsstaatenforschung wurde zunächst in kritischer Abgrenzung zur Typologisierung von Sozialstaaten[61] als „welfare regimes" durch Esping-Andersen (1990, vgl. Tabelle 6) das Konzept der Gender-Regime (GR)

---

[60] Zur Kritik an der Typologie von Esping-Andersen bzw. der Theorie und den Methoden vgl. Schmid 2010, S. 109ff.

[61] In anderen Ländern wird in der Regel der Begriff „Wohlfahrtsstaat" (welfare state) angewendet. In Deutschland ist es in politischen Diskussionen üblicher, die Bezeichnung „Sozialstaat" zu verwenden. Beide Bezeichnungen werden im Folgenden synonym benutzt, auch wenn von wissenschaftlicher Seite bereits versucht wurde, die beiden Begriffe zu differenzieren (vgl. Oschmiansky/Kühl 2010).

entwickelt (Betzelt 2007, S. 8, vgl. Theobald 2014, S. 345). Esping-Andersens Modell diente der feministischen Wohlfahrtsstaatenforschung als Grundlage, die gesellschaftliche Reproduktion und Institutionalisierung der Geschlechterordnung zu analysieren (vgl. Pfau-Effinger 2005a). Daraus resultieren zwei relevante Diskurs-Linien, wobei es zum Ersten um die Thematisierung der familiären Pflegeaufgaben im Rahmen der Care-Debatte geht und zum Zweiten um eine kritische Betrachtung der Typologien zur Weiterentwicklung der Sozialstaatsforschung (vgl. Betzelt 2007).

Insbesondere wurde der verwendete Ansatz der Dekommodifizierung kritisiert, da Muster geschlechtsspezifischer Ungleichheit, die durch den Wohlfahrtsstaat (re-) produziert werden, nicht berücksichtigt würden (vgl. Betzelt 2007, S.8; vgl. Theobald 2014). Zentrale Kritikpunkte basieren auf dem Androzentrismus, d. h. der Vollzeitberufstätigkeit von Männern, die als Normalstandard herangezogen wird, so dass familiäre Pflege- und Sorgearbeit nicht mit einbezogen würde (vgl. Backes et al. 2008a, S. 29). Zu kritisieren sei auch, dass die Definition der nationalen Wohlfahrtsproduktion sich nur an dem Sozialprodukt orientiere (ebd., Backes et al. 2011, S. 11). Die aus der Genderperspektive entwickelten Ansätze gehen davon aus, dass auch familiäre Aufgaben, d. h. Betreuungs- und Pflegetätigkeiten, eine soziale Dienstleistung darstellen und ebenso

„neben der Warenwirtschaft des Privatsektors, der staatlichen Dienstleistungsökonomie und der Non-Governmental-Organisationen (NGOs), zur nationalen Wohlfahrtsproduktion beitragen" (Backes et al. 2008a, S. 29).

Haushalte seien daher nicht nur Bezieher(innen), sondern auch Produzent(inn)en von Wohlfahrt (Backes et al. 2011, S. 29f., Gottschall 2001).

Basierend auf der Typologie von Esping-Andersen wurden drei zusätzliche Typen sozialer, personenbezogener Dienstleistungen entwickelt, die auch Pflege- und Sorgearbeit mit einbeziehen. In Tabelle 7 sind das Dienstbotenmodell, das Familienmixmodell und das Dienstleistungsmodell ausgeführt. Beachtenswert ist, dass Mischformen der Typen der personenbezogenen Dienstleistungen bestehen, so dass die folgenden Typen idealtypisch dargestellt werden.

Tabelle 7: Typen der personenbezogenen sozialen Dienstleistungen

	Dienstbotenmodell	Familienmixmodell	Dienstleistungsmodell
Kommodifizierung	Hohe Frauenbeschäftigung	Disemploymentstrategie Niedrige Frauenbeschäftigung	Hohe Frauenbeschäftigung v.a. im Dienstleistungsbereich
Privatisierung	Anstieg marktförmiger Dienstleistungen im Niedriglohnsektor mit starker Polarisierung (hinsichtlich Klasse, Ethnie, Geschlecht sowie innerhalb des jeweiligen Geschlechts)	Relativ hoher Anteil familialisierter, sozialstaatlicher Leistungen qua Steuerpolitik und Transferzahlungen Mittleres Maß (oft geringfügiger) Niedriglohnarbeit im Sorgebereich	Ausgebaute öffentliche Dienste, professionelle Sorgearbeit
Konzept von Gerechtigkeit	Hohe Ungleichheit	Relativ hohes, durchschnittliches Niveau des Lebensstandards, hohe Transfer/Versicherungsleistungen	Geringe soziale Ungleichheit bei hoher Steuerquote und Bürokratisierung
Beispiele	USA	Deutschland	Schweden

Quelle: Backes et al. 2008a, S. 30 in Anlehnung an Gottschall 2001

Somit kann dargelegt werden, wie sich aus den institutionellen Strukturen die Rahmenbedingungen für die Arbeitsmöglichkeiten für Frauen und Männer gestalten, indem spezifisch nach Ländern verschiedene Ressourcen, Potenziale, aber auch Einschränkungen für das subjektive Handeln des Individuums unterbreitet werden. Kulturelle Leitbilder und Institutionen können der sozialen Praxis mehr oder minder entsprechen. Hierbei besteht die Möglichkeit, dass individuelle und gesellschaftliche Konflikte entstehen, beispielsweise wenn Dissonanzen durch sich egalitär entwickelnde Familienleitbilder und Erwerbstätigkeitswünsche von Frauen *„mit einer institutionellen Förderung des Ernährermodells kollidieren"* (Betzelt 2007, S. 6; vgl. Stiegler 2007; Schleutker 2014).

Aus internationalen Vergleichen der Wohlfahrtsstaaten von Ländern der Europäischen Union resultiert, dass infolge der Europäisierung der Sozialpolitik neue politische Steuerungselemente eingesetzt werden, u. a. auch, um dem demografischen Wandel und den damit verbundenen Problemlagen zu begegnen. Gemeinsame sozialpolitische Maßnahmen führen zur Annäherung der verschiedenen Wohlfahrtsstaatenmodelle, so beispielsweise bei der Reprivatisierung von Versorgungsleistungen und der zunehmenden Verpflichtung zur Erwerbstätigkeit auch der in familiäre Pflege- und Sorgeaufgaben involvierten Frauen (vgl. Backes et al. 2008a, S. 30; Ostner 2002). So wurde Deutschland bis in die 1980er Jahre dem Familienmixmodell zugerechnet (vgl. Schleutker 2014). Beispielhaft ist dabei der Wandel vom „male-breadwinner model" (Haupternährer-Modell), das Frauen als Zuverdienerinnen[62] familiäre Aufgaben zuweist, zum „individual adult model" oder „egalitarian model" (Zwei-Verdiener-Modell), das auf individuelle, sozialpolitische Leistungen abzielt und für beide Geschlechter gleichermaßen eine Teilhabe am Erwerbsleben ermöglicht. Haus- und Familientätigkeiten, z. B. Pflegeaufgaben, werden dabei egalitär aufgeteilt (vgl. Betzelt 2007, S. 9; Schmidt 2012, S. 90; O'Connor 1999). Es wird verstärkt eine „Reziprozität" repräsentiert, die national unterschiedlich in der Wirtschafts- und Sozialpolitik Umsetzung findet. Die hiermit verbundenen Maßnahmen fokussieren auf eine Aktivierung sowie Re-Kommodifizierung (vgl. Backes et al. 2008a, S. 30f.). Dabei wird das analoge Leitbild des „adult-worker-modells" (Zwei-Verdiener-Modells) vertreten, mit dem jede(r) Erwachsene jeweils über die Berufstätigkeit sozial abgesichert ist.

Nach Backes et al. (2008a, S. 31) ist es kritikwürdig, dass trotz gendersensibler Konzepte die Dichotomisierung zwischen öffentlicher, überwiegend bezahlter Erwerbsarbeit und privater, überwiegend nicht vergüteter Arbeit unverändert bleibt. Hinzu kommt, dass aufgrund derzeitiger sozialpolitischer Verfahren weitere Hierarchisierungen hergestellt werden. Die Ursachen liegen in den unterschiedlich geführten Debatten der Sorgearbeit im Vergleich zur Berufstätigkeit, in denen der Erwerbsarbeit weit mehr Bedeutung zukommt. Die Absicherung von Lebensrisiken nicht berufstätiger Personen erfolgt unter der Maßgabe der

„Aktivierung, auf niedrigem Niveau abgesichert und diese verbunden mit einer zunehmenden Disziplinierung gewährt (= Individualisierung). Autonomie wird gefordert, ohne die darin liegende Abhängigkeit und dafür notwendige Sorge/Care ausreichend zu thematisieren" (ebd., S. 31; vgl. Stiegler 2007).

Nach Backes et al. (2008a) deutet bereits

„der sozialversicherungsrechtliche und sozialstatistische Begriff der ‚Hauptpflegeperson' [.] auf die Komplementarität eines traditionell männlichen ‚Haupternährers' mit einer traditionell weiblichen ‚Hauptpflegerin' hin" (ebd., S. 21).

Die Pflege älterer Menschen in der Familie ist nach wie vor die dominierende Versorgungsform des Care-Systems in Deutschland und wird zu zwei Dritteln von Frauen geleistet (vgl. Kapitel 2.1). Trotz mehrerer Reformen des SGB XI (vgl. Kapitel

---

[62] Der Begriff Zuverdiener(innen) ist als konzeptioneller Begriff zu verstehen. In der deutschen Sprache wird dieser eigentlich als Hinzuverdiener(innen) bezeichnet.

2.1.3) wird nach wie vor „ambulant vor stationär" gemäß § 3 SGB XI favorisiert. Auch unterstützen die Gesetze der Familienpflegezeit und der Pflegezeit primär informelle Pflege (überwiegend unbezahlt) und behalten somit ein konservatives, familiäres Leitbild bei (vgl. dazu Kapitel 2.3). Von der Sachverständigenkommission zum Zweiten Gleichstellungsbericht der Bundesregierung (2017) wird eindeutig das Doppelverdienermodell zur Realisierung gleicher Verwirklichungschancen von Männern und Frauen gefordert, das somit im Widerspruch zur aktuellen Gesetzgebung steht (ebd., S. 123).

Der geschlechtsspezifische Abstand der Erwerbstätigenquote zwischen Frauen und Männern hat sich in den letzten Jahren um die Hälfte verringert, was auf eine Abkehr vom Ernährermodell hindeuten könnte. Hierbei ist allerdings zu beachten, dass sich diese starke Zunahme an der Erwerbsarbeit der Frauen auf Teilzeitberufstätigkeit inklusive geringfügiger Beschäftigung begrenzt (vgl. Oschmiansky et al. 2014). Obgleich aufgrund der Förderung der Erwerbsarbeit von Frauen eine Orientierung zum „adult worker"-Modell erfolgt (vgl. Riegraf/Reimer 2014, S. 293), bleibt offen, wie es zu Entlastungen aufgrund der bestehenden Care-Anforderungen neben der Erwerbsarbeit kommen soll (vgl. Riegraf 2014). Zumindest in der oberen Mittelschicht werden Care-Tätigkeiten ausgelagert, so dass daraus eine „Umverteilung innerhalb des weiblichen Geschlechts" (Riegraf/Theobald 2010, S. 136; Riegraf 2013, S. 129) resultiert und zu einer globalen Ausweitung sozialer Benachteiligungen von Frauen mit unterschiedlichem sozialen und kulturellen Hintergrund unter prekären Arbeitsbedingungen führt (ebd., S. 135f.; Riegraf 2014, S. 168; Theobald 2010).

Aus diesem Grund sind Unterstützungssettings zur Realisierung der Vereinbarkeit von Pflegetätigkeit und Erwerbsarbeit dringend erforderlich. Die Sachverständigenkommission zum Zweiten Gleichstellungsberichts favorisiert eine „konsistente Gestaltung gemischter Betreuungsarrangements" nach dem Vorbild Schwedens. Diese ermöglicht Frauen eine Erweiterung ihrer Berufsbiographie und im Falle von familiären Care-Anforderungen auch die Fortsetzung der Erwerbstätigkeit (Sachverständigenkommission zum Zweiten Gleichstellungsbericht der Bundesregierung 2017, S. 110; vgl. Theobald 2014). Das System stärkt vor allem professionelle Unterstützungsangebote und setzt eine intensive Erhöhung des Anteils der öffentlichen Finanzierung voraus. Es besteht aus ambulanten und (teil-)stationären Angeboten, die zeitnah im Quartier verfügbar sind, sich nach dem Bedarf richten und sich „schnittstellensensibel" kombinieren lassen (ebd.). In Orientierung an das skandinavische Pflegesystem rät die Sachverständigenkommission zum Zweiten Gleichstellungsbericht zu einem Wechsel von dem in Deutschland derzeit existenten „familienbasierten" Pflegesystem zu einem „servicebasierten" System, um hierdurch „für alle eine zugängliche Pflegeinfrastruktur zu ermöglichen" und professionelle Pflege im Gemeinwesen weiter entwickeln zu können (ebd., Heintze 2015, S. 15f.; vgl. Theobald 2014, S. 350). Dieses System setzt an einer Neustrukturierung der sozialpolitischen Regulierungsmechanismen an und unterstützt sowohl Frauen als auch Männer bei der Realisierung der Vereinbarkeit.

Reimer und Riegraf stellen in ihrer Studie fest, dass auch Wohn-Pflege-Gemeinschaften entlastend für berufstätige, pflegende Angehörige sein können – und zwar selbst bei einer hohen Eigenbeteiligung bzw. Einbindung von Angehörigen (Reimer/Riegraf 2015, S. 62).

Pfau-Effinger (2007) entwickelte unter der Prämisse des Genderregime-Konzepts (vgl. Pfau-Effinger 2005b) Modelle zur Vereinbarkeit von Familie und Beruf, die jedoch nur bedingt auf „'Pflegetätigkeit' und Erwerbsarbeit" übertragbar sind. Bei den zwei ersten Modellen des 20. Jahrhunderts handelt es sich um traditionelle Familienmodelle, bei den weiteren drei um zeitgenössische der postindustriellen Gesellschaften (ebd., S. 10f., 17f.; vgl. Pfau-Effinger 2005c). Pfau-Effinger (2009, S. 249f.) geht in dem „Doppelver-sorgermodell mit partnerschaftlicher Kinderbetreuung"[63] (vgl. Pfau-Effinger/Euler 2014) darauf ein, dass Elternfreistellungen wahlweise in Vollzeit oder Teilzeit über mehrere Jahre staatlich finanziert möglich sind. Überträgt man dieses Konzept auf die häusliche Versorgung eines Angehörigen, so wäre eine staatliche Lohnfortzahlung ohne Darlehensrückzahlung im Rahmen des Pflegezeit- und Familienpflegezeitgesetzes denkbar. Dies könnte für Männer eine Option sein, sich stärker an der Pflege zu beteiligen (vgl. weitere Modelle, z. B. die vier Idealtypen von Hochschild zitiert nach Leitner 2007 zur (geschlechtsspezifischen) Verteilung von Pflegeaufgaben sowie die Modelle von Sainsbury 1999 und Lewis 2001).

Zu bemerken ist, dass Sozialpolitik mittels entsprechender Maßnahmen die Vereinbar-keit von Pflege und Beruf fördern bzw. ermöglichen kann. Dementsprechend sind auch Institutionen dazu angehalten, sich mit ihren aktuellen Genderregimen auf andere Zielvorhaben der Gesellschaft einzustellen und die Bedingungen politischen Handelns danach zu richten. Dieser reziproke Einfluss von Politik und Institutionen kann nicht im Rahmen einer Ursache-Wirkungs-Analyse eruiert werden, da kulturelle Werte und Ideale ebenso in die Handlungsebene einfließen (Backes et al. 2008a, S. 31, vgl. Schulz-Nieswandt 2006).

Nachdem die internationalen Wohlfahrtssysteme im Hinblick auf die Vereinbarkeit von Familie/Pflege und Beruf auf der Makroebene analysiert wurden (vgl. auch die rechtlichen Rahmenbedingungen des Kapitels 2.3), werden die Auswirkungen auf die

---

[63] „The dual breadwinner/dual carer model": Das Doppelversorgermodell, in dem sich die Partner(innen) die Kinderbetreuung gleichmäßig teilen, aber auch Leistungen von externen Anbieter(inne)n beanspruchen können.

betroffenen Männer und Frauen in Bezug auf die Erwerbsbeteiligung, Motivation und auf die Strategien bei der Vereinbarkeit auf der Mikroebene beleuchtet.

3.4.2 Erwerbsbeteiligung

Personen im erwerbsfähigen Alter sind zunehmend mit der Herausforderung konfrontiert, sich einerseits in höherem Maße durch die steigende Arbeitsstundenanzahl und die verlängerte Lebensarbeitszeit am Erwerbsleben zu beteiligen und andererseits die Pflege ihrer älteren Angehörigen sicherzustellen (vgl. Geyer/Schulz 2014, S. 296). Deshalb erfolgt ein Überblick zur Erwerbsbeteiligung von männlichen und weiblichen Pflegepersonen.

Bei der Durchsicht unterschiedlicher Studien zur Erwerbsbeteiligung in Deutschland (vgl. Bestmann et al. 2014, Geyer 2016, Geyer/Schulz 2014, Hielscher et al. 2017, Klaus/Tesch-Römer 2014, Klenner/Pfahl 2008, Rothgang et al. 2015, Schneekloth/Wahl 2005, Schneekloth et al. 2017, Wetzstein et al. 2015) und von internationalen Untersuchungen (vgl. Franke/Reichert 2010, Lüdecke/Mnich 2009, Principi/Perek-Bialas 2011) wird deutlich, dass diese verschiedene Prävalenzraten aufzeigen. Dies gilt auch für den zeitlichen Umfang der geleisteten Pflege.[64] Gründe dafür sind in den verschiedenen nationalen und internationalen Studien zu finden, die sich aus enger oder breiter gefassten Definitionen des Pflegebedürftigkeitsbegriffs konstituieren (vgl. Franke/Reichert 2010, S. 17; Reichert 2016, S. 252; siehe auch Kapitel 2.4). Ebenso differiert der zeitliche Umfang der Erwerbstätigkeit. Beachtenswert ist auch, ob die Studien auf Hauptpflegepersonen begrenzt sind oder auch andere Pflegepersonen mit einschließen. Des Weiteren stellen methodische Probleme eine Schwierigkeit bei der Untersuchung der Prävalenzrate dar, beispielsweise die Rücklaufquote, der Anteil der Frauen in der Stichprobe, das Alter der Pflegepersonen, der Ort der Erhebung und der Länderkontext (vgl. Franke/Reichert 2010, S. 24ff.; Tennstedt/Gonyea 1994, S. 88f.). Gerade bei Daten internationaler Studien ist beachtenswert, dass diese zum Teil in differenten Wohlfahrtsregimen, in unterschiedlichen kulturellen Kontexten und unter anderen institutionellen Rahmenbedingungen erhoben wurden. Die genannten Aspekte können die Vergleichbarkeit sowie Generalisierbarkeit der Studien und deren Aussagekraft somit erheblich verringern (Franke/Reichert 2010, S. 109f.; vgl. Preuß 2014, S. 154f.).

---

[64] Beispielsweise ist nach dem SGB XI ein Pflegeumfang von mindestens zwei Stunden täglich erforderlich. Analysen des SOEP (Geyer/Schulz 2014) beziehen auch Pflegetätigkeiten ab einer Stunde täglich mit ein und somit auch Personen mit Unterstützungsbedarf, die noch keine Pflegestufe aufweisen. Studien wie GEDA sowie WINEG hingegen beziehen auch Angehörige von Menschen mit Pflegebedarf unabhängig vom Aufwand der Pflege mit ein (Bestmann et al. 2014; Wetzstein et al. 2015).

Im Folgenden sollen dennoch Tendenzen der Erwerbsbeteiligung von Männern und Frauen aufgezeigt werden.

Der Hauptanteil, ca. zwei Drittel, der pflegenden Angehörigen in Deutschland befindet sich im erwerbsfähigen Alter (16 bis 64 Jahre), das verbleibende Drittel ist über 65 Jahre alt. Im Jahr 2012 versorgten vier Prozent der Männer und sieben Prozent der Frauen im Alter von 16 bis 64 Jahren mindestens eine Stunde pro Werktag einen pflegebedürftigen Angehörigen. Diese Studie berücksichtigt den Pflegebedarf ab einer Stunde pro Tag und basiert auf den Daten des Sozio-oekonomischen Panels (Geyer/Schulz 2014, S. 296; vgl. Schneekloth/Wahl 2005, S. 76). Aus der Untersuchung von Bestmann et al. (2014, S. 11)[65] hingegen resultiert, dass nur etwa 18 Prozent der Pflegepersonen 65 Jahre und älter sind, wobei der Pflegeumfang im Rahmen der Pflegestufen 0-III liegt.

Nach der Studie von TNS Infratest Sozialforschung (2011) stieg der Anteil der Haupt-pflegepersonen zwischen 16 und 64 von 37 Prozent im Jahr 1998 auf 59 Prozent im Jahr 2010 an. Die Studie basiert auf einem enger gefassten Pflegebedürftigkeitsbegriff ab Pflegestufe I mit einem 1,5 Stunden täglichen Pflegebedarf der pflegebedürftigen Person (TNS Infratest Sozialforschung 2011, S. 31), der auch dieser Studie zugrunde liegt.[66] In der Nachfolgestudie von Schneekloth et al. (2017), die auch Menschen mit Pflegebedarf der Pflegestufe 0, also mit „erheblichem allgemeinem Betreuungsauf-wand", miteinbezieht, wird ein deutlicher Rückgang von Nichterwerbstätigen im Alter zwischen 16 und 64 Jahren festgestellt. Demnach betrug der Anteil der erwerbstätigen Hauptpflegepersonen im Jahr 2016 bereits 65 Prozent (vgl. Schneekloth et al. 2017, S. 59).

Auch andere Studien mit einem weiter gefassten Pflegebedürftigkeitsbegriff, die alle an der Pflege Beteiligten befragen, bestätigen die Zunahme des Anteils an erwerbstätigen Pflegepersonen (vgl. Bestmann et al. 2014, Geyer/Schulz 2014, Klaus/Tesch-Römer 2014, Rothgang et al. 2015, Wetzstein et al. 2015).

Auf der Basis der Daten des Sozio-oekonomischen Panels resultiert aus einer Studie, dass die Erwerbsquote der 50- bis 64-Jährigen informell pflegender Frauen im Zeitraum von 2001 bis 2012 von ca. 37 Prozent auf 61 Prozent und jener nicht pflegender Frauen von 48 Prozent auf 66 Prozent angewachsen ist. Bei den pflegenden Männern stieg der Anteil der 50- bis 64-Jährigen von 46 Prozent auf 67 Prozent und bei den Männern, die

---

[65] Bei der WINEG-Studie handelt es sich im Vergleich zu dem SOEP (etwa 30.000 Befragte) um eine kleine Stichprobe. Hier wurden insgesamt 1.007 Personen einbezogen, davon waren 79 Prozent weiblich. Aufgrund der geringen Fallzahl des Samples, auch im Hinblick der geringen Zahl an Männern, müssen die Ergebnisse der Studie mit Vorsicht betrachtet werden.

[66] Beachtenswert ist, dass der Pflegebedürftigkeitsbegriff am 1.1.2017 erweitert und ein neues System der Pflegegrade eingeführt wurde (zur Gestaltung des Übergangs vgl. Kapitel 2.3).

keine Pflegetätigkeiten wahrnehmen, von 65 Prozent auf 75 Prozent. Im Jahre 2012 pflegten 4 Prozent der in Vollzeit Berufstätigen, 7,5 Prozent der in Teilzeit und 7,6 Prozent der geringfügig Erwerbstätigen. Dabei ist der Anteil der Berufstätigen in allen Beschäftigungsarten seit 2001 gewachsen. Der Anteil der in Vollzeit erwerbstätigen Pflegepersonen stieg dabei am geringsten an (Geyer/Schulz 2014, S. 297; vgl. Rothgang et al. 2015, S. 193).

Geyer (2016, S. 27)[67] konstatiert eine besonders ungleiche Beteiligung der Geschlechter an der Pflege in der Gruppe der Erwerbsbevölkerung. Frauen leisten mit 57 Prozent wesentlich häufiger Pflegeaufgaben als Männer mit 38 Prozent, wenn sie in einem Haushalt mit dem pflegebedürftigen älteren Menschen leben (ebd., vgl. Rothgang et al. 2015, S. 20; Tesch-Römer 2014, S. 4).

Die Datenlage zur Pflegeintensität bzw. zum Zeiteinsatz der häuslichen Pflege ist ebenfalls sehr unterschiedlich, da der errechnete zeitliche Aufwand davon abhängt, welche Aufgaben zu den Pflegetätigkeiten hinzugerechnet werden (vgl. Hielscher et al. 2017, S. 20). Die unterschiedlichen Studien bestätigen jedoch, dass erwerbsfähige Frauen nicht nur vom Anteil, sondern auch von der Pflegeintensität (Stundenumfang) stärker in die Pflege eingebunden sind als Männer (Rothgang et al 2015, S. 20; vgl. Künemund 2006b, S. 306; Kapitel 2.4).

Fast 90 Prozent der in Vollzeit erwerbstätigen Männer übernehmen dem Sozio-oekonomischen Panel zufolge Pflegeaufgaben von ein bis zwei Stunden täglich. Bei den in Vollzeit erwerbstätigen Frauen liegt dieser Anteil bei 70 Prozent. Personen mit Teilzeiterwerbstätigkeit sowie mit geringfügiger Beschäftigung leisten häufig einen höheren Pflegeumfang ab drei Stunden pro Tag (Geyer und Schulz (2014, S. 297), was meist auf Frauen zutrifft. Aus einer Studie zur Intensität geleisteter Pflege (Stundenumfang) geht hervor, dass 2,6 Prozent der erwachsenen Personen gelegentlich, 2,0 Prozent bis zu zwei Stunden täglich und 2,1 Prozent mindestens zwei Stunden pro Tag eine pflegebedürftige Person versorgen. Vor allem bei den informellen Pflegepersonen, die mindestens zwei Stunden pro Tag pflegen, zeichnet sich eine Geschlechterdifferenz ab: Hier versorgen 3,2 Prozent Frauen und 1,0 Prozent Männer mindestens zwei Stunden pro Tag eine pflegebedürftige Person (Wetzstein et al. 2015, S. 4). Von großer Relevanz ist, dass sowohl der Anteil an Pflegepersonen im erwerbsfähigen Alter als auch der

---

[67] Die Ergebnisse basieren auf den Daten des Sozio-oekonomischen Panels (SOEP) aus den Jahren 2001 bis 2012. Ungefähr 21.000 erwachsene Personen aus über 14.000 Haushalten nahmen im Jahr 2012 teil. Nach dem SOEP handelt es sich um einen regelmäßigen Pflegeaufwand ab einer Stunde täglich (vgl. Geyer 2016).

Umfang der Pflege (Stundenumfang) in engem Zusammenhang mit der geleisteten Arbeitszeit stehen (vgl. Geyer/Schulz 2014, S. 297).

Zur Erwerbsbeteiligung von Frauen und Männern werden im Folgenden die Daten der Studie von TNS Infratest Sozialforschung (2011) [68] herangezogen, da sich diese ähnlich wie in der hier angelegten Studie mit Hauptpflegepersonen befasst. Diese wurden erst im Rahmen des WSI Gender Daten Portals (Sopp/Wagner 2013) nachträglich gender-spezifisch generiert, so dass auch geschlechtsspezifische Tendenzen der Erwerbsbeteiligung dargelegt werden können.

Die Erwerbsbeteiligung von Männern und Frauen bei Pflegebeginn wird in Abbildung 3 ersichtlich. 45,3 Prozent der hauptverantwortlich pflegenden Männer und nur 23,3 Prozent der Frauen sind zu Pflegebeginn in Vollzeit berufstätig. 22,9 Prozent der Frauen und nur 9,4 Prozent der Männer sind zum Pflegebeginn weniger als 30 Stunden pro Woche in Teilzeit beschäftigt. Für einen Teil dieser Personen führt die Pflegeversicherung Leistungen an die gesetzliche Rentenversicherung ab.

So waren 42,1 Prozent der weiblichen Pflegenden und 37,2 Prozent der männlichen Pflegenden im Alter zwischen 15 und 64 Jahren zu Beginn der Pflege nicht erwerbstätig (Sopp/Wagner 2013). [69]

Umfang der Erwerbstätigkeit von weiblichen und männlichen Hauptpflegepersonen bei Pflegebeginn in Deutschland (2010), in Prozent

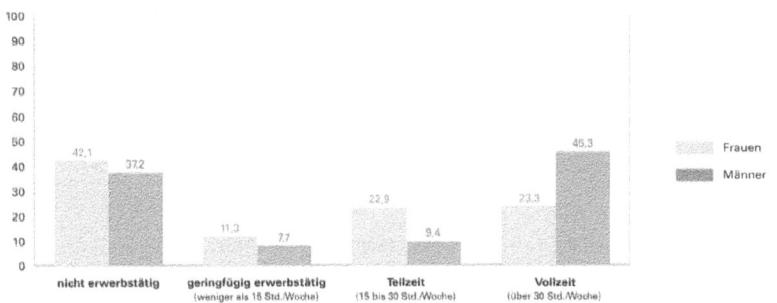

Abbildung 3: Umfang der Erwerbstätigkeit (Sopp/Wagner 2013)

---

[68] Die Nachfolgestudie von TNS Infratest 2017 von Schneekloth et al. 2017 weist nur zum Teil geschlechtsspezifische Daten zur Erwerbsbeteiligung auf, weshalb nicht auf diese zurückgegriffen wurde. Es wird hier konstatiert, dass Männer als Hauptpflegepersonen häufiger und in Vollzeit erwerbstätig sind (ebd., S. 58).

[69] Czaplicki 2012 konstatiert, dass die Erwerbsbeteiligung pflegender Frauen vor Pflegebeginn im Vergleich zu nicht weiblichen Pflegenden bereits deutlich geringer ist.

Daten zur Fortsetzung der Erwerbstätigkeit von weiblichen und männlichen Hauptpflegepersonen gehen aus Abbildung 4 hervor. 16,8 Prozent der Frauen und 7,6 Prozent der Männer gaben ihre Erwerbstätigkeit wegen der Pflege auf. 32,7 Prozent der Frauen und sogar 37,9 Prozent der Männer schränkten ihre Erwerbstätigkeit ein. 50 Prozent der Frauen und 54,5 Prozent der Männer setzten ihre Berufstätigkeit unverändert fort. Aus den Abbildungen 3 und 4 resultiert, dass Frauen, die hauptverantwortlich Pflege leisten, zu Beginn der Pflege nicht oder nur in geringem Maße berufstätig sind und im Vergleich zu Männern doppelt so häufig ihre Berufstätigkeit aufgeben. Männer hingegen schränken im Vergleich zu Frauen eher ihre Erwerbstätigkeit ein (ebd.).

Konträre Ergebnisse zeigt die Studie von Klenner und Pfahl (2008, S. 23f.), in der Frauen eher bereit sind, ihre Arbeitszeit zu verringern. Gleiches stellt Geyer (2016) auf der Basis des SOEP fest und konstatiert zudem, dass pflegende Männer bei hohem Pflegeaufwand dazu neigen, ganz aus dem Erwerbsleben auszuscheiden (vgl. Geyer 2016, S. 40).

Fortsetzung der Erwerbstätigkeit von weiblichen und männlichen Hauptpflegepersonen nach Pflegebeginn in Deutschland (2010), in Prozent

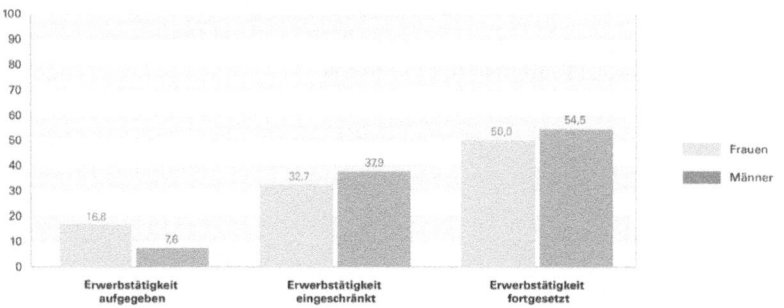

Abbildung 4:   Fortsetzung der Erwerbstätigkeit (Sopp/Wagner 2013)

Ob aus der Vereinbarkeit von Pflege und Beruf eine Reduzierung des Arbeitsumfanges resultiert, hängt von der Höhe des Einkommens, dem Umfang der Pflegetätigkeit, dem Geschlecht sowie der subjektiven Relevanz der Berufsarbeit ab (vgl. Keck/Saraceno 2009). Ausschlaggebend dafür, ob und in welchem Umfang eine Berufstätigkeit möglich ist, sind der zeitliche Umfang der Pflegetätigkeit, die Pflegestufe und die Hilfeleistungen durch professionelle Pflegekräfte sowie private Pflegepersonen (TNS-Infratest Sozialforschung 2011, S. 30). Stephens et al. (2001) ermittelten, dass die „Phase der Berufstätigkeit" determinierend für die Aufgabe der Erwerbsarbeit ist, so dass sich zum Ende der Berufskarriere die Wahrscheinlichkeit zum Ausstieg aus dem Erwerbsleben erhöht.

Die Erwerbsbeteiligung ist eng mit der beruflichen Position verknüpft (vgl. Frerichs 2016, S. 12). Männliche Pflegende begleiten häufiger als weibliche Pflegende berufliche Positionen, die kaum eine Reduzierung der Arbeitszeit erlauben (vgl. Lüdecke et al. 2006, S. 97; Bianchi/Milkie 2010).

Der Forschungsstand zeigt fast kontinuierlich, dass mit zunehmendem Bildungsniveau die Erwerbstätigkeit mit großer Wahrscheinlichkeit zu Ungunsten der Pflege beibehalten wird, auch wenn der Wunsch zur familiären Pflegeübernahme besteht (Franke/Reichert 2010, S. 81, vgl. Blinkert/Klie 2004, Heusinger 2006, Höpflinger/Hugentobler 2005).

„[Bei] den Frauen hängt die Erwerbsbeteiligung signifikant vom Qualifikations-
niveau ab. Frauen mit Hochschulabschluss sind zu einem wesentlich höheren Grad
erwerbstätig als andere Frauen. [...] Die Erwerbsbeteiligung der Männer hängt
nicht vom Qualifikationsniveau, sondern von der – an der beruflichen Stellung
festgemachten – Schichtzugehörigkeit ab: Je höher die soziale Schicht, desto höher
ist auch die Wahrscheinlichkeit der Männer erwerbstätig zu sein (Engstler 2006,
S. 107; vgl. Franke/Reichert 2010, S. 80).

Nach den Daten des Sozio-oekonomischen Panels verfügen weibliche Pflegende, die täglich mehr als zwei Stunden pflegen, durchschnittlich über ein geringeres Bildungsniveau als nicht-pflegende weibliche Personen gleichen Alters (Wetzstein et al. 2015, S. 4f.). Nach den Daten des Deutschen Alterssurveys 2008 leisten Pflegepersonen mit geringerem Bildungsniveau, d. h. ohne abgeschlossene Berufsausbildung, vom Umfang her das doppelte Pflegepensum im Vergleich zu höher Gebildeten, die über ein abgeschlossenes Studium oder eine Aufstiegsfortbildung (Meister-, Technikerschule etc.) verfügen (Klaus/Tesch-Römer 2014, S. 5; vgl. Blinkert 2007; Geyer 2016, S. 31; Keck 2012; Wetzstein et al. 2015, S. 4). Aus verschiedenen Studien geht hervor, dass ein eher höheres berufliches Qualifikationsniveau bei Pflegepersonen dafür ausschlaggebend ist, ob sie in stärkerem Maße in der Lage und dazu bereit sind, berufliche Anforderungen und Pflegetätigkeiten zu verknüpfen (vgl. Franke/Reichert 2010, S. 33; Principi/Perek-Bialas 2011, S. 78; Scharlach et al. 2007).

Insgesamt ist festzustellen, dass es nur wenige Studien gibt, die umfassend, z. B. auch geschlechtsspezifisch, Auskunft über den sozioökonomischen Status der Pflege-personen bei der Vereinbarkeit von Pflege und Beruf liefern.

Künemund zeigt anhand der Daten des Deutschen Alters-Surveys auf, dass der Anteil der Berufstätigen, die sowohl die Versorgung von Kindern als auch die von Pflegebe-dürftigen bewältigen, bei einer weit gefassten Definition von Pflegebedürftigkeit und Erwerbstätigkeit als geringfügig einzustufen ist (Künemund 2006a, S. 20; vgl. ähnliche Tendenzen bei Schneekloth et al. 2017, S. 58). Sowohl Kindererziehung als auch die Pflege eines Angehörigen stellen für den Großteil der Pflegepersonen einen eher nacheinander folgenden Lebensabschnitt als eine parallel vorkommende Lebenslauf-phase dar. Nach den Daten des Deutschen Alterssurveys 2008 erfüllen 60 Prozent der berufstätigen Personen sowohl Pflege- als auch Erwerbsaufgaben. Nur ca. 22 Prozent vereinbaren gleichzeitig Pflege- und Berufstätigkeit sowie Kinderbetreuung (Klaus/Tesch-Römer 2014, S. 7).

Die Mehrheit der zu versorgenden Angehörigen, die mit der Pflegeperson in einem Haushalt wohnen, sind Partner(innen). Im Jahr 2012 lebten nur 23 Prozent der Pflegeleistenden im erwerbsfähigen Alter mit der pflegebedürftigen Person im gemein-samen Haushalt (Geyer/Schulz 2014, S. 298). Der Untersuchung von Bestmann et al. (2014, S. 11) zufolge wohnen unabhängig vom Alter etwa 41 Prozent der informell Pflegeleistenden mit der pflegebedürftigen Person zusammen. Schneekloth et al. (2017) stellen den Trend bei Hauptpflegepersonen fest, dass diese zunehmend seltener mit dem Angehörigen mit Pflegebedarf in einem Haushalt leben. Wohnten 1998 noch 27 Prozent der Hauptpflegepersonen nicht im gemeinsamen Haushalt mit der pflegebedürftigen Person, so waren es 2016 bereits knapp 40 Prozent (Schneekloth et al. 2017, S. 55).

Der Großteil der berufstätigen (Haupt-)Pflegepersonen ist verheiratet (vgl. Fredriksen-Goldsen/Scharlach 2001, S. 116; Geyer 2016, S. 31; Schneekloth et al. 2017, S. 57), und zwar zu 73[70] Prozent (vgl. Schneekloth et al. 2017, S. 57). Der Anteil lediger hauptver-antwortlichen Pflegepersonen im Jahr 2016 ist im Vergleich zu den Jahren 2010 und 1998 leicht gestiegen (vgl. ebd.).

Costa und Ranci (2010, 183f.) konnten in ihrer Studie im Rahmen eines europäischen Vergleiches mit 15 EU-Mitgliedsländern[71] herausfinden, dass die Intensität der informellen Pflege von Angehörigen, d. h. der wöchentlich geleistete Stundenumfang an Pflegetätigkeiten, eine relevante Variable für den Grad der sozialen Auswirkungen auf die Lebenssituation darstellt. Folgende Lebensbereiche sind betroffen:

- Die Integration in das Erwerbsleben
- Die ökonomische Lage, d. h. Lebensstandard und Einkommen
- Die soziale Integration in das öffentliche Leben (z. B. Vereine)

Sie stellen fest, dass der Pflegeumfang von 28 Std. pro Woche, d. h. vier Stunden pro Tag, gravierende Folgen für das Erwerbsleben hat (ebd.) bzw. ab diesem Stundenumfang eine Vereinbarkeit von Erwerbstätigkeit und Pflege nicht mehr möglich ist und die

---

[70] Die Anzahl variiert je nach Studie.

[71] Zu den EU-15 gehören alle Mitgliedstaaten der Europäischen Union vor der sogenannten Ost-Erweiterung im Jahr 2004. Das sind also Belgien, Dänemark, Deutschland, Finnland, Frankreich, Griechenland, Großbritannien, Italien, Irland, Luxemburg, Niederlande, Österreich, Portugal, Schweden und Spanien.

Erwerbstätigkeit dann eingeschränkt oder sogar aufgegeben wird. Ferner ist durch die beruflichen Begrenzungen das Haushaltseinkommen geschmälert und somit auch der Lebensstandard. Die sozialen Beziehungen des engeren Umfeldes verbessern sich zwar häufig, aber es bestehen gravierende Einschränkungen der Pflege von Beziehungen im öffentlichen Leben, z. B. Vereine. Da gerade Frauen meist über einen niedrigeren Bildungsstatus verfügen, übernehmen sie häufiger Pflegetätigkeiten und sind stärker als Männer von sozialer Ungleichheit betroffen (Costa/Ranci 2010). Auch die aufgezeigten Studien bestätigen, dass Männer weniger intensiv in Pflegetätigkeiten involviert sind als Frauen und meist ein höheres Ausbildungsniveau sowie Einkommen und somit einen höheren Lebensstandard haben.

Aus den dargelegten Untersuchungen resultieren folgende Ergebnisse:

- Die verschiedenen nationalen und internationalen Studien zur Erwerbsbeteiligung in Deutschland weisen verschiedene Prävalenzraten auf, die in Abhängigkeit zu einer enger oder breiter gefassten Definition des jeweiligen Pflegebedürftigkeitsbegriffs stehen. Hinzu kommen u. a. methodologische Probleme bei der Vergleichbarkeit der Studien.
- Der Hauptanteil der häuslich pflegenden Angehörigen befindet sich im erwerbsfähigen Alter. Die Erwerbsbeteiligung pflegender Personen, vor allem die der pflegenden Frauen, steigt kontinuierlich an.
- Männer sind sowohl vom Anteil als auch von der Pflegeintensität her (Stundenumfang) nicht so stark an der Pflege beteiligt wie Frauen. Männer sind meist in Vollzeit erwerbstätig und leisten auch deshalb einen geringeren Umfang an Pflegeaufgaben.
- Ein niedriges Bildungsniveau sowie ein geringer sozioökonomischer Status und Teilzeittätigkeit prädestinieren zu einer Pflegeübernahme.
- Kindererziehung und Pflege stellen aufeinander folgende Lebensabschnitte dar.
- Frauen sind im Vergleich zu Männern eher dazu bereit, ihre Erwerbsarbeit zurückzustellen.
- Die Studie von Costa und Ranci (2010) zeigt, dass die Pflegeintensität (Stundenumfang) pro Woche eine relevante Variable für den Grad der Auswirkungen auf die Integration des Erwerbslebens, die ökonomische Lage und die sozialen Beziehungen des öffentlichen Lebens darstellt. Da Frauen besonders intensiv in die Pflege (Stundenumfang) eingebunden sind, da sie häufig einen geringeren Bildungsstatus aufweisen, sind sie in allen Bereichen besonders von sozialer Ungleichheit betroffen.

Der Großteil der pflegenden Angehörigen befindet sich im erwerbsfähigen Alter. Die Erwerbsbeteiligung pflegender Angehöriger nimmt zu und ist bei den Frauen stärker angestiegen als bei den Männern. Aufgrund des größeren Anteils als auch der höheren Pflegeintensität sind Frauen wesentlich stärker von sozialer Ungleichheit betroffen als Männer.

3.4.3 Beweggründe zur Pflegeübernahme

Das nachfolgende Kapitel gibt einen Überblick zu handlungstheoretischen Aspekten der Pflegebereitschaft. Darüber hinaus wird ausgeführt, aus welchen Beweggründen bzw. Motiven[72] heraus pflegende Frauen und Männer Pflegetätigkeiten übernehmen.

Handlungstheoretische Ansätze der Pflegebereitschaft bietet Dallinger (1997, 1998), da sie Handlungs- und Deutungsmuster u. a. kulturell geprägter Motive pflegender Angehöriger in einen allgemeinen sozialtheoretischen Kontext einordnet. Sie überprüft auf der Basis von empirischen Ergebnissen die Aussagefähigkeit klassischer Modelle des Rational-Choice-Ansatzes und des normativen Handelns. Dabei bezieht sie handlungstheoretische Modelle von Schütz (1974) und Bourdieu (1987) (Dallinger 1998, S. 94) mit ein und untersucht, was pflegende Angehörige im erwerbsfähigen Alter zwischen 39 und 56 Jahren dazu bewogen hat, Beruf und Pflege zu vereinbaren, sich für die Erwerbstätigkeit zu entscheiden, die Pflege an ein Heim zu delegieren oder ihre Berufstätigkeit aufzugeben, um sich gänzlich der Pflege zu widmen (Dallinger 1998, S. 103, Dallinger 1997, S. 183). Ein zentrales Ergebnis ihrer Untersuchung ist, dass die Entscheidung erwerbstätiger Pflegepersonen für eine Pflegeübernahme weder mit dem Rational-Choice-Ansatz noch mit der Handlungslogik eines normativen Modells erklärbar ist. Sie stellt heraus, dass kulturell geprägte, normative Handlungsmotive bei der Entscheidung im Rahmen sozialer Erwartung und von der Gesellschaft definierten Wissens getroffen werden und somit kulturell beeinflussende auf Normen basierende Handlungsmotive von zentraler Bedeutung sind (Dallinger 1998, S. 109). So sind sowohl Routinewissen als internalisiertes Wahrnehmungsmuster und Lebensform als auch lebensgeschichtlich verfestigte Plan-Hierarchien bei der Entscheidung äußerst relevant, da sie die Einschätzung bei der Durchführbarkeit der unterschiedlichen Handlungsoptionen im Konflikt zwischen intergenerationeller Hilfe und Erwerbstätigkeit erwachsener Kinder beeinflussen (Dallinger 1998, S. 104). Pflegende Töchter und Söhne sind weder

„normativ gebundene ‚Marionetten' noch sozial ungebundene, nach individuellem subjektivem Nutzen handelnde Strategen" (Dallinger 1998, S. 106).

---

[72] Der Begriff „Motiv" wird in der psychologischen Literatur von dem der „Motivation" unterschieden. Die Bezeichnung „Motiv" wird in der Psychologie überwiegend als stabile Eigenschaft der Persönlichkeit definiert und der Begriff „Motivation" als Variable der sich verändernden Handlungsbereitschaft (vgl. Heckhausen/Heckhausen 2006).

Sie sind in der Lage, „*mit Werten, sozialen Erwartungen oder spezifischen situativen Bedingungen folgenbewußt umzugehen*" (Dallinger 1998, S. 106), so dass sie von Dallinger als „*pragmatische Moralisten*" (ebd.) bezeichnet werden (vgl. Schmid 2014, S. 60). Die Optionen der Entscheidung sind insbesondere bei Frauen auch durch verschiedene eheliche Strategien beeinflusst, die sich zwischen einer traditionellen ehelichen Arbeitsteilung als auch einem modernen Verständnis von Partnerschaft bewegen können (Dallinger 1998, S. 104).

Relevante Erklärungsansätze der intergenerationellen Familiensolidarität, die durch gegenseitige Hilfe und Austausch geprägt sind (vgl. Höpflinger 2015, S. 12), bieten Bengtson und Roberts (1991, S. 857), die diesbezüglich ein mehrdimensionales Modell mit sechs Elementen konzeptualisiert haben:

a) *Assoziationale Solidarität, „Associational solidarity"*: Frequenz der Kontakte und Kontaktmuster, z. B. persönliche Besuche, Telefonate etc.

b) *Affektive Solidarität, „Affectual Solidarity"*: Art und Grad positiver Gefühle gegenüber Familienangehörigen und die Ausprägung der Reziprozität dieser Gefühle

c) *Konsensuale Solidarität, „Consensual Degree of agreement on values"*: Grad der Übereinstimmung von Werten, Einstellungen und Überzeugungen zwischen Familienmitgliedern

d) *Funktionale Solidarität, „Funktional solidarity"*: Grad der gegenseitigen Hilfe und des Austauschs von Ressourcen, z. B. finanziell, physisch, emotional

e) *Normative Solidarität, „Normative solidarity"*: „Stärke der Verpflichtungen gegenüber familialen Rollen und intergenerationellen Leistungen" (Höpflinger 2015, S. 12) (Familialismus)

f) *Strukturelle Solidarität, „Structural solidarity"*: Möglichkeiten der strukturellen Bedingungen zur Pflege intergenerationeller Beziehungen nach Größe und Typ der Familie sowie geographischer Nähe (vgl. Höpflinger 2015)

„*Die verschiedenen Elemente intergenerationeller Solidarität sind untereinander nicht immer stark interkorreliert*" (Höpflinger 2015, S. 13). Das Verhältnis von Eltern und erwachsenen Kindern in Bezug auf Pflegeleistungen kann als ein soziales Tauschverhältnis betrachtet werden, das auf generalisierende Reziprozität bzw. Gegenleistung abzielt (Hollstein/Bria 1998, S. 6, Hollstein 2005). Dabei werden lebensgeschichtlich von den Kindern bilanzierte Leistungen der Eltern, der Kindheit, der Ausbildung und über die Familiengründung hinaus zurückgegeben (vgl. Fend 2009, S. 82, 100f.; Szydlik/Künemund 2009).

Einen weiteren Erklärungsansatz zur Pflegebereitschaft bietet Bubolz-Lutz (2006), in dem sie die Pflege von Angehörigen als individuelle Entwicklungsaufgabe betrachtet.

Hierbei würden familiäre und außerfamiliäre Normen erfüllt, was allerdings den Zusammenhalt und das Vertrauen der familiären Solidarität stärke (ebd., S. 22ff.). Dabei bezieht sie sich u. a. auf Erikson (1966), der die zweite Lebenshälfte als Phase der „Generativität versus Stagnation" bezeichnet, indem eine Zielsetzung des mittleren Erwachsenenalters (ca. 40 bis 60 Jahre) auf der Sorge für andere liegt. Diese Entwicklungsaufgabe kann aber auch im höheren Alter von gleichaltrigen Ehepartnern oder Geschwistern aufgrund der Unterstützung durch Pflegeleistungen erbracht werden (vgl. Bubolz-Lutz 2006, S. 23; Pflege als Entwicklungsaufgabe Gröning 2015 oder Pflege als Persönlichkeitswachstum Leipold et al. 2006).

Eine weitere Erklärung für die Bereitschaft zur Pflege liegt in bindungstheoretischen Aspekten begründet. Bowlby (1969, 1975) geht davon aus, dass bereits bei Säuglingen das Bedürfnis einer engen emotionalen Bindung zu einer Bezugsperson besteht und dieses bis zum Erwachsenenalter und hohen Alter erhalten bleibt (Bowlby 1997, S. 21). Aus einer positiven und sicheren Beziehung in der Kindheitsphase ergibt sich meist eine emotional gute Bindung im Erwachsenenalter. Hieraus resultiert meist ein Verpflichtungsgefühl, die Bindungsperson in Krisensituationen, z. B. bei Pflegebedürftigkeit, unterstützen zu wollen (vgl. Schmid 2014, S. 61). Allerdings konstatiert Kunstmann (2010, S. 404) in ihrer Diskursanalyse zur familiären Verbundenheit, dass es nach dem ersten Lebensjahr Hinweise auf ein geschlechtsspezifisches Bindungsverhalten gäbe. Jungen seien im Vergleich zu Mädchen mit weniger „feinfühligem Erziehungshandeln konfrontiert", was zu „potentiell geschlechtsabhängig differierenden Entwicklungswege[n]" führen könne (ebd., S. 407).

Gründe für eine verstärkte Pflegeübernahme von Töchtern sieht Höpflinger (2000) in einer „matrilinearen Tendenz" der Generationenbeziehungen, die durch familiale Strukturen in Form von engen intergenerationellen Beziehungen zwischen Müttern und Töchtern geführt würden. Im Vergleich dazu seien die Generationenbeziehungen in Familien zwischen Vätern und Söhnen eher „flüchtig" (ebd., S. 70f.; vgl. BMFSFJ 2006, S. 139).

Allerdings liegen auch Gründe für die verstärkte Pflegebereitschaft von Frauen darin, dass sie „in ganz Europa weit geringer in den Arbeitsmarkt eingebunden sind als Männer" (Schmid 2014, S. 61; vgl. Künemund 2006b,[73] S. 306f.) und insgesamt ein geringeres Einkommen aufweisen (Haberkern et al. 2015, S. 316). Hinzu kommt, dass mehr ältere Männer als Frauen noch eine (Ehe-)Partnerin haben. Alleine deshalb sind Frauen häufiger Hauptpflegepersonen. Bei älteren, pflegebedürftigen Frauen pflegen Kinder wesentlich häufiger, da kein (Ehe-)Partner mehr zur Verfügung steht. Abhängig

---

[73] Künemund 2006b (S. 306) führte in seiner Studie die höhere Intensität an Pflegetätigkeiten der Frauen insbesondere im Osten Deutschlands auf deren niedrige Partizipation am Arbeitsmarkt zurück.

von der Art der Unterstützungsleistungen, z. B. Intimpflege und Hauswirtschaft, werden Frauen auch aufgrund der *„traditionellen Rollenteilung"* intensiver in die Pflege eingebunden, allerdings muss dies nicht prozentual häufiger im Vergleich zu Männern der Fall sein (Künemund 2005, S. 305f.; vgl. Rumpf 2007, S. 37f.).

Auch wenn Söhne gegenüber ihren Eltern ähnliche Verpflichtungsgefühle wie Töchter artikulierten, beeinflussten „normative Vorgaben" weniger ihre Handlungsfähigkeit. Ihre häufig intensivere Einbindung in den Beruf und das sie sich weniger zur *„(körpernahe) Pflege befähigt"* fühlten, stellten einen starken Gegenpol zu moralischen Verpflichtungsgefühlen zur Pflegeübernahme dar (Keck 2012, S. 174). Verinnerlichte Normen und „moralische Vorstellungen" haben *„einen sehr großen Einfluß auf die Pflegebereitschaft der Töchter"* (Maly 2001, S. 36). Mehrere Studien belegen, dass Pflegetätigkeiten überwiegend von Töchtern erwartet werden (vgl. Bracker et.al. 1988; Haberkern et al. 2015, S. 316f.; Käsler-Heide 1998; Lüdecke/Mnich 2009, S. 322; Schmid 2014, S. 46), u.a. auch deshalb, weil sie angeblich stärker auf die Bedürfnisse der Eltern als Söhne eingehen (Haberkern et al. 2015, S. 316). Dies kann zu einem intensiven Verpflichtungsgefühl führen. Häufig sind es gerade Frauen, *„die sich im Vorfeld mit einer möglichen Pflegeübernahme beschäftigen und auseinandersetzen"* (Bähr, 1999, S. 11; vgl. Maly 2001, S. 36). Männer sind wahrscheinlich nicht mit dem gleichen sozialen Druck konfrontiert (vgl. Hequembourg/ Brallier 2005, Wallroth 2016) und können die Pflege im Vergleich zu Frauen leichter ablehnen (Campbell/Martin-Mathews 2000) ohne sich über gesellschaftliche Sanktionen sorgen zu müssen (Langehennig 2012, S. 35; Lambrecht/Bracker 1992). Der normative Druck zur Pflege bei Frauen wird stärker im Westen als im Osten Deutschlands wahrgenommen, was vermutlich mit den differierenden Emanzipationsgeschichten von Frauen in Zusammenhang steht (vgl. Rumpf 2007, S. 72f.).

„Auch bei den Generationenbeziehungen werden demographische Faktoren (Langlebigkeit der Mütter) durch familienkulturelle Aspekte (matrilineare Orientierung der Generationenbeziehungen) verstärkt" (Höpflinger 2000, S.71).

In der Studie von Bestmann et al. (2014, S. 11f.) werden von Pflegenden insbesondere „Pflichtgefühl und Zusammenhalt" in der Familie als relevante Gründe für die Pflegeübernahme genannt. In der Altersgruppe der 50- bis 65-Jährigen wird dies von 45 Prozent der Befragten bestätigt, in der Altersgruppe der 18- bis 49-Jährigen hingegen nur noch von 38 Prozent. Auch das Forscherteam Runde et al. (2002) gibt einen deutlichen Rückgang des Verpflichtungsgefühls von Kindern im Rahmen der Pflege ihrer Eltern gegenüber an. Blinkert und Klie (2005) konstatieren in ihrer Untersuchung, dass in der Altersgruppe der 40 bis 60 Jahre alten Personen, die einen hohen sozio-ökonomischen Status sowie moderne Lebensvorstellungen wie Selbstverwirklichung, Partizipation und gleichberechtigte familiäre Rollenverteilung haben, die geringste

Pflegebereitschaft vorhanden ist. Sie erklären dies vorrangig durch die mit der Pflegeübernahme verbundenen relativ hohen Opportunitätskosten (entgangene Chancen) (ebd.). Daraus resultiert, dass es fraglich ist, ob eine „matrilineare Orientierung" bei Frauen bestehen bleibt, da die zunehmende Frauenerwerbstätigkeit und die u. a. damit verbundene Abnahme des Pflegepotentials eine Veränderung der Normen von Frauen und Männern nach sich ziehen könnte (vgl. Kapitel 3.4.2). Entsprechende Tendenzen in Bezug auf die Kindererziehung werden von Untersuchungen bereits bestätigt (vgl. Geisler/Kreyenfeld 2009, Scholz/Meuser 2012).

Relevante Faktoren, die für eine Pflegeübernahme prädestinieren, sind eine Berufstätigkeit in Teilzeit und eine niedrigere berufliche Position mit geringerem Einkommen (vgl. Keck 2012, Lüdecke et al. 2006, Kapitel 3.4.2). Bei pflegenden Söhnen stellen begünstigende Faktoren Frühverrentung und eine Teilzeittätigkeit dar (vgl. Klott 2010).

Interfamiliäre Hilfeleistungen erfolgen häufig schrittweise durch eine Art schleichenden, unreflektierten Prozess, der sich zu Beginn unmerklich in den Alltag integrieren lässt (Lüdecke/Mnich 2009, S. 314f.; vgl. Bracker et al. 1988, Dallinger 1997, Hedtke-Becker 1999, Maly 2001). Dies sei bei pflegenden Söhnen ähnlich wie bei Frauen, die in Pflegesituationen „hineinschlittern" und die Pflegeverantwortung als „selbstverständlich" wahrnehmen (vgl. Klott 2010, S. 112), ohne dass Reflektions- oder Wahlmöglichkeiten vorhanden seien (vgl. Herrenbrück 2010, S, 78f.; Klott 2012, S. 15). Für den Großteil der Familien seien aus traditionellen und moralischen Gründen gegenseitige Unterstützungsleistungen selbstverständlich (vgl. Kofahl et al. 2005). Künemund (2005, S. 307f.)[74] zweifelt an, dass Söhne erst dann Pflege übernehmen, wenn keine weiblichen Familienmitglieder vorhanden sind (vgl. Klott 2012, S. 14f.).

„Nach Halsig (1995) sind es – neben altruistischen und selbstwertdienlichen Motiven – auch normative Vorstellungen [...]" (Maly 2001, S. 31). Buijssen (1996, S. 18–21) spricht von positiven und negativen Beweggründen. Motive differieren je nach Pflege-konstellation und sind weder eindeutig positiven oder negativen Beweggründen zuzu-ordnen, bzw. können sich auch im Pflegeverlauf in ihrer Intensität wandeln. Wissen-schaftliche Befunde zeigen, dass vor allem positive Motive zu einer längeren

---

[74] Gründe, dass es so erscheint, dass Männer weitaus weniger Pflegetätigkeiten übernehmen, liegen darin, dass mehr ältere Männer als Frauen noch eine (Ehe-)Partnerin haben. Alleine deshalb sind Frauen häufiger Hauptpflegepersonen. Bei älteren, pflegebedürftigen Frauen pflegen Kinder wesentlich häufiger, da kein (Ehe-)Partner mehr zur Verfügung steht. Abhängig von der Art der Unterstützungsleistungen, z. B. Intimpflege oder Hauswirtschaft, werden Frauen auch aufgrund der „traditionellen Rollenteilung" intensiver in die Pflege eingebunden, allerdings muss dies nicht prozentual häufiger im Vergleich zu Männern der Fall sein. Zudem sind Frauen geringerem Maße berufstätig. (Künemund 2005, S. 305f.; vgl. Rumpf 2007, S. 37f.).

Pflegefähigkeit beitragen. Zu den eher positiven Beweggründen zählen nach Buijssen (1996, S. 19):

- *„Liebe oder Zuneigung [...],*
- *etwas zurückgeben wollen [...],*
- *Vermeidung von Schuldgefühlen [...],*
- *gerne jemandem pflegen. ‚Ich bin ein fürsorglicher Typ.'*
- *Verantwortungs- oder Pflichtgefühl [...], [z. B.] Eheversprechen,*
- *Selbstvertrauen [...], [die Pflegeperson ist überzeugt, die Pflege selbst am besten durchführen zu können]*
- *Sinngebung und Lebensziel [...],*
- *Kontaktbedürfnis [...],*
- *Glaubensüberzeugung"* (vgl. Maly 2001, S. 31; Hedtke-Becker 1999, S. 26ff.).

Eher negative Beweggründe bergen die Gefahr,

„dass die Pflege lieblos wird; das Risiko der Verwahrlosung oder der seelischen und/oder körperlichen Mißhandlung (Quälen, Schlagen) ist dann nicht von der Hand zu weisen. Wenn Betreuerin und hilfsbedürftiger Angehöriger nicht gut miteinander harmonisieren, ist auch der umgekehrte Fall nicht ausgeschlossen: derjenige, der gepflegt wird, geht zu vorwiegend seelischer Mißhandlung über" *(Buijssen 1996, S. 21).*

Daraus folgt, dass *„das ‚positiv' eingeordnete Pflichtgefühl [.] seine Kehrseite zeigt, sofern es nicht von anderen positiven Motiven begleitet ist"* (Rumpf 2007, S. 73).

Das Risiko der Gewalt steigt, wenn die Pflegepersonen insgesamt überlastet sind (vgl. Hirsch/Brendebach 1999, Hörl/Schimany 2004). Eine Erwerbstätigkeit kann auch ein Faktor für hohe Belastungen sein (Wahl/Wetzler 1998, 191ff.).

Zu den eher negativen Beweggründen zählen nach Buijssen (1996, S. 19f.):

- eine negative Beziehung zur pflegebedürftigen Person
- ein ungünstiger Gesundheitszustand der Pflegeperson
- andere Verpflichtungen
- der Wunsch, dem Beruf zu entfliehen, der langweilig, anstrengend oder überfordernd ist
- die *„Verfügbarkeit besserer Alternativen"*
- die *„Hoffnung auf Erbe, Geld oder einen finanziellen Vorteil"*

- eine „mangelnde Assertivität" (sich untergeben bzw. unterlegen fühlen)
- „ein früheres Versprechen", z. B. am Sterbebett
- die Vermeidung einer „Verurteilung durch andere" (ebd., vgl. Maly 2001, S. 31, vgl. Übereinstimmungen auch bei Hedtke-Becker 1999, S. 26ff.)

Allerdings basiert die Pflegeübernahme häufig auf mehreren Motiven und nicht nur auf einem.

Die Motive der Ehegatten und Söhne differieren insofern, dass pflegende Ehepartner sich auch durch das Eheversprechen verantwortlich fühlen und es deshalb als selbstverständliche Aufgabe sehen, ihre Partnerin zu pflegen (vgl. Dorschner/ Bauernschmidt 2014, S. 264), währenddessen pflegende Söhne ihre Motive zur Pflege eher als Verpflichtung und Reziprozität betrachten (Campbell/Carroll 2007).

Aus den Studien von Langehennig (2012) und Franke (2006) resultiert, dass Männer ihre Beweggründe zur Pflegeübernahme mit Begrifflichkeiten der Liebe umschreiben. „Wenn sie ihre Frau nicht so lieben würden und wenn sie nicht eine so gute Ehe geführt hätten, würden sie die Pflege nicht übernommen haben" (Langehennig 2012, S. 35). Ehemänner würden vor allem dann pflegen, wenn ihre „Beziehung durch Liebe geprägt" sei, „während Ehefrauen sich unabhängig von der Qualität der Beziehung zur Pflege verpflichtet fühlen" (Franke 2006, S. 91). Dies bedeutet, dass Ehemänner dann ihre Ehefrauen pflegen, wenn eine hohe Beziehungsqualität besteht.

Studien zu pflegenden Söhnen belegen, dass diese hohe ethische Werte und Normen, eine ethische Lebenseinstellung sowie die Möglichkeit eines „Austausches" und etwas aus „Dankbarkeit" zurückgeben zu können, verfolgen (Klott 2012, S. 15; Herrenbrück 2010, S. 79). Ebenso sind sie

„familienorientiert und haben in der Regel eine enge Beziehung zur hilfe- oder pflegebedürftigen Person, der sie es ermöglichen möchten, so lange wie möglich zuhause zu leben" (Auth/Dierkes 2015, S. 220; vgl. Klott 2010).

Aus der qualitativen Studie von Wallroth (2016, S. 325) geht hervor, dass die Motive zur Pflegeübernahme bei Frauen und Männern ähnlicher sind, als in bisherigen wissenschaftlichen Studien festgestellt. Die Söhne pflegen, z.B. aus einem Verantwortungsgefühl heraus, fühlen sich auch moralisch verpflichtet, die Pflege zu leisten oder sind von ihrer Persönlichkeit her fürsorglich (ebd.).

Aus den vorgestellten Studien resultieren nachfolgende Erkenntnisse. In der Generationen- und Geschlechterforschung existiert bisher keine „allgemeine Handlungstheorie zur Erklärung intergenerationeller Unterstützung" und zu bestehenden Geschlechterdifferenzen in Bezug auf diese Unterstützung (Schmid 2014, S. 60). Deshalb werden oben unterschiedliche theoretische Erklärungsansätze der Pflegebereitschaft aufgezeigt. Viele Untersuchungen zu Beweggründen sowie zur Pflegebereitschaft von Angehörigen beinhalten vorwiegend Aussagen zu pflegenden Frauen (z. B. Bracker et al. 1988, Dallinger 1997, Hedtke-Becker 1999, Mali 2001, vgl. Wallroth 2016). Bei der Zusammenschau der Studien zeichnet sich ein relevanter Unterschied zwischen Söhnen und Töchtern ab, indem vor allem Töchter insbesondere matrilineare Generationenbeziehungen pflegen. Hinzu kommen die nicht so intensive Einbindung in die Erwerbstätigkeit und gesellschaftliche Zuschreibungen, so dass sich Töchter wahrscheinlich zur Pflegeübernahme moralisch (verinnerlichte Normen) verpflichteter als Söhne fühlen. Auch wenn Söhne gegenüber ihren Eltern ähnliche Verpflichtungsgefühle nennen, sind Tendenzen zu erkennen, dass Männer aufgrund der stärkeren beruflichen Einbindung und den geringeren gesellschaftlichen Verhaltenserwartungen einen nicht so hohen Druck zur Pflegeübernahme perzipieren. Darüber hinaus lässt die Pflegebereitschaft von Männern die Neigung erkennen, dass sie hohe ethische Werte und familienorientierte Normen vertreten. (Ehe-)Partner umschreiben die Beweggründe, ihre Partnerinnen zu versorgen, eher mit Begrifflichkeiten wie Liebe und betrachten die Pflege der Partnerinnen als Selbstverständlichkeit. Söhne hingegen pflegen vor allem aus Gründen der Reziprozität, Dankbarkeit und Verpflichtung.

3.4.4 Strategien bei der Vereinbarkeit

Nachdem eruiert wurde, aus welchen Beweggründen heraus sich pflegende Frauen und Männer für die häusliche Versorgung eines zu pflegenden Angehörigen entscheiden, werden Handlungsstrategien bei der Vereinbarkeit von Pflege und Beruf dargelegt. Zuerst erfolgt die Erläuterung des Begriffs Pflegearrangement, um die unterschiedlichen Möglichkeiten der Gestaltung von Pflegearrangements aufzuzeigen. Anschließend werden verschiedene Handlungsstrategien auf der Mikro-, Meso- und Makroebene und potentielle geschlechtsspezifische Hintergründe bzw. Muster bei der Realisierung der Vereinbarkeit von Pflege und Beruf vorgestellt.

Den Begriff „Pflegearrangement" definiert Haberkern (2009) als Form der Organisation und Versorgung von Menschen mit Pflegebedarf im häuslichen Bereich. Blome et al. (2008, S. 201 ff.) subsumieren darunter eine große Vielfalt an Unterstützungsleistungen, die meist mit informellen bzw. familialen Helfer(innen) und formalen Dienstleistern (z. B. Sozialdienste) sowie weiteren Helfer(inne)n kombiniert werden. Meist wird das Gros der Pflege von einer Hauptpflegeperson getragen, wobei die Gesamtheit der Leistungen als ein Paket zu sehen ist, zu dem verschiedene Parteien beitragen.

Pflegearrangements können eingeteilt werden in (Büscher 2014):

- informelle oder auch familiale Pflege, die ausschließlich von privaten Personen geleistet wird;
- professionelle Pflege, die allein durch professionelle Pflegekräfte sichergestellt wird;
- kooperative Pflege, die durch private Personen und durch Pflegedienste erfolgt (Büscher 2014); diese wird voraussichtlich zukünftig eine immer größere Rolle einnehmen (vgl. Rothgang et al. 2015, S. 69; TNS Infratest Sozialforschung 2011, S. 30).

Blinkert und Klie bezeichnen häusliche Pflegearrangements als *„typische Konfiguration von Akteuren verschiedener Art, die das Ziel verfolgen, einen bestimmten Grad an Versorgung zu realisieren"* (Blinkert/Klie 2006b, S. 424).

Bisherige Forschungsergebnisse beziehen sich in erster Linie auf Handlungsstrategien in Form von unterschiedlichen Angeboten zur Unterstützung berufstätiger Pflegender, beispielsweise auf der Mikro-Ebene, z. B. in Form von formeller und informeller Unterstützung im Pflegearrangement.[75] Ein Klassifizierungsmodell von Blinkert und Klie (2006b) basiert auf einer Einteilung in einen formellen und informellen Sektor. Der informelle Bereich konstituiert sich aus Familienangehörigen sowie Verwandten (informeller Sektor 1) und aus Freund(inn)en, Bekannten, Nachbar(inne)n und ehren-amtlichen Helfer(inne)n (informeller Sektor 2). Die Akteur(inn)e(n) leisten ohne Bezahlung Unterstützungsleistungen, wobei auch symbolische Ausgleiche inbegriffen sind. Hinzu zählt ebenso der formelle Sektor, der sich aus professionellen Pflegekräften und Pflegediensten sowie Therapeut(innen) (formeller Sektor 1), die erwerbsmäßig tätig sind, und aus sonstigen beruflichen und/oder kommerziellen Anbieter(inne)n (formeller Sektor 2, z. B. Menüdienste, Haushaltshilfen) zusammensetzt (vgl. Blinkert/Klie 2006a, S. 203; 2006b, S. 424). Nach Keck und Saraceno (2009, S. 11f., S. 19f.) versorgt der überwiegende Teil der erwerbstätigen Personen mit 63,4 Prozent einen pflegebedürftigen Angehörigen mit einer Pflegestufe. Hier wird auf Unterstützungsleistungen des informellen Sektors zurückgegriffen, z. B. selbst finanzierte Pflegekräfte (auch des grauen Marktes) (vgl. Hoff/Hamblin 2011, S. 75–77; Kohler/Döhner 2011, S. 99–102; Theobald 2009, S. 58f.). Jedoch nutzen die Pflegepersonen häufiger Sachleistungen mit 12,5 Prozent und Kombinationsleistungen mit 20,8 Prozent im Vergleich zu nicht berufstätigen Pflegepersonen mit 9,3 Prozent zu 12,5 Prozent (vgl. Keck und Saraceno 2009, S. 11f., S. 19f.).

---

[75] Einen grundsätzlichen und umfassenden Überblick zu Strategien der Vereinbarung gibt Preuß (2014, S. 169–176).

Betriebliche bereitgestellte Maßnahmen auf der Meso-Ebene über die/den Arbeitgeber(in), beispielsweise flexible Arbeitszeiten, Telearbeit, Arbeitszeitreduzierung (einen Überblick geben z. B. Kohler/Döhner 2011, S. 75–106; Reichert 2012, S. 326ff.; Bernard/Phillips 2007; Bold/Deußen 2013) greifen erst, wenn die Lösungsmöglichkeiten im privaten Bereich ausgeschöpft sind (vgl. Franke/Reichert 2010, S. 58). Dazu gehören auch einschlägige Beratungsstellen für pflegende Angehörige (vgl. SVR-Gesundheit 2014).

Ferner sind die auf der Makro-Ebene angesiedelten gesetzlichen Regelungen zur Vereinbarkeit von Pflege und Beruf (vgl. Kapitel 2.3) des jeweiligen Genderregimes von Relevanz (vgl. Kapitel 3.4.1).

Dass insbesondere erwerbstätige pflegende Angehörige physischen, psychischen, emotionalen und sozialen Belastungen ausgesetzt sind, ist unstrittig (vgl. Schwinger et al. 2016; S. 190; Gräßel 2000, Gräßel/Berndt 2016, Perrig-Chiello/Höpflinger 2012, S. 160–174; Pinquart 2016, Reichert 2012, Stephens et al. 2001, Zank/Schacke 2007, Zank et al. 2007). Der Grad der individuellen Belastung ist eng mit dem Erleben und der Bewältigung von Belastungen jedes Individuums subjektiv und individuell verknüpft und wird stark von äußeren Faktoren der Umgebung und Motiven beeinflusst (Gräßel 1998, Gräßel/Berndt 2016).

Aus verschiedenen Studien gehen geschlechtsspezifische Handlungsstrategien bzw. Coping-Strategien zur Gestaltung von Pflegearrangements hervor (vgl. Kapitel 3.4.4). Im Folgenden werden diese sowie potentielle Gründe kurz skizziert (vgl. Keck 2012, S. 35–38):

- Insbesondere Männer übernehmen eher delegierende, organisatorische, managerielle bzw. körperferne Aufgaben, d. h. indirekte Pflege (Schneekloth 2006, S. 408; vgl. Backes et al. 2008a S. 55; Lüdecke/Mnich 2009, S. 324f.; Blinkert/Klie 1999, Lambrecht/Bracker 1992), da sie mit der Zuschreibung des Familienernährers konfrontiert sind (Fenstermaker 2002, S. 105). Der Pflegestil der Männer entspricht deren „männlichen" Identität, so dass sie insbesondere technische oder organisatorische Tätigkeiten erledigen (vgl. Calasanti/King 2007, Langehennig 2012). Männer agieren im Spannungsfeld der „männlichen" Arbeitsorientierung sowie ihres emotionalen Erlebens durch die Pflege (Langehennig 2012, S. 39). Frauen hingegen übernehmen inflexiblere Pflegetätigkeiten, z. B. Körperpflege und Hauswirtschaft, die feste Zeiten erfordern oder auch auf Abruf geleistet werden müssen. Dieser Sachverhalt wird mit kulturellen und normativen Zuschreibungen im Rahmen des Lebenslaufs von Frauen und Männern als auch der geschlechtsspezifischen Arbeitsteilung (vgl. Kapitel 3.1.3) begründet, in dem Frauen die Reproduktionsarbeit und damit sogenannte weibliche Pflegeaufgaben zugeschrieben werden (vgl. Backes 1994, 2005, 2007, Becker-Schmidt 2010, Becker-Schmidt 2003, West/Zimmermann

1987). Hieraus resultiert auch eine Disposition für Aufgaben der Frauen mit sozial-emotionalem Bezug und direkter Körperpflege (Backes et al. 2008a, Brückner 2009) bzw. körperlich intimen Kontakt (Miers 2001).

- Frauen sind häufig durch zusätzliche Tätigkeiten mehrfach belastet, da sie pflegerische Aufgaben, Kinderbetreuung sowie Haushaltstätigkeiten zu verrichten haben. So wird bei weiblichen Pflegenden meist eine dreifache Belastung konstatiert (vgl. Reichert 2012, S. 324f.; Kohler/Döhner 2011). Stephens et al. stellten in ihrer Studie fest, dass Frauen aufgrund eines vierfachen Interrollenkonfliktes hohen Belastungen ausgesetzt sein können: als Mutter, Pflegeperson, Ehefrau und Arbeitnehmerin (Stephens et al. 2001, S. 24). Aufgrund der doppelten Vergesell-schaftung (Becker-Schmidt 2010) werden Frauen in die private Sphäre verwiesen (vgl. Brückner 2009). Allerdings sei eine Dreifachbelastung eher als geringfügig einzustufen, da Kindererziehung und Pflege nacheinander folgende Lebensab-schnitte im Lebenszyklus darstellten (vgl. Künemund 2006a, S. 20; Kapitel 3.4.2). Männliche Pflegende können Pflegetätigkeiten besser delegieren, greifen stärker auf Hilfsangebote zurück (vgl. Lambrecht/Bracker 1992, S. 112; Zulehner 2009, S. 4; Lüdecke/Mnich 2009, S. 322) und fühlen sich wahrscheinlich deshalb weniger subjektiv belastet (Lüdecke et al. 2006, S. 95). Aufgrund der geschlechtsspezifischen Arbeitsteilung (vgl. Becker-Schmidt 2010) besteht die Möglichkeit, dass Männer stärkere Probleme bei der Übernahme von Pflegeaufgaben haben, da sie mit der Ausübung von pflegerischen und hauswirtschaftlichen Tätigkeiten weniger vertraut sind. Dies könnte eine Begründung dafür sein, dass sie eher bereit sind, frühzeitig Unterstützungsangebote anzunehmen (vgl. Kapitel 3.1.1). Hinzu kommt, dass es Männer weniger belastend empfinden, wenn sie die Pflegerolle nicht in vollem Umfang einnehmen. Auch dies trägt dazu bei, dass sie eher Unterstützung akzeptieren und annehmen (vgl. Lüdecke/Mnich 2009, S. 324; Reichert/Maly-Lukas 2002). Ebenso sind sie normativ nicht so stark zur Pflege verpflichtet, es werden also in geringerem Maß gesellschaftliche Erwartungshaltungen an sie herangetragen. Deshalb fällt es ihnen auch leichter, Unterstützungsleistungen von anderen Personen anzunehmen (vgl. Jansen 1999, S. 624; Lambrecht/Bracker 1992; Lüdecke/Mnich 2009, S. 322; Pinquart/Sörensen 2006; Rumpf 2007, S. 74; Senf 1995). Außerdem delegieren sie auch deshalb Aufgaben, da sie berufliche Restriktionen fürchten und diese gering halten möchten (Lüdecke/Mnich 2009, S. 322).

- Allerdings besteht auch die Möglichkeit, dass männliche Pflegende aufgrund ihrer Sozialisation nicht von sich aus über Belastungen berichten, obgleich sie doch stark beansprucht sein könnten (Fromme et al. 2005, S. 1173). Frauen hingegen sind mit höheren sozialen Erwartungshaltungen konfrontiert (vgl. Kapitel 3.4.3). Schon deshalb sind sie bestrebt, diesen gerecht zu werden. Deshalb fällt es ihnen schwerer, Unterstützung anzunehmen (vgl. Lüdecke/Mnich 2009, S. 323) oder Aufgaben abzugeben (Lambrecht/Bracker 1992, S. 112). Hinzu kommt, dass sie genauso positive Elemente innerhalb der Pflegetätigkeiten empfinden und diese deshalb nicht anderen überlassen möchten; von daher fällt es ihnen schwer, Pflegeaufgaben abzugeben (Hedtke-Becker 1999, S. 31; Rumpf 2007, S. 77f.).

• Bielby und Bielby (1989) legen in ihrem Konzept der Rollenidentität dar, dass Frauen aufgrund von „doing gender" und den damit verbundenen gesellschaftlichen Zuschreibungen und normativen Erwartungen eine stärkere Familienidentität und Männer eine stärkere Berufsidentität entwickeln. Demzufolge lassen Männer die Vereinbarkeit von Pflege und Erwerbstätigkeit zu, insofern diese mit der Rolle des Haupternährers konsistent ist (vgl. Bittman et al. 2003, Brines 1994, S. 665). Dies könnte auch ein Erklärungsmuster dafür sein, weshalb pflegende Männer eine Vollzeittätigkeit neben den Pflegeaufgaben beibehalten möchten (vgl. Kapitel 3.1.1)[76] und pflegende Frauen häufiger ihren Beruf aufgeben (vgl. Kapitel 3.4.2). Clemens konstatiert, dass *„die Bedeutung der Frauenrolle [...] noch immer die Lebensumstände und Arbeitsbedingungen von Frauen [...]"* dominiert (Clemens 2006, S. 42; vgl. Clemens 1997). Allerdings darf das genannte Konzept der Rollenidentität nicht darüber hinwegtäuschen, dass der Umfang der Arbeitszeit nicht immer den Wünschen der Betroffenen entspricht und aufgrund mangelnder institutioneller oder kostspieliger Betreuungsmöglichkeiten ein gewisser Zwang zur Wahl besteht (vgl. Klenner/Schmidt 2011, S. 256; Wanger 2011, S. 5).

• Allerdings geht aus Studien hervor, dass Frauen beruflich nicht so stark eingebunden sind, da sie meist schon vor der Pflegeübernahme in Teilzeit tätig oder gar nicht berufstätig waren (vgl. Sopp/Wagner 2013, vgl. Künemund 2005). Sie würden deshalb auch einen höheren Umfang an Pflege leisten können und seien insgesamt nicht so starken Belastungen ausgesetzt. Männer hingegen gingen meist einer Vollzeittätigkeit nach (Keck 2012, S. 37, zitiert nach Finley 1989, S. 80). Als Gegenargument kann angeführt werden, dass viele Frauen neben der Pflege meist eine Teilzeittätigkeit als auch zusätzliche Haushaltstätigkeiten und Familienmanagement zu bewältigen haben (vgl. Reichert 2012, S. 325).

Nach Preuß (2015) werden in der Forschungsliteratur gegenwärtig zwar einzelne Handlungsstrategien separat benannt, dass

„diese Handlungsformen jedoch nicht isoliert auftreten, sondern aufeinander abgestimmt werden und ihr Einsatz von bestimmten, empirisch zu analysierenden Einflussfaktoren abhängig ist, geht aus diesen Darstellungen nur in Ansätzen hervor" (ebd., S. 438).

Ein Ansatzpunkt bietet die Studie Carers@Work in der als ausschlaggebende Faktoren zur Realisierung der Vereinbarkeit der Grad der sozialen Unterstützung durch andere

---

[76] Die Argumentationslinien sind hier nur sehr verkürzt dargestellt und werden in Kapitel 3.1.1 fundierter begründet.

Personen, der Grad der Pflegestufe sowie das Potential zur *„flexiblen Gestaltung der Arbeitszeit und -geschwindigkeit"* angegeben werden (Reichert 2012, S. 324, Franke/Reichert 2010, S. 17). Nur wenige Untersuchungen beschäftigen sich mit diesen Zusammenhängen (vgl. Preuß 2014, S. 174; Jurczyk/Lange 2002, S. 9).

Einen Handlungsansatz mit einer ganzheitlichen Betrachtungsweise der verschiedenen Sphären bietet beispielsweise die Studie von Preuß (2014, 2015), die sich auf pflegende Frauen bezieht. Sie stellt Bewältigungsstrategien erwerbstätiger Frauen vor, die nicht nur die strukturellen Bedingungen und negativen Auswirkungen der Vereinbarkeit beschreiben, sondern bezieht die Handlungsspielräume mit Potentialen und Begrenzungen von Situationen des Alltags mit ein (vgl. Preuß 2015, S. 438). Preuß stützt sich u. a. auf Essers Frame- und Skriptselektionstheorie (vgl. Esser 1999). Anhand einer qualitativen Studie mit 21 erwerbstätigen pflegenden Frauen stellt sie ein idealtypisches Erklärungsmodell vor. Für die Vermittlungsverhandlungen bei der Vereinbarkeit sind folgende Strategien von Bedeutung: zeitlich, inhaltlich, personell, räumlich und hilfsmittelbezogen. Die zeitliche Ebene zielt auf den Umfang der eingebrachten Zeit ab. Die inhaltliche Ebene fokussiert auf die Art und Weise der Tätigkeitsdurchführung. Die personelle Ausrichtung beinhaltet die Hinzuziehung von sozialer Unterstützung. Strategien der räumlichen Ebene beziehen sich auf die „Lebens- und Arbeitssituation", z. B. Wohnraumanpassungen. Die Ebene der hilfsmittelbezogenen Strategien beinhaltet arbeitserleichternde *„Gerätschaften, Routinen und Wissensbestände"* (Preuß 2015, S. 435). Vermittlungsverhandlungen haben das Ziel, die Alltagsanforderungen, die sich aus den verschiedenen Sphären ergeben, zu bewältigen und sich aktiv in die jeweilige Sphäre einzubringen. Preuß entwickelte drei Handlungsformen berufstätiger Frauen: die Ersetzerin, die Selbstbewältigerin und die Kombiniererin. Der Vermittlungsstil der Ersetzerin ist durch ein begrenztes eigenes Engagement geprägt. Sie greift auf umfassende Unterstützungsleitungen zurück, z. B. auf die Familie, professionelle Pflegedienste oder Beschäftigte des grauen Marktes (vgl. Preuß 2014, S. 260–372). Die Selbstbewältigerin ist in umfassendem Maße in die Pflege eingebunden. Charakterisierend sind die Reduzierung der Zeiten der Berufstätigkeit sowie die Erholung und die Freizeit, um sich der Pflege widmen zu können (ebd., S. 372–382). Als weitere Handlungsform wird die Kombiniererin aufgeführt, deren Handeln dadurch gekennzeichnet ist, dass sie sich stark für den pflegebedürftigen Angehörigen einsetzt und sowohl über berufliche als auch familiäre Freiräume verfügt. Im Vergleich zur Selbstbewältigerin bezieht sie Unterstützung durch formelle und informelle Helfer(innen).

Resümierend ist festzustellen, dass berufstätige Pflegeleistende zur Vereinbarkeit von Pflege und Beruf verschiedene Unterstützungsleistungen auf unterschiedlichen Ebenen benötigen. Diese konstituieren sich aus informellen und formellen Hilfeleistungen (Mikro-Ebene), betrieblich bereitgestellten Maßnahmen durch den/die Arbeitgeber(in)

(Meso-Ebene) und gesetzlichen Regelungen, welche zu günstigen Strukturen bei der Realisierung der Vereinbarkeit beitragen (Makro-Ebene). Bei den in diesem Kapitel aufgezeigten geschlechtsspezifischen Handlungsstrategien bzw. Coping-Strategien zeichnen sich zwei Grundlinien für berufstätige Männer ab. Zum einen neigen sie dazu Pflegetätigkeiten zu delegieren, greifen stärker auf Hilfsangebote zurück und fühlen sich wahrscheinlich deshalb subjektiv weniger belastet. Auf der anderen Seite jedoch besteht die Möglichkeit, dass Männer stärkere Probleme bei der Übernahme von Pflegeaufgaben haben, da es sich für sie um eher ungewohnte Tätigkeiten und ein neues Aufgabenfeld handelt. Zudem sind sie es gewohnt aufgrund der Rolle als Haupternährer in Vollzeit tätig zu sein. Der aktuelle Forschungsstand zeigt, dass es gegenwärtig nur wenige Konzepte gibt, welche Bewältigungsstrategien in Form von Handlungsspielräumen mit Potentialen und Begrenzungen für Vereinbarende aufzeigen. Die wenigen vorhandenen Studien beziehen sich vorwiegend auf erwerbstätige pflegende Frauen.

3.5   Stand der Forschung

Gemäß der Forschungsfragestellung, wie Männer, insbesondere Söhne und (Ehe-)Partner im erwerbsfähigen Alter, ihre Pflegearrangements konstruieren, erfolgt die Vorstellung aktueller Befunde der Pflege- und Vereinbarkeitsforschung. Hierzu werden ausgewählte Studien zur Ausgestaltung männlicher Pflegearrangements, ihres Pflegeverhaltens und ihrer Bewältigungsstrategien auch speziell in Verbindung mit der Erwerbstätigkeit aufgezeigt. Aufgrund der Fülle an vorliegenden Studien wird die Auswahl insbesondere anhand von zwei Faktoren vorgenommen: Es werden zum einen Untersuchungen herangezogen, die für Deutschland einen relevanten Überblick geben. Zum anderen erfolgt die Heranziehung internationaler Studien, wenn sie von der Thematik und Qualität eine bedeutungsvolle Stellung einnehmen. Beachtenswert ist dabei, dass Studien der Pflegeforschung und Vereinbarkeitsforschung nicht immer trennscharf vorgenommen werden können, da es hier teilweise Überschneidungen gibt.

3.5.1 Studien der Pflegeforschung

Zunächst werden Studien zu Ehegatten und Söhnen im erwerbstätigen Alter zu ihrem Verhalten in Pflegearrangements aufgezeigt.

Ein häufig zitierter Befund wird im Rahmen der quantitativen Studie MuG III *„Möglichkeiten und Grenzen selbständiger Lebensführung in privaten Haushalten, Repräsentativbefunde und Vertiefungsstudien zu häuslichen Pflegearrangements, Demenz und professionellen Versorgungsangeboten"* rezipiert (Schneekloth/Wahl 2005). Demnach zeichnen sich männliche Pflegearrangements dadurch aus, dass mehrere Helfer und/oder professionelle Hilfen in das Pflegearrangement involviert sind. In diesem Falle übernähmen Männer als Hauptpflegepersonen stärker die Rolle des

Pflegemanagements ("indirekte Pflege"), während sie die körperbezogenen Hilfeleistungen ("direkte Pflege") an professionelle Dienste delegierten. Männer seien im Pflegearrangement somit stärker mit der körperfernen, d. h. der Organisation der Pflege, befasst. Frauen hingegen leisteten eher ("direkte") körpernahe Pflege (vgl. Schneekloth 2006, S. 408; Lambrecht/Bracker 1992; Deufert 2013; vgl. hierzu auch Studien der Vereinbarkeitsforschung Keck/Saraceno 2009, S. 46; Keck 2012; Lüdecke et al. 2006, S. 94f.; MetLife Mature Market Institute 2003, S. 6). Dass Männer allerdings auch direkte Pflegeaufgaben bei Berufstätigkeit übernehmen, wird ebenfalls von Studien bestätigt (vgl. Klott 2010, Harris 1998, hierzu auch die Studien im Rahmen der Vereinbarkeitsforschung Auth et al. 2016, S. 88; Auth/Dierkes 2015).

Gerade US-amerikanische Studien versuchen, einen männlichen Pflegestil zu charakterisieren.[77] Russell (2004, 2007a/b) führte 30 qualitative Interviews – allerdings mit älteren, sich im Ruhestand befindenden männlichen Ehegatten – durch, die ihre demenziell erkrankten Ehefrauen versorgen. Hier wurde ähnlich wie bei Schneekloth (2006, S. 408) ein „manageriales Verhalten" bei der Durchführung ihrer häuslichen Pflegetätigkeiten konstatiert. Dies resultiert allerdings aus der früheren Arbeitsorientierung während der Erwerbstätigkeit (vgl. Calasanti 2006, S. 277[78]). Diese Männer wenden einen Pflegestil an, der sowohl Management als auch Fürsorgeorientierung umfasst. Allerdings fiel es den Männern während des Interviews leichter, über die Pflegeorganisation als über emotionale Aspekte zu sprechen.

„Interestingly, when men spoke of the management or organization of caregiving, they seemed to do so with greater ease than when talking about the emotional or affective aspects of caring. As a portion of the literature suggested, however, care management did not dominate their style of caregiving. Much more than importation of workplace skills, caregiving was exemplified as a meaningful combination of management, nurturing, and emotional commitments." (Russel 2007b, S. 311).

Dieser Stil sei keineswegs kühl und distanziert, sondern vertrage sich eher mit der Gender-Identität pflegender Männer (vgl. Hammer 2014, Klott 2010, Langehennig 2012, Miller/Cafasso 1992 mit Meta-Analyse von 14 amerikanischen Gender-Studien).

---

[77] In der Studie von Bookwala et al. (2005) befindet sich eine Zusammenstellung von US-amerikanischen Studien speziell zu Männlichkeit pflegender Männer, über Ehemänner, Söhne oder Brüder der Jahre 1990 bis 2000 (ebd., S. 72–83), die Charakteristiken speziell männlichen Pflegeverhaltens herausstellen.

[78] Calasanti (2006, S. 277) konstatiert, dass ältere Männer die Pflege ähnlich wie einen Beruf durchführen, zu bewältigende Aufgaben werden nacheinander abgearbeitet.

Es wird allerdings auch dementiert, dass Männer bewusst überschaubare und kalkulierbare Pflegeaufgaben wählen, z. B. Planung der Finanzen.

„The speculation that men are more likely to engage in caregiving tasks that are finite and subject to scheduling (e.g. money management) is not supported" (Miller/Cafasso 1992, S. 505).

Auch Carpenter und Miller (2005) wenden sich in ihrem umfassenden Literaturbericht gegen derartige Spekulationen: Die Ergebnisse sämtlicher erfasster Studien kontrastieren eindeutig mit traditionellen Klischees und Unterstellungen, denen zufolge Männer in der Angehörigen-Pflege weniger emotional beteiligt, sondern mehr gefühlsdistanziert seien (vgl. Langehennig 2012).

Insbesondere ältere Ehegatten verknüpften in unterschiedlichen Studien traditionelle Arbeitswerte mit mitfühlender Zuwendung (z. B. Harris 1993, Hirsch 1996). Zudem zögen die Männer aus dieser Arbeitseinstellung auch erhebliche Gewinne. Diese zeigen sich darin, dass sie das Gefühl der Kontrolle über ihr Handeln haben und in der Pflege etwas bewirken können (Langehennig 2012, vgl. Hammer 2014, Russell 2007a).

In der Untersuchung von Calasanti und King (2007) wird mittels eines konstruktivistischen Ansatz exploriert, wie Geschlechtsideale und Geschlechter-repertoires die Erfahrungen von Stress und Bewältigungsstrategien beeinflussen. Sie konstatieren, dass die Art der Pflegetätigkeit der Männer und ihre Strategien, mit der Arbeit sowie ihren Gefühlen umzugehen, aus dem Selbstverständnis als Mann resultieren. *„We found that these husbands' approaches to caregiving and their strategies for dealing with the work and feelings involved were rooted in their sense of selves as men"* (ebd., S. 516). Aus den 22 umfassenden Interviews mit nicht mehr berufstätigen Pflegenden (davon 9 Männer) und Beobachtungen in Selbsthilfegruppen, die ihre an Demenz erkrankte(n) Ehepartner(innen) pflegen, geht hervor, dass ihre Herangehensweise an die Pflege dadurch gekennzeichnet ist, dass sie die Pflegeaufgaben wie ein Handwerk begreifen bzw. diese wie eine Berufstätigkeit ausüben.

Aus der Studie resultieren sechs Coping-Strategien pflegender Ehemänner, welche Werte der Unabhängigkeit und des Stolzes auf die eigenen Fähigkeiten beinhalten (vgl. Langehennig 2012[79], Russell 2001). Zum einen sind es Kraftaufwand („exerting force") und Konzentration auf Aufgaben („focusing on tasks"), die sich in einem bestimmenden (autoritären) Auftreten äußern, um sich ähnlich wie im Berufsleben bei der Durchführung der Aufgaben im Umgang mit den demenziell erkrankten Ehefrauen

---

[79] vgl. dazu Langehennig (2012), der zu ähnlichen Ergebnissen kam und dies mit „Produzentenstolz" ausdrückte.

durchzusetzen. Ferner unterdrücken sie ihre Emotionen („blocking emotions") wie Scham und Angst. Einige Männer sprechen auch davon, dass sie gelernt haben, ihre Emotionen zu kontrollieren. Vergleichbar mit den Ergebnissen von Russell (2001) wird festgestellt, dass die Männer Störungen bagatellisieren und zur Normalität zurückkehren („minimizing disruption"). Sie versuchen, Beeinträchtigungen durch die Pflegearbeit in ihrem Alltagsleben herunterzuspielen und ein emotionales Eindringen in ihr Selbstverständnis bzw. in ihr Selbstbewusstsein zu verhindern. Eine weitere Strategie bei aufkommenden Gefühlen von Einsamkeit ist, sich davon abzulenken und ihre Aufmerksamkeit auf andere Dinge zu richten („distracting attention"), z. B. am Computer zu arbeiten. Wenn diese Strategien nicht helfen, versuchen sie mittels Beruhigungsmittel und Alkohol („self medicating") Entspannung zu finden.

Erwähnenswert ist im Zusammenhang mit der Arbeitsorientierung und Gender-Identität von Männern auch die im Rhein-Main-Gebiet durchgeführte Studie von Langehennig (2012) mit insgesamt 65 biographisch-narrativen Interviews, vorwiegend mit älteren Ehegatten, die sich selbst als Hauptpflegepersonen einstufen. Ein relevantes Ergebnis aus seiner Studie zu männlichem Pflegeverhalten insbesondere älterer Männer ist, dass der „männlich" akzentuierte Stil der Pflegetätigkeit zur Aufrechterhaltung der Gender-Identität beiträgt, d. h. das Gefühl ein „„richtiger Mann' zu sein bzw. zu bleiben" (Langehennig 2012, S. 39).

Dieses Ergebnis überschneidet sich mit den Ergebnissen der Studien von Calasanti und King (2007) sowie Russel (2007a+b). Langehennig führt aber weiter aus, dass die aus der Biographie hervorgehende Arbeitsorientierung die erforderliche Sicherheit vermittele, die emotionalen Fähigkeiten „als Mann" auszubauen und gar „ansozialisierte Geschlechter-Grenzen" zu übertreten (Langehennig 2012, S. 39). Männer bewegten sich in einem

„Spannungsfeld zwischen ihrer betont männlichen Arbeitsorientierung einerseits und einem emotionalen Erleben andererseits, das auch sie zunächst ganz konventionell als „weiblich" konnotieren, im weiteren aber in ihr Selbstbild zu integrieren versuchen" (ebd., S. 39).

Durch diese Arbeitsorientierung empfinden sie aber auch

„eine Art Produzentenstolz, insbesondere dort wo sie eigenständige Wege gehen: So haben wir verschiedentlich Männer erlebt, die demonstrativ und mit besonderem Stolz hervorheben, dass sie die vermittelten Fertigkeiten modifiziert anwenden, bestimmte Handgriffe und oder Verfahren also nicht eins zu eins umsetzen" (ebd., S. 32, vgl. Hammer 2014).

Männer ziehen häufig auch Gewinne aus der Pflege, da sie das Gefühl einer größeren Wirkkraft und Kontrolle besitzen, etwas zu bewirken und für die Qualität in der Pflege verantwortlich zu sein. Demnach ist die Pflegetätigkeit von Männern durch *„eine demonstrative Betonung von Kompetenzen und Interessen, die ihnen aus der Erwerbsarbeit vertraut sind"* charakterisiert (ebd., S. 31).

Hier wird deutlich, wie Männer aus ihrem Selbstverständnis heraus die Pflege „männlich" formen. Männer suchen sich einen ihrer Identität entsprechenden Pflegestil und übernehmen deshalb vermehrt technische oder organisatorische Aufgaben (vgl. Calasanti/King 2007, Langehennig 2012).

Dieses Ergebnis deckt sich mit der Studie von Williams (1989) zur Geschlechterdifferenzverstärkung, die Männer in typischen Frauenberufen der Pflege untersucht und feststellt, dass sie ihr Geschlecht besonders „männlich" inszenieren (vgl. auch die Studie zu beruflich pflegenden Männern zu Heintz/Nadai 1998 und Kapitel 3.1.1). Laut Langehennig böten sich für Männer wenige Möglichkeiten, ihre Pflegetätigkeit in der Öffentlichkeit darzustellen, um in sozialen Interaktionen eine gefestigte Identität als pflegender Mann zu entwickeln (ebd., S. 39, vgl. Hammer 2014).

Harris (1998) entwickelte im Rahmen einer qualitativen Studie mit 30 pflegenden Söhnen, die ihre an Demenz erkrankte Mutter versorgen, vier Typen des Pflegeverhaltens. Die Söhne sind zwischen 32 und 71 Jahre alt und überwiegend berufstätig (vgl. ebd. S. 345).

Typ 1 ist der „pflichtbewusste Sohn" (the dutiful son); diese Söhne empfinden ein starkes Pflichtgefühl gegenüber den Eltern sowie Dankbarkeit. Sie haben einen guten Beruf, leben in der Nähe der Eltern und delegieren die Pflege während der Berufstätigkeit. Sie integrieren die Pflege in ihren bisherigen Lebensstil. Häufig sind sie auch diejenigen, die hauptsächlich die Pflegeübernahme gegenüber den Geschwistern initiieren.

Typ 2, der „besondere Sohn, der keine Entbehrungen scheut" (the son who goes the extra mile); dies sind Söhne, die die Eltern in ihren Haushalt holen oder zu ihnen ziehen. Sie stellen ihr eigenes Leben, auch den Beruf, zugunsten der Elternpflege zurück. Meist leisten sie selbst auch direkte körpernahe Pflege und beziehen keinen Support von außen, sondern nur von den Geschwistern.

Typ 3, der „strategische Planer" (the strategic planer); die Söhne dieses Typs betreuen ihre Eltern mit Unterstützung ihrer erworbenen Fähigkeiten aus der Arbeitswelt, im Management und in der Planung und übernehmen die Pflege, weil sie sich dieser gewachsen fühlen. Dabei sehen sie die Pflege der Eltern als ein Projekt, das es zu überwachen gilt; allerdings sind sie auch emotional beteiligt.

Typ 4, der „Sohn, der die Pflege mit anderen teilt" (the son who shares the care); dies sind Söhne, die als Team mit ihren Ehefrauen oder Geschwistern die Pflege der demenziell erkrankten Eltern teilen. Dabei treten alle als gleichberechtigte Partner auf und beraten sich auch bei der Entscheidungsfindung (vgl. Harris 1998).

Die folgenden Studien zielen insbesondere auf die Unterstützungsleistungen häuslich pflegender Männer in ihren Pflegearrangements ab. Neufeld und Kushner (2009) untersuchen in ihrer qualitativen Studie mit 34 pflegenden Männern (24 Ehegatten und 10 Söhnen) unterstützende und nicht unterstützende Interaktionen in Pflegebeziehungen. Von den Probanden vereinbaren elf Männer Pflege und Beruf gleichzeitig. Um Einblicke in die Netzwerke dieser pflegenden Männer zu erhalten, werden egozentrierte Netzwerkzeichnungen („ecomaps") angefertigt. Die Netzwerke bestehen im Durchschnitt aus 11 Netzwerkpartner(inne)n und umfassen 2 bis 16 Mitglieder. Die Netzwerke sind entweder von formellen oder informellen Helfer(inne)n dominiert. Unterstützende Beziehungen werden von pflegenden Männern wie folgt charakterisiert:

„reciprocal care; trust; and (in relationships with professionals) dedication, respect, and competence. One spouse described relationships between caregivers in a support group. 'They show up every time and they get information... they look after [one] another [...]" (ebd. 182).

In dieser Untersuchung werden in unterstützenden Beziehungen bestimmte Verhaltensweisen erwartet, die ebenso den Dimensionen der Typologie der sozialen Unterstützung nach Diewald (1991, S. 70f.) des Konzeptes der emotionalen, kognitiven und instrumentellen Unterstützung, wenn auch nicht trennscharf, zugeordnet werden können (vgl. Kapitel 3.3).

„They valued actions like taking initiative, using a holistic approach, making an extra effort, following up, checking on them, being available, listening to them, and being a sounding board. One son indicated that it was helpful to have others take initiative" (Neufeld und Kushner 2009, S. 182).

„Men expected professionals to provide explanations and essential information" (ebd., S. 183).

Wenn die Erwartungen der Unterstützung in Beziehungen unerfüllt blieben, würden die wechselseitigen Beziehungen als nicht unterstützend gewertet. Diese äußern sich in Interaktionen mit Professionellen und Laienhelfern unterschiedlich. *„These included lack of orientation to the caregiving situation, unsatisfactory linkage to support sources, insufficient support, and hurtful interactions" (ebd.).*

Insgesamt zeigt die Studie, dass pflegende Männer insbesondere Unterstützung zur Bestärkung in ihrer Pflegerolle und bei fehlender Orientierung benötigen. Verdeutlichend ist in diesem Kontext auch die Teilstudie von Dosch (2012) mit 13 Männern im erwerbsfähigen Alter. Daraus geht hervor, dass die meisten Befragten besonders kognitive Unterstützung in Form von Fachinformationen überwiegend durch Fachkräfte am hilfreichsten empfinden (ebd., S. 97). Da Männer zu rational-technischen Lösungen von Pflegeproblemen neigen, empfiehlt Langehennig (2012, S. 40ff.) *„die männliche Affinität zur Technik als wichtige Ressource ihrer eigenen Arbeit zu begreifen"* (ebd., S. 40).

In der US-amerikanischen Studie von Russell (2004, S. 121) werden Netzwerke von 30, allerdings älteren und nicht mehr berufstätigen Männern, die ihre (Ehe-)Partnerin versorgen, untersucht. Hier bringen gleichgeschlechtliche Kontakte zur Vermeidung von Isolation und zum Austausch den meisten Nutzen (ebd.). Aufgrund des spezifischen Spannungsfeldes, in dem sich pflegende Männer in einem von Frauen dominierten Bereich bewegen, sei es relevant, ihnen Raum für die Aufarbeitung gefühlsorientierter Reaktionen aufgrund deren „emotionaler Blockierungen bzw. Hemmungen" zu geben. Gleichgeschlechtliche Kontakte in Gesprächswerkstätten für Männer seien hier empfehlenswert (Langehennig 2009a, S. 53, vgl. McFarland 2000).

Untersuchungen zeigen, dass die vielfältigen Unterstützungsangebote für pflegende Angehörige in Deutschland in der Regel nur gering in Anspruch genommen werden (Bestmann et al. 2014, S. 13; Döhner et al. 2007, Wetzstein et al. 2015). Gründe dafür sind beispielsweise, dass Pflegepersonen prinzipiell keinen Bedarf an Unterstützung für sich sehen, ihre Bedürfnisse als unzureichend beachtet empfinden und die Struktur der Angebote als unüberschaubar und bürokratisch eingeschätzt wird (Bestmann et al. 2014, S. 13; SVR-Gesundheit 2014, S. 502ff.; Wetzstein et al. 2015, S. 9). Hilfsangebote seien bislang häufig über die pflegenden Angehörigen hinweg entwickelt worden („carers voice"), ohne die Lebenssituation umfänglich zu kennen und die Betroffenen ausreichend mit einzubeziehen (vgl. SVR-Gesundheit 2014, S. 503). Es bestehen in Deutschland eine überschaubare Anzahl an Studien, die sich mit dem geschlechtsspezifischen Unterstützungsbedarf, insbesondere älterer häuslich pflegender Männer, aus deren Sichtweise auseinandersetzen (z. B. Langehennig et al. 2012, Hammer 2014) bzw. ihren Fokus auf pflegende Söhne richten (z. B. Klott 2010, Herrenbrück 2010).

Bislang wurden bezüglich der Forschungsfragestellungen ausgewählte Studien zur Gestaltung von Pflegearrangements zu sogenanntem „männlichem" Pflegeverhalten vorgestellt. Die Studie von Harris (2005) zielt u. a. auf die Differenzen des Pflegeverhaltens von (Ehe-)Partnern und Söhnen in Bezug auf die Pflegebeziehung und Generationenunterschiede ab (ebd., S. 226ff.). Sie untersucht in ihrem Sample jeweils

30 hauptverantwortliche pflegende Ehegatten und 30 Söhne, wovon 13 Hauptpflege-personen sind und 17 ihre Eltern als zusätzliche Pflegepersonen unterstützen. Die Ehegatten sind durchschnittlich 72,6 Jahre alt und nur noch vier gehen einer Erwerbs-tätigkeit nach. Von den pflegenden Söhnen sind 18 verheiratet und 12 ledig, 23 sind berufstätig und sieben beziehen bereits Rente (ebd., S. 218ff.).

Als Erstes werden die Unterschiede der „Auswirkungen auf das Leben" („Impact of Dementia on their Lives") identifiziert. So hat sich das Leben der Ehegatten aufgrund der Erkrankung der Ehefrau unerwartet verändert und beinhaltet ein Gefühl des völligen Verlustes.

„The sense of utter loss and unanticipated change in their lives was clearly evidenced in their narratives" (ebd., S. 227).

Auch die Söhne sind stark emotional in die Pflege involviert, jedoch ist die Gesamtintensität der Emotionen weniger stark, so dass sie in der Lage sind, die Pflege objektiver zu betrachten und sie schneller zu akzeptieren. *„They were able to approach the caregiving more objectively and accept it more quickly than the husbands"* (ebd.). Sie sehen die Pflege als eine zeitliche Aufgabe, die sie effizient und gut durchführen möchten. Dazu benötigen sie die neuesten Informationen zu formellen Dienstleistern und Pflegeheimen (ebd., S. 231). Die Söhne sind eher bereit als die Ehemänner, über ihren Stress und ihre Belastungen zu sprechen. *„Sons also were more willing than husbands to verbalize their caregiver stress and burden they were feeling"* (ebd., S. 228). Ebenso sind Söhne früher in der Lage, Grenzen zu setzen („Setting Limits on Caregiving") bzw. einen Pflegeheimplatz zu suchen, wenn sie die Pflege nicht mehr bewältigen können. *„Sons, unlike the husband caregivers, were able to set boundaries and time limits on the caregiving"* (ebd.). Ein weiterer Punkt ist die Zufriedenheit mit den formellen Dienstleistungsanbietern („Satisfaction with Formal Services"), was als signifikanter Unterschied zwischen den Generationen eingestuft wird. So haben Söhne höhere Ansprüche und Erwartungen und nehmen im Vergleich zu pflegenden Ehegatten aktiver an familiären Beratungsprogrammen bezüglich der Pflege teil. *„They were more politically sophisticated and more active in patient and family advocacy programs, and their expectations were higher, a key generational difference"* (ebd., S. 229).

Partner wünschen eine stärkere Anleitung auch bei der direkten Körperpflege und Söhne eher bei der Organisation von Pflegediensten. So benötigen Ehegatten mehr emotionale Unterstützung im Vergleich zu den Söhnen und haben Interesse am Austausch mit anderen (Ehe-)Partnern in ähnlichen Situationen, um herauszufinden, wie diese mit ihrer neuen Phase des Lebens umgehen (ebd. S. 231; vgl. auch Russell 2004). Söhne hingegen wünschen einfach nur kurze Informationsangebote (Harris 2005, S. 231) und haben im Vergleich zu den Ehegatten ein „größeres Gefühl der Zufriedenheit" *(„Gratification from Caregiving")* (ebd., S. 229). Bei Ehepartnern spielen auch das Eheversprechen

(Pflicht) und Werte eine Rolle. *„For husbands, it was not so much a sense of gratification in being able to help their wives"* (ebd.). Einige Ergebnisse der Studie von Guberman et al. (2012) zu Baby Boom Caregivers überschneiden sich mit denen dieser Studie im Zusammenhang der Nutzung von Dienstleistungen und Distanz zur Pflegesituation. Dies ist insofern der Fall, als dass die Generation der Baby Boomer nach dem Modell von Clément und Lavoie (2001) die persönliche Autonomie des Pflegenden und die der Familienmitglieder, der selektiven Solidarität und der damit verstärkten Nutzung von formellen Dienstleistungen außerhalb der Familie favorisiert (Guberman et al. 2012, S. 212, S. 217). Zudem stellt Kaye (2005, S. 363) in seiner Studie fest, dass insbesondere Ehegatten und vereinzelt auch pflegende Söhne keine fremde Hilfe hinzuziehen und sich auf eine „stoische Art" der Pflege des/der Angehörigen widmen.

Hammer (2014, S. 23) führte 25 biographisch-narrative und problemzentrierte Interviews mit pflegenden Männern, mit 14 Ehegatten, sieben Söhnen, einem Schwiegersohn, zwei Neffen und einem Enkel durch. Die Männer sind zwischen 27 und 88 Jahren alt. Aus seinen Ergebnissen resultieren fünf Pflegetypen (ebd., S. 33ff.). Dabei stehen Krankheitsverlauf und die entsprechende Inanspruchnahme von Unterstützungsleistungen durch dritte Personen in Abhängigkeit zu den Belastungen aufgrund der Pflegeaufgaben. Hieraus resultieren unterschiedliche Pflegeverläufe (ebd., S. 33).

Bei Typ 1, dem „Solist", handelt es sich um zwei Männer, die 64 und 71 Jahre alt sind und ihre Ehefrauen pflegen. Die männlichen Pflegenden können sich gut abgrenzen, die Beziehung zur pflegenden Person ist positiv und es kann die erforderliche Selbstsorge betrieben werden. Professionelle Dienste werden nicht in Anspruch genommen, da sie keine echte Entlastung bieten (ebd., S. 34ff.).

Typ 2, der „überforderte Einzelkämpfer", konstituiert sich aus fünf Männern, zwei davon sind 27 und 48 Jahre alt und pflegen als Enkel oder Sohn. Die anderen drei sind zwischen 65 und 83 Jahre alt und leisten Ehegattenpflege. Die zu betreuenden Personen weisen einen hohen Pflegebedarf auf, ebenso besteht bei den Männern dringender Hilfebedarf. Die pflegebedürftige Person und die Pflegeperson sind stark aufeinander fixiert, so dass die Perzeption eigener Bedürfnisse kaum mehr möglich ist. Sie „rutschen", ohne es bewusst wahrzunehmen, in eine prekäre Pflegesituation hinein. Allerdings bestehen Vorbehalte gegen professionelle Pflegedienste, ebenso werden sie den emotionalen Bedürfnissen der pflegebedürftigen Person nicht gerecht (ebd., S. 39ff.).

Bei Typ 3, dem „Care Manager", handelt es sich um sechs Männer zwischen 45 und 65 Jahren, die akademisch ausgebildet sind und deren zu pflegende Angehörige einen niedrigen Pflegebedarf aufweisen. Drei der fünf Männer versuchen eine Distanz zur Pflegesituation bzw. eine „Intimität auf Abstand" zu halten (ebd., S. 44ff.). Die Männer dieses Typs delegieren die Pflegetätigkeit an professionelle Dienste und sind in der psychosozialen Betreuung engagiert. Sie haben keine Schwierigkeiten, Unterstützungs-angebote anzunehmen, sind aber in der Lage, Nähe zu der zu betreuenden Person herzustellen.

Bei den weiteren beiden Typen 4 und 5 (ebd., S. 50ff., S. 56ff.) handelt es sich ausschließlich um ältere Männer, die sich nicht mehr im erwerbsfähigen Alter befinden. Typ 4, der „Kooperateur", besteht aus drei Ehegatten, zwei Söhnen und einem Schwiegersohn. Dieser Typ lebt mit der zu pflegenden Person in einem Haushalt und schafft sich durch unterschiedliche Unterstützungsleistungen von Familienmitgliedern, Freunden und sozialen Diensten Freiräume.

Bei Typ 5, der „erschöpfte Kooperateur", handelt es sich um fünf Ehepartner, die ihre Ehefrauen mit meist hohem Pflegebedarf versorgen. Die beiden Protagonisten – Pflegender und Gepflegte – sind stark aufeinander bezogen. Die Wahrnehmung des Pflegenden kreist um die Bewältigung des Alltags und die pflegebedürftige Ehefrau. Es werden Unterstützungsangebote beansprucht, allerdings ist die emotionale Verstrickung so stark, dass sie keine eigenen Bedürfnisse mehr wahrnehmen können. Hammer stellt fest, dass Männer die Pflege u. a. dadurch bewältigten, indem sie in ihrem Alltag möglichst Kontinuität und Normalität herstellten. Ferner schafften sich Männer auch Freiräume zur Freizeitgestaltung und sähen die Pflege als Herausforderung (vgl. ebd., S. 56ff.; vgl. Langehennig 2012).

Herrenbrück (2010) und Klott (2010) führen problemzentrierte Interviews mit 14 pflegenden Söhnen in jeweils einer eigenen Studie durch, wovon elf berufstätig waren. Inhalte der Studien bei Klott sind u. a. Motive, Aufgaben sowie Copingstrategien und bei Herrenbrück geschlechtsspezifische Rollenmuster. Als Copingstrategien benennt Klott (2010), dass Männer „Gelassenheit und Pragmatismus" entwickeln, indem sie die Situation „annehmen und akzeptieren" wie sie ist. Sie versuchen, sich Rückzugsmög-lichkeiten und Freiräume durch Hobbys als ausgleichende Aktivitäten zu schaffen und Sorgen sowie Grübeleien zu vermeiden. Ihre Vorgehensweise sei lösungsorientiert, indem Probleme als Herausforderungen betrachtet würden. Sie beanspruchen professio-nelle Hilfe, wenn eigene Belastungsgrenzen erreicht sind. Sie bedienen sich Routinen und Ritualen zur Strukturierung des Tagesablaufes sowie der Einhaltung einer Distanz durch Rationalisierung und Abstand. Bei heftigen Emotionen neigen sie zu Gefühlsausbrüchen, ebenso zeigen sie „Humor und Zynismus" oder suchen Ausgleich im Beruf bzw. gestalten die Pflege ähnlich ihrem ehemaligen Berufsleben (Klott 2012, S. 16; vgl. Klott 2010, S. 178–194; Senf 1995; Carpenter/Miller 2005; Calasanti/King 2007; Russel 2007a; Langehennig 2012, Hammer 2014). Neben dem Pflegestil des Managens, Planens und Organisierens hätten pflegende Söhne oft auch ein erweitertes Verständnis von Pflege, das über das Körperliche hinausgehe (vgl. Klott 2010, S. 227f., Klott 2012, S. 16). Die männlichen Pflegenden verfügten zudem über ein ausgeprägtes

Familienbewusstsein und erfüllten Pflegeaufgaben wie Körperpflege oder Haushaltstätigkeiten (Klott 2012 S. 15; vgl. Auth/Dierkes 2015). Zudem erhielt ein Teil Unterstützung durch formelle und informelle Netzwerke, jedoch habe ein kleinerer Teil Schwierigkeiten Hilfen anzunehmen (Herrenbrück 2010, S. 82; Klott 2010, S. 224f.). Klott (2010) konstatiert, dass in ihrer Studie von den elf berufstätigen Söhnen sieben in Vollzeit tätig seien und vorwiegend professionelle Dienste beauftragten, da eine Reduzierung der Arbeitszeit nicht in Frage käme. Ein anderer Teil reduziere die Arbeitszeit bzw. verändere das Berufsleben, beispielsweise durch Aufnahme einer Selbständigkeit. Alle berufstätigen Männer seien stark belastet, doch auch verständnisvolle Arbeitgeber und Kollegen würden an dieser Situation wenig ändern können. Allerdings helfe die Berufstätigkeit auch bei der Bewältigung der Pflege, da sie die Möglichkeit des Ausgleichs und der Kommunikation böte (vgl. Klott 2010, S. 164–168).

Die Teilstudie von Dosch (2012) aus der Gesamtstudie Langehennig et al. (2012) untersucht anhand von 15 Interviews die Netzwerkbeziehungen von Männern als Hauptpflegepersonen im erwerbsfähigen Alter. Insgesamt sind acht Männer berufstätig und beziehen zur Sicherstellung der Pflege während der Berufstätigkeit, aber auch zur Freizeitgestaltung, Unterstützung sowohl durch professionelle Dienste als auch durch Familienmitglieder, Freund(innen)e und Nachbar(inne)n. Zur Erhaltung der Erwerbs-tätigkeit seien auch unterschiedliche strukturelle Maßnahmen der Unternehmen erforderlich, beispielsweise unterstützende Vorgesetzte, ein flexibles Arbeitszeitmodell sowie ein verständnisvolles Betriebsklima durch entsprechende Kollegen. Einige pflegende Männer in der Stichprobe nahmen auch berufliche und finanzielle Nachteile in Kauf, indem sie auf Aufstiegschancen verzichteten, ihre Arbeitszeit reduzierten, in den frühzeitigen Ruhestand gingen oder sogar ihren Beruf aufgaben (Dosch 2012, S. 59f.).

Wallroth (2016) untersucht in ihrer qualitativen Studie „Men do Care" in Schweden, u. a. die Motive, Erfahrungen und Wahrnehmungen von 17 pflegenden Söhnen und zwei Schwiegersöhnen. Diese sind zwischen 38 und 72 Jahre alt. Die Studie enthält neun in Vollzeit, zwei in Teilzeit erwerbstätige Söhne, drei erwerbslose und fünf verrentete Söhne (vgl. ebd., S. 141–144). Die Männer nennen als Motive und Aspekte zur Pflegeübernahme, z.B. eine gute Beziehung zur gepflegten Person, weshalb die Pflegeübernahme als selbstverständlich wahrgenommen werde. Einige geben an, Verantwortung übernehmen zu wollen, keine andere Wahl gehabt zu haben, gewisse Lebensumstände, Liebe und Support geben zu wollen und das Gefühl der moralischen Verpflichtung und/oder weil keine weiteren Geschwister vorhanden seien. Im Sample pflegen auch Männer, die eine „komplizierte" Beziehung zum gepflegten Elternteil haben (ebd. S. 321ff., S. 325). Wallroth (2016) resümiert, dass die Motive zur Pflegeübernahme bei Frauen und Männern ähnlicher seien, als bisher in wissenschaftlichen Studien festgestellt (ebd., S. 325). Viele Untersuchungen zu pflegenden Männern wiesen geschlechtsspezifische Verzerrungseffekte, d.h. ein Gender-Bias auf, beispielsweise würden Pflegeleistungen von Männern einseitig „maskulin" beschrieben (Wallroth 2016, vgl. Kapitel 4.2.3). Die Motive zur Pflegeübernahme seien sehr komplex, weshalb das Geschlecht und die damit verbundenen Normen bzw. Geschlechterzuschreibungen eine untergeordnete Rolle spielten.

„Focusing on adult sons as caregivers has therefore contributed to seeing that caregiving motives are far more complex than gender norm explanations suggest. There are too many aspects and circumstances that motive people to engage in caregiving" (Wallroth 2016, S. 326).

Aus den vorgestellten nationalen und internationalen Studien zeichnen sich folgende Grundlinien mit dem Fokus auf das Pflegeverhalten ab:

Erstens: Die Inhalte konzentrieren sich insbesondere auf das Pflegeverhalten, die Coping-Strategien und Unterstützungsbedarfe vor allem von (Ehe-)Partnern und pflegenden Söhnen, meist im Rentenalter und eher rudimentär mit direktem Bezug zur Erwerbstätigkeit. Das Pflegeverhalten von Männern wird insbesondere in vielen Untersuchungen als delegierend, d. h. organisierend, durch die Einbeziehung informeller und formeller Hilfen wahrgenommen. Vor allem aus qualitativen Studien geht hervor, dass Männer auch direkte, körperbezogene Pflegetätigkeiten ausüben (eine Analyse zu Motiven zur Pflegeübernahme erfolgt in Kapitel 3.4.3).

Zweitens: Die Studien mit älteren Männern, die ihre Ehefrauen versorgen, belegen, dass sie aus der früheren Arbeitsorientierung einen Pflegestil des Managements mit Fürsorge-orientierung praktizieren. Dieser Stil beinhaltet auch eine verstärkte Wahrnehmung technischer und organisatorischer Aufgaben und trägt zur Erhaltung der Identität bei. Der Pflegestil ist keineswegs distanziert und gibt die erforderliche Sicherheit, um ansozialisierte Geschlechtergrenzen zu überschreiten. Männer bedienen sich der Bewältigungsstrategien des Herstellens einer Normalität im Alltag, Gelassenheit, Pragmatismus, Akzeptanz der Situation, Konzentration auf die Aufgaben, Einhaltung einer Distanz durch Rationalisierung und Abstand bzw. regelmäßige Aktivitäten zur Freizeitgestaltung, Kontrollieren der mit Scham und Angst besetzten Gefühle, Bagatellisieren von Problemen bei Pflegetätigkeiten, Ablenkungen am Computer und der Einnahme von Beruhigungsmitteln und Alkohol. Deshalb befinden sie sich in einem Spannungsfeld zwischen ihrer „männlichen" Arbeitsorientierung und ihrem emotionalen Erleben. Aus der Arbeitsorientierung („Produzentenstolz") heraus, wenden sie erlernte Kompetenzen modifiziert an und erleben hierdurch eine Selbstwirksamkeit, so dass sie die Pflegetätigkeit auch als Gewinn perzipieren.

Drittens: Die Untersuchungen zu Unterstützungsleistungen häuslich pflegender Männer zeigen, dass gleichgeschlechtliche Kontakte zwischen älteren Männern zur Vermeidung von Isolation und zum Austausch den meisten Nutzen bringen, wenn sie Raum für die Aufarbeitung gefühlsorientierter Reaktionen erhalten. Pflegende Männer benötigen bei fehlender Orientierung vor allem Hilfeleistungen zur Bestärkung in ihrer Pflegerolle. Hauptsächlich werden kognitive Unterstützung in Form von Fachinformationen am hilfreichsten empfunden. Die vorgestellten Studien enthalten nur vereinzelt Angaben über bezogene Unterstützungsleistungen in Unternehmen: Einerseits werden strukturelle Bedingungen in Betrieben, z. B. flexible Arbeitszeitgestaltung, als Grundvoraussetzung geschen, andererseits seien die Männer so stark belastet, dass auch diese nicht essentiell zu einer Entlastung beitragen könnten.

Viertens: Untersuchungen zeigen, dass Ehegatten intensiver als Söhne in die Pflege involviert sind und Söhne sich besser von der Pflegesituation abgrenzen können. Zudem besteht ein signifikanter Unterschied, in dem Sinne, dass Söhne eher Unterstützungsleistungen (z. B. Dienste und Beratung) als Ehegatten in Anspruch nehmen. (Ehe-) Partner wünschen sich eine stärkere Anleitung bei der direkten Körperpflege und Söhne eher bei der Organisation von Pflegediensten.

3.5.2 Studien zur Vereinbarkeitsforschung

Im Rahmen der Forschungsfragestellung sollen relevante Befunde bei der Gestaltung von Pflegearrangements speziell in Verbindung mit der Berufstätigkeit aufgezeigt werden. Erst seit den letzten Jahren werden pflegende Angehörige, die auch berufstätig sind, in der *„Öffentlichkeit, in Wissenschaft und Politik"* wahrgenommen (Reichert 2012, S. 323). Insbesondere in den USA entstanden im Vergleich zu Deutschland bereits in den 1980ern erste Untersuchungen in Betrieben, die sich mit dem Konflikt der Vereinbarkeit von Berufstätigkeit und Pflegeaufgaben befassten (vgl. Dallinger 1997, S. 42).

Eine der ersten und umfassenden Untersuchungen in Deutschland erfolgte durch Beck et al. (1997) zur *„Vereinbarkeit von Erwerbstätigkeit und Pflege"* und von Bäcker und Stolz-Willig (1997). Bei der vom Bundesministerium in Auftrag gegebenen Studie handelt es sich um *„Betriebliche Maßnahmen zur Unterstützung pflegender Arbeitnehmerinnen und Arbeitnehmer"*. Damals fanden die Ergebnisse jedoch außerhalb von Wissenschaftskreisen wenig Beachtung (Reichert 2012, S. 323).

Aufgrund der Zunahme der Relevanz dieser Thematik in den letzten Jahren (zu den Hintergründen vgl. Kapitel 2.1 und 2.2) entstanden Studien, die das Thema der Vereinbarkeit von Pflege und Beruf u. a. auch im Rahmen von Betriebsfallstudien aufgriffen. Schneider et al. (2006) interviewten in ihrer Studie *„Familienpflege und Erwerbstätigkeit"* 18 Frauen und 7 Männer, die zwischen 36 und 60 Jahre alt waren und über mehrere Jahre Berufs- und Pflegetätigkeiten miteinander vereinbarten. Zusätzlich wurden 28 Unternehmen von unterschiedlicher Größe und aus verschiedenen Branchen zu ihrer Sichtweise befragt und 19 Interviews mit Männern sowie 11 mit Frauen als Unternehmensvertreter(innen) und aus dem Vorstandsbereich durchgeführt. Das Forschungsinteresse der Untersuchung bestand u. a. darin, herauszufinden, welche Geschlechterdifferenzen sich im Umfang und der Art der Pflegeaufgaben identifizieren lassen, welche Problemlagen vorliegen, wie sich der familiäre Rückhalt bei dem Vereinbarkeitsarrangement gestaltet und welcher Support von unternehmerischer und politischer Seite gewünscht wird. Das Ergebnis deckt sich mit den Ergebnissen der in Kapitel 3.1.1 (vgl. auch Kapitel 3.4.4) ausgeführten Studien sowie der Studie zum Forschungsstand von Reichert (2012 S. 324), dass berufstätige Männer dazu tendierten, organisatorische Tätigkeiten – „general eldercare" oder „management care" – zu übernehmen, z. B. Unterstützung von Familienmitgliedern bei Transportschwierigkeiten oder bei finanziellen und organisatorischen Angelegenheiten. Frauen hingegen verrichteten eher personenbezogene Aufgaben – „personal eldercare" (vgl. Franke/Reichert 2010, S. 41; Schneider et al. 2006, S. 41f. S. 69f.). Diese Befunde resultieren im Übrigen aus den meisten nationalen und internationalen Studien im Zusammenhang mit der Vereinbarkeitsforschung. Hier bewerkstelligten Frauen im Vergleich zu Männern sowohl in quantitativer als auch qualitativer Hinsicht in höherem Umfang „personal care" und leisteten sogar doppelt so oft Intensivpflege für stark beeinträchtigte Angehörige (Franke/Reichert 2010, S. 41; vgl. Bittman et al. 2007; Keck/Saraceno 2009; Kröger 2003; MetLife 2003, S. 6; Phillips 1995; Schneider et al. 2006; Williams 2004). Hervorzuheben ist dabei, dass überwiegend Frauen Pflegetätigkeiten neben ihrer Erwerbstätigkeit übernehmen und aufgrund der personenbezogenen Pflege ihre Arbeitszeiten zwangsläufig reduzieren müssen. Erwerbstätige Männer hingegen würden ihre Tätigkeiten delegieren, um möglichst unbeeinträchtigt ihrer Vollzeiterwerbstätigkeit nachgehen zu können. Organisatorische Aufgaben, z. B. Behördengänge, Telefonate mit Krankenkassen etc., könnten auch zwischendurch erledigt werden (vgl. Schneider et al. 2005, S. 12). Ferner wird von den Pflegenden bei der Gestaltung ihres Pflegearrangements ein hoher Zeit- und Organisationsaufwand erwähnt, der durch die Bereitstellung von Informationen und einer ausreichenden finanziellen Absicherung der Pflegetätigkeiten sowie einer zeitweiligen Entlastung, beispielsweise an den Wochenenden, gemildert würde (Schneider et al. 2006, S. 40f.).

In der europäischen Studie EUROFAMCARE, eines von der EU geförderten Forschungsprojektes mit sechs europäischen Ländern, wurde die Situation pflegender Angehöriger älterer Menschen im Hinblick auf „Vorhandensein, Verfügbarkeit, Bekanntheit, Nutzung und Akzeptanz" exploriert. Hier wurden für das jeweilige Land anhand eines standardisierten Fragebogens ca. 1000 persönliche Gespräche mit pflegenden Angehörigen erhoben. Die deutsche Teilstudie von Lüdecke und Mnich

(2009) widmet sich der Vereinbarkeit der Pflege und des Berufes von (Schwieger-) Töchtern und (Schwieger-)Söhnen. Auch hier wurde festgestellt, dass pflegende Männer sich im Vergleich zu Frauen subjektiv insgesamt weniger belastet fühlen, obgleich unterschiedliche Belastungsschwerpunkte vorliegen (vgl. ebd., S. 320f.). Es wird vermutet, dass Frauen aufgrund ihrer Verpflichtungsgefühle selbst verstärkt anfallende Pflegetätigkeiten wahrnehmen. Männer hingegen versuchen Pflegetätigkeiten stärker zu delegieren, *„um so den zeitlichen Aufwand und damit berufliche Restriktionen gering zu halten"* (Lüdecke/Mnich 2009, S. 322). Männer würden hierbei in stärkerem Umfang im Vergleich zu Frauen informelle Hilfen in Anspruch nehmen (Lüdecke et al. 2006), wobei beide Geschlechter zu etwa gleichen Anteilen auf formelle Hilfen zurückgreifen (Lüdecke/Mnich 2009, S. 322f.). Andere Studien hingegen belegen allerdings, dass Männer zur Realisierung der Vereinbarkeit insbesondere formelle Unterstützungsangebote beanspruchen (Auth et al. 2016). So wird der sogenannte „Pflegemix", kombiniert mit formellen und informellen Unterstützungsleistungen, als zukünftige Pflegeform zur Realisierung der Vereinbarkeit betrachtet (vgl. Lüdecke/Mnich 2009, S. 315). Allerdings wurden bisherige Pflegearrangements in Bezug auf die Hauptpflegepersonen und soziale Unterstützung, im Hinblick auf die Beziehungsintensität und den Unterstützungseffekt, kaum näher untersucht.

In der Untersuchung von Keck und Saraceno (2009) *„Balancing elderly care and employment in Germany"* wurden 21 weibliche und fünf männliche Pflegepersonen interviewt, die mindestens in Teilzeit erwerbstätig waren. Die Studie beschäftigt sich u. a. mit Belastungen bei der Vereinbarkeit von Familie und Beruf, die sich in Form von Spannungen unterschiedlicher Intensität manifestieren, z. B. in den Bereichen des Erwerbslebens, der Familie, der Partnerschaft und der Freizeit etc. Gelingende Pflegearrangements zeichnen sich durch die Kombination von formeller Unterstützung aus, vor allem aus durch die Inanspruchnahme von Tagespflegeangeboten, von sozialen Diensten sowie von informeller pflegerischer Unterstützung durch Angehörige. Dabei spielt auch die Finanzierbarkeit der Dienste eine erhebliche Rolle als auch eine qualitätsvolle pflegerische Versorgung des zu pflegenden Angehörigen, hauptsächlich während der Arbeitszeit der Pflegeperson (ebd., S. 48f.). Die Studie zielt auch auf geschlechtsspezifische Aspekte zwischen Männern und Frauen ab und überschneidet sich zum Teil mit bereits bestehenden Ergebnissen der Kapitel 3.1.1 und 3.4.4, und zwar dahingehend, dass Männer bevorzugt technische und handwerkliche Aufgaben verrichten und sich im Vergleich zu Frauen weniger zur Pflege verpflichtet fühlen (ebd., S. 42ff.).

In der europäischen Studie Carers@Work wurden zur Situation berufstätiger, pflegender Angehöriger unterschiedliche Teilstudien in Form einer vergleichenden Analyse von Untersuchungen individueller und betrieblicher Vereinbarungsstrategien in vier europäischen Ländern in den Jahren 2009 bis 2010 unter Berücksichtigung verschiedener Pflegeregime durchgeführt (vgl. Hoff/Hamblin 2011). Franke und Reichert (2010) ermittelten den nationalen und internationalen Forschungsstand. Wichtige Ergebnisse im Kontext dieser Untersuchung sind, dass Forschungsarbeiten bezüglich des Umfanges oder der Verantwortung der geleisteten Unterstützung, „primary versus secondary caregiver", eine stärkere Unterscheidung berufstätig Pflegender vornehmen sollten (ebd., S. 6). Ebenso ist die Einbeziehung nicht erwerbstätiger Personen relevant, um zu eruieren, weshalb die Pflege nicht mehr mit dem Beruf vereinbart werden konnte (ebd., S. 133f.; vgl. Reichert 2012). Ferner sind von der Studie Carers@Work zwei deutsche Teilstudien von Kohler und Döhner (2011), *„Carers between Work and Care. Conflict or Change? Results of Interviews with Working Carers",* sowie von Kümmerling und Bäcker (2012), *„Zwischen Beruf und Pflege: Betriebliche Maßnahmen zur Verbesserung der Vereinbarkeit von Erwerbstätigkeit und Pflegeverpflichtung",* relevant. Die Studie von Kohler und Döhner (2011) basiert auf Interviews mit berufstätigen pflegenden Angehörigen, von denen 50 Interviewpartner weiblichen und 8 männlichen Geschlechts waren. Die Exploration verfolgt das Ziel, die Bewältigungsstrategien bei der Berufstätigkeit und Pflege zu identifizieren. Als besonders stabil erweisen sich Netzwerke, die aus einer Kombination aus Familienangehörigen, sozialen Diensten und weiteren Pflegepersonen bestehen, oder wenn die Erwerbstätigkeit an die häusliche Pflegesituation in Form von Reduzierung der Arbeitszeit angepasst wird (ebd., S. 132ff.).

In der zweiten Teilstudie von Carers@Work von Kümmerling und Bäcker (2012) werden betrieblich bereits implementierte Maßnahmen sowie wünschenswerte und sinnvolle Bedingungen zur Vereinbarkeit von Pflege- und Erwerbstätigkeit untersucht. Die Forscher(innen) interviewten Expert(innen) von Gewerkschaften, Vertreter(inne)n von Arbeitnehmern, aus der Politik und der Pflegeberatung. Ebenso führten sie 13 Betriebsfallstudien durch, die auf 29 leitfadengestützten Interviews von betrieblichen Akteur(inne)n basieren (ebd., S. 48f.). Ergebnis der Studie ist u. a., dass die bestehenden betrieblichen Lösungsstrategien stark auf das klassische Zuverdiener-Modell zentriert seien und sich diese Strategien für erwerbstätigen Frauen mit einem Ehemann als Hauptverdienter im Rahmen von Teilzeitarbeit aufdrängten. Pflegende Männer befürchteten bei der Reduktion der Arbeitszeit hingegen finanzielle, berufliche und soziale Risiken (ebd., S. 84). Auch Zulehner (2009, S. 22) konstatiert, dass Männer im Vergleich zu Frauen weniger bereit sind, ihre Arbeitszeit aufgrund von Pflegetätigkeiten zu verringern (vgl. Kapitel 3.4.2).

In diese Richtung forschen Reuyß et al. (2012) in ihrem Forschungsprojekt *„pflegesensible Arbeitszeiten"* auf der Basis von 90 qualitativen Interviews mit vorwiegend weiblichen pflegenden Beschäftigten, darunter 22 Männer und 17 Expert(inn)en inner- und außerhalb der Betriebe. In diese Untersuchung wurden sowohl „Hauptpflegepersonen" als auch „Nebenpflegepersonen" unter Bezugnahme auf einen erweiterten Pflegebegriff dargestellt. Aus der Studie resultiert, dass bei der Elternpflege, insbesondere bei Töchtern, eine höhere Selbstverpflichtung bestehe, so dass sie sich mit *„Zuschreibungen und daraus abgeleiteten Erwartungshaltungen seitens Dritter konfrontiert"* (ebd., S. 225) sehen. Allerdings würden auch Söhne eine Verpflichtung der Elternpflege empfinden. Bei der Pflege der Partner zeigten sich die Geschlechterverhältnisse homogener, so dass sowohl für Männer als auch für Frauen die Pflegeübernahme der/des Partner(in) „selbstverständlich" war.

Eine weitere relevante Untersuchung stellt die von MÄNNEP zum Thema *„Männer zwischen Erwerbstätigkeit und Pflege"* dar. Sie wurde zwischen 2013 und 2015 durchgeführt (vgl. diesbezügliche Veröffentlichungen Auth et al. 2015, Auth et al. 2016, Auth/Dierkes 2015, Leiber et al. 2015, Leitner/Vukomann 2015). Die Studie verfolgt u. a. das Ziel, typische Konstellationen und Problembewältigungsstrategien von berufstätigen pflegenden Männern in ihren Pflegearrangements zu erforschen. Dabei ist die Exploration auf familiäre und soziale Netzwerke, professionelle Unterstützungsmöglichkeiten wie auch auf arbeitsrechtliche und betriebliche Ressourcen fokussiert, welche die Männer zur Überwindung der Schwierigkeiten bei der Vereinbarkeit von Familie und Beruf nutzen. Im Rahmen von Betriebsfallstudien interviewten die Forscherinnen anhand eines leitfadengestützten Fragebogens 25 Arbeitnehmer- und Arbeitgebervertreter(inne)n zur Thematik der Vereinbarkeit von Erwerbs- und Pflegetätigkeit in ausgewählten „pflegesensiblen" Betrieben. Zusätzlich wurden in diesen Unternehmen 44 problemzentrierte Interviews mit erwerbstätigen pflegenden Männern durchgeführt. Davon waren 37 Männer pflegende Söhne (darunter ein Neffe), die das Kernsample darstellen (Auth et al. 2016, S. 82). 24 pflegende Söhne sind Hauptpflegepersonen und 13 Nebenpflegepersonen (vgl. Auth et al. 2016, S. 88, Leiber et al. 2015, S. 5). Hier werden von den pflegenden Männern nicht nur organisatorische Aufgaben übernommen, sondern sie leisten auch direkte Körperpflege sowie persönliche und emotionale Betreuung (vgl. Leiber et al. 2015, S. 10; Auth et al. 2016, S. 85; Auth/Dierkes 2015, S. 221; Klott 2010). Im Vergleich dazu wurde das Pflegeverhalten von Männern in älteren Studien vorwiegend organisierend beschrieben (z. B. Keck/Saraceno 2009, S. 46; Keck 2012, S. 168–172; Lüdecke/Mnich 2009; Schneider et al. 2006, S. 69f.; Schneekloth/Wahl 2005). Pflegende Söhne wählen zur Vereinbarkeit insbesondere *„Arbeitszeitsouveränität im Sinne von Gleitzeit, Zeitkonten oder Vertrauensarbeitszeiten"* (Leiber et al. 2015, S. 10). Allerdings würden Männer im Vergleich zu Frauen die Pflege

„um ihre Erwerbstätigkeit herum organisieren und dafür Zeitfenster morgens, nachmittags/abends, am Wochenende und im Urlaub finden. Damit verzichten viele von ihnen auf Erholungszeiten und berichten von fehlenden Regenerationsräumen" *(ebd., vgl. Auth et al. 2016, S. 99)*.

Frauen hingegen richten ihren Beruf nach der Pflege aus (ebd., vgl. Auth et al. 2016, S. 99). Die Übernahme direkter Körperpflege von Männern wird in der MÄNNEP-Studie als Wandel des Pflegeverhaltens gedeutet (vgl. Auth et al. 2016, S. 84). Ein Bedarf an männerspezifischen Unterstützungsangeboten konnte in der MÄNNEP-Untersuchung nicht festgestellt werden. Für die befragten Männer sei eher der Hintergrund gemeinsamer Erfahrungen als pflegende Person ausschlaggebend (vgl. Leiber et al. 2015, S. 11).

Weitere relevante Ergebnisse resultieren aus der Teilstudie von Auth und Dierkes (2015) zu pflegenden Söhnen. Im Rahmen zweier ausgewählter Betriebsfallstudien stellen sie fest, dass das Thema der Vereinbarkeit in beiden explorierten Betrieben einen hohen Stellenwert einnehme. Die Gruppe berufstätiger Männer sei heterogen, dennoch gebe es Gemeinsamkeiten wie Familienorientierung (vgl. Klott 2010), enge Verbundenheit und Dankbarkeit gegenüber der gepflegten Person. Die hauptverantwortlichen Pflegepersonen gemäß der Studie seien häufig ledige Söhne und die Nebenpflegepersonen meist Familienväter, die teilweise in einem gemeinsamen Haushalt bzw. einer Wohnung mit der gepflegten Person lebten oder zum Teil auch weite Fahrten in Kauf nähmen, um die erforderlichen Unterstützungsleistungen durchführen zu können (ebd., S. 220). Die Söhne übernähmen neben organisatorischen Aufgaben teilweise direkte, körperbezogene Pflege und emotionale Betreuung. Besonderen Konflikten seien pflegende Männer in der Sandwich-Position ausgesetzt und wiesen wahrscheinlich deshalb stärkere Gemeinsamkeiten mit berufstätigen Frauen als mit männlichen Pflegenden in der Nacherwerbsphase auf: Die eigene Familie biete hier zugleich Unterstützung und Konfliktpotential, wobei sich Konflikte insbesondere daraus ergäben, dass die eigenen Kinder unter den psychischen Beeinträchtigungen und zeitlichen Einschränkungen durch die pflegebedingten Umstände litten. Ebenfalls möchten die Männer in Vollzeit arbeiten und nur temporär ihre Arbeitszeit verringern. Sie profitieren von flexiblen Arbeitszeitmodellen (ebd., S. 221; vgl. Reuyß et al. 2012) und von betrieblichen Angeboten der Information und Beratung bzgl. der häuslichen Versorgung (ebd., S. 221). Söhne pflegten zudem meist in gemischten Pflegearrangements, weshalb der Zugang zu Pflege- und haushaltsnahen Diensten von großer Relevanz sei (ebd., S. 220).

Aus den vorgestellten nationalen und internationalen Studien mit dem Fokus auf Vereinbarkeit von Pflege und Beruf zeichnen sich folgende Grundlinien ab:

Erstens: Die Mehrzahl der Studien enthalten in ihren Samples nur eine geringe Anzahl an Männern, meist Söhne, und zeigen deshalb eher Befunde über Problemlagen berufstätiger pflegender Frauen auf. Es liegen nur vereinzelt Studien vor, die sich mit erwerbstätigen Männern bzw. mit Männern im erwerbsfähigen Alter befassen.

Zweitens: Aus der Mehrzahl der vorgestellten Studien geht hervor, dass berufstätige Männer vorwiegend einen organisatorischen bzw. managerialen Pflegestil favorisieren.

Erwerbstätige Frauen hingegen verrichten eher personenbezogene Aufgaben und müssen aufgrund der wesentlich intensiveren Involvierung vom Stundenumfang her zwangsläufig häufiger ihre Berufstätigkeit reduzieren. Eine neue qualitative Studie zeigt, dass Männer auch direkte Pflegetätigkeiten leisten und dennoch einen Pflegestil verfolgen, der sich an ihrer Berufsarbeit orientiert. Frauen richten hingegen ihre Erwerbstätigkeit nach den auszuführenden Pflegeaufgaben aus.

Drittens: Bezüglich der Inanspruchnahme von Unterstützungsleistungen zur Vereinbarkeit während der beruflichen Abwesenheit bedienen sich Männer überwiegend formeller, aber auch informeller Unterstützungsleistungen. Männer delegieren auch deshalb Pflegetätigkeiten, um berufliche Restriktionen niedrig zu halten. Sie möchten in Vollzeit berufstätig bleiben, um möglichst wenige finanzielle, berufliche und soziale Risiken zu haben. Insbesondere der sogenannte „Pflegemix" in Kombination mit formellen und informellen Unterstützungsleistungen eignet sich gut zur Realisierung der Vereinbarkeit. Hier setzen Männer neben der Delegation auf günstige betriebliche Strukturen, z. B. Gleitzeit, Zeitkonten und Vertrauensarbeitszeit. Männer äußern hier keine geschlechtsspezifischen Bedarfe an Unterstützungsleistungen, da eher der Hintergrund der gemeinsamen Erfahrungen als Pflegeperson von Relevanz ist. Zudem ist es aufgrund der Pflegeintensität ausschlaggebend, ob es sich bei den pflegeleistenden Personen um Haupt- oder Nebenpflegepersonen handelt.

Viertens: Es zeigt sich, dass pflegende Männer trotz Berufsorientierung eine starke Familienorientierung als auch Verbundenheit und Dankbarkeit gegenüber der gepflegten Person haben. Insbesondere Söhne artikulieren auch Grenzen, wenn die häusliche Versorgung nicht mehr realisierbar ist.

3.5.3 Resümee des Forschungsstandes

Erst in den 2010er Jahren sind verstärkt Studien zu pflegenden Männern in Deutschland entstanden, die vorher nur vereinzelt vorlagen (z. B. Lambrecht/Bracker 1992, Senf 1995). In den letzten Jahren konzentrierte sich die Vereinbarkeits- und Pflegeforschung in Deutschland verständlicherweise vor allem auf pflegende Frauen (z. B. Preuß 2014, Kohler et al. 2012, Gaus GmbH und Forschungsgruppe Pflege und Gesundheit e.V. o. J., Gröning et al. 2004), da sie die Mehrheit der Pflegenden bilden. Die Stichproben gemischtgeschlechtlicher Studien beinhalten einen größeren Anteil an Frauen als an Männern (vgl. Auth/Dierkes 2015, so beispielsweise die Studien von Keck/Saraceno 2009, Reuyß et al. 2012, Schneider et al. 2006).

Langehennig (2012, S. 17ff.) kritisiert, dass die untersuchten Geschlechterrollen in früheren Studien arbeitsteilig geprägt gewesen seien (z. B. bei Gröning 2004, Bubolz-Lutz 2006) und dass Differenzen des Pflegeverhaltens von Frauen und Männern meist auf Untersuchungen mit standardisierten Umfragen (z. B. Schneekloth 2006,

Lüdecke/Mnich 2009) basierten. Auch Kramer und Thompson (2005) zielen in ihrer US-amerikanischen Studie darauf ab, dass es zu „systematisch verzerrten Sichtweisen" aufgrund von Stereotypenbildung der Geschlechterrollen gekommen sei und „pflegeabstinente Männer" „zuweilen recht klischeehaft" dargestellt würden (Langehennig 2012, S. 18). Ähnlich argumentieren auch Bookwala et al. (2005), dass die Pflegeerfahrungen von Frauen als Norm und das Pflegeverhalten von Männern als „Abweichung der Norm" gesehen würden.

„Although these studies have tended to treat the female caregiver as the norm and have examined the experience of male caregivers as a deviation from the female normative experience, they have shed considerable light on the caregiving experience of men" (ebd., S. 89).

Deshalb gebe es auch zu den Herausforderungen und Erfahrungen pflegender Männer kaum gesicherte Erkenntnisse (Langehennig 2012, S. 18), was qualitativ-rekonstruktive Untersuchungsmethoden erforderlich mache (Langehennig 2009a). Auch Backes et al. (2008a) stellten fest, dass es kaum Studien gebe, die eine differenzierte, soziologische und genderanalytische wie gerontologische *„Perspektive der Lebenslage von pflegenden Frauen und Männern"* böten (ebd., S. 57; vgl. Backes 2006a, S. 1; Calasanti 2004). Zwar untersuchen Studien pflegende Angehörige beiderlei Geschlechts, aber meist bliebe es bei einer

„deskriptiven und bruchstückhaften Betrachtungsweise", hinter der „die Struktur weiblicher und männlicher Lebens- und Arbeitsverhältnisse und Prozesse geschlechtsspezifisch unterschiedlichen und ungleichen Alterns verborgen" seien (Backes 2005, S. 361).

Erst in den 2010er Jahren entstanden in Deutschland eine Reihe qualitativer Untersuchungen zu älteren männlichen Pflegenden (z. B. Langehennig et al. 2012, Hammer 2014) oder zu pflegenden Söhnen (z. B. Herrenbrück 2010, Klott 2010), deren Forschungsgegenstand jedoch nicht explizit die Vereinbarkeit von Pflege und Beruf war (vgl. Leiber et al. 2015, S. 4).

Insbesondere internationale Studien haben schon in früheren Jahren versucht, ein differenzierteres Profil sogenannter „männlicher" Pflege zu entwickeln, so beispielsweise US-amerikanische Untersuchungen zu älteren, überwiegend nicht mehr erwerbstätigen Ehegatten oder teilweise noch berufstätigen Söhnen (z. B. Calasanti/King 2007, Kramer/Thompson 2005, Russell 2004/2007a+b, Harris 1993/1998). In den USA entstanden im Vergleich zu Deutschland bereits in den 1980ern erste betriebliche Studien, welche die bestehende Konfliktlage bei der Vereinbarkeit von Pflege und Beruf identifizierten (vgl. Dallinger 1997, S. 42). Gerade international existieren zahlreiche

Studien zu dieser Problematik (z. B. Arksey et al. 2005, Kohler/Döhner 2011, Loscocco 2000, Lüdecke/Mnich 2009, Reichert/Naegele 1999).

Resümierend kann festgehalten werden, dass die meisten Untersuchungen in Deutschland speziell zu häuslich pflegenden Männern überwiegend auf Partnerinnenpflege in der Nach-Erwerbsphase abzielen und die Hauptbetrachtung auf dem Pflegeverhalten und der Bedarfslage pflegender Männer liegt.

Das Pflegeverhalten speziell von Männern in Verbindung mit der Berufstätigkeit wurde bislang in vielen Studien eher rudimentär thematisiert, außer in Ansätzen in der Studie von Dosch (2012) zu Netzwerken von pflegenden Männern im erwerbsfähigen Alter und speziell in der Untersuchung von MÄNNEP *„Männer zwischen Erwerbstätigkeit und Pflege"* in Verbindung mit Betriebsfallstudien (vgl. Auth et al. 2016, Auth/Dierkes 2015 und Leiber et al. 2015).

Reichert (2012, S. 330) konstatiert in ihrer Bestandsaufnahme zur Vereinbarkeit von Erwerbstätigkeit und Pflege, dass auch Personen in Untersuchungen berücksichtigt werden sollten, die nicht in der Lage waren, Erwerbstätigkeit und Pflege gleichzeitig zu organisieren. Aus diesen Gründen wurden auch Männer im erwerbsfähigen Alter, die keiner Berufstätigkeit (mehr) nachgingen, mit in das Sample der vorliegenden Studie einbezogen (ebd.). Ebenso sollten Forschungsarbeiten auf eine differenzierte Unterscheidung von Hauptpflegeperson und Nebenpflegeperson bezüglich des Umfanges und der Verantwortung der geleisteten Unterstützung *„primary versus secondary caregiver"* (Franke/Reichert 2010, S. 6) achten. Aus diesen Gründen wurden eine genaue Abgrenzung und zudem ein erweiterter Pflegebegriff (vgl. Klie/Monzer 2008 in Kapitel 4.2.4) angewandt. Generell geht es jedoch darum, die vorhandenen Thesen über pflegende Männer zu explorieren und ein *„vielschichtigeres Bild von pflegenden Männern"* herauszuarbeiten (Rumpf 2007, S. 93; vgl. Dinges 2011, S. 264).

Insgesamt betrachtet, zeichnen sich national und international zwei Forschungsschwerpunkte ab. Zum einen enthalten die meisten Studien eine geringe Anzahl an Männern und zeigen vor allem Befunde über Problemlagen berufstätiger pflegender Frauen auf. Zum anderen liegen Studien vor, die auf das Pflegeverhalten, Coping-Strategien und Unterstützungsbedarfe insbesondere von (Ehe-)Partnern (Leiber et al. 2015, S. 4), aber auch pflegenden Söhnen, entweder im Rentenalter oder ohne direkten Bezug zur Erwerbstätigkeit, abzielen (vgl. Auth/Dierkes 2015). Nur vereinzelt liegen Studien zu den Problemlagen von Männern im erwerbsfähigen Alter vor.

Die umfassende Literaturstudie von Sharma et al. (2016, S. 13) bestätigt die aufgezeigten Forschungslücken indem sie feststellen: *„the experience of men while providing care has not been explored adequately"* (ebd., S. 7). Die bisherige Befundlage zu geschlechtsspezifischen Unterschieden sei auch deshalb unsicher, da die verschiedenen methodischen Variationen große Differenzen in ihren Aussagen aufweisen und die meisten Untersuchungen eine Mehrzahl an Frauen sowie ältere Menschen beinhalteten, so dass die Erfahrungen von männlichen Pflegepersonen (ebd., S. 13) im erwerbsfähigen Alter vernachlässigt wurden.

Hier setzt die vorliegende Studie an und exploriert die Gestaltung von Pflegearrangements und das Pflegeverhalten häuslich pflegender (Ehe-)Partner und Söhne im erwerbsfähigen Alter bzw. vorwiegend erwerbstätiger Männer.

4   Fragen und Forschungsdesign der empirischen Studie

In den nachfolgenden Kapiteln erfolgt die Deskription des Forschungsdesigns. Diese enthält die Darlegung der Forschungsfragestellungen, die Erhebungsmethode und das Auswertungsverfahren. Ferner wird reflektiert, inwiefern das Geschlecht die explorative Erhebung beeinflussen kann. Eine kritische Reflexion zur Anwendung der Methoden erfolgt jeweils in den einzelnen Kapiteln. Die Limitierungen des methodischen Vorgehens werden in Kapitel 7.2 behandelt.

4.1   Fragestellungen

Vor dem Hintergrund der vorgestellten mikro- und makrostrukturellen theoretischen Perspektiven sowie dem zusammengefassten Forschungsstand in Kapitel 3.5 wird deutlich, dass das Verhalten häuslich pflegender Männer zur Gestaltung von Pflegearrangements im erwerbsfähigen Alter differenziert zu betrachten ist.

Die bisherige Befundlage zu geschlechtsspezifischem Pflegeverhalten von Männern im erwerbsfähigen Alter ist unklar, da vorwiegend Frauen und ältere Pflegepersonen untersucht wurden (vgl. Kapitel 3.5.3). Die meisten Studien beschreiben das Pflegeverhalten von Männern als „managerial", „organisierend", „indirekt" (körperfern) und/oder „delegierend". Nur vereinzelt geht aus qualitativen Untersuchungen, die ausschließlich pflegende Männer untersuchen, hervor, dass sie auch direkte, körpernahe Pflege ausführen. Studien speziell zu pflegenden (Ehe-)Partnern und Söhnen im erwerbsfähigen Alter liegen kaum vor (vgl. Kapitel 3.5.3).

Ferner ist zu untersuchen, inwiefern sich die Kategorie „Geschlecht" mittels des Konzeptes von „doing gender" (West/Zimmerman 1987) in der Identität bei der Durchführung von Pflege- und Sorgearbeit sowie in Interaktionen in der Dyade mit der pflegeleistenden und pflegebedürftigen Person widerspiegelt. „Geschlecht" ist sozial konstruiert und wird in zwischenmenschlichen Interaktionen erzeugt. Männer sind in einem Spannungsfeld ihres emotionalen Erlebens und ihrer „männlichen" Arbeitsorientierung, da sie sich in einem für sie ungewohnten Bereich bewegen. Nach den vorliegenden Konzepten „identity formation process" (Bielby/Bielby 1989, vgl. Kapitel 3.1.1), der „Rollenidentität" (ebd.) bzw. des „Kompensationsansatzes" (Brines 1994) kann davon ausgegangen werden, dass sie ein geschlechtskonformes Verhalten in Richtung „männlicher" Akzentuierung der Pflegearbeit (Brines 1994, S. 665) bzw. eine „deviance neutralization" (Greenstein 2000) anstreben (vgl. Erklärungen in Kapitel 3.1.1). Ferner ist zu eruieren, inwiefern pflegende Männer durch die Pflege- und Erwerbstätigkeit von der doppelten Vergesellschaftung (Becker-Schmidt 2010)

© Springer Fachmedien Wiesbaden GmbH, ein Teil von Springer Nature 2018
E. Dosch, *Wie Männer pflegen*, Vechtaer Beiträge zur Gerontologie,
https://doi.org/10.1007/978-3-658-22704-3_4

betroffen sind und wie pflegende Männer im Machtgefüge der hegemonialen Männlichkeit (Connell 2015) stehen.

Zur Untersuchung, wie Männer Beruf und Pflege vereinbaren, dient das Konzept der Lebenslage, um die materiellen und immateriellen Lebensverhältnisse der häuslich pflegenden Männer darzulegen (vgl. Kapitel 3.2). Mittels der objektiven Dimensionen des Wohnumfeldes, der Erwerbsarbeit und Pflegetätigkeit, der sozialen Netzwerke sowie der wirtschaftlichen und gesundheitlichen Lage sind die Handlungsspielräume dahingehend von Relevanz (vgl. Kapitel 3.2), inwiefern sich diese günstig oder ungünstig auf die Dimensionen der Lebenslagen bei der Vereinbarkeit von Pflege- und Berufstätigkeit auswirken. Handlungsstrategien zur Vereinbarkeit von Pflege und Beruf werden meist isoliert und nicht im Gesamtkontext benannt (vgl. Kapitel 3.4.4).

In vielen Untersuchungen wird festgestellt, dass Söhne bei der Vereinbarkeit von Pflege und Beruf auf ein großes Netzwerk an Helfer(inne)n zurückgreifen. Gelingende Pflegearrangements bestehen aus einem Pflegemix von formellen und informellen Leistungen der Unterstützung (vgl. Kapitel 3.5.2). Die Konzepte der sozialen Beziehungen und der sozialen Unterstützung dienen zur Erklärung, wie soziale Arbeitsteilung in Pflegearrangements organisiert ist (vgl. Kapitel 3.3).

Deshalb beschäftigt sich der erste Fragenkomplex vor dem Hintergrund einer genderkonstruierten, häuslichen Angehörigenpflege damit, wie Männer im erwerbsfähigen Alter ihre Pflegearrangements gestalten. Aus den genannten theoretischen Konzepten und Forschungslücken ergeben sich folgende Fragestellungen für das Forschungsprojekt:

a) Wie gestalten Männer im erwerbsfähigen Alter ihre Pflegearrangements und welche Typen des Pflegeverhaltens existieren?

b) Nehmen Männer Pflegetätigkeiten als vergeschlechtlicht wahr und in welcher Hinsicht positionieren sie ihre Arbeit in dieser Handlungslogik?

c) Wie vereinbaren Männer Erwerbstätigkeit und Pflege?

d) Welche Unterstützungsleistungen formeller und informeller Art nehmen pflegende Männer in Anspruch?

e) In welchen Lebenslagen bzw. in welcher persönlichen Lebenssituation befinden sich die häuslich pflegenden Männer und inwiefern beeinflussen diese die Gestaltungsspielräume der Pflegearrangements?

Der zweite Komplex fokussiert die Intention und die damit verknüpften Hintergründe bei der Gestaltung des Pflegearrangements und des zur Anwendung kommenden Pflegeverhaltens. Hierzu gehören Beweggründe und biografische Faktoren, die zu einer Pflegebereitschaft führen und somit für die Pflegeübernahme von Relevanz sind.

Vor dem Hintergrund der verschiedenen handlungstheoretischen Aspekte der Pflegebereitschaft basieren bisherige Untersuchungen zu Motiven von pflegenden Männern meist auf denen von pflegenden Frauen. So stellt sich die Frage inwiefern (Ehe-)Partner und Söhne ggf. andere Motive haben als (Ehe-)Partnerinnen und Töchter. Viele Männer, insbesondere Söhne, die Pflegeaufgaben übernehmen, sind familien-orientiert (vgl. Kapitel 3.4.3).

Untersuchungen zu biographischen Erfahrungen von Männern, welche mit der Pflegeübernahme in Zusammenhang stehen, liegen kaum vor (eine Ausnahme ist hier Klott 2010).

Hieraus ergeben sich folgende Fragestellungen:

a) Welche Motive liegen bei pflegenden Männern vor?

b) Welche biografischen Faktoren sind vorhanden, die mit der Pflegeübernahme in Zusammenhang stehen?

4.2   Erhebungsmethode

Um darzulegen, welche Methoden zur Beantwortung der deskribierten Forschungsfragestellungen verwendet wurden, wird in den nachfolgenden Kapiteln die methodische Vorgehensweise, die Erhebungsmethode, der Interviewverlauf sowie die Auswahl und Gewinnung der Interviewpartner aufgezeigt.

Das Forschungsinteresse dieser Arbeit verfolgt eine qualitative, am interpretativen Paradigma ausgerichtete Forschungsstrategie, um der komplexen Lebenssituation häuslich pflegender Männer gerecht zu werden. Dabei besteht der Anspruch, soziale Phänomene „„*von innen heraus' aus Sicht der handelnden Menschen zu beschreiben"* (Flick et al. 2010, S. 14).

4.2.1   Interviewmethode

Als Interviewmethode wurde das biografisch-narrative Interview in leicht modifizierter Form angewendet. Es basiert auf dem theoretischen Hintergrund des symbolischen Interaktionismus, für den insbesondere die Vertreter Blumer (1969), Mead (1978), Goffman (1973, 1974), Cicourel (1973) und Garfinkel (1967) stehen (vgl. Przyborski/Wohlrab-Sahr 2014, S. 79). Das biographisch-narrative Interview wurde in den 1970er Jahren von Fritz Schütze (1976, 1982, 1983 u. a. m.) entwickelt. Im Unterschied zu teilstandardisierten oder standardisierten Interviewverfahren mit vorher festgelegten Fragen handelt es sich hier um eine offene Interviewmethode (vgl. Flick 1996, S. 94–114; Flick 2014, S. 194–226). Diese geht davon aus,

„dass Gesellschaft von Individuen in symbolischen Interaktionen hervorgebracht und verändert wird. Jede dieser symbolischen Interaktionen ist als Kommunikationsprozess organisiert, der den Beteiligten ständig Leistungen des Verstehens und der Verständigung abverlangt" (Przyborski und Wohlrab-Sahr 2014, S. 79).

Aus der interaktionstheoretischen Begründung heraus zog Schütze (1976) die Schlussfolgerung, dass in der soziologischen Forschung kommunikative Verfahren anzuwenden sind (Przyborski/Wohlrab-Sahr 2014, S. 79f.). Die entwickelten Erhebungsmethoden müssen sich dabei an den Kommunikationsstrukturen und Inter-aktionsformen der Interviewpartner(innen) orientieren (vgl. Hoffmann-Riem 1980). Dabei verfolgt die Methode des biografisch-narrativen Interviews die Intention, den Zugang zu individuellen Erfahrungswelten über Erzählungen herzustellen, um die jeweiligen Relevanzsysteme der Befragten kennenzulernen (vgl. Flick 1996, S. 115). Da ein möglichst authentisches Bild von der komplexen Lebenssituation häuslich pflegender Männer erzielt werden soll, wird dieses offene Erhebungsverfahren gewählt (vgl. Rosenthal 2015, S. 52).

Im Sinne der Gegenstandsangemessenheit (vgl. Flick 2014, S. 26ff.) und den vorliegenden Forschungsfragestellungen (vgl. ebd., S. 271) sind die biographischen Verläufe der Interviewpartner von Interesse, da die Fragestellungen dieser Studie auf die Konstruktion von Pflegearrangements, das Pflegeverhalten, die entsprechenden (Unterstützungs-)Beziehungen, die Motive und biographische Faktoren bei der Pflegeübernahme abzielen.

Ebenfalls wurde das für die Biographieforschung entwickelte problemzentrierte Interview von Witzel (1985) als Erhebungsverfahren in Erwägung gezogen, da dies ebenfalls ein prozessoffenes Vorgehen erlaubt und biographische Erfahrungen mittels themenzentrierter Fragestellungen fokussiert (vgl. Flick 2014, S. 270).

Die Entscheidung, das biographisch-narrative Interviewverfahren in modifizierter Form zu wählen, liegt darin begründet, dass dieses eine detaillierte *„Stegreiferzählung persönlicher Ereignisverwicklungen und entsprechender Erlebnisse"* in Bezug auf die Forschungsfragestellungen (Schütze 1987, S. 49) ermöglicht, welche die komplexe Lebenssituation häuslich pflegenden Männer – möglichst unbeeinflusst – widerspiegelt. Durch das Erzählen der *„interessierenden Lebensphase"* (Schütze 1983, S. 285) von Geburt an und in Verbindung mit der Pflegeübernahme und der aktuellen Pflegesituation ist die größtmögliche Orientierung an biographischen *„Ereignisverwicklungen"* bzw. Verläufen (Schütze 1987, S. 49) gegeben.

„Das autobiographische narrative Interview erzeugt Datentexte, welche die Ereignisverstrickungen und die lebensgeschichtliche Erfahrungsaufschichtung

des Biographieträgers so lückenlos reproduzieren, wie das im Rahmen systematischer sozialwissenschaftlicher Forschung überhaupt nur möglich ist" (Schütze 1983, S. 285f.).

Die Modifikation der Interviewmethode liegt darin, dass der Fokus nicht wie sonst üblich auf der Haupterzählung liegt, sondern die themenzentrierten Fragestellungen im Rahmen der externen Nachfragen im Sinne der Gegenstandsangemessenheit gleich stark gewichtet wurden.

Eine weitere Indikation, die biographisch-narrative Methode zu wählen, liegt darin begründet, dass somit 13 Interviews aus dem Projekt von Langehennig et al. (2012) mit dem gleichen Erhebungsverfahren zur Analyse herangezogen werden konnten.

Schütze (1983, S. 285) benennt drei Phasen des biografisch-narrativen Interviews: Erzählaufforderung, narrativer Nachfrageteil und Bilanzierungsteil. Die erste Phase beinhaltet die Erzählaufforderung, in welcher die/der Interviewpartner(in) die autonom gestaltete Haupterzählung bzw. Stegreiferzählung als Selbstpräsentation einbringt. In der zweiten Phase folgen immanente Nachfragen, die anhand der in Phase eins vermerkten Stichpunkte vorgenommen werden. In der dritten Phase kommen exmanente Nachfragen zu den genannten Themenbereichen, die im Hauptteil keine Erwähnung finden, hinzu (ebd.; vgl. Schütze 1977, S. 41; Flick 2014, S. 271). Die von Schütze entwickelte Erhebungsmethode wurde um die Nachfragetechniken von Rosenthal erweitert (1995, S. 186–207; Fischer-Rosenthal/Rosenthal 1997, 144ff.; Rosenthal 2002, S. 142; Rosenthal 2015, S. 170).

Bei der Durchführung von narrativen Interviews ist es relevant, die/den Interviewpartner(in) zum Erzählen anzuregen. Gelingt dies, werden die *„Erzählzwänge"* in Kraft gesetzt, welche aus *„Gestaltschließungs-, Kondensierungs- und Detaillierungszwang"* bestehen (Schütze 1976, S. 224f.). Beim *„Gestaltschließungszwang"* wird an den/die Interviewpartner(in) die Erwartung herangetragen, die erzählte Geschichte detailliert und verständlich zu Ende zu führen. Der *„Kondensierungzwang"* bezieht sich auf die Priorisierung des zu erzählenden Geschehens und darauf, welches Relevanzsystem der/die Interviewpartner(in)s für wichtig erachtet. Die/Der Erzählende ist dazu angehalten, *„das Geschehen auf die für den Nachvollzug der Geschichte wesentlichen Momente zu reduzieren"* (Rosenthal 2015, S. 168). *„Detaillierungszwang"* meint das Erfordernis eines deutlichen mit Einzelheiten verbundenen nachvollziehbaren Erzählens (Schütze 1976, S. 225; vgl. Rosenthal 2015, S. 224; Kleemann et al. 2013, S. 66f.). Nach Rosenthal (2015) wirken die Erzählzwänge im Rahmen von narrativen Interviews wesentlich intensiver als bei vorstrukturierten Interviews.

Die offenen, themenzentrierten Fragestellungen dienen bei der exmanenten Nachfrage-phase als Gedankenstütze, falls relevante Themenstellungen während der Haupter-zählung nicht genannt werden (vgl. Rosenthal 2015). Am Ende des Interviews kam zusätzlich ein soziodemographischer Fragebogen zum Einsatz.

4.2.2 Interviewverlauf

Im nachfolgenden Teil werden das Vorgehen bei der Interviewdurchführung und die Gestaltung des Fragebogens erläutert. Bei der Kontaktaufnahme per Telefon und zu Beginn des Interviews informierte ich die Interviewpartner über die Gesprächsdauer von etwa ein bis zwei Stunden, über die Gewährleistung der Anonymität (Datenschutz) und der Aufzeichnung des Gesprächs mit einem Diktiergerät. Ebenso gab ich Auskünfte über das geplante Forschungsvorhaben zu häuslich pflegenden Männern im erwerbsfähigen Alter im Rahmen meiner Dissertation. Vor Interviewbeginn unterzeichneten die Gesprächspartner eine entsprechende Einverständniserklärung.

In Kapitel 4.2.1 wurden bereits die drei Phasen der biographisch-narrativen Interview-methode erläutert. Im Fokus der Erzählaufforderung mit der Eingangsfrage zur autonom gestalteten Haupterzählung steht die Lebensgeschichte (Rosenthal 2015, S. 170; vgl. Flick 1996, S. 116) der häuslich pflegenden Männer von ihrer Geburt an. Die Eingangs-frage wird somit relativ breit angelegt (vgl. Flick 1996, S. 116; Rosenthal 2015, S. 171). Entscheidend ist jedoch, dass die Erzählaufforderung für den Erzähler temporal strukturiert wird, so dass ein zeitlicher Beginn und ein Ende erkennbar sind. Ich teilte den Interviewpartnern jeweils mit, dass sie alle Erlebnisse erzählen können, die ihnen einfallen, und dabei zeitlich nicht eingeschränkt werden. Ferner, dass sie nicht unterbrochen werden und ich mir entsprechende Notizen für eventuelle Nachfragen mache (Rosenthal 2015, S. 170). Deshalb begann ich wie folgt:

„In diesem Interview möchte ich möglichst viel erfahren über Ihre Situation als pflegender Mann. Sie können zu allem, was Ihnen wichtig ist, solange erzählen wie Sie möchten. Ich werde Sie nicht unterbrechen. Ich werde mir nur ab und zu Stichworte notieren, auf die ich dann im Anschluss noch einmal zurückkomme."

Im Anschluss daran stellte ich die Eingangsfrage zur Haupterzählung:

„Erzählen Sie mir zunächst einmal, wie Ihr Leben insgesamt verlaufen ist? Fangen Sie am besten bei der Geburt an und gehen Sie dann die für Sie wichtigsten Stationen Ihres Lebens durch, bis hin zur gegenwärtigen Situation."

Bei der Haupterzählung ist es wichtig, als Zuhörerin durch begleitende gesprächsunter-stützende Einwürfe (mhm, aha) zu signalisieren, dass man sich in die Perspektive des Interviewpartners hineinversetzt (vgl. Flick 1996, S. 117). Ebenso werden Blickkontakt und Aufmerksamkeit parasprachlich geäußert. Dieses Verhalten verfolgt die Intention, Erzählzwänge auszulösen (vgl. Rosenthal 2015, S. 168f.). Bei stockendem Verlauf des Interviews können motivierende Aufforderungen, z. B. *„Und wie ging es dann weiter?"*, geäußert werden (Rosenthal 2015, S. 137).

Nach Abschluss der Haupterzählung erfolgt die erzählgenerierende Nachfragephase. Sie beinhaltet gezielt abgefragte Aspekte, die aus den Äußerungen in der Erzählphase generiert werden. Hierbei geht es darum, ausgeführte Erzählansätze mittels Verständnisfragen vervollständigen zu können (vgl. Flick 1996, S. 116; Rosenthal 2015, S. 170, S. 175f.). Nachdem die notierten Stichpunkte bearbeitet wurden, erfolgen die externen Nachfragen zu den Themenbereichen, die bisher noch keine Erwähnung fanden (Rosenthal 2015, S. 176), aber von inhaltlichem Interesse in Bezug auf die Forschungsfragestellungen sind.

Deshalb werden innerhalb der externen Fragestellungen vier Themenkomplexe formuliert, die auf erzählgenerierende Meinungs- oder Begründungsfragen abzielten und überwiegend Situationsfragen enthalten (vgl. Rosenthal 2015, S. 176). Die einzelnen Themen werden nur angesprochen, wenn sie nicht bereits in der Haupterzählung ausreichend ausgeführt worden sind.

1. Der erste Themenbereich bezieht sich auf die Pflegeübernahme und Veränderungen im Alltag:

„Erzählen Sie mir alles darüber, wie Ihr Leben seit der Pflegeübernahme verlaufen ist!"

Dabei wird im Interviewverlauf darauf geachtet, dass Äußerungen zur Übernahme ungewohnter Aufgaben, Konsequenzen für das Familienleben und die Beziehungen zu Freunden und Verwandten (früher und heute), Auswirkungen auf die Freizeitaktivitäten und Hobbys sowie die Pläne (im Sinne eines Lebensentwurfes und ggf. der Konvergenz zwischen damals und heute) dargelegt werden.

2. Der zweite Themenbereich behandelt Netzwerkbeziehungen im Pflegealltag bzw. in den Pflegearrangements.

„Bitte erzählen Sie mir alles über den Ablauf eines typischen Wochentages!"

Hier werden folgende synergieerzeugende Faktoren berücksichtigt: formelle und informelle Unterstützungspersonen, deren Leistungen, Kontakte, Aktivitäten und Interessen neben der Pflege, ein typischer Alltag, ungewohnte und plötzlich auftretende Situationen sowie (noch) bestehende Fähigkeiten des zu pflegenden Angehörigen und erforderliche Hilfestellungen.

3. Als dritter relevanter Themenbereich folgen die Belastungen und Unterstützungswünsche im Hinblick auf die Berufstätigkeit.

„Erzählen Sie mir über eine Pflegesituation aus Ihrem Alltag in Verbindung mit Ihrer Berufstätigkeit" *(wenn eine Berufstätigkeit ausgeübt wird bzw. in der Vergangenheit in Verbindung mit der Pflege ausgeübt wurde).*

Die Merkpunkte zielen auf die Auswirkungen der Pflegeübernahme auf die Berufstätigkeit ab. Folgendes wird berücksichtigt: einschränkende und fördernde Faktoren, typische Situationen im Pflege- und Berufsalltag, leichter und/oder schwerer zu bewältigende Aufgaben, Unterstützungsbedarfe, Inanspruchnahme von Entlastungs- und Beratungsangeboten sowie die Teilnahme an Angehörigengruppen etc.

4. Der vierte Themenbereich bezieht sich auf die Pflege als vergeschlechtlichte Tätigkeit.

„Wie sehen Ihre Verwandten und Bekannten Ihre Pflegetätigkeit?" *„Gibt es Situationen, in denen Sie sich mal richtig aussprechen können?"*

Relevante Punkte sind dabei bestimmte Reaktionen und Meinungen von Außenstehenden sowie von Familienangehörigen, ferner inwieweit die mit der Pflege verbundenen Erwartungen als untypische Männeraufgabe gesehen wird.

5. Es empfiehlt sich, das Interview nicht mit einer belastenden Thematik zu beenden. Deshalb wird eine offene Fragestellung am Ende des Interviews gewählt (Rosenthal 2015, S. 178).

„Gibt es noch etwas, was wir bisher nicht besprochen haben, was Sie aber für wichtig halten?"

6. Im Anschluss daran werden soziodemografische Daten zu Alter, Familienstand und Beruf der Pflegeperson erhoben, sofern diese nicht bereits während des Interviewverlaufes erwähnt wurden.

   a) Alter und Familienstand
   b) Beruf
   c) Einkommen
      • unter 1000 EUR Netto/Monat

- 1000-1500 EUR Netto/Monat
- über 1500-2000 EUR Netto/Monat
- über 2000-2500 EUR Netto/Monat
- über 2500-3000 EUR Netto/Monat
- über 3000-3500 EUR Netto/Monat
- über 3500-4000 EUR Netto/Monat
- über 4000 EUR Netto/Monat

d) Pflegestufe der pflegebedürftigen Person, Erkrankung

e) Wohnsituation: getrennt/zusammenlebend

Nach Beendigung des Interviews wird dem Interviewpartner bei ausgeschaltetem Aufnahmegerät die Möglichkeit gegeben, über das Gespräch zu resümieren, seine Empfindungen diesbezüglich auszudrücken und Fragen zu stellen (Rosenthal 2015, S. 178f.).

Die Fragen des von der Verfasserin entwickelten Interviewleitfadens divergieren mit denen aus der Studie von Langehennig et al. (2012) insofern, dass im erzählgenerierenden Nachfrageteil bei den externen Nachfragen zusätzlich Unterstützungsnetzwerke der Pflegearrangements und spezifische Situationen bei der Vereinbarkeit von Pflege und Beruf erfragt wurden. Die Fragen zur Soziodemografie stellte die Interviewerin erst am Ende, um den Erzählfluss des biografisch-narrativen Interviews nicht zu beeinflussen (vgl. Flick 2014, S. 212; Lamnek 2005). Ebenso wurde nach jedem Interview ein Begleitprotokoll, z. B. zur Wohnsituation, zum persönlichen Eindruck vom Befragten und/oder zu Auffälligkeiten während des Interviewverlaufs angefertigt. Der Interviewleitfaden befindet sich im Anhang.

Kritische Überlegungen zum methodischen Vorgehen fließen in die jeweiligen Kapitel der Methodenbeschreibungen mit ein (vgl. Kapitel 4.2.1 und 4.4). Die Limitierungen des methodischen Vorgehens und kritische Aspekte werden in Kapitel 7.2 behandelt. Ferner erfolgt im nachfolgenden Kapitel eine eigene Reflexion zum Einfluss des Geschlechts bei der explorativen Erhebung.

4.2.3 Der Einfluss des Geschlechts bei der explorativen Erhebung

Zur Vermeidung von geschlechtsbezogenen Verzerrungseffekten bzw. Stereotypisierungen, d. h. eines Gender-Bias, wurde die Untersuchung ausschließlich mit häuslich pflegenden Männern durchgeführt (vgl. Langehennig 2012, S. 19; Wallroth 2016, S. 319f.).

Die Kritikpunkte basieren auf der Studie von Kramer und Thomson (2005), da diese sich dahingehend äußern, dass es bei wissenschaftlichen Untersuchungen in Bezug auf weibliches und männliches Pflegeverhalten bislang zu systematisch verzerrten Sichtweisen gekommen sei. Ein gender-komparativ ausgerichteter Forschungsansatz habe zur Stereotypenbildung geführt und ein umfassendes Verstehen der Leistungen und Erfahrungen männlicher Pflegender verhindert (ebd., vgl. Wallroth 2016). Die Einflüsse und Auswirkungen auf männliche Pflegende werde nach Kramer (2005b) systematisch unterschätzt, da Messprobleme durch fehlende Messinstrumente bestünden und „geschlechtsneutrale Maßstäbe" fehlten. *„Work needs to be done to develop non-gender-biased measures of caregiving outcomes"* (ebd., S. 383; vgl. Sharma et al. 2016, S. 13). Zudem seien Pflegeerfahrungen von Frauen bisher als Norm und das Pflegeverhalten von Männern als *„Abweichung von der Norm"* gesehen worden (Bookwala et al. 2005, S. 89; vgl. Wallroth 2016, S. 259). Langehennig (2012) konstatiert, dass sich deutsche Studien zur Pflege von Angehörigen mehrheitlich auf familiäre Pflegearrangements konzentriert hätten, *„in denen grundsätzlich eine arbeitsteilig angelegte Polarisierung der Geschlechterrollen möglich und vorfindbar"* (ebd., S. 18) gewesen sei, die sich auf (Schwieger-)Eltern-Pflege durch Ehepartner(innen) bezögen. Auch Rumpf konstatiert (2007, S. 92), dass *„jede stark generalisierende Tendenz, Geschlechterdifferenzen zu verabsolutieren"* (ebd.), problematisch sei (vgl. Wallroth 2016).

Ferner ist zu reflektieren, inwiefern das Geschlecht bei qualitativen Interviews Auswirkungen auf das Erzählverhalten der Befragten hat. Der Artikel von Behnke und Meuser (1999, S. 77ff.) *„Zur Bedeutung des Geschlechts der Forschenden für Datenerhebung und -interpretation"* hat mir richtungsweisende Anhaltspunkte zur eigenen Reflexion gegeben. Es besteht Reflexionsbedarf insofern, dass wissenschaftliche Sozialforschung nicht nur die geschlechtliche Dimension der Handlungsweisen des Forschenden überdenken sollte, sondern auch, in welchem Maße das Geschlecht des Forschenden auf den Prozess der verschiedenen Phasen der Exploration einwirken kann, so beispielsweise bei dem Zugang zum Feld, bei der Erhebung der Daten und deren Interpretation. Es wird bei standardisierten Umfragen in der Forschung schon seit längerem erörtert, welche Wirkungen das Geschlecht des Forschers auf das Antwortverhalten der zu befragenden Person hat. So kann Geschlecht *„als Strukturkategorie"* ähnlich der Klasse, Schicht, Ethnizität oder Alter (vgl. Backes

1997a, S. 712, vgl. Kapitel 3.2) einen möglichen „Verzerrungsfaktor" in der Exploration im Hinblick auf Validität und Zuverlässigkeit darstellen. Die Geschlechtskategorie wird allerdings in der qualitativen Forschung nicht als Verzerrungsfaktor gesehen, da der *„Bedeutungsinhalt von Interview-Fragen"* überwiegend in Bezug auf den Kontext betrachtet wird (ebd., S. 77). Die Geschlechtszugehörigkeit ist kein für immer festgelegtes Kriterium einer Person, sondern es entsteht *„in sozialer Interaktion im doing gender"* (West/Zimmermann 1987). Es findet also auch im wechselseitigen Handeln mit allen Beteiligten im Forschungsprozess statt. Dabei wird nicht nur allein das Geschlecht der Forschenden perzipiert, sondern auch die im Kontext mitschwingenden Merkmale (Behnke/Meuser 1999, S. 79).

So ist es wichtig gewesen, vor der Durchführung der Interviews die Vor- und Nachteile, die mit der Geschlechtskategorie verknüpft sind, zu bedenken. Insbesondere Männer schätzen Frauen im Vergleich zu männlichen Forschern eher als „harmlos" und weniger „bedrohlich" ein (ebd.). Dies hat den Nachteil, dass der professionelle Status der Forscherin nicht anerkannt wird. Es hat aber den Vorteil, dass die Gesprächsbereitschaft von Männern, die Offenheit und die Vertraulichkeit der Kommunikation dadurch größer sein können.

Resümierend lässt sich feststellen, dass die Zuschreibungen von Merkmalen und Charaktereigenschaften von den Erwartungen und Erfahrungen der Befragten in Zusammenhang stehen können, aber auch von der Eigendarstellung der/des Forscher(in)s abhängen. Im Kontext der Exploration bedeutet dies, jeweils abzuwägen, ob die Vor- oder die Nachteile im Sinne der Forschungsfragestellungen überwiegen. Bei der Durchführung der Interviews konnten eher Vorteile bzgl. der Interview-Gestaltung durch die Forscherin festgestellt werden, da die Männer im Laufe des Gesprächs bereitwillig Auskunft gaben und ihre Gefühle offen zeigten (z. B. durch parasprachliche Merkmale des Weinens, auf den Tisch klopfen, tiefes Ein- und Ausatmen).

4.2.4 Auswahl und Gewinnung der Interviewpartner

Die Auswahl der Interviewpartner orientiert sich vorwiegend an der von Glaser und Strauss (1967, 1998) konzipierten Methode des Theoretical Sampling als Bestandteil der Grounded Theory (ebd., S. 53–83), bei der es sich um ein prozessoffenes Vorgehen handelt (vgl. Rosenthal 2015, S. 91).

Bei dem Verfahren werden Feld- und Auswertungsphase miteinander verknüpft und unterschiedliche Interviewpartner mit einbezogen, bis das Ziel der „theoretischen Sättigung" erreicht ist (vgl. Strauss 1998, S. 70f.; Strauss/Corbin 1996, S. 148–168; Strauss 1991).

Das Sampling bzw. die Stichprobenziehung beinhaltet

„Personen oder Fälle, die wir befragen oder erforschen, Situationen, die wir beobachten oder mit technischen Mitteln aufzeichnen [...]" (Rosenthal 2015, S. 89).

In den Jahren 2011 bis 2013 führte ich insgesamt siebzehn Interviews durch (Interviewnummern 14-30). Davon erhob ich vierzehn im Rhein-Main-Gebiet, zwei in Berlin und eines im Großraum Hannover. Ergänzend werden dreizehn Interviews aus den Jahren 2009 bis 2010 aus dem Projekt Langehennig et al. (2012), in dem die Autorin Projektmitarbeiterin war, in die Analyse mit einbezogen (Interviewnummern 1-13). Ein Interview aus diesem Projekt führte die Verfasserin selbst durch.

Die 13 Interviews aus dem Projekt Langehennig (2012) werden analog der unten beschriebenen offenen Codierung im Rahmen der Grounded Theory analysiert (vgl. Kapitel 4.4.1). Auf der Grundlage von *„apriorischen theoretischen Annahmen"* (Glaser/Strauss 1998, S. 53) wird die Zielgruppe unter Einbeziehung weiterer Fälle definiert und erweitert. Hierbei sind zwei verschiede Kriterien ausschlaggebend. Erstens werden auf der Grundlage der vorliegenden Forschungsergebnisse nur Männer im erwerbsfähigen Alter zwischen 16 und 64 Jahren in den Forschungsprozess einbezogen, die einer Berufstätigkeit nachgehen oder nicht mehr berufstätig sind (vgl. Kapitel 3.5). Dieses Vorgehen liegt darin begründet, dass sich nach den vorliegenden Forschungs-befunden Frauen und Männer im Pflegeverhalten und in den Handlungsstrategien stark unterscheiden. Um das Pflegeverhalten differenziert erfassen zu können, ist eine ausreichende Fallzahl an Männern erforderlich. Allerdings ist darauf geachtet worden, dass der Großteil der Interviewpartner zum Interview-Zeitpunkt (noch) einer Erwerbstätigkeit nachgeht (vgl. Kapitel 4.3), um das Pflegeverhalten auch in Bezug auf die Vereinbarkeit von Beruf und Pflege angemessen analysieren zu können. Zweitens wird der Pflegebegriff der häuslich pflegenden Männer relativ weit gefasst, da Männer laut Forschungsbefunden dazu tendieren, eher in Nebenpflegetätigkeiten tätig zu sein (vgl. Kapitel 2.4). Da im Laufe des Forschungsprozesses unklar blieb, ob ausreichend männliche Pflegepersonen, die sich selbst als „Hauptpflegeperson" bzw. als „hauptverantwortliche Pflegeperson" im erwerbsfähigen Alter bezeichnen, gefunden werden können, wird offen gelassen, ob auch Nebenpflegepersonen mit einbezogen werden. Die berücksichtigten Hauptpflegepersonen werden analog wie in einer Teiluntersuchung der MUG-III-Studie (vgl. Schneekloth/Wahl 2005) als

„diejenigen nicht professionellen Hilfspersonen bezeichnet, die die Versorgung oder die Organisation der Versorgung der Hilfs- und Pflegebedürftigen maßgeblich trugen" (Schäufele et al. 2005, S. 120).

Beachtet wird auch, inwiefern die/der zu versorgende(r) Angehörige(r) einen Pflegebedarf von mindestens 90 Minuten täglich im Sinne des Pflegeversicherungsgesetzes SGB XI, Pflegestufe I aufweist. Die Erhebung basiert somit auf einer erweiterten Definition des Pflegebegriffs, welche die Pflege im Sinne einer umfassenden Sorgearbeit begreift (vgl. Kapitel 2.4).

„über rein pflegerische Verrichtungen hinaus Lebensbewältigung und Alltagsbesorgung in jeder gesundheitlichen und sozialen Hinsicht und die Bewirtschaftung der dafür nötigen Kräfte, Mittel und Möglichkeiten" (Klie/Monzer 2008, S. 93).

Im Verlauf des Forschungsprozesses orientiert sich die Auswahl der Fälle zunehmend an den sich herausbildenden Kategorien.[80] Die Vorstufe sowie die Endfassung des Kategoriensystems (vgl. Kapitel 5.1) werden in den nachfolgenden Kapiteln im Zuge der typologischen Beschreibung dargelegt. Zuerst erfolgte eine offene Codierung zu der Art der Berufstätigkeit (weitergeführt, reduziert, aufgegeben), den Bedingungen der Berufstätigkeit, des Pflegeverhaltens und der biographischen Faktoren. Bei der Fallauswahl wird auf eine Kontrastierung der genannten Eigenschaften geachtet (vgl. Glaser/Strauss 1998, S. 53–83; Kelle/Kluge 2010, S. 47–49; Przyborski/Wohlrab-Sahr 2014; Strauss/Corbin 1996, S. 152-158). Dabei ist es Ziel, möglichst variationsreiche Ausprägungen relevanter Kategorien der Interviews darzustellen. Kategorien können jeweils neu entwickelt und wieder verworfen werden. Die Bestimmung von Fällen mit entsprechenden Merkmalsausprägungen gestaltete sich teilweise als diffizil, da eine Vorausplanung nur grob bestimmt werden kann. Durch die Abfrage von Rahmendaten bei der telefonischen Terminvereinbarung, z. B. Pflegestufe und Verantwortungsbereich in der Pflege, wird eine weitgehend intentionale Auswahl angestrebt. Das Sampling orientiert sich an der bisherigen Fallauswahl und den daraus zu entwickelnden Kategorien. Eine theoretische Sättigung ist dann erreicht, wenn

„keine wichtige[n] Ähnlichkeiten (Minimierung von Unterschieden) und Differenzen (Maximierung von Unterschieden) im Datenmaterial mehr gefunden werden können" (Kelle/Kluge 2010, S. 48).

Dies bedeutet, dass eine inhaltliche Dichte der Kategorien erzielt bzw. keine neuen Handlungs- und Deutungsmuster weiterer Interviewpartner zu elementaren Erkenntnissen und Einsichten führen (vgl. Glaser/Strauss 1998, S. 69; Strauss/Corbin 1996, S. 159).

---

[80] Zur Bedeutung des Begriffs Kategorie sowie der Arten von Kategorien vgl. Kuckartz 2016, S. 31–35.

Die Gesamtgröße dieses Samples basiert auf einer so weit wie möglich zu erreichenden „theoretischen Sättigung" nach insgesamt 30 Interviews. Anzumerken ist, dass ein Interview mit einer Nebenpflegeperson nicht in die Auswertung einbezogen und deshalb auch nicht transkribiert wurde.

Die fortlaufende Wechselwirkung zwischen Datenerhebung und Analyse konnte nicht mit der Konsequenz durchgeführt werden, wie dies von Glaser und Strauß (1967) vorgesehen ist. Die Ursache liegt u. a. im forschungspraktischen Vorgehen begründet, so dass die Interviews nicht zeitgleich nach der Erhebung transkribiert und ausgewertet werden konnten (z. B. zeitnahe Transkription umfangreicher Interviews).

Die Gewinnung der Interviewpartner des Projekts Langehennig (2012) erfolgte über die Vermittlung von Beratungseinrichtungen freier Träger sowie von Pflegediensten. Voraussetzung war, dass die befragten Männer längere Zeit in Deutschland lebten und fließend Deutsch sprachen (Langehennig et al. 2012, S. 23). Zum anderen wurden die von mir Interviewten durch Pflegedienste von privaten und freien Trägern, aber auch über Beratungsstellen kommunaler Träger sowie Privatpersonen und im Rahmen eines von mir initiierten Aufrufs im Internet gewonnen. Die Akquisition jüngerer Interviewpartner unter 65 Jahren erwies sich teilweise als problematisch, da von den genannten Institutionen meist nur ältere pflegende Männer über 64 Jahre vermittelt werden konnten. Die Terminfindung mit einigen berufstätigen pflegenden Männern gestaltete sich wegen Zeitmangels auch in den Abendstunden als schwierig.

4.3   Beschreibung des Samples

Der Altersdurchschnitt der 30 Interviewpartner beträgt 53,7 Jahre. Bei den 30 Interviewpartnern handelt es sich um 21 pflegende Söhne, sieben pflegende Ehegatten, einen pflegenden Lebenspartner und einen Mann, der einen Freund pflegt. 18 Männer in diesem Sample sind berufstätig. Davon befinden sich zwölf Männer in Vollzeit-Erwerbstätigkeit mit einer regulären Wochenarbeitszeit von 35 bis 40 Stunden. Fünf Männer gehen einer Teilzeitarbeit von 20 bis 30 Stunden pro Woche nach und ein Mann absolviert ein Studium. Zwölf Männer waren während der Ausübung der Pflege nicht berufstätig. Davon gaben vier Personen aufgrund der Pflegeübernahme ihre Erwerbstätigkeit auf, die anderen acht Personen befanden sich zu Beginn der Pflegeübernahme in Arbeitslosigkeit, in Altersteilzeit oder im Vorruhestand.

Die Einstufung der pflegebedürftigen Angehörigen in eine Pflegestufe nach SGB XI verteilt sich auf acht Personen in Pflegestufe I, neun in Pflegestufe II und dreizehn in

Pflegestufe III.[81] Von der hohen Anzahl Angehöriger in Pflegestufe III sind sechs Partnerinnen, die von ihren (Ehe-)Partnern versorgt werden. Hat sich die Pflegestufe im Pflegeverlauf geändert, so wird die zum Interviewzeitpunkt aktuelle Pflegestufe genannt. In diesem Sample werden insbesondere Frauen gepflegt. 17 Söhne pflegen ihre Mutter, acht (Ehe-)Partner versorgen ihre Partnerin, zwei Pflegepersonen pflegten zuerst den Vater, dann die Mutter und zwei zuerst die Mutter und dann den Vater. Ein Mann des Samples pflegt einen engen Freund.

In Tabelle 8 wird der Bildungsstatus mit Bezug zur Berufstätigkeit aufgezeigt.

Tabelle 8: Bildungsstatus der pflegenden Männer

Bildungsstatus bzw. Berufstätigkeit	Anzahl der pflegenden Männer (N = 30)
Akademische Berufe in Handel, Bauwesen, Agrarwirtschaft und Technik, Politik, Verwaltung etc.	Insgesamt (n = 8) Leitende Position (n = 2) Berufstätigkeit (n = 4) Vorzeitiger Ruhestand (n = 2)
Akademische Berufe im Sozialwesen	Insgesamt (n = 3) Berufstätigkeit (n = 2) Erwerbsminderungsrente (n = 1)
Ausbildung in Form eines Studiums	Insgesamt (n = 1)
Tätigkeiten als leitender Qualitätsmanager und Handelsvertreter jeweils mit abgebrochenem Studium	Insgesamt (n = 2) Leitende Position (n = 1) Vorzeitigen Ruhestand (n = 1)
Handwerksmeister in Führungspositionen	Insgesamt (n = 2) Leitende Position als Angestellter (n = 1) Eigene Firma, selbständig (n = 1)
Abgeschlossene Ausbildung im Handel	Insgesamt (n = 2) Leitende Position, selbständig (n = 1) Erwerbsminderungsrente (n = 1)

---

[81] Es wird darauf hingewiesen, dass die Pflegestufen gemäß SGB XI seit 1.1.2017 in Pflegegrade geändert wurden. Zu den Novellierungen und Übergängen von Pflegestufen und Pflegegraden im Rahmen des SGB XI vgl. Kapitel 2.3.

Bildungsstatus bzw. Berufstätigkeit	Anzahl der pflegenden Männer (N = 30)
Abgeschlossene Ausbildung im Handwerk	Insgesamt (n = 7) Berufstätigkeit (n = 2) Arbeitslos (n = 1) Erwerbsminderungsrente (n = 4)
Abgeschlossene Ausbildung im Gesundheitswesen	Insgesamt (n = 3) Berufstätigkeit (n = 2) Hartz IV-Bezug (n = 1)
Angestellter im Verwaltungsbereich ohne Ausbildung	Insgesamt (n = 1) Bezug von Erwerbsminderungsrente
Selbständigkeit mit eigenem Geschäft ohne Berufsabschluss	Insgesamt (n = 1) Leitende Position, selbständig

Aus Tabelle 8 geht hervor, dass drei Männer einen Beruf im Gesundheitswesen ohne Studium und drei Männer einen Sozialberuf mit Studium ausüben. Insgesamt ist der Bildungsstatus der Männer relativ hoch, da elf Männer über einen Studienabschluss verfügen.

Die nachfolgende Tabelle 9 zeigt relevante Daten zu den Interviewpartnern und die Namen in anonymisierter Form auf. Es werden Alter, Beruf, Umfang der Erwerbstätigkeit, Familienstand, die gepflegte Person, Diagnose(n) der gepflegten Person, deren Pflegestufe und die bisherige Pflegedauer zum Interviewzeitpunkt dargestellt. Einer der 30 Interviewpartner verfügt über einen Migrationshintergrund.

Tabelle 9: Interview-Übersicht der analysierten biografisch-narrativen Interviews

Nr	Name	Alter	Beruf und Umfang der Erwerbstätigkeit [82]	Familienstand	Gepflegte Person	Diagnose(n)	Pflegestufe	Bisherige Pflegedauer
1	Herr Gruber	55	Selbständig mit eigener Firma/Bürodesign, Handwerksmeister, Teilzeit berufstätig	verheiratet	Mutter	M. Alzheimer Demenz	I	2 Jahre
2	Herr Asland	44	Radio- u. Fernsehtechniker, Arbeitslosigkeit aufgrund der Pflege	ledig	Mutter	M. Alzheimer Demenz	I	1 Jahr
3	Herr Hilbert	47	Agraringenieur in der ehemaligen DDR, arbeitet bei einem Pharmakonzern in der Produktion, Vollzeit berufstätig	verheiratet	Ehefrau	Zustand nach Gehirnblutung infolge eines Aneurysmas	III	1 Jahr
4	Herr Koch	50	Mechanikermeister, Leiter von 20 Mitarbeitern, Vollzeit berufstätig	verheiratet	Ehefrau	Zustand nach Gehirnblutung infolge eines Aneurysmas	III	5 Jahre
5	Herr El Wali	47	Selbständig, Teilzeit berufstätig	verheiratet	Ehefrau	Zustand nach Schlaganfall	III	1 Jahr
6	Herr Strabinski	64	ehemals Pharmareferent, in Vollzeit berufstätig und vorzeitiger Vorruhestand aufgrund der Pflege	verheiratet	Ehefrau	Brustkrebs	III	1 Jahr
7	Herr Hartnuk	31	Jura Student, Vollzeit berufstätig	Partnerschaft	Mutter	Multiple Sklerose, PEG-Sonde	III Härtefall	11 Jahre
8	Herr Höflich	55	Sozialarbeiter, Teilzeit berufstätig	Partnerschaft	Partnerin	Spina Bifida (offener Rücken)	III	20 Jahre

---

[82] Zur Gewährleistung der Anonymität werden die Bildungsabschlüsse in diesem Zusammenhang nicht ausführlich angegeben.

Nr	Name	Alter	Beruf und Umfang der Erwerbstätigkeit [82]	Familienstand	Gepflegte Person	Diagnose(n)	Pflegestufe	Bisherige Pflegedauer
9	Herr Tell	59	Fernsehmechaniker, ehemals selbständig, Erwerbsminderungsrente	Partnerschaft	Mutter	Demenz	II	1 Jahr
10	Herr Lober	50	Einzelhandelskaufmann, Arbeitslosigkeit, dann Erwerbsminderungsrente	ledig	Mutter	Demenz	III	2 Jahre
11	Herr Sehmann	59	Krankenpfleger, Vollzeit berufstätig	geschieden	Mutter	Lähmung beider Beine unklarer Genese	II	10 Jahre
12	Herr Maas	59	Fernsehtechniker, Erwerbsminderungsrente	verheiratet	Ehefrau	Zustand nach Schlaganfall	II	6 Monate
13	Herr Gabriel	51	Dipl.-Kaufmann, Teilzeit berufstätig	verheiratet	Ehefrau	Zustand nach Gehirnblutung infolge eines Unfalls	III	16 Jahre
14	Herr Albert	63	Einzelhandelskaufmann, Leiter von zwei eigenen Geschäften, Vollzeit berufstätig	ledig	Mutter	Bluthochdruck, Herzinsuffizienz, Gehprobleme	II	3 Jahre
15	Herr Schweitzer	40	Leitung als Qualitätsmanager, Vollzeit berufstätig	verheiratet	Vater (bis 2001), jetzt Mutter	Vater: Speiseröhrenkrebs Mutter: reversible Demenz, Zustand nach Herzstillstand aufgrund einer linksseitigen Herzarterienverstopfung	II	Vater: 3 Monate Mutter: 2 Jahre

Nr	Name	Alter	Beruf und Umfang der Erwerbstätigkeit [82]	Familien stand	Gepflegte Person	Diagnose(n)	Pflege-stufe	Bisherige Pflege-dauer
16	Herr Elflein	47	Krankenpfleger, Heilpraktiker, Selbständigkeit im Börsenhandel Vollzeit berufstätig	ledig	zuerst Mutter, jetzt Vater	Mutter: Lungenmetas-tasen Vater: Osteoporose, Hypertonie, Prostatahyper-trophie, Demenz, Inkontinenz	III	Mutter: 6 Monate Vater: 1 Jahr
17	Herr Helm-stetter	53	Leitender Angestellter, Wirtschaftsprüfer, Vollzeit berufstätig	verhei-ratet	Mutter	Demenz, Osteoporose	II	2 Jahre
18	Herr Lückert	60	Gymnasiallehrer, Vollzeit berufstätig	verhei-ratet	zuerst Vater, dann Mutter	Vater: Herzerkran-kung Mutter: Zustand nach Schlaganfall	III	3 Jahre
19	Herr Mertens	62	Meteorologe und Postbote, Vollzeit berufstätig	Partner-schaft	Mutter	Sehbehinde-rung (Blindheit)	I	6 Monate
20	Herr Ebert	51	Sozialarbeiter, Erwerbsminderungs-rente	ledig	Mutter	Lungenerkran kung, Herzin-suffizienz	I	1 Jahr
21	Herr Sauer	61	Maschinenschlosser, Arbeitslosigkeit, dann vorzeitiger Ruhestand	ledig	Mutter	Darmentzün-dung	III	1 Jahr
22	Herr Paul	52	Sozialarbeiter, jetzt Angestellter im Servicebereich, Vollzeit berufstätig	geschie-den	Mutter	Herzinsuffizi-enz, Gehpro-bleme	I	3 Monate
23	Herr Weiß-mann	59	Angestellter im Verwaltungsbereich, Erwerbsminderungs-rente	ledig	Mutter	Demenz, Schwerhörig-keit	III	2 Jahre

Nr	Name	Al-ter	Beruf und Umfang der Erwerbstätigkeit [82]	Familien stand	Gepflegte Person	Diagnose(n)	Pflege-stufe	Bisherige Pflege-dauer
24	Herr Berger	49	Geschäftsführer eines Vereins, Abgeordneter, Vollzeit berufstätig	eingetra-gene Lebens-partner-schaft	Mutter	M. Parkinson, Lewy-Body-Demenz	III	Ca. 6 Jahre
25	Herr Hofer	53	Masseur u. med. Bademeister, Berufsaufgabe aufgrund der Pflege, Arbeitslosigkeit und dann Hartz IV	ledig	zuerst Mutter, dann Vater	Mutter: Chronische Psychose Vater: Demenz	I	Insgesamt ca. 12 Jahre
26	Herr Kampe	63	Ingenieur, Selbständig mit eigener Firma, Berufsaufgabe aufgrund der Pflege, vorzeitiger Ruhestand	verhei-ratet	enger Freund	Zustand nach Schlaganfall	II	2 Jahre
27	Herr Lauer	64	Projektmanager, Altersteilzeit	geschie-den	Mutter	Demenz	II	1 Jahr
28	Herr Kosch-witz	61	Ehem. Elektriker, Altersteilzeit	ledig	Mutter	Demenz	I	1 Jahr
29	Herr Eckhoff	50	Feinmechaniker, Vollzeit berufstätig	geschie-den	Mutter	Depressionen Herzinsuffi-zienz Multimorbidi-tät	II	1 Jahr
30	Herr Theinert	52	Elektriker, Vollzeit berufstätig	verhei-ratet	Ehefrau, Behinder-ter Sohn	Ehefrau: Zustand nach Gehirn-aneurysma Sohn: geistige Behinderung	I	2 Jahre

4.4 Auswertungsverfahren

Nach der Feldphase wurden alle aufgezeichneten Interviews transkribiert (vgl. Deppermann 2008, S. 41) und die Namen als auch Orte anonymisiert;[83] analog dazu wurde ein Maskierungsschlüssel zur Anonymisierung der Daten erstellt. Die Transkriptionsregeln der Interviews basieren auf der literarischen Umschrift sowie der Zeilenschreibweise, bei der Interviewfragen und Antworten abwechselnd folgen. Ebenso wurden parasprachliche Merkmale wie Lachen, Räuspern und prosodische Merkmale wie Pausen und Betonungen verschriftlicht (vgl. Kowal/O'Connell 2010, Dresing/Pehl 2010). Die ausgewählten Transkriptionsregeln befinden sich im Anhang. In den nachfolgenden Kapiteln wird das Vorgehen bei der Auswertung erläutert.

4.4.1 Qualitative Inhaltsanalyse

Das Verfahren zur Auswertung der Interviews wurde im Rahmen der Gegenstandsangemessenheit (vgl. Flick 2014, S. 26f.) nach den vorliegenden Forschungsfragestellungen gewählt (vgl. ebd., S. 271).

Die entsprechende vorgeschlagene Methode zur Analyse von biographisch-narrativen Interviews, die „biografische Fallrekonstruktion" (Schütze 1983, Rosenthal 1995), wurde nicht gewählt. Die Intention dieser besteht in einem sequentiell vergleichenden Vorgehen bei der Rekonstruktion erlebter und erzählter Lebensgeschichten (vgl. Rosenthal/Fischer-Rosenthal 2010, Fischer-Rosenthal/Rosenthal 1997, Rosenthal 1995, 2002). Mit dieser Methode ist ein sehr hoher Interpretationsaufwand verbunden, der auf die Rekonstruktion einer geringen Anzahl an Interviews abzielt, insbesondere bei der Anwendung der sequenzanalytischen Vorgehensweise durch die „Objektive Hermeneutik" nach Oevermann (1988, vgl. Brüsemeister 2000, S. 253–280; Wohlrab-Sahr 2003). Die zentrale Zielstellung der Auswertungsmethode der „biografischen Fallrekonstruktion" besteht aus der Aufschlüsselung, Verknüpfung und Differenzierung der erlebten und erzählten Lebensgeschichte, die allerdings im Hinblick auf die Forschungsfragestellungen dieser Studie nicht von Relevanz sind. Bei dem bestehenden Interviewmaterial handelt es sich um 30 biographisch-narrative Interviews, deren Handlungskontexte sich komplex, heterogen und unspezifisch gestalten.

Ziel dieser Studie ist es, der Heterogenität der Inhalte gerecht zu werden, indem Einzelfälle stärker generalisiert und Zusammenhänge im Datenmaterial entdeckt werden

---

[83] Bereits die Transkription bzw. das (nochmalige) Anhören der Interviews stellt bereits einen weiteren Schritt der Datenauswertung dar. Drei Interviews wurden nicht vollständig transkribiert, da die Inhalte nicht für die Analyse und im Sinne der Forschungsfragestellungen von Relevanz waren.

können. Die qualitative Inhaltsanalyse stellt ein solches Verfahren dar (vgl. Kelle/Kluge 2010, Kuckartz 2016[84]).

Ein weiterer Ansatz zur systematischen Datenanalyse ist die „grounded theory" (Strauss 1998, Strauss/Corbin 1996, Corbin/Strauss 1990; vgl. Flick 1996, S. 197–206). Sie besteht aus drei Phasen – dem offenen, axialen und selektiven Codieren – und verfolgt das Ziel der Entwicklung einer gegenstandsbegründeten Theorienbildung. Dabei ist die Vorgehensweise abduktiv, indem insbesondere in der Phase des offenen Codierens neue Kategorien entwickelt werden (Strauss/Corbin 1996, S. 43-117; Kelle/Kluge 2010, S. 54–74). Eine Alternative zu der abduktiven Vorgehensweise des genannten Codierverfahrens bietet das Verfahren der subsumtiven Codierung (Zuordnung eines Phänomens). Das Kategorienschema wird dabei anhand der Forschungsfragen entwickelt und basiert auf theoretischem Vorwissen (vgl. Kelle/Kluge 2010, S. 62; Kuckartz 2016).

Das von mir entwickelte Kategorienschema wurde aus einer Kombination beider Verfahren erstellt und somit dem eigenen Bedarf angepasst. Ich nahm neben den bereits während des Theoretical Samplings erstellten Codes weitere offene Codierungen bei den in das qualitative Textauswertungsprogramm von MAXQDA (Kuckartz 2016) eingestellten transkribierten Interviews vor. Dabei notierte ich Vermutungen, Anmerkungen und offene Codes zu den Abschnitten der Interviews, die besonders relevant im Sinne der Forschungsfragestellungen erschienen. Anschließend wurden markante Textstellen zu bereits entwickelten Kategorien bzw. Dimensionen subsumiert (qualitative Induktion) oder es wurden neue Kategorien bzw. Dimensionen (Abduktion) entwickelt (vgl. Reichertz 2010, S. 279f., S. 284f.).

Diese Vorgehensweise dient dazu, relevante Annahmen und Hypothesen für die thematischen Fallvergleiche und die typologische Beschreibung auch im Hinblick auf die Gesamtstruktur eines Einzelfalles zu gewinnen. Allerdings werden keine Einzelfallbeschreibungen oder -rekonstruktionen vorgenommen (vgl. Rosenthal 2015), dafür aber synoptische Gesamtvergleiche und Interpretationen.

Die typisierende Beschreibung erfolgt in Anlehnung an die „empirisch begründete Typenbildung" (Kelle/Kluge 2010). Die Bestimmung des mehrdimensionalen Merkmalsraums basiert auf der zuvor beschriebenen inhaltlichen Kategorisierung bzw. Codierung (vgl. Kapitel 5.1).

---

[84] Das Verfahren der qualitativen Inhaltsanalyse nach Mayring (2015) wurde nicht in Erwägung gezogen, da dieses ein quantifizierendes und theoriegeleitetes Vorgehen aufweist und somit ein induktives Vorgehen hemmt.

Ziel der vorgenommenen Typenbildung ist es. mittels *„Ähnlichkeiten in ausgewählten Merkmalsausprägungen [.] Elemente zu Typen (Gruppen, Clustern)"* zu subsumieren (Kuckartz 2016, S. 146). Dabei geht es um eine

> *„Gruppierung von Fällen zu ähnlichen Mustern oder Gruppen, die sich von ihrer Umgebung und anderen Mustern und Gruppen deutlich unterscheiden lassen" (ebd.).*

Ein Typus oder Typ setzt sich aus verschiedenen (Einzel-)Fällen zusammen, die untereinander Ähnlichkeiten aufweisen. In dieser Untersuchung werden, wie bei einer Typenbildung üblich, unterschiedliche Fälle durch ein fallvergleichendes und fallkontrastierendes Vorgehen gruppiert. Dabei wird zunächst ein mehrdimensionaler Merkmalsraum erstellt. Dabei bildete ich *„merkmalsheterogene Typen"*, auch als sogenannte *„polythetische Typen"* bezeichnet, die sich *„intern möglichst homogen und extern möglichst heterogen"* konstituieren, also sogenannte *„natürliche Typologien"* darstellen (Kuckartz 2014, S. 119). Dabei wurden nach der Auswahl der relevanten Kategorien und der Bestimmung der Dimensionen des Merkmalsraums (vgl. Barton 1955, S. 40–53; Lazarsfeld 1937) die entsprechenden Textsegmente codiert bzw. recodiert und wie bereits oben beschrieben vorgegangen. Beispielsweise erfolgt nach der Erstellung des Codes „Gestaltung des Pflegearrangements" eine Differenzierung in Untergruppen, z. B. „Delegationsart", „selbst ausgeführte Aufgaben" und „delegierte Aufgaben". Der Forschungsfragestellung entsprechend, wird die „Inanspruchnahme von Unterstützungsleistungen" als weitere Kategorie gewählt und in „formelle" und „informelle" Unterstützungsleistungen aufgegliedert usw.

Viele Methodiker der qualitativen Sozialforschung sehen die Bildung einer Typologie als relevante Zielstellung der Datenanalyse (vgl. Creswell/Plano Clark 2010, S. 212ff.; Kluge 1999/2000, Kelle/Kluge 2010, Lamnek 2005), um komplexe Gegenstandsbereiche und Handlungsfelder intensiv methodisch zu durchdringen (vgl. Kuckartz 2014, S. 115). Die Gliederung des Gegenstandsbereichs in wenige Gruppen trägt zur Übersichtlichkeit und der charakteristischen Darstellung von Teilbereichen bei. Typologien helfen dabei zentrale Ähnlichkeiten und Differenzen im Datenmaterial zu verdeutlichen, kausale Beziehungen und Sinnzusammenhänge zu erläutern und dienen deshalb zur Generierung von Hypothesen oder der (Weiter-)Entwicklung von Theorien (Kelle/Kluge 2010, S. 10f.). Kritisch anzumerken ist, dass sie die Komplexität des Textmaterials reduzieren, da innerhalb der Typen die bestehende Varianz der Fälle verloren geht (vgl. Hahmann 2013, S. 314). Aufgrund dieser Reduktion und Neuordnung des Datenmaterials bieten Typologien aus Sicht der Autorin eine Abbildung von Tendenzen und Konstellationen.

Das systematische Verfahren der empirisch begründeten Typenbildung wurde in Anlehnung an Kelle/Kluge (2010, S. 91f.; vgl. Kluge 1999, S. 91) in vier Stufen vorgenommen:

1. Determination des Merkmalsraums: Hier erfolgt die Festlegung des Merkmalsraum in verschiedene Dimensionen. Dabei sind möglichst mehrere Dimensionen – aber mindestens zwei – zu identifizieren. Hier wurden Ähnlichkeiten und Differenzen der Merkmale definiert, beispielsweise des Merkmals Pflegeverhalten und die entsprechenden Subkategorien wie Bewältigungsstrategien, Identifikation und Grenzen der Pflegeübernahme.

2. Fallgruppierung und Entwicklung der Typologie: Hier werden die Fälle zu Typen gruppiert und empirische Regelmäßigkeiten analysiert. Dies bedeutet, dass weitgehende Ähnlichkeiten der Einzelfälle zum zugeordneten Typus vorhanden sind. Ferner werden die verschiedenen Typen dahingehend überprüft, ob genügend Varianz bzw. Unterschiede durch das Datenmaterial abgebildet werden.

3. Analyse der inhaltlichen Sinnzusammenhänge und Bildung der Typen. Hier werden Zusammenhänge zwischen den Merkmalen der verschiedenen Typen hergestellt.

4. Beschreibung und Charakterisierung der Typologie: In der letzten Phase erfolgt die Beschreibung und Charakterisierung der Typologie in Bezug auf die einzelnen Typen und den damit verbundenen Merkmalen.

Die Darstellung des entwickelten Kategoriensystems, welches als mehrdimensionaler Merkmalsraum im Rahmen der Typologie des Hauptkomplexes der Forschungsfragen herangezogen wird, erfolgt in den empirischen Ergebnissen des Kapitels 5. Die nachfolgenden Typen wurden induktiv gebildet, da sie sich vor allem auf die Auswertung empirischer Daten stützen (vgl. Kluge 1999, S. 60).

Allerdings können durch die typologische Beschreibung nicht alle relevanten Forschungsfragestellungen bearbeitet werden, beispielsweise Motive und biografische Faktoren, die mit der Pflegeübernahme in Zusammenhang stehen. Da sich die Lebenssituation häuslich pflegender Männer sehr komplex gestaltet, erfolgte zusätzlich eine fallvergleichende Analyse mit zuvor gebildeten Kategorien in Bezug auf die zu beantwortenden Forschungsfragestellungen nach Kelle und Kluge (2010, S. 56–82; vgl. Kuckartz 2016). Die entwickelten Kategorien werden in den jeweiligen Kapiteln entsprechend skizziert.

4.4.2 Netzwerkanalyse

Die Methode der Netzwerkanalyse (Hollstein 2006, Hollstein/Pfeffer 2010) wurde gewählt, um die Pflegearrangements und bezogenen Unterstützungsleistungen der häuslich pflegenden Männer im erwerbsfähigen Alter visualisieren zu können.

Die Netzwerkforschung verfolgt die Intention, die Blickrichtung auf die Gesamtheit der sozialen Beziehungen zu legen, und öffnet somit die „Kontextgebundenheit" (Hollstein 2010a, S. 91) bzw. die „embeddedness" sozialen Handelns (Granovetter 1985). Eine Analyse der Unterstützungsnetzwerke häuslich pflegender Männer wurde in Anlehnung an die Entwürfe der Netzwerkkarten von Hollstein (2006) sowie Hollstein/Pfeffer (2010) vorgenommen. Netzwerkkarten dienen als Instrument zur Erhebung, Analyse und Visualisierung egozentrierter Netzwerke.

„Persönliche Beziehungen werden in der Netzwerkforschung als egozentrierte Netzwerke konzeptualisiert" (Hollstein/Pfeffer 2010, S. 1).

Darunter ist zu verstehen, dass eine fokale Person bzw. das Ego den Bezugspunkt des vorhandenen Netzwerks bildet. *„Zu diesem Netzwerk gehören die sogenannten Alteri, die Beziehungen zwischen Ego und den Alteri, und die Beziehungen zwischen den Alteri"* (Jansen 2006, S. 80). Auf die Kennzeichnung der Beziehungen zwischen den Alteri wurde verzichtet, da diese nicht für die Forschungsfragestellungen von Relevanz sind. Zur Bestimmung von Netzwerkpersonen, sogenannte „Alteri", werden in standardisierten Untersuchungen „Namensgeneratoren" verwendet, d. h., es wird eine vollständige Liste der Referenzpersonen (Alteri) erstellt. Hierbei ist zwischen zwei Namensgeneratoren zu differenzieren: Zwischen dem Rollenansatz „role-relation-approach" (Bestimmung der Familienzugehörigkeit), der die Untersuchung der Rollen-beziehungen beinhaltet und dem Austauschansatz „exchange-network-approach", der auf Beziehungsinhalte zentriert ist (Marsden 1990). Zur Visualisierung der sozialen Unterstützung in Pflegearrangements wurde der „exchange-network-approach"-Ansatz gewählt, um die spezifischen Funktionen und Inhalte von Netzwerkbeziehungen zu visualisieren, die gemäß den Forschungsfragestellungen relevant sind (vgl. Hollstein 2006, S. 15). Um einen interpersonellen Vergleich möglich zu machen, d. h. Netzwerk-karten der männlichen Pflegepersonen gegenüber stellen zu können, wurden die Karten entsprechend strukturiert. Dies erfolgte mithilfe von drei Kreisen zur Darstellung der Distanz. Hollstein/Pfeffer (2010, S. 8f.) empfehlen deshalb eine bestimmte Strukturie-rung der Karten, beispielsweise in Form von Kreisen oder Sektoren. Ebenso schlagen sie eine Definition jedes verwendeten Stilelements vor. Zur Vergleichbarkeit der

Netzwerke wurden selbst entwickelte „strukturierte" Netzwerkkarten entwickelt, welche wesentliche Inhalte im Rahmen der Forschungsfragestellungen abbilden.[85]

Die vorgenommenen Netzwerkzeichnungen basieren auf folgenden konzeptionellen Überlegungen: Zunächst waren relevante, spezifische, strukturelle Netzwerkmerkmale der Größe und Erreichbarkeit mit einzubeziehen. Die Größe stellt die Anzahl der Netzwerkbeteiligten (Elemente) dar. Dabei werden die Personen aufgezeichnet, zu denen ein regelmäßiger Kontakt besteht. Die Erreichbarkeit der Netzwerkmitglieder zeigt die räumliche Nähe bzw. Distanz auf und ebenso, wie schnell Unterstützung beansprucht werden kann (Dehmel/Ortmann 2006, vgl. dazu auch die beschriebenen Netzwerkmerkmale von Holzer 2009). Um zeitnahe Hilfe bei der Pflege des älteren Angehörigen zu erhalten, sind insbesondere in der Nähe lebende Personen relevant (vgl. TNS Infratest Sozialforschung 2011):

a) Innerer Kreis: Häusliche Umgebung des pflegenden Mannes

b) Mittlerer Kreis: Quartiers-Bezug bzw. Stadtteil, bis 20 km (relativ schnell erreichbar[86])

c) Äußerer Kreis: ab 21 km (schlecht erreichbar)

Zentrale ausgewählte Beziehungsmerkmale wie Kontakthäufigkeit, Dauer und Vielgestaltigkeit sind durch die unterschiedlichen Linien zu den Akteuren gekennzeichnet. Das Merkmal der Häufigkeit des Kontakts umfasst sowohl telefonische als auch persönliche Kommunikation und wird mittels der durchgezogenen Linien dargestellt, die einen Kontakt von mehrmals täglich bis zweimal wöchentlich beinhalten, z. B. durch einen Pflegedienst oder eine Haushaltshilfe. Genauso werden auch essenzielle seltenere Kontakte, die aber für den sozialen Support des Pflege-arrangements von Bedeutung sind, z. B. Hausärztin, Beratungsstelle, Angehörigen-gruppe, Freund(inn)e(n) oder Nachbar(inne)n, eingezeichnet. Das Netzwerkmerkmal „Dauer" beinhaltet die Stabilität einer sozialen Beziehung über einen längeren Zeitraum. In Form von durchgezogenen Linien werden verlässliche bzw. verantwortliche Netzwerkpartner mit regelmäßigen Transferleistungen gekennzeichnet. Instabile und konfliktreiche Beziehungen sind durch gestrichelte Linien bzw. unterbrochene Beziehungen dargestellt (|-). Die Vielgestaltigkeit beinhaltet die Reichweite der Inhalte

---

[85] Gerade in jüngster Zeit haben sich auch digitale Systeme zur akteurszentrierten Darstellung und Analyse sozialer Netzwerke etabliert (z. B. VennMaker o.J.). Diese kombinieren visuelle Erhebungs- und Fragebogentechniken, die es dem Probanden ermöglichen, Netzwerke zu visualisieren, qualitativ zu bewerten und gemeinsam mit dem Forscher retrospektiv oder auf gewünschte Änderungen hin zu reflektieren. Gleichzeitig werden Entstehungsprozess und Ergebnisse digital dokumentiert und können damit weiter verarbeitet und validiert werden. Dennoch wurden von der Autorin selbst spezifische egozentrierte Netzwerkzeichnungen entwickelt.

[86] Hierbei handelt es sich um „grobe" Richtwerte, die eine öffentliche Verkehrsanbindung oder die Nutzung eines PKWs voraussetzen.

und Funktionen sozialer Beziehungen, die als uni- oder multiplex beschrieben werden können (ebd., vgl. auch Diaz-Bone 1997). Entsprechend des Rollenverhaltens im Kontext der Beziehung kann ein(e) Netzwerkpartner(in) als Nachbar(in), Freund(in) oder private Pflegeperson fungieren oder verschiedene Rollen synchron wahrnehmen.

Zur exakten Abbildung emotionaler, instrumenteller und kognitiver Unterstützungsleistungen aus der Sicht pflegender Männer werden diese in verschiedenen Farben bzw. Linien dargestellt und erfolgen in Anlehnung an Diewald (1991, S. 71; vgl. Hollstein/Künemund 2005, S. 213):

• Emotionale Unterstützung: emotionale Geborgenheit, Trost, Aufmunterung, Zusammengehörigkeitsgefühl, Vertrauen etc.

• Instrumentelle Unterstützung: z. B. finanzielle, pflegerische und hauswirtschaftliche Hilfen

• Kognitive Unterstützung: Bspw. Informationen und Rat bei wichtigen persönlichen Entscheidungen

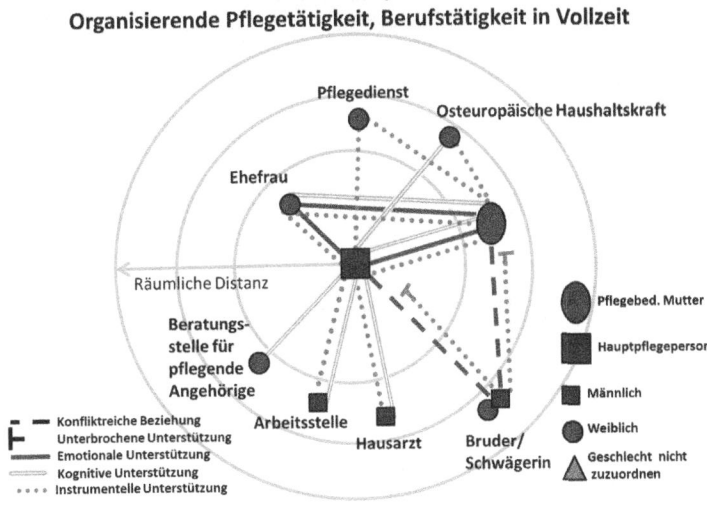

Herr Lückert, I-18
Organisierende Pflegetätigkeit, Berufstätigkeit in Vollzeit

Abbildung 5: Egozentriertes Pflegearrangement aus der Sicht von Herrn Lückert (eigene Darstellung)

Die unterschiedlichen Linien geben – wie oben beschrieben – die Art der sozialen Unterstützung und die Art der Beziehung, z. B. stabil oder konfliktreich, wieder. Ebenso wird, sofern möglich, das Geschlecht der Akteure und auch die im Pflegearrangement geleistete Unterstützung aus der egozentrierten Sichtweise des pflegenden Mannes dargestellt.

Die Netzwerkzeichnungen wurden anhand des transkribierten Datenmaterials und der externen Fragestellungen zu Unterstützungsleistungen angefertigt. Nach Hollstein (2010b) eignen sich dafür besonders offene Beobachtungs- und Interviewverfahren, die es ermöglichen, *„Interaktionen und Handlungsvollzüge der Subjekte in ihrem jeweiligen Kontext zu rekonstruieren"* (Hollstein 2010b, S. 461). So wurden die Zeichnungen speziell nach den Narrationen der Interviews ausgearbeitet. Bei den Interviews mit der Nummerierung 14-30 wurden anhand externer Fragestellungen die Funktionen, Inhalte und Netzwerkmitglieder im Pflegearrangement aufgenommen.

Schwierigkeiten bei der Entwicklung der Netzwerkdiagramme stellte die teilweise genaue Differenzierung zwischen den Leistungen der sozialen Unterstützung dar, was auf die Multifunktionalität in Beziehungen zurückzuführen ist (Diewald 1991). Es hat sich gezeigt, dass im Rahmen des biografisch-narrativen Interviews bereits im Zuge der Eingangsfrage durch die ausführlichen Narrationen die relevanten Unterstützungsleistungen und Beziehungen im Pflegearrangement sowie deren Funktionen genannt wurden. Deshalb konnten auch aus den Interviews des Projektes Langehennig vollständige Netzwerkzeichnungen angefertigt werden.

5   Empirische Ergebnisse

In den nachfolgenden Kapiteln werden die empirischen Ergebnisse der Typologie, der Arrangements der Pflegetätigkeiten und die fallvergleichenden Themenstellungen dargelegt.

5.1   Typologische Beschreibung der Arrangements der Pflegetätigkeiten

Ausgehend von dem Erkenntnisinteresse und den zentralen Forschungsfragestellungen werden die transkribierten Interviews mittels einer thematischen Codierung und eines daraus resultierenden Kategoriensystems in Anlehnung an die Methode der qualitativen Inhaltsanalyse entwickelt (Kelle/Kluge 2010, Kuckartz 2016). Aus der komplexen Lebenssituation häuslich pflegender Männer im erwerbsfähigen Alter bilden sich durch Vergleiche und Kontrastierung der Fälle anhand eines konzipierten mehrdimensionalen Merkmalsraumes (vgl. methodisches Vorgehen in Kapitel 4) Tendenzen bzw. Konstellationen des Pflegeverhaltens für die in den nachfolgenden Kapiteln ausführlich erläuterte typologische Beschreibung heraus. Die entwickelten Netzwerkzeichnungen zur Visualisierung der Unterstützungsbeziehungen in den Pflegearrangements erfolgen in Anlehnung an die Ansätze der Netzwerkanalyse (Diewald 1991, Hollstein 2006, Künemund/Hollstein 2005, Hollstein/Pfeffer 2010, vgl. Kapitel 4.4.2).

Die Typologie des Arrangements der Pflegetätigkeiten gestaltet sich folgendermaßen:

- Typ 1: „Organisierende Pflegetätigkeit", vollständige Delegation der Pflegeaufgaben
- Typ 2: „Supplementäre Pflegetätigkeit", teilweise Delegation der Pflegeaufgaben
- Typ 3: „Prävalente Pflegetätigkeit", punktuelle Delegation der Pflegeaufgaben
- Typ 4: „Solitäre Pflegetätigkeit", keine Delegation von Pflegeaufgaben

Das aufgeführte Kategoriensystem zur Gestaltung der Pflegearrangements, der Inanspruchnahme von Unterstützungsleistungen sowie des Pflegeverhaltens bei der Vereinbarkeit von Pflege- und Berufstätigkeit bildet einen Teil des mehrdimensionalen Merkmalsraumes der typisierenden Beschreibung ab (vgl. Tabelle 10).

A) Gestaltung des Pflegearrangements
    a. Delegationsart
    b. Selbst ausgeführte Aufgaben
    c. Delegierte Aufgaben
B) Inanspruchnahme von Unterstützungsleistungen
    a. Formelle

© Springer Fachmedien Wiesbaden GmbH, ein Teil von Springer Nature 2018
E. Dosch, *Wie Männer pflegen*, Vechtaer Beiträge zur Gerontologie,
https://doi.org/10.1007/978-3-658-22704-3_5

b. Informelle
C) Pflegeverhalten
   a. Bewältigungsstrategien
   b. Identifikation
   c. Grenzen der Pflegeübernahme

Ein weiterer Teil des mehrdimensionalen Merkmalsraums konstituiert sich aus ausgewählten Dimensionen des Lebenslagenansatzes (vgl. Kapitel 3.2), der ähnlich einer typologischen Beschreibung analysiert wird. Die Dimensionen bestehen aus Wohnumfeld, Erwerbsarbeit und Pflegetätigkeit, sozialen Netzwerken und der wirtschaftlichen sowie gesundheitlichen Lage (vgl. Tabelle 11).

Tabelle 10 gibt einen Überblick zu den Teilergebnissen der entwickelten Typologie der Arrangements der Pflegetätigkeiten. In der linken vertikalen Spalte sind die bereits oben dargestellten Kategorien des mehrdimensionalen Merkmalsraumes aufgeführt, und in der horizontalen Spalte die vier entwickelten Typen der Arrangements der Pflegetätigkeiten. In der nachfolgenden Tabelle 11 wird ein Überblick zu den Dimensionen der Lebenslagen anhand der Typologie des Arrangements der Pflegetätigkeiten gegeben.

Tabelle 10: Arrangements der Pflegetätigkeiten im Überblick

Merkmale	Organisierende Pflegetätigkeit, n = 4	Supplementäre Pflegetätigkeit, n = 16	Prävalente Pflegetätigkeit, n = 8	Solitäre Pflegetätigkeit, n = 2
A) Gestaltung des Pflegearrangements				
a) Delegationsart	Vollständige Delegation direkter Pflege	Teildelegation von direkter Pflege, mindestens 1x täglich mit und ohne Wochenenden	Gelegentliche Delegation von direkter Pflege, 2x wöchentlich bis 1x monatlich	Keine Delegation
b) Selbst ausgeführte Aufgaben	Überwiegend indirekt, d. h. organisatorische Aufgaben	Indirekt und direkt, d. h. organisatorische und körpernahe Aufgaben	Direkt und indirekt, körpernahe und organisatorische Aufgaben	Direkt und indirekt, körpernahe und organisatorische Aufgaben

Merkmale	Organisierende Pflegetätigkeit, n = 4	Supplementäre Pflegetätigkeit, n = 16	Prävalente Pflegetätigkeit, n = 8	Solitäre Pflegetätigkeit, n = 2
c) Delegierte Aufgaben	Direkte Pflege zur Sicherstellung der Berufstätigkeit	Direkte Pflege, insbesondere zur Ausübung der Berufstätigkeit und/oder ungewohnte und/oder unangenehme Aufgaben, z. B. Wohnungsreinigung, Körperpflege, Entlastung zur Freizeitgestaltung	Direkte Pflege, ungewohnte und/oder unangenehme Aufgaben, z. B. Wohnungsreinigung, Körperpflege, Entlastung zur Freizeitgestaltung	Pflegeperson lässt niemand anderes zu bzw. Pflege wird alleine sichergestellt

B) Inanspruchnahme von Unterstützungsleistungen

	Vorwiegend formell	Vorwiegend formell	Formell und informell gleichermaßen	Lediglich informelle emotionale Unterstützung

C) Pflegeverhalten

	Berufsorientierung im Vordergrund	Berufs- und Pflegeorientierung gleichermaßen	Berufsorientierung tritt zugunsten der Pflege zurück	Pflegeorientierung im Vordergrund
a) Bewältigungsstrategien	Dominanz der beruflichen Sphäre; Anpassung der Pflege an die Bedingungen des Berufs	Vereinbarkeit beider Sphären Pflege und Beruf erforderlich	Berufliche Sphäre wird zugunsten der Sphäre der Pflege reduziert oder aufgegeben	Die Sphäre der Pflege und die berufliche Sphäre bilden eine Einheit bzw. die Pflegetätigkeit wird als Berufstätigkeit deklariert
	———	———	———	———
	Distanz zur Pflegesituation wird gewahrt	Distanz zur Pflegesituation nur durch Berufstätigkeit möglich	Distanz zur Pflegesituation durch eigene Freiräume	Keine Möglichkeit der Distanz

Merkmale	Organisierende Pflegetätigkeit, n = 4	Supplementäre Pflegetätigkeit, n = 16	Prävalente Pflegetätigkeit, n = 8	Solitäre Pflegetätigkeit, n = 2
b) Identifikation	Starke Identifikation mit der Berufstätigkeit, Transfer der Fähigkeiten der beruflichen Sphäre in die Pflege	Starke Identifikation mit der Berufstätigkeit	Identifikation mit beruflichen Interessen und/oder der Freizeitgestaltung (neue Freiräume durch die Pflegesituation)	Identifikation mit der Pflegetätigkeit als Berufstätigkeit
		Bei den nicht Erwerbstätigen erfolgt ebenfalls eine Identifikation mit der Berufstätigkeit, da die Pflegetätigkeit als Beruf bzw. Weiterführung der Erwerbstätigkeit betrachtet wird	Bei den nicht Erwerbstätigen erfolgt ebenfalls eine Identifikation mit der Berufstätigkeit, da die Pflegetätigkeit als Beruf bzw. Weiterführung der Erwerbstätigkeit betrachtet wird	
c) Grenzen der Pflegeübernahme	Andere Versorgungsmöglichkeiten werden in Betracht gezogen, z. B. Pflegeheim, wenn Pflege nicht mehr realisierbar erscheint	Werden nicht artikuliert	Andere Versorgungsmöglichkeiten werden in Betracht gezogen, z. B. Pflegeheim, wenn Pflege nicht mehr realisierbar erscheint	Werden nicht artikuliert

Der Teil der Analyse der ausgewählten Dimensionen der Lebenslagen zur typisierenden Beschreibung gestaltet sich wie folgt:

A) Wohnumfeld

B) Erwerbsarbeit und Pflegetätigkeit

    a. Berufsstatus bzw. Umfang der Erwerbstätigkeit

    b. Umfang der Pflegetätigkeit

    c. Berufliche Bedingungen der Vereinbarkeit

C) Soziale Netzwerke
   a. Netzwerkgröße
   b. Netzwerkbeziehungen (vgl. dazu die Kapitel 5.1.1.2–5.1.4.2)
   c. Beziehung zur gepflegten Person
D) Wirtschaftliche Lage
   a. Einkommen der Pflegeperson
   b. Opportunitätskosten[87]
E) Gesundheitliche Lage
   a. Belastungen
   b. Gewinne

Tabelle 11 zeigt die Ergebnisse der Typologie der Arrangements der Pflegetätigkeiten mit den Dimensionen der Lebenslagen in einer Übersicht. In den anschließenden Kapiteln erfolgt die gesamte typisierende Beschreibung der Arrangements der Pflegetätigkeiten.

Tabelle 11: Dimensionen der Lebenslagen

Lebenslagen	Organisierende Pflegetätigkeit, n = 4	Supplementäre Pflegetätigkeit, n = 16	Prävalente Pflegetätigkeit, n = 8	Solitäre Pflegetätigkeit, n = 2
Pflegepersonen	Söhne (n = 4)	Ehegatten bzw. Lebenspartner (n = 7), Söhne (n = 9)	Söhne (n = 7), Freund (n = 1)	Sohn (n = 1), Ehegatte (n = 1)
A) Wohnumfeld				
	Getrennte Wohnungen	Vorwiegend zusammenlebend	Vorwiegend zusammenlebend	Gemeinsame und getrennte Wohnung
B) Erwerbs- und Pflegetätigkeit				
a) Berufsstatus bzw. Umfang der Erwerbstätigkeit	Vollzeit, 40 Std. / Wo. (n = 4)	Vollzeit, 37-40 Std. / Wo. (n = 7),	Teilzeit, ca. 20-30 Std. / Wo. (n = 2), Erwerbsminderungsrente, vorz.	Vollzeit, 35 Std./ Wo. (n = 1),

---

[87] Opportunitätskosten pflegender Angehöriger sind definiert als entstehende Kosten, wenn man auf berufliche und soziale Chancen verzichten muss (Blinkert 2007, S. 233, vgl. Schneider 2006).

Lebenslagen	Organisierende Pflegetätigkeit, n = 4	Supplementäre Pflegetätigkeit, n = 16	Prävalente Pflegetätigkeit, n = 8	Solitäre Pflegetätigkeit, n = 2
		Teilzeit, 20-30 Std./ Wo. (n = 3), Ausbildung: Studium (n = 1), Erwerbsminderungsrente, vorz. Ruhestand, Arbeitslosigkeit, Hartz IV (n=5)	Ruhestand, Arbeitslosigkeit (n = 6)	Erwerbsminderungsrente (n = 1)
b) Umfang der Pflegetätigkeit	Pflegestufe III (n = 2) Pflegestufe II (n = 2)	Pflegestufe III (n = 9) Pflegestufe II (n = 3) Pflegestufe I (n = 4)	Pflegestufe III (n = 2) Pflegestufe II (n = 2) Pflegestufe I (n = 4)	Pflegestufe II (n = 2)
c) Berufliche Bedingungen der Vereinbarkeit	Vorwiegend günstige berufliche Bedingungen Erfüllung eines hohen Arbeitspensums	Vorwiegend günstige berufliche Bedingungen Oder vorzeitiger Ruhestand, Hartz IV etc.	Vorwiegend günstige berufliche Bedingungen Oder Arbeitslosigkeit oder vor der Pflegeübernahme nicht erwerbstätig	Vorwiegend mäßige günstige Bedingungen Oder vor der Pflegeübernahme nicht erwerbstätig
C) Soziale Netzwerke				
a) Netzwerkgröße	3-5 Alteri	2-7 Alteri	2-5 Alteri	2-3 Alteri
b) Netzwerkbeziehungen	vgl. Kapitel 5.1.1.2	vgl. Kapitel 5.1.2.2	vgl. Kapitel 5.1.3.2	vgl. Kapitel 5.1.4.2
c) Beziehung zur gepfl. Person	Söhne: positive Beziehung	(Ehe-)Partner: positive Beziehung Söhne: vorwiegend positive Beziehung	Söhne: vorwiegend positive Beziehung Mann, der einen Freund pflegt: positive Beziehung	Ehegatte: positive Beziehung Sohn: ambivalente bis negative Beziehung

Lebenslagen	Organisierende Pflegetätigkeit, n = 4	Supplementäre Pflegetätigkeit, n = 16	Prävalente Pflegetätigkeit, n = 8	Solitäre Pflegetätigkeit, n = 2
D) Wirtschaftliche Lage				
a) Einkommen der Pflege-person	3000-4500 EUR Netto,	Hartz IV bis 2500 EUR Netto	Hartz IV bis 2500 EUR Netto	Ohne Angabe[88] Geschätzt ca. 1400-2000 EUR Netto
b) Opportuni-tätskosten (Priorisie-rung)	Zeitliche	Zeitliche, finanzi-elle bei Arbeits-zeitreduzierung	Zeitliche, finanzi-elle bei Arbeits-zeitreduzierung	Zeitliche
E) Gesundheitliche Lage				
	Geringe physische und psychische Belastungen	Erhebliche physi-sche und psychi-sche Belastungen	Geringe physische und psychische Belastungen	Nicht wahrge-nommene physi-sche und psychi-sche Belastungen
a) Belastungen	Eigene Belas-tungsgrenzen werden wahrge-nommen und es werden Maßnah-men zur Regene-ration ergriffen	Eigene Belas-tungsgrenzen werden kaum wahrgenommen	Eigene Belas-tungsgrenzen werden vorwie-gend wahrgenom-men und es wer-den Maßnahmen zur Regeneration ergriffen	Eigene Belas-tungsgrenzen werden kaum wahrgenommen
b) Gewinne	Gewinne sind höher als die Belastungen Pflege wird als Chance zur Persönlichkeits-entwicklung betrachtet	Belastungen über-steigen die Gewinne Gewinne werden eingeschränkt wahrgenommen	Gewinne sind höher als die Belastungen Pflege wird als Chance zur Persönlichkeits-entwicklung betrachtet	Belastungen über-steigen teilweise die Gewinne

Die Präsentation der ausgewählten Ergebnisse im Rahmen der Typologie (vgl. Kapitel 5.1) und der fallvergleichenden Analyse (vgl. Kapitel 5.2) wird im Folgenden durch

---

[88] Das Einkommen konnte nicht ermittelt werden, da die beiden Interviews aus dem Projekt Langehennig et al. 2012 stammen, in denen das Einkommen nicht erhoben wurde.

Textbelege aus den Interviews dargestellt. Bei den angegebenen Namen handelt es sich ausschließlich um Pseudonyme.

5.1.1 Typ 1: Organisierende Pflegetätigkeit

„Oder wenn's halt nicht so spät ist, fahr ich dann nach L., guck mal bei ihr rein (1-15-179). „Oder ich schau mir auch an, [.] welche Pflegedefizite zu beachten sind. [...] Und dann so einmal die Woche Belege buchen für die Rechnungslegung" (1-15-181).

Der Typ 1 umfasst insgesamt vier pflegende Söhne, die ausschließlich einer Berufstätigkeit in Vollzeit nachgehen.

5.1.1.1 Gestaltung des Pflegearrangements

Die pflegenden Männer dieses Typs delegieren direkte Pflegetätigkeiten vollständig an dritte Personen, d. h., die Übernahme der Pflege wird organisierend ausgeführt.

Zur näheren Deskription des ersten Typs „organisierende Pflegetätigkeit" wird die „Gestaltung des Pflegearrangements" erläutert und exemplarisch anhand des ausgewählten Fallbeispiels von Herrn Schweitzer dargestellt.

Fallbeispiel Herr Schweitzer:

Herr Schweitzer ist 42 Jahre alt und arbeitet in Vollzeit als leitender Qualitätsmanager in der Luftfahrtindustrie. Er ist verheiratet, hat zwei Kinder im Vorschulalter und lebt im eigenen Haus. Seine Mutter wohnt in einem Eigenheim im Nachbarort und leidet an einer reversiblen Demenz bei Zustand nach Herzstillstand mit arterieller Stenose. Die Ehefrau von Herrn Schweitzer ist nicht erwerbstätig und kümmert sich um die Kindererziehung, den Haushalt und ihren pflegebedürftigen Vater. Herr Schweitzer hat die Pflege seiner Mutter an eine Agentur delegiert, die osteuropäische Haushaltskräfte vermittelt. Zusätzlich sind zum Freizeitausgleich dieser Pflegekräfte auch noch ein Hauspflegedienst und eine Privatpflegekraft drei Mal wöchentlich eingesetzt. Er hat die rechtliche Betreuung seiner Mutter inne und übernimmt die gesamte Organisation zur Gewährleistung der ambulanten Versorgung. Dies wird im Rahmen der Pflegestufe II sowie der „ergänzenden Hilfe zur Pflege" nach dem SGB XII finanziert. Bis zur endgültigen Sicherstellung des Einsatzes der professionellen Dienste übernachtete Herr Schweitzer häufiger bei seiner Mutter und übernahm auch Aufgaben der Körperpflege und hauswirtschaftliche Tätigkeiten, z. B. Toilettengänge, Essen geben etc. Mittlerweile besucht er seine Mutter ca. vier bis sechs Stunden pro Woche zur Übernahme der kontinuierlich anfallenden organisatorischen Tätigkeiten. In Notfallsituationen ist er für die Pflegedienste jederzeit per Mobiltelefon erreichbar.

Obiges Fallbeispiel zeigt u. a. die Delegationsart, die sich dadurch auszeichnet, dass direkte Pflegeaufgaben vollständig delegiert werden, d. h. Aufgaben im pflegerischen, betreuenden und hauswirtschaftlichen Bereich wie beispielsweise Körperpflege, An- und Auskleiden, Toilettengänge, zu Bett bringen bzw. aus dem Bett holen, tagesstrukturierende Maßnahmen, Nahrungszubereitung, Hilfe bei der Nahrungsaufnahme, Beaufsichtigung und Anleitung der zu pflegenden Person, Wohnungsreinigung, Einkäufe etc.

„Also einmal Barbara, das ist die entsandte Hilfskraft [...] einer polnischen Zeitarbeitsfirma. Die ist ganztägig da. Dann kommt montags vom [..] Hauspflegedienst, sie heißt Corinna. Wenn sie nicht grad in Urlaub ist, kommt Marianne. Die kommt montags sieben Stunden, freitags vier Stunden, in der Zeit hat dann Barbara frei. Mittwochs kommt Gundula für vier Stunden. Das ist die privat engagierte Hilfskraft". (I-15-187)

Die Übernahme von Pflegeaufgaben wird vorwiegend als Anstrengung empfunden, so dass diese Männer überwiegend selbst auch ungerne direkte Pflegetätigkeiten ausführen.

„Ich hab dann auch schon mal ein paar Tage Pflege übernommen als [..] unsere Hauptkraft Barbara nach Polen musste [...] Das ist dann hart, so eine Woche lang Pflege zu machen. Als Mann entzieht man sich dem gleich." (I-15-107) *„Das heißt also gleich Pflegedienst engagiert, dass [...] tagsüber jemand da war. Man acht Stunden zur Arbeit konnte und dann ja den Abend zu verbringen ist schon anstrengend, weil man ist ja immer noch der Sohn und nicht ne Person, die freundschaftlich irgendwie verbunden ist, sondern das ist ne andere Kategorie."* (I-15-109)

Indirekte Pflegeaufgaben, d. h. organisatorische Aufgaben, werden von den pflegenden Söhnen selbst übernommen. Dabei handelt es sich um Tätigkeiten wie z. B. die Regelung finanzieller Angelegenheiten (Einkommen der Pflegeperson, Antragstellungen nach SGB XI, XII), Koordination und Überwachung der Dienstleistungen der Pflegekräfte bzw. des Pflegedienstes, Besorgung der Medikamente und der Pflegehilfsmittel.

Neben der Pflegeorganisation müssen Privatleben und Berufstätigkeit in Einklang gebracht werden. Wie dies erfolgt, zeigt exemplarisch folgender Bericht von Herrn Schweitzer:

„Morgens aufstehen, Frühstücken, Duschen, mit den Kindern noch ein bisschen Blödsinn machen. Zur Arbeit fahren, Arbeit tun. Nebenbei vielleicht noch mal ein Telefonat führen, mir ein Rezept bestellen. Dann Arbeiten, das ist dann manchmal bis um fünf, sechs, sieben, acht, neun, zehn elf. [...] Oder wenn's halt nicht so spät ist, fahr ich dann nach L., guck mal bei ihr rein. Das muss man einfach regelmäßig fragen, sonst entgehen einem die Änderungen. [...]". (I-15-179) *„Oder ich schau*

mir auch an, [.] welche Pflegedefizite zu beachten sind. Das mach ich dann aber primär mit dem Pflegedienst. Denn dafür ist der Pflegedienst ja dann auch da, dass man sich dann mit dem Pflegedienstleiter mal so einmal im Monat austauscht, was denn in den Berichten steht. [...] Und dann so einmal die Woche Belege buchen für die Rechnungslegung, Zusammenfassen der Rechnungen fürs Sozialamt. [...] Denn so hab ich dann einen Überblick über die Kosten und kann leichter planen. Sei es Heizöl kaufen, da braucht's ein finanzieller Spielraum. Ein Überblick zu haben, ist da nicht schlecht." (I-15-181)

An Typ 1 „organisierende Pflegetätigkeit" zeigt sich, dass die pflegenden Männer stark in die Berufstätigkeit eingebunden sind und neben dem üblichen Tagesablauf die anfallenden organisatorischen Aufgaben im Rahmen der Pflegeübernahme zusätzlich leisten. Die Pflegepersonen nehmen persönliche Einschränkungen ihres bisherigen Lebens bedingt in Kauf, indem sie temporär bereit sind, ihr berufliches und persönliches Leben zurückzustellen, z. B. in gesundheitlichen Krisensituationen der hilfebedürftigen Person oder zur Organisation der häuslichen Versorgung.

5.1.1.2 Inanspruchnahme von Unterstützungsleistungen

Anhand der folgenden Abbildung wird die Inanspruchnahme von Unterstützungsleistungen des Pflegearrangements des Typs 1 „organisierende Pflegetätigkeit" einer Analyse unterzogen und anhand der exemplarisch dargestellten egozentrierten Netzwerkzeichnung von Herrn Schweitzer dargestellt.

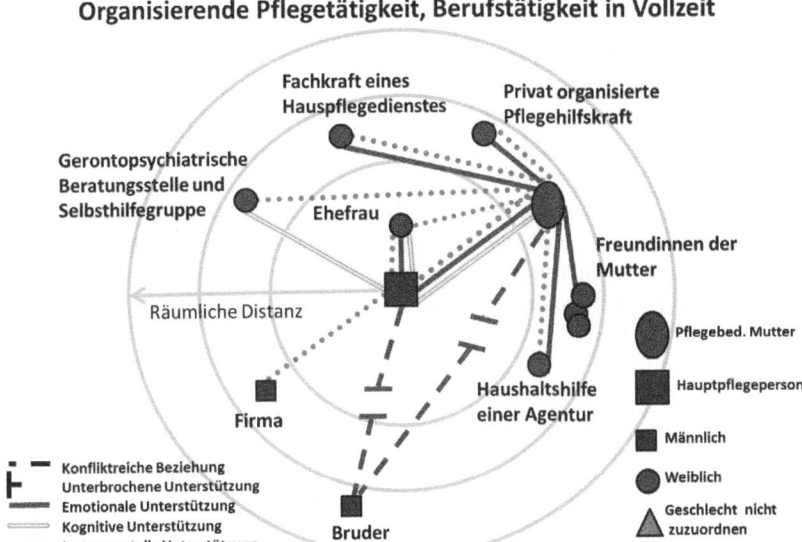

Herr Schweitzer, I-15
Organisierende Pflegetätigkeit, Berufstätigkeit in Vollzeit

Abbildung 6:   Typ 1, organisierende Pflegetätigkeit (eigene Darstellung)

Abbildung 6 zeigt das Unterstützungsnetzwerk des Typs 1 „organisierende Pflegetätigkeit" auf, das sich in erster Linie aus formellen Dienstleistungsanbietern konstituiert. Diese bestehen aus einer von einer Agentur vermittelten Haushaltskraft, die bei der Mutter von Herrn Schweitzer wohnt, einer privaten Pflegekraft und einer Fachkraft eines Hauspflegedienstes. Die private Pflegekraft und die des Hauspflegedienstes übernehmen Pflegeaufgaben bei Abwesenheit der entsendeten Hilfskraft der Agentur. Herr Schweitzer ist der Auffassung, dass seine Mutter von Haushalts- und Pflegekräften optimal unterstützt wird (instrumentelle, emotionale Unterstützung). Von seiner Ehefrau erhält er emotionalen Rückhalt und tauscht sich mit ihr über die Pflegesituation aus, wobei sie ca. einmal wöchentlich einen Einkauf sowie anfallende organisatorische Aufgaben (Behördengänge) für die Schwiegermutter übernimmt (emotionale, kognitive und instrumentelle Unterstützung). Die Mutter von

Herrn Schweitzer wird regelmäßig von ihren Freundinnen zur Freizeitgestaltung besucht (emotionale Unterstützung der Mutter). Zu seinem Bruder bestand ein konfliktreiches Verhältnis, das mittlerweile unterbrochen ist, da dieser die Versorgung der Mutter nach eigenen finanziellen Interessen ausrichten wollte. Die beiden Kinder von Herrn Schweitzer befinden sich im Vorschulalter und wurden in der Netzwerkzeichnung nicht berücksichtigt, da diese keinen Beitrag zur Pflege leisten. Herr Schweitzer besucht einmal monatlich mit seiner Mutter eine gerontopsychiatrische Beratungsstelle. Dort finden eine Selbsthilfegruppe zum gegenseitigen Austausch der Pflege leistenden Angehörigen (kognitive Unterstützung) und eine Betreuungsgruppe für deren Angehörige (instrumentelle Unterstützung) statt. Er erhält dort regelmäßig eine fachliche Rückmeldung zum Verlauf der Erkrankung seiner Mutter. Herr Schweitzer verfügt über gleitende Arbeitszeit sowie Vertrauensarbeitszeit und fühlt sich deshalb von seiner Firma unterstützt (instrumentelle Unterstützung). Der innere Kreis zeigt die häusliche Umgebung von Herrn Schweitzer auf, der mittlere Kreis eine Entfernung bis 20 km und der äußere Kreis eine Distanz ab 20 km. Aus Abbildung 6 geht hervor, dass Unterstützungsleistungen für die Mutter mit einem Verhältnis von 5:2 in großem Umfang von Frauen erbracht werden. Insbesondere die formellen Leistungen tragen maßgeblich zur Sicherstellung der häuslichen Versorgung bei und überwiegen. Die informellen Leistungen erfolgen additiv.

Die sozialen Unterstützungsleistungen des Netzwerks dieses Typs zeichnen sich dadurch aus, dass insbesondere formelle Hilfen zum Delegieren der direkten Pflegeaufgaben herangezogen werden. Diese bestehen in zwei Fällen aus Hilfskräften in Kombination mit häuslichen Pflegediensten und in je einem Fall aus einer ambulanten Wohngemeinschaft sowie einer Tagespflegeeinrichtung. Die Versorgung wird vorwiegend durch Pflegedienste und Hilfskräfte sichergestellt:

„Entsandte Mitarbeiterinnen von polnischen Arbeits-/Zeitarbeitsfirmen, die nach Deutschland entsandt werden, aber nicht als Pflegekräfte, sondern als Haushaltshilfen." (I-15-82) „Dann kommt montags vom [..] Hauspflegedienst, sie heißt Corinna. [...] Die kommt montags sieben Stunden, freitags vier Stunden, in der Zeit hat dann Barbara frei. Mittwochs kommt Gundula für vier Stunden." (I-15-187)

Die Mutter eines pflegenden Sohnes lebt in einer ambulant betreuten Wohngemeinschaft für dementiell erkrankte Menschen, wo sie ihrem Krankheitsbild entsprechend versorgt werden kann.

„[...] also das finde ich eigentlich die ideale Situation, den Angehörigen in eine super Einrichtung zu bringen, oder in eine Wohngemeinschaft zu bringen und dann aktiv mitzumachen." (I-24-81)

Bei einem weiteren Sohn wird die Mutter zwar vom Vater bzw. Ehegatten versorgt, allerdings besucht die Mutter zur Entlastung des Vaters fünfmal wöchentlich eine Tagespflegeeinrichtung.

> „[...] es fehlt[e] eine [..] umfängliche oder ganztägige Betreuung in dem Sinne, wie ich sie versteh. Und zum Glück ist meine Mutter [jetzt] aber in einer Tagespflege [...]". (I-17-66)

Die Unterstützungsleistungen zur Versorgung der Angehörigen erfolgen hauptsächlich instrumentell und beeinflussen auch die emotionale Ebene der Pflegepersonen positiv, so dass eine qualitätsvolle Inanspruchnahme von Hilfen insgesamt beruhigend wirkt.

Alle vier Söhne nutzen formelle Beratungsleistungen von Fachkräften einschlägiger Beratungsstellen (kognitive Unterstützung), Pflegediensten und Hausärzten. Einer der Söhne ließ sich im Freundeskreis von einer Fachkraft zur Versorgung der Mutter beraten. Ziel war es bei allen Söhnen, fachspezifische Informationen zur bestmöglichen Realisierung der ambulanten Versorgung, beispielsweise über ambulante Betreuungsmöglichkeiten für den pflegebedürftigen Elternteil, zu erhalten. Relevante Informationen beinhalteten auch wohlfahrtsstaatliche Förderungen wie finanzielle Unterstützung zur Finanzierung des Pflegearrangements.

> „[...] Und da hatte man zum Glück sehr gute Beratung in S., zum Beispiel die Stadtteilberaterin für geriatrische Bereiche hat uns da sehr gut beraten, auch der Hausarzt. Und wir haben dann sehr, sehr viel für die Eltern erreicht, angefangen von kleinen Hilfen, wie ne neue Brille, die im Haus angemessen wurde. Oder entsprechende rechtliche Vergünstigungen wegen Schwerbehinderung, Steuererleichterung und Ähnliches." (I-18-3)

> „Und daher kannte ich die Frau M., weil wir Beratungseinheiten dort genommen hatten zu viert. Wir drei Brüder plus Vater, wie geht man jetzt damit um? Äh, was, was kann man machen zu Hause? Äh welche Möglichkeiten gibt es, um die Mutter in eine Kurzzeitpflege, in eine Tagespflege, in eine Urlaubspflege oder sonst irgendwas zu geben in D.?" (I-17-60)

Einschlägige Beratungsstellen sind allen Interviewpartnern bekannt und die Informationen werden für hilfreich erachtet.

Nur ein Sohn besucht eine Selbsthilfegruppe zum Austausch mit anderen pflegenden Angehörigen. Da die Selbsthilfegruppe zu zwei Dritteln aus Frauen, meist Ehefrauen, und zu einem Drittel aus älteren, pflegenden Ehemännern besteht, fühlt man sich als berufstätiger Sohn unzureichend vertreten.

„[...] auf der Ebene berufstätiger Mann trifft berufstätigen Mann: ‚Hey wie hast Du das gelöst?', gibt's nicht." *(I-15-304)*

Insgesamt werden von allen pflegenden Söhnen zur Optimierung des Gesundheitszustandes der zu pflegenden Person beratungsbezogene Unterstützungsleistungen herangezogen.

Alle vier pflegenden Söhne leben in einer Partnerschaft, drei davon sind mit ihrer Partnerin verheiratet und einer lebt mit seinem Lebensgefährten in einer eingetragenen Lebenspartnerschaft. Drei der vier Söhne erhalten von dieser/diesem die umfangreichste Unterstützung, insbesondere in Form von emotionalem, kognitivem und instrumentellem Support. Dabei beinhaltet emotionale Unterstützung beispielsweise den Rückhalt durch die/den Partner(in) und die Kinder.

„[...] zur weiteren Unterstützung, ja Familie, Frau, Kinder, da ist das Vorhandensein an sich schon mal die Unterstützung. Dann das Verhalten der Frau. (I-15-282) „Der hat mich in dem Sinne unterstützt, dass er es immer akzeptiert hat" (I-24-99).

Unter instrumentellem Support wird die Unterstützung bei Erledigungen, z. B. Einkäufen, verstanden.

„Sie kauft Klamotten ein, was für die Reha erforderlich ist. Sie fährt dahin, dorthin, dahin, macht hier was dort was, erledigt das" (I-15-282).

Unter kognitiver Unterstützung wird das Fragen um Rat oder Besprechen einer Situation subsumiert.

„Man bespricht die Sachlage, wie man da rauskommt und was man als nächstes tut" (I-15-247).

Alle Pflegepersonen haben Geschwister, die entweder zeitlich intensiv beansprucht bzw. beruflich stark involviert sind oder in großer räumlicher Distanz zum Wohnort des pflegebedürftigen Angehörigen leben.

„[...] meine drei Jahre ältere Schwester hat eigentlich überhaupt keine Zeit gehabt, das war eigentlich auch klar. Und meine große Schwester ist beruflich eben total eingespannt gewesen, und so war irgendwie schon klar, ich werde am meisten davon beansprucht werden" (I-24-11).

„Und speziell jetzt im Zusammenhang mit dem Pflegen ist einerseits klar, der Bruder ist in B." [lebt mehr als 400 km entfernt] (I-18-12).

Nur in einem Fall spricht eine bestehende familiäre Konfliktsituation, z. B. ein beeinträchtigtes Vertrauensverhältnis zum pflegebedürftigen Elternteil aufgrund eines Vorfalles, gegen die Eignung als Pflegeperson.

„[...] böse Geschichte, also im Prinzip wollte er [der ältere Bruder] sie um ihr Haus bringen [..] oder ein Teil ihres Vermögens, weil er ihr Vermögen immer auch oder das Haus auch immer als sein Erbe betrachtet hat." (I-15-56)

Unterstützungsleistungen durch Verwandte, Freunde, Nachbarn und Bekannte erfolgen in zwei Fällen. Diese werden gerne beansprucht und als hilfreich empfunden, wenn sie über äquivalente Erfahrungen mit pflegebedürftigen Angehörigen verfügen und man sich mit ihnen gleichwertig austauschen kann (emotionale und kognitive Unterstützung).

„[...] hatte ich schon das Gefühl, dass ich auch Nachbarn, Freunden, Bekannten und eben, zum Beispiel vielleicht auch mal der Cousine, viel erzählen konnte, auch im Sinne von Austausch natürlich, wenn ähnliche Erfahrungen da waren" (I-18-46).

Bei diesem Typ spielt das Internet bei der Informationsübermittlung und -gewinnung eine Rolle, beispielsweise um einen ersten Überblick über Dienstleistungsangebote zu erhalten (kognitive Unterstützung).

„Also [habe] Internetrecherche betrieben, fand dann das Thema Vermittlungsagenturen. Entsandte Mitarbeiterinnen von polnischen Arbeits-, Zeitarbeitsfirmen, die nach Deutschland entsandt werden, aber nicht als Pflegekräfte, sondern als Haushaltshilfen" (I-15-82).

„Also, er hat so Qualitätskriterien entwickelt, und es gibt eben auch hundert Wohngemeinschaften in B., die sich auf diese Kriterien verpflichtet haben. SWA heißt der in Kurzfassung, sie finden den im Netz [Internet] [...]" (I-24-85).

Insgesamt werden zur Sicherstellung der häuslichen Versorgung ausschließlich formelle Dienstleistungen (instrumentelle Unterstützung) wie eine ambulante Wohngemein-schaft, Tagespflegeeinrichtung oder Pflege- und Hauswirtschaftsdienste herangezogen. Ebenso holt man gerne Beratungsleistungen von Fachkräften ein, um die Pflegesituation zu optimieren (kognitive Unterstützung). Als informelle Unterstützungsleister(innen) erweisen sich insbesondere die engsten Angehörigen, nämlich die Partner(innen), die in unterschiedlicher Intensität emotionale, kognitive und instrumentelle Unterstützung leisten. Trotz zeitlicher Einschränkungen können eigene Interessen, wenn auch nur in eingeschränktem Maße, verfolgt werden.

5.1.1.3 Pflegeverhalten

Die bisherige Lebensführung bleibt bei den Typ-1-Männern wie vor der Pflegeübernahme bestehen. Sie identifizieren sich stark mit ihrer Berufstätigkeit, bekleiden im Beruf überwiegend verantwortungsvolle Positionen und sind karriere-orientiert. Da sie in ihren Narrationen sehr anregend über ihre Berufstätigkeit berichten, deutet dies darauf hin, dass sie sich intensiv über diese definieren und sich als beruflich erfolgreiche Männer perzipieren. Sie verfügen über Freiräume zur Gestaltung ihrer Erwerbstätigkeit, sind aber auch stark zeitlich eingebunden und haben ein hohes Pensum an Arbeit zu erfüllen.

„Ich hab das Glück einen Beruf [.] oder einen Job zu haben, der mir Spaß macht und das zu tun ähm/oder mir einzuteilen. Aber [..] keiner sieht oder viele wollen nicht sehen, dass es auch klare Vorgaben gibt. [...] Da müssen Sachen innerhalb von kurzer Zeit erledigt werden, und dass man da am Wochenende oder nachts sitzt" (I-15-269).

„Ich bin ja hier [Arbeitsstelle] extrem eingebunden. Ich bin 53 Jahre alt. Bin sozusagen, [...] der Höhepunkt des beruflichen Lebens, wenn ich des mal so sagen darf" (I-17-56).

Die Narrationen deuten indirekt darauf hin, dass sich die Männer in einem ungewohnten Terrain bewegen. Es wird geäußert, dass man als pflegender berufstätiger Mann nicht den gängigen gesellschaftlichen Erwartungen entspreche.

Mit den Medien einfach. (...) Der [.] pflegende Mann ist der geistig zurück geblieben nicht abgenabelte Sohn. Das ist so das typische Bild, was es so gibt. (I-15-165) „Wenn ich den Fernseh' anmach, dann seh' ich das ja so. [...] Da ist ja [.] mein Typus ist da ja nicht vertreten. [...] also nun steh ich ja mit beiden Beinen im Beruf oder so" (I-15-165).

Die Außenwelt reagiere zum Teil mit Erstaunen und Anerkennung, aber auch mit Vorurteilen.

„ Und entsprechend, wenn man in so en Amt auch reinkommt, fällt denen erst mal die Klappe runter. ‚Wer kommt denn da? Ach den kenn ich ja aus dem Vortrag von', den man irgendwann mal gehalten hat zu irgend nem technischen Thema, weil man ja auch nicht ganz unbekannt ist. Und schon so, man merkt schon, man hat schon mit Vorurteilen da zu kämpfen." (I-15-159)

Bei allen Söhnen bestehen Ähnlichkeiten in den Bewältigungsstrategien zur Gewähr-leistung der häuslichen Versorgung. Beruflich angeeignete Strategien werden auf die

Organisation der Pflegesituation angewandt, so dass sie sich intensiv mit der Pflegethematik auseinandersetzen und sich auf unterschiedliche Art und Weise, z. B. durch Beratung, Internet und private Netzwerke, Fachwissen aneignen.

„Ich mein, ich hab Möglichkeiten gehabt, die andere nicht haben auch durch meinen Beruf, dass ich Sachen relativ schnell bearbeiten und erfassen konnte und auch verarbeiten konnte, was Behörden und Krankenkassen und sonst was betraf." *(I-15-306)*

Wenn allerdings die Übernahme der Pflege in der häuslichen Versorgung nicht mit den Interessen des Berufs- und Privatlebens vereinbar sind, werden Grenzen gezogen, so dass auch andere Versorgungsmöglichkeiten in Frage kommen.

„Und es kann sein, dass ich nächstes Jahr auch zur Feststellung komme, [..], dass sich einiges verändert, dass dann doch eine Heimunterbringung erforderlich ist. Also wenn die Möglichkeiten, die wir haben, nicht gegeben wären, wenn wir weit weg wären, wäre die nächste Variante für sie definitiv eine entsprechend gemischte WG." *(I-15-237)*

„[...] meine Mutter ist mittlerweile in einem ausgezeichneten Pflegeheim in S." *(I-18-12)*

Die Pflegesituation wird so gestaltet, dass eine emotionale Distanz hergestellt bzw. beibehalten werden kann. Die Pflegeverantwortung wird zwar vollständig getragen, aber die direkte Pflege wird in vollem Umfang an tragfähige Unterstützungsleister(innen) abgegeben. Es besteht ein bewusster Gestaltungs- und Entscheidungsspielraum, in welchem Maße man Pflegeaufgaben übernehmen möchte. Diese Distanz dient auch als Schutz, sich nicht zu stark emotional zu engagieren und damit in belastende Situationen zu kommen.

„[...] aber ich würde auf jeden Fall empfehlen eine Situation herbeizuführen, wo man die Freiheit hat zu gehen, wenn man merkt, man kann nicht mehr, also das war für mich überwiegend geschenkt, dass ich dort in einer abgesicherten Situation meine Mutter mit pflegen kann und selbst entscheiden kann, wie viel ich mache und wie wenig." *(I-24-81)*

Die Pflegepersonen können in eingeschränktem Maße Freizeitaktivitäten nachgehen. Insbesondere in den ersten Monaten der Pflegebedürftigkeit besteht ein hoher organisatorischer Aufwand. Die Typ-1-Männer sind auch die rechtlichen Betreuer ihrer Mütter und müssen in Notfällen, z. B. bei Krankenhausaufenthalten, entsprechend agieren.

5.1.1.4   Organisierende Pflegetätigkeit im Lebenslagenkontext

Typ 1, organisierende Pflegetätigkeit, umfasst insgesamt vier pflegende Söhne, welche ausschließlich einer Berufstätigkeit in Vollzeit nachgehen. Dieser Typ wird nachfolgend anhand der Dimensionen des Lebenslagenansatzes genauer analysiert.

5.1.1.4.1   Wohnumfeld

Alle vier Pflegepersonen (Söhne) dieses Typs leben mit ihren Partner(inne)n im gemeinsamen Haushalt; zwei zur Miete und zwei im Eigenheim. Die zu pflegenden Angehörigen wohnen in separaten Haushalten im Umkreis bis 20 km.

5.1.1.4.2   Erwerbsarbeit und Pflegetätigkeit

Wie bereits in Kapitel 5.1 beschrieben, handelt es sich bei diesem Typ ausschließlich um erfolgreiche, in Vollzeit berufstätige Söhne, die ihre Mutter pflegen. Drei von vier verfügen über ein abgeschlossenes akademisches Studium, alle arbeiten in gut dotierten Berufen und sind zwischen 40 und 60 Jahre alt.

Von den pflegebedürftigen Angehörigen beziehen zwei Leistungen der Pflegeversicherung (SGB XI) gemäß der Pflegestufe II. Dies impliziert einen Pflegebedarf von mehr als drei Stunden täglich. Zwei pflegebedürftige Personen befinden sich in der Pflegestufe III mit einem Pflegebedarf ab fünf Stunden täglich bzw. einer Rund-um-die-Uhr-Versorgung. Bei drei der zu pflegenden Personen wurden dementielle Syndrome diagnostiziert und in einem Fall liegt ein Zustand nach Schlaganfall mit Sprachstörung (Aphasie) vor. Zwei der Söhne haben vor der Pflegebedürftigkeit der Mutter auch ihren Vater versorgt.

Die strukturellen beruflichen Bedingungen zeigen sich durch ein flexibles Arbeitszeitsystem und ein positives Betriebsklima. Gelegentliche berufliche Freiräume sind möglich, allerdings muss das hohe Arbeitspensum bewältigt werden.

„[...] bin ich persönlich ausgenommen von der Arbeitszeitordnung. Das heißt also, die Kernzeitregelungen gelten für mich nicht." (I-15-265)

Das Betriebsklima wird von den pflegenden Söhnen als überwiegend unterstützend beschrieben, auch da sich einige Kollegen mit der Pflegebedürftigkeit der eigenen Eltern konfrontiert sehen.

„Verständnis, Unterstützung durch Kollegen und auch das Personalwesen. Da das ist bei uns in der Firma nicht so ein Thema, da unterstützt man sich schon. Und dann tritt man mal kürzer und auch Anteilnahme im Privaten natürlich schweres Engagement." (I-15-125)

„Wenn Fragen gestellt werden, dann sind die nicht auf Effekthascherei aus, sondern das ist Interesse, weil viele Kollegen vor ähnlichen Situationen stehen." (I-15-280)

Insgesamt betrachtet bestehen zwar positive berufliche Bedingungen, allerdings ist aufgrund der verantwortungsvollen Positionen ein hoher Arbeitsanfall zu bewältigen, der nur durch die Delegation der Pflegetätigkeiten bewältigt werden kann.

5.1.1.4.3 Soziale Netzwerke

Zunächst ist zu erwähnen, dass die pflegenden Söhne im Durchschnitt mit ca. 5 bis 6 Alteri über die größten Netzwerke verfügen, von denen Unterstützungsleistungen im Pflegearrangement zur Sicherstellung der häuslichen Versorgung bezogen werden. Die Netzwerke der sozialen Unterstützung wurden bereits in Kapitel 5.1.1.2 erläutert. Hier zeigt sich, dass das Netzwerk insgesamt als stabil bezeichnet werden kann, da die häusliche Versorgung verlässlich sichergestellt ist und noch ausreichend Regenerationsspielraum zur Verfügung steht.

Im Folgenden soll auch die Beziehungsqualität zur gepflegten Person analysiert werden.

Die Söhne sind die hauptverantwortlichen Pflegepersonen ihrer Mütter. Bei der Pflegebeziehung handelt es sich in allen Fällen um eine positive Beziehung. Dies bedeutet, dass bereits vor der Pflegebedürftigkeit eine positive Beziehung bestand, und zwar insofern, dass sowohl Pflegepersonen als auch pflegebedürftige Angehörige sich regelmäßig besuchten. Diese positive kontinuierliche Beziehung setzt sich auch im Rahmen des Pflegearrangements fort. Neben den organisatorischen Aufgaben werden regelmäßige Besuche zur Beziehungspflege realisiert, die teilweise mit gemeinsamen Aktivitäten verknüpft werden.

„Aber keine emotionale (..) Belastung oder zusätzliche Bindung, die da stattfindet. Es ist also wirklich eine [...] abgegrenzte Tätigkeit. [...] Das Vorbeischauen, ich habe meine Mutter früher auch nach der Arbeit öfters mal besucht." (I-15-155)

Bei allen pflegenden Söhnen bestehen positive Beziehungen zur gepflegten Person.

5.1.1.4.4 Wirtschaftliche Lage

Die Gruppe der Männer mit der „organisierenden Pflegetätigkeit" verfügen über ein überdurchschnittliches Netto-Einkommen von ca. 3000 bis 4500 €/Monat. Die häusliche Versorgung wird mit den vorhandenen finanziellen Mitteln der Angehörigen sichergestellt und/oder durch die Beantragung entsprechender Sozialleistungen, z. B. Leistungen der Pflegeversicherung nach SGB XI und der ergänzenden Hilfe zur Pflege nach SGB XI.

„Es gibt die Möglichkeiten familiär und finanziell. Und es gibt die Rechtslage, die es ermöglicht, dass diese Gelder fließen." (I-15-231)

Bei diesem Typ fallen die niedrigsten Opportunitätskosten an. Wegen den unveränderten Arbeitsbedingungen kommt es hier nicht zu finanziellen Einbußen, ebenso werden Karrierebestrebungen nicht eingeschränkt. Die Pflege wird so organisiert, dass die Berufstätigkeit möglichst wenig beeinträchtigt wird.

5.1.1.4.5 Gesundheitliche Lage

Die Fallbeispiele des Typs 1 zeigen, dass diese Männer stark an die Grenzen ihrer Belastbarkeit stoßen, da die Organisation der Pflege zusätzlich zum Berufsleben und der privaten Sphäre des Lebens mit der Partnerin und ggf. Kindern geleistet wird. Diese ständige Doppelbelastung birgt die Gefahr von Erschöpfungszuständen, was so von den Söhnen auch reflektiert wird. Deshalb wird versucht, Entlastung durch Distanz und Delegation zu schaffen, um die eigene Balance wiederherzustellen.

„[...] da kam quasi Bewunderung: ‚Wie Du das da alles machst und auch noch arbeiten gehst, und irgendwann liegste selber neben dran.' Ich so: ‚Ja klar, dass immerhin die Gefahr besteht, man überlastet sich.' Aber man merkt auch die Anzeichen rechtzeitig. Muss man halt gegensteuern, muss man halt sagen: ‚Ich mach jetzt das oder das nicht.' Dass man das so hinkriegt, hat natürlich auch irgendwo bisschen was mit dem Burnout zu tun, was so ansatzweise sich schon laut Internistin da so abzeichnete. Aber indem man's selber merkt, ist man ja da auch wieder geschützt von den Folgen" (I-15-209).

Pflege wird hier auch als Chance der eigenen Persönlichkeitsentwicklung durch das Meistern von Herausforderungen betrachtet. Problematische Situationen dienen der persönlichen Weiterentwicklung.

„Also jetzt waren wir das schon gewohnt, mit außergewöhnlichen Situationen umzugehen [...]. Und dann ist so ne Aufgabe, sind die Verhaltensmuster schon mal da, wenigstens. Das heißt, man ist nicht so: ‚Um Gottes Willen, warum passiert

mir das', sondern mhm klingt blöd, immer wieder Stärke [..] in der in der Problematik zu finden. Zu sagen: 'Hey, das klappt ja gut, jetzt haben wir hier Glück gehabt, jetzt geht es da gut'" (I-15-217).

Die Männer dieser Gruppe geben meist gerne ihre selbst angeeignete, neue Kompetenz weiter, lassen andere daran teilhaben, möchten andere unterstützen und erhalten deshalb Anerkennung und Bestätigung, weshalb sie die Pflege überwiegend als Gewinn sehen.

„[...] ja auch wieder blöd, aber [dass] ich dann eher die Informationen für andere bereit stelle, als selber Informationen mitnehme, weil grad zum Thema Behörden gibt es sehr häufig Fragen, die ich dann durch das gefundene Finanzierungsmodell gut beantworten kann und auch Kontakte herstellen kann und auch Hinweise, an wen man sich wendet [...]" (I-15-290) „Also, des heißt, da ist dann dieser [...] Missionierungszwang, Menschen, die meinen immer helfen zu müssen, das ist dann da wieder ziemlich stark ausgelegt" (I-15-292).

„Es war irgendwie nicht nur noch mein privates Problem, sondern ich habe mich auch gleich politisch damit auseinandergesetzt, insofern habe ich auch viel Anerkennung dadurch bekommen" (I-24-48).

Deutlich wird bei dieser Gruppe, dass die Belastungen der Pflegeübernahme sichtlich geringer sind als die Gewinne. Insgesamt weisen die pflegenden Männer dieses Typs ein hohes Selbstwertgefühl und eine geringe soziale Vulnerabilität auf.

5.1.2 Typ 2: Supplementäre Pflegetätigkeit

„[...] jeden Tag, den können sie auffädeln, wie so ein Perlenkettchen. Immer wieder gleich und das ist halt hier auch." (I-4-378)

Der Typ 2, „supplementäre Pflegetätigkeit", umfasst die größte Gruppe der Befragten in diesem Sample mit insgesamt 16 Pflegepersonen. Von den Männern dieses Typs sind sieben in Vollzeit erwerbstätig, drei in Teilzeit und einer verfolgt ein Studium. Fünf männliche Pflegende beziehen Rente wegen Erwerbsminderung, Rente im Vorruhestand, Arbeitslosengeld oder Hartz IV. In dieser Gruppe sind die meisten (Ehe-)Partner (n = 7) und neun Söhne vertreten.

5.1.2.1 Gestaltung des Pflegearrangements

Die pflegenden Männer dieses Typs delegieren die Pflegetätigkeit zur Sicherstellung des häuslichen Pflegearrangements nicht vollständig, sondern nur teilweise, und beauftragen für direkte Pflegeaufgaben mindestens einmal täglich dritte Personen. Weitere anfallende Aufgaben im Kontext der direkten körpernahen Pflege werden supplementär wahrgenommen, wobei neben der direkten Pflege auch indirekte, d. h. organisatorische Aufgaben, zu leisten sind.

Zur Deskription des Typs „supplementäre Pflegetätigkeit" wird exemplarisch das Fallbeispiel von Herrn Koch, ein in Vollzeit erwerbstätiger Ehegatte, herangezogen.

Fallbeispiel Herr Koch:

Herr Koch ist 50 Jahre alt und arbeitet in Vollzeit als leitender Mechanikermeister mit 20 Mitarbeitern. Er pflegt seine Ehefrau, die aufgrund einer Aneurysma-Ruptur (Arterienerweiterung mit Ruptur) eine Gehirnblutung erlitt (Pflegestufe III, SGB XI). Der Sohn der Ehefrau ist erwachsen, die beiden Kinder von Herrn Koch aus erster Ehe leben bei der Exfrau. Jeden Morgen steht er um 5:30 Uhr auf, bereitet das Frühstück für seine Ehefrau vor und begibt sich dann mit dem PKW zu seiner Arbeitsstelle. Während er seiner Erwerbsarbeit nachgeht, wird seine Partnerin durch einen Pflegedienst zweimal täglich bei den Toilettengängen, der Nahrungszubereitung und der Ernährung unterstützt. Nach Dienstschluss gegen 16 Uhr erledigt Herr Koch z. B. Einkäufe, organisiert Rezepte in Arztpraxen und besorgt die entsprechenden Medikamente. Meist ist er gegen 17 Uhr wieder zu Hause, um seine Frau zu versorgen. Herr Koch übernimmt am Wochenende und abends die Pflege. Dies bedeutet, er begleitet seine Ehefrau zur Toilette und leistet Hilfestellungen bei der Körperpflege, bereitet das Essen zu und unterstützt seine Ehepartnerin bei der Nahrungsaufnahme sowie beim Zubettgehen. Am Wochenende übernimmt er die gesamte Pflege, um eine Privatsphäre zu haben und Geld einzusparen. Zur Freizeitgestaltung, der Realisierung eines regelmäßigen Treffens mit Freunden, wird seine Frau 14-tägig abends von der Nachbarin betreut. Seine Schwiegermutter vertritt ihn während des Urlaubs einmal jährlich zwei Wochen.

Die teilweise Delegation des Typs 2 ist dadurch charakterisiert, dass direkte Pflegetätigkeiten zur Realisierung der Berufstätigkeit weitergegeben, aber auch vor und nach dieser selbst übernommen werden. Hierbei handelt es sich um Körperpflege, An- und Auskleiden, Toilettengänge, Mahlzeitenzubereitungen und -gaben sowie hauswirtschaftliche Tätigkeiten. Die indirekten Aufgaben, d. h. die organisatorischen Tätigkeiten, bestehen beispielsweise aus Antragstellungen bei Behörden, der Beschaffung von Medikamenten und Pflegehilfsmitteln.

Folgende Schilderung des Tagesablaufes von Herrn Koch zeigt exemplarisch die Gestaltung des Pflegealltags mit den delegierten und selbst ausgeführten direkten und indirekten Tätigkeiten des Typs 2 „supplementäre Pflegetätigkeit".

„[Der] Tag läuft so ab, ich steh um halb sechs auf. Da träumt sie noch süß. Dann geh ich mich frisch machen. Ja, dann wird hier Kaffee gekocht, Frühstückstisch gedeckt für sie. Dann muss ich mich sputen, dann nehm ich meinen Kaffee schon

mal mit ins Auto und fahr dann auf meine Arbeit" (I-4-229). „[...] da bin ich Meister, hab 20 Leute unter mir. Ist schon stressig, aber wohlgemerkt ein angenehmer Stress. [...] Ja und dann um 4 Uhr fahr ich Heim, dann wird irgendwo entweder hier beim Tengelmann nochmal einkaufen oder Getränkemarkt oder beim Arzt vorbei schlendern mal kurz, weil man wieder Medikamente braucht. [...] Ja aber ansonsten normalerweise fünf halb sechs wird sie nochmal frisch gemacht von mir. Ja, dann gibt's dann verschiedene Tage. Dann geht's normalerweise entweder raus aus dem Bett, also das heißt komplett anziehen, Schienen für die Füße anziehen, Schuhe." (I-4-241) „[...] dann tun wir ein bisschen Fernseh' gucken, dann wird entweder noch eine Waschmaschine aufgesetzt und aufgehängt oder die Spülmaschine muss dann anschließend noch ausgeräumt werden, und so gegen halb elf wird sie dann noch mal das letzte Mal frisch gemacht von mir. [...] Schlafanzug und dann wird sich hingelegt." (I-4-255) „[...] also's Pflegebett hab ich ja beantragt bei der Krankenkasse und so'n Galgen, wo man die Sondennahrung hinhängen konnte." (I-4-65) „Also wir haben jetzt en neuen Rollstuhl beantragt." (I-4-76)

Das Fallbeispiel zeigt, wie stark der Alltag von den anfallenden Pflegeaufgaben sowohl vor als auch nach der Berufstätigkeit bestimmt wird.

Die nicht mehr berufstätigen Männer, darunter ein Ehegatte und vier Söhne, sind ähnlich stark in den Pflegeprozess involviert, obgleich zusätzlich Pflegedienste zur Unterstützung vorhanden sind. Die starke Beteiligung an der Pflege steht einerseits mit dem relativ hohen Pflegeumfang in Zusammenhang, aber auch mit der subjektiven Empfindung des erforderlichen Pflegebedarfs.

Nachfolgendes Beispiel zeigt das starke Involviert-Sein des pflegenden Sohnes Herr Sauer, der seine Mutter (Pflegestufe III) versorgt. Ergänzend ist einmal täglich und dreimal wöchentlich abends ein Pflegedienst für die Körperpflege eingesetzt.

„Ja ich stehe um halb acht auf, komm ich runter, Rollladen aufmachen, Licht an. Richte ich ihr Frühstück schon langsam zusammen und dann gehe ich zu ihr rein und weck sie, mach den Rollladen hoch [...]. Und setz sie auf den Stuhl, dass sie ihr Geschäft verrichten kann. In der Zeit mache ich ihr Kaffee und meistens isst sie Zwieback, dass die Tabletten/Medikamente besser runtergehen. [...] Und wenn sie auf dem Stuhl war, tu ich sie wieder ein bisschen ins Bett legen und lüfte alles. Und dann kriegt sie [..] ihren Kaffee und ihr Frühstück. Und wenn des fertig ist, kommt dran die Zähne putzen. Und muss praktisch ihr, sie hat äh Pilz im Mund. Da muss ich noch/Da kriegt sie des Pilzmedikament hinten nach. Und dann geht sie wieder ins Bett. Dann dauert's nicht lange, dann kommt die Caritas, muss ich sie wieder raus äh vielmehr auf den Bettrand, da wird sie gewaschen und gecremt und [.] gepflegt. Und wenn die Caritas fertig ist, muss ich die Sachen wegräumen,

die Wäsche runtertragen, mein Abfall runter in den Keller und Sachen hoch zum Kochen aus der Kühltruhe oder was Frisches isst [...] Und da bring ich ins Bett, also wieder auf den Toilettenstuhl, da kriegt sie ihre Thrombosespritze [...] (I-21-34).

Aus dem nächsten Beispiel geht die starke Eingebundenheit des pflegenden Sohnes Herrn Hofer hervor, der den Vater mit der Pflegestufe I versorgt. Zusätzlich ist ein Pflegedienst einmal täglich für die Körperpflege und Behandlungspflege (Medikamentengabe, Leeren des Urinbeutels) eingesetzt. Am Wochenende stellt Herr Hofer die Versorgung seines Vaters selbst sicher.

„Abends und dann gab es gab es halt Zeiten äh, wo man ihn ausziehen musste, wo das nicht ging. Es gab auch Zeiten dazwischen durch, da ging das mal wieder. Das war immer so ganz (.) ganz verschieden. Also ich war quasi so von äh um sieben aus'm Haus und abends um zehn Uhr war ich wieder bei mir zu Hause." (I-25-73)

Die Männer dieses Typs übertragen aber auch häufiger direkte Pflege oder hauswirtschaftliche Hilfen, d. h. ungewohnte oder unangenehme Aufgaben, z. B. Reinigung der Wohnung und die Körperpflege der Mutter. Bei den pflegenden Söhnen des Typs 2 zeigt sich häufig eine Hemmschwelle bei der direkten Körperpflege der Mutter, so dass diese gerne an Pflegedienste delegiert wird.

„Das was ich am liebsten mache, bügeln (ironisch) - T-Shirts bügeln. [...]" (I-4-281, pflegender Ehegatte)

„[...] gut, ich habe halt nicht an den Stellen [..] Intimstellen, da nicht, aber trotzdem, das war so da unter der Brust am Anfang und so sowas halt, das war [.] mir nichts so [...] (I-29-227) habe ich mir ein bisschen gesträubt davor". (I-29-229, pflegender Sohn)

Einige (Ehe-)Partner stellen zur Einsparung von finanziellen Mitteln, aber auch zur Wahrung der Intimsphäre die direkte Pflege am Wochenende selbst sicher.

„Wochenende mach ich's komplett, damit's einfach mit dem Geld hin kommt." (I-4-368, pflegender Ehegatte)

„Es gibt durchaus Situationen, zum Beispiel am Wochenende ab und zu, dass ich dann halt einfach die ganzen Geschichten übernehme, dass ich Frühstück richte [...] also ich meine jetzt schlicht auch, dass wenn man Zeit ohne Pflegekräfte, sprich ohne Dritte verbringt, dann gehört es natürlich dann dazu, [...] sie anzuziehen, sie vom Bett in den Rollstuhl zu setzen, Frühstück zu machen oder sonst irgendwas. Was halt damit anfällt ja". (I-8-260, pflegender Lebensgefährte)

Bei Typ 2, „supplementäre Pflegetätigkeit" wird deutlich, wie stark die in Vollzeit und Teilzeit berufstätigen pflegenden Männer sowohl in ihre beruflichen als auch in die pflegerischen Aufgaben eingebunden sind und ihnen kaum Zeit zur Verfügung steht, eigenen Bedürfnissen nachzugehen. Die nicht mehr berufstätigen Männer, darunter ein Ehegatte und vier Söhne, sind ähnlich stark in den Pflegeprozess involviert.

5.1.2.2 Inanspruchnahme von Unterstützungsleistungen

Das folgende Schaubild zeigt exemplarisch die Inanspruchnahme von Unterstützungs- leistungen des Typs 2, „supplementäre Pflegetätigkeit", anhand des egozentrierten Netzwerks des in Vollzeit berufstätigen Ehegatten Herrn Koch.

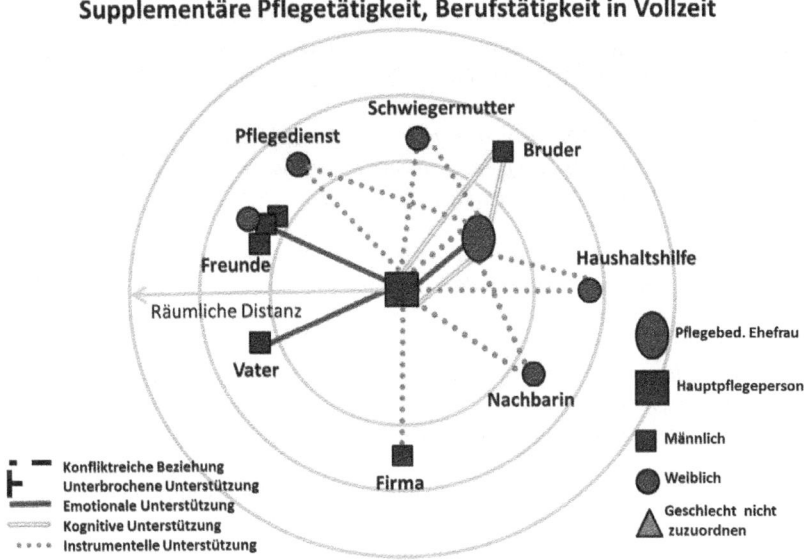

**Herr Koch, I-4
Supplementäre Pflegetätigkeit, Berufstätigkeit in Vollzeit**

Abbildung 7:   Typ 2, supplementäre Pflegetätigkeit (eigene Darstellung)

Aus Abbildung 7 geht hervor, dass zur Sicherstellung der häuslichen Versorgung mehrere Unterstützungsleistungen von Netzwerkakteuren in Anspruch genommen werden. Zur Gewährleistung der Berufstätigkeit von Montag bis Freitag sind ein ambulanter Pflegedienst zwei Mal täglich und zusätzlich eine Haushaltshilfe mit drei Stunden pro Woche eingesetzt (instrumentelle Unterstützung). Um einen Freizeitaus- gleich zu ermöglichen, übernimmt die Nachbarin 14-tägig die Beaufsichtigung der

Ehefrau für ca. drei Stunden. Die Schwiegermutter vertritt ihren Schwiegersohn ca. einmal jährlich für einen zweiwöchigen Urlaub (instrumentelle Unterstützung). Sein Bruder ist Arzt und bietet ihm und seiner Ehefrau Informationen zur Pflegeoptimierung (kognitive Unterstützung). Den Austausch mit seinem Vater, der die Mutter pflegt, perzipiert er als motivierend (emotionale Unterstützung). Morgens, abends und bei Bedarf auch nachts werden die anfallenden pflegerischen oder auch hauswirtschaftlichen Tätigkeiten erledigt. Der innere Kreis in Abbildung 7 zeigt die häusliche Umgebung von Herrn Koch auf, der mittlere Kreis weist eine Entfernung bis 20 km und der äußere eine Distanz ab 21 km auf. Hier wird deutlich, dass Unterstützungsleistungen für die Ehefrau mit einem Verhältnis von 4:3 in leicht geringerem Umfang von Männern gegenüber Frauen erbracht werden. Insbesondere die formellen Leistungen tragen maßgeblich zur Sicherstellung der häuslichen Versorgung bei und überwiegen. Die informellen Leistungen erfolgen additiv.

Zur Sicherstellung des Pflegearrangements während der Berufstätigkeit werden insbesondere formelle Hilfen zur instrumentellen Unterstützung beansprucht, beispielsweise Pflegedienste, Haushaltshilfen oder Tagespflegeeinrichtungen.

„Weil wir haben ja den Pflegedienst ja von Montag bis Freitag, morgens und mittags [...] (1-4-212) Und seit einem Jahr kommt jetzt also noch die Haushaltshilfe zwei oder drei Stunden" (1-4-214).

„Weil [ohne Pflegedienste] [.] müsste ich [...] [ein] eigenes Privatleben oder individuelle Unternehmungen völlig abschminken und ich könnte nicht mehr berufstätig sein" (1-8-125).

„Ja Tagespflege, die fängt Montag, mittwochs und Freitag [...] wird sie abgeholt, um viertel nach sieben (.) halb acht ungefähr. Kommt drauf an, wie der Fahrer hier ist und dann geht dann bis zum Abend, um fünf ungefähr [...]" (1-29-55).

Die Erfahrungen bei der Inanspruchnahme von Beratungsangeboten (kognitive Unterstützung) sind bei diesem Typ heterogen. Von diesen Männern nahmen knapp die Hälfte Beratungsangebote von Fachberatungsstellen oder von ambulanten Diensten in Anspruch. Einige fühlten sich unzureichend beraten und einige wussten nicht, an wen sie sich wenden können.

„[...] bloß da ist man dann eigentlich sehr, sehr auf sich allein gestellt und auf seine Aktivitäten, die man von sich ausmacht, angewiesen, um bestimmte Sachen zu erfahren, z. B. wo muss ich die Kur, die nächste beantragen" (1-3-95).

Die Konsultation einer Beratungsstelle wird insgesamt als hilfreich gesehen, aber auch teilweise nicht genutzt.

„[...] aber immer viel Beratung ist immer viel besser als weniger" (I-5-143).

Einige Männer sehen keinen Nutzen darin, da sie sich mittlerweile selbst ausreichend informiert haben oder einen sozialen oder pflegerischen Beruf ausüben.

„Wer soll mich da beraten? (lacht) Die können höchstens sagen, ja in ein Altersheim oder so was. Das kann ich natürlich auch so entscheiden. Also Beratung hat da keinen Sinn." (I-14-88)

Die Begrifflichkeiten „Selbsthilfegruppe" und „Angehörigengruppe" werden von den Befragten meist synonym verwendet. Angebote von Angehörigengruppen beanspruchen nur zwei der sechzehn Typ-2-Männer, obwohl die Art des Angebots – Austausch mit Gleichgesinnten – fast allen Männern bekannt war. Die Ursachen hierfür liegen darin, dass man sich nicht gerne fremden Personen öffnen möchte.

„[...] ich bin kein Vereinsmensch, ich bin kein Mensch der mich nach außen [präsentiert] [...] Mit jemand, den ich, was weiß ich, 20 Jahr' kenn, kein Thema, aber für einen Wildfremden [...]" (I-4-578).

Oder man fühlt sich aufgrund des spezifischen Krankheitsbildes des zu Pflegenden nicht angesprochen und sieht deshalb keinen Bedarf für sich.

„Warum ich das machen sollte. Und die Frage hab ich für mich jetzt noch nicht so richtig beantworten können. [...] Das Spektrum der Schädel-(Hirn-Patienten?) ist natürlich riesig" (I-13-69).

Es wird auch erwähnt, dass man sich als einziger Mann in der Gruppe thematisch unzureichend vertreten fühlt und sich deshalb nicht wohlfühlte, da vorwiegend „weibliche Themen" angesprochen wurden.

„[...] ich bin dann nicht mehr zu der Angehörigengruppe gegangen, weil ich war meistens der einzige Mann. [..] Und hab mich da also auch nicht immer wohlgefühlt. Somal die dann Themen hatten [...] es waren schon eher weiblichere Themen [...]" (I-25-127).

Aus der Analyse der informellen Unterstützungsleistungen der pflegenden (Ehe-)Partner dieses Typs resultiert, dass sie kaum Unterstützung von ihren (Schwieger-)Kindern beziehen. Es handelt sich dabei lediglich um gelegentlich ausgeführte Leistungen im Rahmen von emotionalen und instrumentellen Hilfeleistungen wie Bügeln und die Zubereitung von Mahlzeiten. Regelmäßige Besuche der Kinder zur Beziehungspflege werden als wichtig erachtet.

„[...] das einzige, was ich nicht mache, was ich zugebe, ist bügeln, das mache ich echt nicht, das macht die Tochter dann" (1-3-83).

„manchmal kommt auch die Tochter [Schwiegertochter gemeint] und mein Sohn zu uns und macht sie manchmal Mittag[essen] [...] je nachdem und ja die kommt auch ab und zu mal Kaffee trinken und usw." (1-5-135).

Von den neun pflegenden Söhnen leben sieben als Single und zwei in festen Partnerschaften, wobei einer mit der Mutter und der Lebensgefährtin in derselben Wohnung lebt. Die Partnerinnen leisten emotionale, kognitive und teilweise auch instrumentelle Unterstützung, ähnlich der Ehepartnerinnen des Typs 1.

„Ja mit meiner Partnerin rede ich, [..] wir sind ja jeden Tag in Verbindung telefonisch und sie kommt ja auch fast jeden zweiten Tag hier her [...]" (1-23-173).

„Und mittlerweile hat sie auch meine Oma abgelöst, im gesamten haushaltstechnischen Bereich eigentlich. Da macht jetzt meine Oma nichts mehr, das macht alles meine Freundin" (1-7-63).

Von den neun pflegenden Söhnen sind drei das einzige leibliche Kind, zwei haben eine Schwester und vier haben einen oder zwei Brüder. Die meisten Geschwister leisten regelmäßige Unterstützung in Form von Organisation, Betreuung und/oder Beratung, d. h. instrumentell und emotional.

„der Bruder [...] ist auch für Organisation mitverantwortlich, Besorgungen, Einkäufe und auch pflegerische Tätigkeiten." (1-16-88) „Grad dann zum Beispiel samstags, wenn ich als nach E-berg raus fahr und da arbeite im Garten oder so, und dann ist meine Schwägerin da oder mein Bruder, so vielleicht für vier Stunden so." (1-14-43)

„Ansonsten kann ich natürlich das schon mit meinem Bruder oder so dann besprechen" (1-14-82).

Kritisiert wird der geringe Umfang der Unterstützungsleistungen durch die Geschwister.

„[...] meine Freundin im Prinzip macht mehr als meine Geschwister in ihren Leben zusammen gemacht haben für meine Mutter." (1-7-61)

Nur in einem Fall wird auch Unterstützung von den Kindern für die Großmutter in Form von instrumenteller Hilfe geleistet.

„Und die Tochter dazu, die arbeitet im Reisebüro, die kommt zum Beispiel Dienstagvormittag einmal, so sagen wir mal und putzt dann etwas und macht so

etwas. Die andere Tochter, die kommt samstags um dreiviertel zwölf, macht's Essen, des Essen gibt sie ihr" (I-14-47).

Bei den pflegenden Söhnen spielen Unterstützungsleistungen von Freunden und Nachbarn in Form von emotionaler und instrumenteller Unterstützung eine Rolle.

"Im Gegenteil, es ist im Freundeskreis, im engeren Freundeskreis eine Anteilnahme da. Und auch, wie ich empfinde, eine deutliche sichtbare Protektion innerhalb des Geschehens." (I-16-35)

"Die Nachbarin da drüben, [.] die guckt dann auch mal nach und bleibt mal ein zwei Stunden hier" (I-29-17). "[...] mein bester Freund guckt zwischen 8.00 und 10.00 und zwischen 13.00 und 15.00 Uhr nach meiner Mutter, der ist also dann hier anwesend, und dann ist das o.k." (I-22-26).

Bei den pflegenden (Ehe-)Partnern trifft dies nur in einem Fall zu.

Die Männer des Typs 2 beauftragen zur Gewährleistung der häuslichen Versorgung während der Berufstätigkeit insbesondere formelle Dienste (instrumentelle Unterstützung) wie Pflegedienste, Haushaltshilfen oder Tagespflegeeinrichtungen. Die Inanspruchnahme von professionellen Beratungsleistungen bei diesem Typ gestaltet sich sehr heterogen. Die Unterstützungsleistungen durch leibliche Kinder spielen bei den (Ehe-)Partnern und Söhnen eine untergeordnete Rolle, es handelt sich dabei eher um gelegentliche Hilfen. (Ehe-)Partner erhalten weniger informelle Unterstützung als Söhne, da die (Ehe-)Partnerin aufgrund der Pflegebedürftigkeit als wichtige Bezugsperson wegfällt. Die Söhne beziehen vor allem Unterstützung durch Geschwister, auch wenn die Hilfe nicht immer als zufriedenstellend oder ausreichend bewertet wird. Für die Söhne ist emotionale und instrumentelle Unterstützung durch den Freundeskreis ebenso relevant.

5.1.2.3 Pflegeverhalten

Das bisherige Verhalten bezüglich der Lebensführung wird auf die zu pflegende Person abgestimmt, z. B. Umfang der Berufstätigkeit, private Kontakte, Freizeitgestaltung etc., und verändert sich durch die Pflegeübernahme grundlegend. Die Übernahme der supplementären Pflegeaufgaben nimmt nicht nur zeitlich, sondern auch gedanklich großen Raum ein. Die Arbeits- und Pflegeorientierung halten sich die Waage, da die Berufstätigkeit neben der Sicherstellung der Pflege zur Finanzierung des Lebensunterhalts meist aufrechterhalten werden muss.

„Ich hatte auf der einen Seite natürlich einen anspruchsvollen Beruf als Diplom-Kaufmann, auf der anderen Seite diese Herausforderung mich um meine Frau kümmern zu wollen" (I-13-7).

Die Orientierung an den Sphären der Pflege- und Berufstätigkeit wird mit der weiblichen Vereinbarkeitsproblematik verglichen.

„Ich sag mir immer, bei andern geht's ja auch. Ne alleinerziehende Mutter mit zwei Kindern muss ja auch. Es gibt auch welche, die arbeiten Vollzeit, bei denen muss es ja auch gehen" (I-30-265).

Die Erwerbstätigkeit bietet den meisten Männern dennoch eine Abwechslung zum Pflegealltag.

„Des ist auch ne Abwechslung zu hier, auf jeden Fall, des ist klar" (I-4-376).

„[...] weil ich kann abschalten, das heißt ich geh hier raus, bin wie neuer Mensch frisch, fromm, fröhlich, frei und geh lachend zur Arbeit (-I-22-102).

Trotz des starken Involviert-Seins in die Pflege geht aus den Narrationen der Interviews eine starke Identifikation mit der Berufstätigkeit, die sowohl direkt als auch indirekt geäußert wird, hervor, obgleich eine Pflegeorientierung besteht.

„[Die Arbeit] ist sehr wichtig, in der geh ich auf." (I-22-166)

Dies ist auch teilweise bei den nicht berufstätigen Söhnen der Fall. Ein pflegender Sohn, der von Harz IV lebt, deklariert die Pflegearbeit als Berufstätigkeit, da er diese aufgab, um seinen Vater zu versorgen.

„Wobei ich nach wie vor der Meinung bin, dass ich schon die zwölf Jahre gearbeitet habe und es manchmal bis zum fünfzig sechzig Stundentag." (I-25-23)

Vereinzelt wird die Pflegetätigkeit auch am Arbeitsplatz verheimlicht, was darauf zurückzuführen sein könnte, dass sie nach wie vor ein tabuisiertes Thema darstellt, über das nicht gerne gesprochen wird.

„Ich erzähl auch niemanden etwas, nur der Geschäftsführer und mein direkter Chef wissen darüber Bescheid, alle anderen wissen von nichts." (I-22-102)

Eine Distanz zur Pflegesituation bzw. zur gepflegten Person und damit zur Reflexion ist durch die starke Einbeziehung, aber auch durch die räumliche Nähe, nur durch die Berufstätigkeit gegeben. Söhne sind hier ähnlich stark in die Pflege eingebunden wie die (Ehe-)Partner.

Das folgende Beispiel zeigt das starke Involviert-Sein eines Ehegatten, der seine Ehefrau versorgt. Nur gelegentlich nimmt er sich Zeit zur Regeneration, da er seine Frau nicht gerne alleine lässt.

> *„Man gibt sein Leben auf. Weil man hat immer hinten im Bewusstsein, uups, du musst jetzt heim, sonst ist das Mädchen zu lang alleine.' Also des hat man immer. Oder abends mal weggehen. Wenn mer jede Woche einmal weggehen würde, ich denke mal, des wär zu viel."* *(I-4-288)*

Dass die berufstätigen Söhne ähnlich stark in die Pflege eingebunden sind, zeigt folgendes Beispiel:

> *[...] weil ich die ganze Woche eigentlich nur am Rödeln bin, ob's auf der Arbeit ist und anschließend hier ist, da bin ich auch eigentlich nur froh, dass ich abends mal hier lieg. (I-29-101)*

Eine andere Versorgungssituation ziehen die pflegenden Männer meist gar nicht in Betracht. Ausnahmen gibt es nur, wenn sie dazu gesundheitlich nicht mehr in der Lage sind.

> *„Nur wenn ich nicht mehr könnte, eigentlich."* *(I-30-362)*

> *„Das ist (..) sehr speziell sozusagen, aber es ist für uns halt undenkbar. Also kommt auch nicht in Frage, dass meine Mutter irgendwann in ein Heim kommt. Das heißt wir werden, das auf alle Fälle weiterlaufen lassen"* *(I-7-87)*.

> *„Nein, sie wollte erst ins Altersheim, ich konnte sie gerade noch von abbringen [...] und da hab ich gesagt: ,Kommt gar nicht in Frage, einen alten Baum verpflanzt man nicht, du bleibst hier'"* *(I-22-162)*.

Aufgrund der starken Eingebundenheit in die Pflege- und Berufstätigkeit kann kaum noch Distanz zur Pflegesituation gehalten werden. Eine Distanzierung ist bestenfalls nur während der Ausübung der Berufstätigkeit möglich. In Bezug auf Karriere und Freizeitgestaltung bleibt wenig Raum für eigene Wünsche und Bedürfnisse.

> *„[...] was soll ich sagen, das eben Dinge, die jetzt sie betreffen, absoluten Vorrang haben, aber es ist schon noch möglich bisschen was für sein eigenes Leben abzugewinnen, was einen Spaß macht, [..] der normale Alltag ist halt, dass man sich um seinen Ehepartner kümmert [.], um nichts anderes im Prinzip"* *(I-3-81)*.

Durch das enge Verhältnis zur gepflegten Person, insbesondere bei den (Ehe-)Partnern, aber auch bei einem Teil der pflegenden Söhne, kann Nähe und Distanz sowie die

Pflegesituation als solche kaum reflektiert werden. Freizeitaktivitäten können nur in sehr begrenztem Maße realisiert werden.

5.1.2.4 Supplementäre Pflegetätigkeit im Lebenslagenkontext

Der Typ 2, „supplementäre Pflegetätigkeit", umfasst die größte Gruppe der Befragten in diesem Sample mit insgesamt 16 Pflegepersonen.

5.1.2.4.1 Wohnumfeld

Bei diesem Typ leben die meisten Pflegepersonen in demselben Haushalt wie die pflegebedürftige Person: sechs Ehegatten und drei Söhne (n = 9). Vier Söhne leben im selben Haus, aber in getrennten Haushalten. Ein Lebenspartner und zwei Söhne bewohnen Mietwohnungen in der näheren Umgebung der pflegebedürftigen Person.

Auffällig ist, dass bei diesem Typ einige Immobilien vorhanden sind: Zwei Ehepaare leben im Eigenheim, zwei Ehepaare in der Eigentumswohnung, und sechs Söhne wohnen mit den Eltern in einem gemeinsamen Haus (vier mit getrennten Wohnbereichen).

5.1.2.4.2 Erwerbsarbeit und Pflegetätigkeit

Unter diesem Typ befinden sich die meisten pflegenden (Ehe-)Partner des Samples (n = 7). Von den Söhnen (n = 9) pflegen sieben ihre Mutter und zwei ihren Vater.

Sechs der zu pflegenden Ehefrauen bzw. Lebenspartnerinnen dieses Typs beziehen Leistungen der Pflegestufe III, d. h., sie benötigen eine Rund-um-die-Uhr-Versorgung. Ein Ehegatte versorgt neben seiner Ehefrau auch seinen behinderten, minderjährigen Sohn; seine Ehefrau erhält Pflegeleistungen der Stufe II (ab mindestens 180 Minuten Pflegebedarf pro Tag). Zwei Mütter und ein Vater beziehen Leistungen der Pflegestufe III, drei Mütter der Pflegestufe II (ab mindestens drei Stunden Pflegebedarf pro Tag) und vier Mütter der Pflegestufe I werden von ihren Söhnen versorgt. Die zu pflegenden Elternteile leiden meist unter Multimorbidität wie beispielsweise Herzinsuffizienz, dementiellen Syndromen, Morbus Parkinson und Depressionen. Bei den Diagnosen der zu pflegenden Partnerinnen handelt es sich um Schlaganfälle unterschiedlicher Genese, Multiple Sklerose, Spina Bifida (offener Rücken) und Gehirnblutung nach einem Unfall.

Dieser Typ ist im Vergleich zu Typ 1 in Bezug auf die Berufstätigkeit heterogen. Die Mehrheit der Pflegenden geht einer Erwerbstätigkeit nach, acht einer Vollzeit- und drei einer Teilzeiterwerbstätigkeit. Fünf erhalten Erwerbsminderungsrente, sind im vorzeitigen Ruhestand, arbeitslos oder beziehen Hartz IV. Die Männer sind zwischen 31 und 64 Jahre alt. Vier Männer haben eine abgeschlossene akademische Ausbildung, ein weiterer hat sein Studium noch nicht beendet. Drei gehen einer Selbständigkeit nach, einer befindet sich in einer leitenden Position als Angestellter und zwei sind als Handwerker tätig. Von den nicht mehr berufstätigen Personen war einer als Pharma-Referent tätig und die anderen als Angestellte oder Handwerker.

Dieser Typ zeichnet sich dadurch aus, dass sich die Gruppe überwiegend aus berufstätigen Männern konstituiert, die über relativ gute strukturelle Bedingungen am Arbeitsplatz verfügen und sich in relativ gesicherten beruflichen Positionen befinden. Zur Ermöglichung der Vereinbarkeit von Pflege und Beruf in Voll- und Teilzeit werden folgende Bedingungen genannt:

- Flexible Arbeitszeitkonten mit Möglichkeit des Auf- und Abbaus von Überstunden, so dass durch diese zeitliche Flexibilität Freiräume geschaffen werden können.

„Gut, wir haben eine 37,5 Stunden-Woche, wir sind also 40 Stunden immer da. Wir arbeiten also immer was ein" (I-4-271).

Eine positive, kollegiale und unterstützende Arbeitsatmosphäre bzw. ein günstiges Betriebsklima, geprägt durch verständnisvolle Chefs und Arbeitskollegen, tragen ebenso zur Vereinbarkeit bei:

„Ich kann natürlich auch sagen, ich hab' relativ gute Chefs, die das alles so akzeptiert haben und mitgetragen haben, weil sonst könnt' man sowas nicht leisten. Wenn man in einer kleinen Firma wär, und dann geht das einfach nicht" (I-4-263).

- Die Möglichkeit, in Teilzeit zu arbeiten und in diesem Rahmen auch anspruchsvollere Aufgaben erledigen zu können:

„[...] wenn man – was bei mir der Fall ist – dann en sehr wohlgesonnenen Chef hat, dann kann natürlich auch 'ne Sachbearbeitung durchaus nicht gerade langweilig und unanspruchsvoll sein [...] Also da hatte ich sehr viel Unterstützung vom Arbeitgeber" (I-13-58).

- Den Rückhalt durch den Betriebsrat und die Betriebsleitung, an die man sich bei bestehenden Problemlagen wenden kann:

„Damals kamen immer mal so Sprüche da: ‚Ah ja, das hab' ich auch', dabei ist er den ganzen Tag auf der Arbeit. [...] auf jeden Fall die Sprüche, die kommen dann irgendwie. Aber mittlerweile hört man nichts mehr davon. Der hat das wahrscheinlich jetzt auch von einer höheren Stelle [.] in der Firma wahrscheinlich auch gesagt gekriegt auch vom Betriebsrat. Vielleicht soll er

sich ein bisschen zurückhalten bei mir jetzt, weil ich höre da wirklich jetzt nichts mehr" (I-29-311).

Die Vereinbarkeit ist auch von Hemmnissen begleitet, indem beispielsweise eine berufliche Weiterentwicklung in Form einer weiteren Karriereplanung und der starken privaten Eingebundenheit nicht mehr möglich ist, auch wenn die Berufstätigkeit eine Abwechslung zur Pflegetätigkeit darstellt.

„Ja, des ist jeder, jeder Tag, den können sie auffädeln wie so ein Perlenkettchen. [...] Ich mein', es ist auch immer dasselbe" (I-4-376). „Will mal so sagen, ich mach's, ich mach's gern. Ich geh nicht mit Widerwillen auf die Arbeit, ich geh da gern hin. Das ist auch 'ne Abwechslung zu hier, auf jeden Fall, des ist klar" (I-4-376).

Aus den Interviews geht hervor, dass für die berufstätigen Männer dieses Typs flexible Arbeitszeiten, die Möglichkeit in Teilzeit zu arbeiten, positive atmosphärische Bedingungen im Unternehmen und der Rückhalt durch den Betriebsrat zur Realisierung der Berufsarbeit und Pflegetätigkeit von Bedeutung sind.

Bei der Vereinbarkeit von Pflege und Beruf in beruflicher Selbstständigkeit spielen insbesondere folgende strukturelle Bedingungen eine Rolle:

• Größere zeitliche Flexibilität infolge freier Zeiteinteilung aufgrund von beruflicher Selbstständigkeit:

„Also meine Arbeitszeiten musste ich leider etwas einschränken. Zeitlich kann ich morgens erst später anfangen. Früher habe ich [..] zwischen 7 Uhr und 7: 30 Uhr angefangen nun beginne ich meistens mit meiner Arbeit um 9:15 Uhr, 9:30 Uhr, 9:45 Uhr, je nachdem, wann die Pflege morgendlich beendet ist. Arbeitszeit geht dann bis 12, 12:15 Uhr, 12:30 Uhr, je nachdem. Dann wieder Pflege und danach Pause und danach äh ab 14 Uhr, 14:30 Uhr bis 18 Uhr mit Unterbrechungen" (I-16-82).

• Die Pflege- und Berufstätigkeit können in demselben Wohnumfeld bewerkstelligt werden. Hierdurch entfallen Anfahrtswege. Allerdings birgt dies den Nachteil, dass häufige Unterbrechungen der Arbeit durch Pflegetätigkeiten vorprogrammiert sind. Kontinuierliches Arbeiten ist nicht mehr gewährleistet, man wird aus Gedanken-gängen „herausgerissen".

„Mein Arbeitszimmer liegt neben dem (..) Zimmer meines Vaters, (.) wo auch sein Pflegebett steht. Während ich arbeite, sind die Türen offen. (..) Es sei denn, ich telefoniere" (I-16-50).

Resümierend kann festgehalten werden, dass die Männer mit einer selbständigen Tätigkeit die Möglichkeit der freien Zeiteinteilung als günstig erleben, jedoch der Umfang der Berufsarbeit je nach Pflegepensum eingeschränkt wird.

Die nicht (mehr) berufstätigen Männer berichten, dass ihr vorheriger Beruf aus folgenden Gründen nicht mit den jetzigen Pflegeaufgaben vereinbar gewesen sei:

• Vorruhestand infolge einer Pflegeübernahme: Durch flexible Arbeitszeiten waren zwar berufliche Freiräume vorhanden, indem der Hilfebedarf der pflegebedürftigen Person zunächst flexibel mit dem Beruf abgestimmt wurde. Allerdings reichten diese Freiräume nicht aus, um eine umfassende, häusliche Pflege auf Dauer sicherzustellen, so dass die Berufstätigkeit nur noch begrenzt ausgeführt werden konnte. Dies hatte letztlich den frühzeitigen Ausstieg aus dem Berufsleben zur Folge.

„[...] ich war im Außendienst, hab das denn doch schon so eingerichtet, dass ich sie denn bringen konnte und so, dass ich da in der Nähe gearbeitet hab, und dann sie gebracht habe und dann nachmittags noch mal weggefahren bin" *(I-6-17). „Erst konnte man das denn noch kompensieren, die Arbeit. Aber, wenn man erst mittags anfängt zu arbeiten, dann kann man das nicht alles nachholen, nicht? Und irgendwann ging's dann gar nicht mehr" (I-6-93).*

Diese Doppelbelastung führt zu einer gesundheitlichen Beeinträchtigung, so dass zunächst eine mehrmonatige Krankschreibung und dann Vorruhestand erfolgte.

• Arbeitslosigkeit und Hartz IV-Bezug in Folge einer Pflegeübernahme: Beruf und Arbeit können nicht in Einklang gebracht werden, weshalb die Pflegeübernahme einer Berufstätigkeit vorgezogen und die Kündigung des Arbeitsverhältnisses in Kauf genommen wird. Der Umfang der Pflege ist nicht mit dem der Berufstätigkeit zu vereinbaren. Diese Vorgehensweise trat bei einem pflegenden Sohn des Typs 2 auf.

„[...] weil ich mir gedacht hab, also entweder der Arbeitgeber verlangt [...] für sein Gehalt, was er dir zahlt, auch eine hundertprozentige Leistung und ja, die konnte ich ihm nicht bieten. [...] aufgrund (hüstelt) dessen auch dann immer nur so Jobs angenommen oder ABM-Maßnahmen, von denen ich wusste, dass wenn mal irgendwas ist, und der Fall ist mehrmals eingetreten, äh ich dann auch schnell nach Hause kann und dann auch längere mal auch mich um meine Eltern kümmern kann" (I-25- 8).

• Pflegeübernahme aufgrund von Vorruhestand oder Arbeitslosigkeit: Die vorgege-
bene Arbeitszeit war nicht mit dem Umfang der Pflege zu vereinbaren.

> *„[...] um sechs Uhr musste ich fort. Ich kann nicht verlangen von
> irgendjemand oder egal, Bruder oder was, dass der um acht Uhr jeden Tag
> her kommt. Und ich komme ja dann abends erst um vier, fünf Uhr heim, da
> hätte er mittags da sein müssen. Es geht eigentlich nicht (1-21-46).*

Aus den Interviews der nicht (mehr) berufstätigen Männer geht hervor, dass die
damalige starke berufliche Beanspruchung nicht mit den jetzigen Pflegeaufgaben
zu vereinbaren war.

5.1.2.4.3 Soziale Netzwerke

Die pflegenden Söhne des Typs „supplementäre Pflegetätigkeit" verfügen über eine
heterogene Anzahl von Alteri zwischen 2 und 7, von denen Unterstützungsleistungen
zur Bewältigung der häuslichen Versorgung herangezogen werden. Insgesamt handelt
es sich hierbei um das zweitgrößte Netzwerk. Die Netzwerke der sozialen Unterstützung
wurden bereits in Kapitel 5.1.2.2 ausgeführt. Hier zeigt sich, dass die Netzwerkbeständigkeit als bedingt stabil bezeichnet werden kann, da die berufstätigen Pflegepersonen kaum Zeit zur Wahrnehmung der eigenen Bedürfnisse haben.

Im Folgenden soll jedoch die Beziehung zur gepflegten Person einer Analyse unterzogen werden.

Die Pflegebeziehungen werden überwiegend als positiv beschrieben.

Die (Ehe-)Partner beschreiben die Beziehung zur Partnerin ausschließlich positiv, d. h.,
die Übernahme der Pflege steht in engem Zusammenhang mit der Beziehungsqualität.
Dies wird häufig mit der Bezeichnung „Liebe" ausgedrückt.

> *„[...] also ich würde mal sagen, das ist Liebe. Ja, also wir haben zehn Jahre schön
> verlebt ohne Krach ohne Zank. [...]" (1-4-415).*

Von einigen Ehegatten wird zusätzlich aufgeführt, dass die Reziprozität in der Ehe, also
auch eine gegenseitige Verpflichtung aus der Partnerschaft heraus, hinzukommt und eine
Pflegeübernahme deshalb als Selbstverständlichkeit gesehen wird.

> *„Vielleicht, wenn meine Frau nicht krank geworden wäre, dann hätte sie mich
> vielleicht irgendwann mal pflegen müssen. Aber, [...] das fand ich in Ordnung.
> [...] fand ich eigentlich nichts Besonderes, nicht? [...] meine Frau war ja auf mich*

angewiesen, bedurfte der Pflege, und ich hab das also nicht als Besonderheit oder so empfunden." (I-6-99).

Bei den Söhnen dieses Typs handelt es sich überwiegend um positive Beziehungen zur Mutter (n = 7), auch schon vor der Pflegeübernahme.

„Aber mit der Mutter hab ich schon immer ein gutes Verhältnis" (I-21-64).

„Aber sie redet mit mir zumindest sehr offen über alle möglichen Sachen und sagt mir auch Sachen manchmal, die mir nicht gefallen, was natürlich gut ist und ich meiner Mutter schon immer alles erzählt [habe], immer" (I-7-229).

„Also früher hatte ich eine Beziehung, also ganz früher eigentlich eine gute. [...] Aber an und für sich war es eigentlich ganz gut. Kann man so sagen, ja" (I-29-29).

In zwei Fällen liegt eine negative bzw. ambivalente Beziehung zum Vater vor, die bereits vor der Pflegeübernahme mit Spannungen behaftet war.

„Da unsere Weltsichten verschiedene sind, unsere politischen Ansichten verschieden sind [...]. Ich hatte immer das Gefühl, wenn es nicht mein Vater wäre, hätte ich überhaupt keinen Kontakt zu diesem Menschen" (I-16-19).

„Obwohl ich wie gesagt auch sauer auf ihn bin, und er nie der Vater war, den ich mir gewünscht hätte [...]" (I-25-16).

Bei den pflegenden Ehegatten und fast allen pflegenden Söhnen bestand bereits vor der Pflegeübernahme eine positive Beziehung, die sich auch im Rahmen der Pflege fortsetzt. Bei zwei pflegenden Söhnen bestand bereits vor der Pflegeübernahme eine negative bzw. ambivalente Beziehung, die auch im Rahmen der Pflegebeziehung bestehen bleibt.

5.1.2.4.4 Wirtschaftliche Lage

Die finanzielle Situation des Typs 2 „supplementäre Pflegetätigkeit" gestaltet sich ebenfalls sehr heterogen. Diese Gruppe der Männer hat ein monatliches Netto-Einkommen zwischen ca. 800 und 2500€[89]. Die pflegenden Ehegatten müssen die Lebenshaltungskosten für die ganze Familie bzw. die (Ehe-)Partnerinnen aufbringen bzw. sind der Ehefrau zum Unterhalt verpflichtet. So besteht deshalb die Möglichkeit,

---

[89] Das monatliche Nettoeinkommen der Pflegepersonen konnte nur in Einzelfällen auch aus den Interviews des Projektes Langehennig et al. 2012 ermittelt werden. Die Zahlen beziehen sich überwiegend auf die soziodemographischen Daten der selbst durchgeführten Interviews.

dass auch finanzielle Faktoren die Pflegeübernahme beeinflussen. Diese werden aber in den Interviews nur selten angesprochen.

„ Und das konnten die das da [Pflege im Pflegeheim] nicht leisten, wobei das ganze Ding halt doch (.) ich mein dreieinhalb oder so. Dreieinhalb tausend Euro gekostet hat, ne. Das hält man auch nicht lange durch, finanziell, ja. Nach sechs Wochen hab ich sie dann wieder mit heim genommen, weil ich gesagt hab, nee des können wir nicht mehr, entweder geht hier unsere Existenz kaputt und sie auch weil, sie hatte dann eigentlich abgeschlossen, ich mein, die war ja Wachkoma-Patient wie ich sie mit heim genommen hab " (I-4-62).

Ebenso stellen die Reduzierung der Arbeitszeit, die damit verbundenen Karriereein-schränkungen und letztlich die nicht zu unterschätzenden finanziellen Einbußen Opportunitätskosten dar.

„ Sie können nicht jeden Tag zwischen vier und acht Stunden Therapie und Pflege fahren, also ich, neben dem Pflegedienst, voll arbeiten. Ich sag: in meiner Branche ist 'en normaler Job kein Acht-Stunden-Job, also meine Kollegen kommen um acht und gehen um acht " (I-13-7).

Deshalb musste er seine Position als Vorgesetzter aufgeben und einen Teilzeitjob als Sachbearbeiter mit 75 Prozent annehmen.

„ Gut, man muss irgendwann dann sagen: Es geht eben nicht. [...] zurück ins Glied. Irgendwo in der Sachbearbeitung, Teilzeitjob " (I-13-58).

Zu erwähnen sind auch die Kosten für die Sicherstellung der häuslichen Versorgung durch die Inanspruchnahme von kostenpflichtigen Dienstleistungen, z. B. Pflegedienste, die hier nicht angesprochen werden.

5.1.2.4.5 Gesundheitliche Lage

Die Pflege ist zeitweise von starken Erschöpfungszuständen begleitet, die teilweise artikuliert werden. Es bestehen unzureichende Freiräume, um sich angemessen zu regenerieren.

„ [...] ja, aber des brauchen sie einfach. Des ist/ man merkt auch diese Erschöpfung, also dieses (atmet hörbar ein) [ich] sage mal (pustet aus), nicht unbedingt depressiv, aber dieses ‚Oh leck mich am Arsch, hab jetzt keinen Bock mehr'. Des die Intervalle kommen schon kürzer, ne " (I-4-343).

Aus der Pflegesituation können zwar Gewinne gezogen werden, aber insgesamt hat man nur wenig Freiräume zur Verfügung.

„[...] was soll ich sagen, das eben Dinge, die jetzt sie betreffen, absoluten Vorrang haben, aber es ist schon noch möglich, bisschen was für sein eigenes Leben abzugewinnen, was einen Spaß macht, [..] der normale Alltag ist halt, dass man sich um seinen Ehepartner kümmert [..], um nichts Anderes im Prinzip" (I-3-81).

Die Männer stimmen ihre bisherige Lebensführung so weit wie möglich auf die Pflegesituation ab.

„Also ich muss sagen, ich bin an der ganzen Aufgabe bin ich eigentlich gewachsen, ich trink z. B. keinen Alkohol mehr, dadurch/ weil ich weiß, wenn ich jetzt was trinken würde, und ich würde mich, sagen wir mal betrinken, wäre ich eigentlich nicht mehr in der Lage, meiner Frau in jeder Situation und im jedem Moment zur Seite zu stehen und richtig zu handeln" (I-3-101).

Bei diesem Typ ist eindeutig zwischen den pflegenden Ehepartnern und Söhnen zu differenzieren. Die Ehegatten sind aufgrund der engeren Beziehung zur Partnerin stärker in die Pflege involviert als die Söhne. Die berufstätigen Söhne sind dennoch ebenfalls stark eingebunden. Aufgrund der unzureichenden Freiräume leiden die Männer an Erschöpfungszuständen, so dass die Gewinne eingeschränkt sind.

5.1.3 Typ 3: Prävalente Pflegetätigkeit

„Also ich steh halt um sechs auf, und mache meine Arbeit eigentlich bevor wir dann um sieben frühstücken." (I-1-321) „Ja jetzt sind wir beim Mittagessen, dann ist es ganz wichtig für meine Mutter, dass sie viel Süßkram kriegt, [...] ich koch hier, [.] ich mach Kuchen, aber ich mach 'n Vollkornkuchen, ja. Ich plane den Abend für mich" (I-1-279).

Die „prävalente Pflegetätigkeit" des Typs 3 trifft in diesem Sample auf sieben Söhne und einen Mann, der einen Freund pflegt, zu (n = 8). Von den Männern dieses Typs arbeiten zwei in Teilzeit und sechs beziehen Erwerbsminderungsrente, sind im vorzeitigen Ruhestand oder arbeitslos.

5.1.3.1 Gestaltung des Pflegearrangements

Die pflegenden Männer dieses Typs stellen die häusliche Versorgung überwiegend selbst sicher, d. h., die Übernahme der Pflege wird prävalent vorgenommen. Es erfolgt eine zweimal wöchentliche bis einmal monatliche Delegation. Zur Beschreibung des dritten Typs „prävalente Pflegetätigkeit" wird das Fallbeispiel eines in Teilzeit selbständig beschäftigten pflegenden Sohnes herangezogen.

Fallbeispiel Herr Gruber:

Herr Gruber ist 55 Jahre alt, selbständiger Unternehmer als Schreinermeister und gestaltet Inneneinrichtungen von Büros. Er lebt über 100 km von seiner Ehefrau entfernt und wohnt in einer eigenen, abgeschlossenen Wohnung im Haus seiner Mutter. Die Mutter ist an Morbus Alzheimer erkrankt und in Pflegestufe I nach SGB XI eingestuft. Da Eheprobleme bestanden und er sich neu orientieren wollte, reduzierte er seine Selbständigkeit, um seine Mutter zu versorgen. Er hat zwei Töchter über 18 Jahre, wobei die jüngste Tochter sich gelegentlich bei der Pflege und Betreuung der Großmutter beteiligt und dafür Geld erhält. Zur Freizeitgestaltung bzw. wenn Herr Gruber seine Ehefrau besucht, hat er zur Unterstützung eine Altenpflegeschülerin aus der Nachbarschaft engagiert.

Die prävalente Pflegetätigkeit zeichnet sich dadurch aus, dass zur Sicherstellung des häuslichen Pflegearrangements sowohl direkte als auch indirekte Pflege hauptsächlich eigenständig wahrgenommen wird.

Bei den anfallenden Pflegeaufgaben der direkten Pflege handelt es sich beispielsweise um Körperpflege, An- und Auskleiden, Toilettengänge, tagesstrukturierende Maßnahmen, Nahrungszubereitung und Hilfe bei der Nahrungsaufnahme, Beaufsichtigung und Anleitung der zu pflegenden Person, Wohnungsreinigung und Einkäufe etc.

Bei den indirekten Tätigkeiten handelt es sich z. B. um die Regelung finanzieller Angelegenheiten, Antragstellungen nach SGB XI, Beschaffung der Medikamente und erforderlichen Pflegehilfsmittel.

Das Fallbeispiel von Herrn Gruber zeigt exemplarisch einen typischen Tagesablauf, der beiden berufstätigen Söhne des Typs 3 auf. Daraus ist ersichtlich, wie die pflegerischen Tätigkeiten mit den beruflichen Aufgaben in Einklang gebracht werden.

„Also ich steh halt um sechs auf und mache meine Arbeit eigentlich, bevor wir dann um sieben frühstücken" (I-1-321.) „Ja jetzt sind wir beim Mittagessen, dann ist es ganz wichtig für meine Mutter, dass sie viel Süßkram kriegt, [...] ich koch hier, [.] ich mach Kuchen, aber ich mach 'n Vollkornkuchen, ja. Ich plane den Abend für mich" (I-1-279). „Da kann ich die Mutter alleine lassen, ja. Also ich verabschiede mich auch wirklich um sieben, spätestens acht verabschiede ich mich, und dann habe ich meine Zeit. Dann habe ich meine Zeit unten. Ich kann lesen, ich kann zeichnen. [...] (I-1-319). Das ist also der erste Teil meiner Arbeit. Und wie gesagt, ich hab meine Arbeit auf ein Viertel zurückgeschraubt" (I-1-323). [...] Ähm bei mir ist es so, dass ich dann den Abend plane, ja. Und ich weiß, dass sie/ um sechs, sieben geht sie zu Bett, schläft auch gut durch. Mittlerweile ist es so,

dass hier halt irgendwie das Licht brennt oder so, also wir haben auch getrennte Wohnbereiche" (I-1-287).

Es ist ersichtlich, dass die direkten Pflegetätigkeiten der berufstätigen Söhne vorwiegend im betreuenden Bereich liegen und auch eigene Freiräume zur Verfügung stehen.

Das folgende Beispiel zeigt die Pflegetätigkeit eines Sohnes, Herrn Lober, der bei seiner Mutter auch direkte Körperpflege, z. B. Waschen, durchführt. Er ist nicht mehr berufstätig und seine Mutter ist in die Pflegestufe III eingestuft. Trotz des höheren Pflegebedarfes verfügt er ebenfalls über Freiräume der Regeneration, auch dadurch, dass er gelegentlich von seinen Geschwistern entlastet wird.

„[...] Waschen, Frühstücken, Essen und allem Möglichen. Und dann gibt's gewisse Momente, wo ich dann meine Tür zu mache und sage: ‚Und jetzt lass mal mir eine Stunde meine Ruhe, ich brauch jetzt meine Stunde Ruhe.' Und meistens hab ich's dann auch" (I-10-274).

Anhand des Beispiels von Herrn Kampe wird deutlich, dass ihm ebenfalls noch eigene Freiräume zur Freizeitgestaltung zur Verfügung stehen, obgleich sein Freund in die Pflegestufe II eingestuft ist.

„Also in meinem Fall ist das eigentlich gar nicht so gravierend [...] wir können weggehen, wir [können] wegfahren, wir können ne Radtour machen, wir können spazieren gehen, wir können einkaufen gehen. Es muss dann für diese Zeit äh kurz abgesichert werden, dass er alles hat, dass alles da ist" (I-26-45).

Insgesamt sind die nicht mehr berufstätigen Söhne jedoch stärker in die Pflege eingebunden als die erwerbstätigen, was mit der Höhe der Pflegestufe und dem damit verbundenen höheren Pflegeumfang in engem Zusammenhang steht. Dennoch sind sie häufig in der Lage, sich durch die gelegentliche Delegation Freiräume zu schaffen.

Die berufstätigen Männer dieses Typs delegieren keine unangenehmen bzw. ungewohnten Aufgaben. Eine gelegentliche Delegation erfolgt zur Freizeitgestaltung oder zur Sicherstellung der Berufstätigkeit bei geschäftlichen Terminen.

Für einige nicht erwerbstätige Söhne stellt die Körperpflege der Mutter eine unangenehme Tätigkeit bzw. eine Hemmschwelle dar. Dies trifft insbesondere auf das Waschen im Intimbereich zu, da es sich hier um ein Inzesttabu handelt und dieser Bereich deshalb mit Scham behaftet ist.

*„Ähm, wasch sie auch einmal am Rücken oder so was, [..] wie schon gesagt in
Grenzen. Ich bin ja trotz allem ein Mann. [...] Da gibt's gewisse Dinge, da ist
einfach ne Grenze. Und das macht dann die Sozialstation" (I-20-11).*

Ferner werden von ihnen auch hauswirtschaftliche Tätigkeiten als ungewohnte oder
unangenehme Aufgaben delegiert, z. B. die Reinigung der Wohnung und das Waschen
der Wäsche.

*„[...] Montagabend kommt [...] unsere Putzfrau, unsere Reinigungsfrau, die
macht dann die Wäsche, die macht die Wohnung, am Donnerstagabend kommt sie
auch noch mal, die teilt sich das gewissermaßen auf" (I-23-79).*

Aus Typ 3 geht hervor, dass die erwerbstätigen pflegenden Söhne die Berufstätigkeit auf
die Pflegesituation abstimmen, bei eher niedrigerem Pflegeaufwand der Stufe 1. Bei den
nicht mehr Berufstätigen liegt allerdings ein höherer Pflegeumfang vor. Die berufstätigen und nicht mehr erwerbstätigen Söhne sind überwiegend weniger stark in die
Pflegetätigkeiten involviert oder in der Lage, sich Freiräume zu schaffen.

5.1.3.2   Inanspruchnahme von Unterstützungsleistungen

Im Folgenden wird die Inanspruchnahme von Unterstützungsleistungen des Pflegearrangements des Typs 3, „prävalente Pflegetätigkeit" anhand der exemplarisch dargestellten egozentrierten Netzwerkzeichnung von Herrn Gruber erläutert.

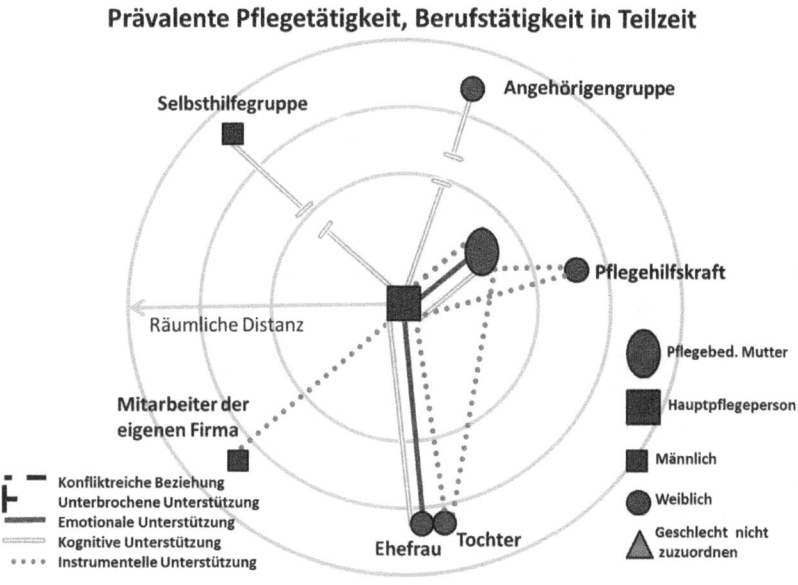

Abbildung 8:   Typ 3, prävalente Pflegetätigkeit (eigene Darstellung)

Aus Abbildung 8 geht hervor, dass zur Sicherstellung der häuslichen Versorgung gelegentliche Unterstützungsleistungen beansprucht werden. Herr Gruber stellt die Pflege vorwiegend selbst sicher. Da er Eheprobleme hatte, verließ er das gemeinsame Haus und zog zu seiner Mutter. Da er sich aus diesen Gründen auch persönlich neu orientieren wollte, reduzierte er seine Selbständigkeit, um genügend zeitliche Kapazitäten für sich selbst und die Pflege seiner Mutter zur Verfügung zu haben. Trotz dessen besteht ein konstruktiver Austausch zwischen Herrn Gruber und seiner Frau. Um Zeit mit seiner Ehefrau verbringen zu können, erhält er instrumentelle Unterstützung durch eine Altenpflegerin aus der Nachbarschaft und gelegentlich von seiner Tochter, die ca. alle ein bis zwei Wochenenden seine Mutter betreuen. Seine Ehefrau steht ihm beratend und unterstützend zur Seite (instrumentelle und emotionale Unterstützung), beispielsweise bei der Suche nach einem Pflegeheimplatz für seine Mutter. An der

Angehörigen- bzw. Selbsthilfegruppe nimmt er nicht mehr teil, da er sich unzureichend unterstützt fühlt. Sein Mitarbeiter übernimmt die Aufgaben vor Ort (instrumentelle Unterstützung), so dass er seine Arbeitszeit reduzieren konnte. In Abbildung 8 zeigt der innere Kreis die häusliche Umgebung von Herrn Gruber (seine Mutter und er leben im selben Haus, wenn auch in getrennten Wohnungen), der mittlere Kreis zeigt eine Distanz von bis zu 20 km, der äußere Kreis Entfernungen darüber hinaus. Hier wird deutlich, dass Unterstützungsleistungen für die Mutter im Verhältnis von 3:1 in wesentlich geringerem Umfang von Männern als von Frauen erbracht werden. Sowohl formelle als auch informelle Leistungen tragen zur Sicherstellung der häuslichen Versorgung bei.

Die berufstätigen Söhne dieses Typs nehmen keine formellen Hilfen zur Sicherstellung des Pflegearrangements während der Berufstätigkeit in Anspruch.

Von den nicht mehr erwerbstätigen Söhnen werden unterschiedliche formelle Unterstützungsleistungen instrumenteller Art herangezogen. Nur ein pflegender Sohn hat einen Pflegedienst zur Körper- und Intimpflege der Mutter, zum Verbandswechsel ihres Geschwüres am Unterschenkel (Ulcus cruris) und der Messung des Blutdrucks, des Pulses sowie des Gewichts beauftragt.

„Aber gut, die Sozialstation macht ja schon einiges. [...] Des ist schon ne ziemliche Entlastung, ja, dass die da sie waschen und dass die da sie bis zu einem gewissen Grad medizinisch überprüfen [...]" (I-20-38).

Es werden ebenfalls stundenweise niedrigschwellige Betreuungsleistungen oder private Pflegekräfte zur Realisierung von Regenerationszeiten und zur Freizeitgestaltung der Pflegeperson bezogen, z. B. in Form von zugehender Betreuung durch eine Hilfskraft in der häuslichen Umgebung des hilfebedürftigen Angehörigen zu dessen Beaufsichtigung und zur Förderung und Kommunikation. Die Unterstützungsleistungen instrumenteller Art wirken sich auch entlastend auf der emotionalen Ebene zur Entspannung und Regeneration aus.

„[...] zum Beispiel da kommt ne Frau einmal in der Woche, die mit ihr spielt und sich um sie kümmert und das ist für mich ne Entlastung halt, ist, wo ich mal zwei, drei Stunden komplett abschalte [...]" (I-10-167).

„[...] normalerweise macht es die Altenpflegerin, also die Luise" (I-1-401).

Ferner werden gelegentlich Unterstützungsleistungen instrumenteller Art zur Reinigung der Wohnung oder zur Sicherstellung der Versorgung im Urlaub in Anspruch genommen.

„Urlaub oder [...] wenn ich mal hier absaufe mit Schmutz [...], das ich's nicht mehr selber bewältigen kann, dann rufe ich sie mal an" (I-27-840-844).

Nur wenige Männer dieses Typs nehmen Beratungsangebote von Fachberatungsstellen und bei der Pflegeversicherung in Anspruch. Die Erfahrungen dabei sind heterogen, von sehr hilfreich bis unzureichend, obwohl die Angebote fast allen bekannt sind.

„[...] mit der Frau H. da hab ich dann also über die Kurzzeitpflege gesprochen, und da habe ich das mal ins Auge gepeilt und das habe ich dann wirklich realisiert und das mit der Rampe dann auch und dass sind jetzt Erfolgserlebnisse sind das, das die Rampe jetzt da ist, dass ist wunderbar [...]" (I-23-133).

„Da kommt zwar [.] irgendwann mal so eine Beraterin und [.] sagt, die bräuchte einen Lifter und das und das, aber das ich hier vielleicht umbauen müsste, das sagt mir niemand" (I-27-343).

Die Inanspruchnahme einer Angehörigengruppe (kognitive Unterstützung) wird von den meisten Männern als „nicht erforderlich" eingestuft, obwohl die Art des Angebots fast allen Männern bekannt war.

Diese werden nicht besucht, da genügend Personen zum Austausch zur Verfügung stehen oder man sich ausreichend Fachwissen angeeignet hat.

„Naja, ich hab ja genug Leute (lachend) mit denen ich reden kann, da muss ich nicht auch noch in' ner ganzen Gruppe dann da sitzen" (I-10-374).

„Mir würde das nichts helfen, mich da auszutauschen. [..] Die fachliche Ahnung hab ich" (I-20-42).

Bei Teilnahme an einer Gruppe wird der hohe Frauenanteil meist als Hemmschwelle gesehen oder auch die „unpassende" Pflegekonstellation (Ehefrau pflegt Ehemann und vice versa).

„Ich bin ja noch relativ jung dagegen, ansonsten war'n da größtenteils Frauen, die ihre Männer gepflegt haben" (I-12-109).

„In dem Beispiel war's halt so gewesen, dass die pflegenden Männer, die dort waren, immer ne Frau hatten, die sie pflegen mussten [...]" (I-2-82).

In einem Falle wurden positive Erfahrungen mit einer Angehörigengruppe gemacht. Die Narration deutet darauf hin, dass dieses Angebot nützlich empfunden wird, wenn nur wenige soziale Kontakte zum Austausch bestehen.

„Äh ich habe Ihnen ja schon gesagt, dass mir das weiterhilft, weil ich einfach mal aus meiner Situation hier rauskomme und mit anderen austauschen kann, denen es genauso geht oder die es zwar anders erfahren/ jeder[.] hat eine andere Situation" (I-27-345).

Neben formellen Unterstützungsleistungen werden auch informelle beansprucht, die im Folgenden ausgeführt werden.

Vier der Pflegepersonen haben jeweils eine feste Partnerin, die nicht in der häuslichen Umgebung lebt. Die Partnerinnen leisten emotionale, kognitive und instrumentelle Unterstützung.

Beispiele für die kognitive und emotionale Unterstützung der Partnerin, z. B. bei der Beratung eines qualitätsvollen Pflegeheimes, oder den emotionalen Rückhalt sind wie folgt:

„wir haben erst mehrere Pflegeheime abgesucht. [...] Zu dritt, ja [.] meine Frau hat ein besseres Verhältnis zu meiner Mutter als ich, ja?" (I-1-51, 53)

„Ja mit meiner Partnerin rede ich, also ich/wir sind ja jeden Tag in Verbindung telefonisch und sie kommt ja auch fast jeden zweiten Tag hier her" (I-23-173).

Insgesamt haben sechs der sieben pflegenden Söhne Geschwister, von denen sie gelegentlich kognitive Unterstützung in Form Rat erhalten. Beispielsweise zum Austausch der Einschätzungen des Verhaltens der zu pflegenden Person oder zum allgemeinen Austausch.

„Meine Schwester sagt: ‚Ja ich weiß, dass die Mutter das macht, ich weiß, dass Du Recht hast, dass des stimmt, was Du da sagst'" (I-20-17).

„[...] meine Schwester die kommt/die ruft auch immer an, fast jeden Tag und naja und wenn sie dann da ist, dann reden wir auch [...]" (I-23-173).

Instrumentelle Unterstützung in Form der Übernahme von Einkäufen oder finanzieller Unterstützung wird von den Geschwistern seltener geleistet.

„[...] gut meine Schwester kommt auch eins, zweimal die Woche. Weil meine Schwester badet sie [die Mutter] auch" (I-10-197).

Die Unterstützung durch Geschwister wird auch hier als unzureichend erlebt, da sie zeitlich nur in geringem Maße verfügbar sind.

„ Und meine Schwester ist berufstätig, hat eine 50 Stunden Woche und brauch/kann nur jede zweite Woche kommen, sonntags, für 2 bis 3 Stunden und das ist auch keine Entlastung" (I-23-129).

Nachbarn leisten gelegentlich bei beruflicher Abwesenheit der Pflegeperson instrumentelle Unterstützung, indem sie nach der hilfebedürftigen Person sehen.

Ein Sohn befindet sich zeitweise ein bis zwei Tage auf Geschäftsreise, so dass er zur Sicherstellung der häuslichen Versorgung gelegentlich die Nachbar(inne)n bittet, nach der Mutter zu sehen.

„Problem ist nur, wenn ich mal, (.) aber das kommt allerdings selten vor, wenn ich mal eins, zwei Tage weg bin. (..) Und das macht sie dann (.) also das kann ich hier auch dann hier mit den Nachbarn absprechen, dass sie morgens mal gucken. Und äh (...) ja das kann man schon ganz gut integrieren so" (I-19-85).

Zur Sicherstellung der häuslichen Versorgung werden im Rahmen der gelegentlichen Delegation sowohl formelle als auch informelle Unterstützungsleistungen gleichermaßen herangezogen. Zur Gewährleistung der Berufstätigkeit bei gelegentlicher Abwesenheit sind in einem Falle informelle Hilfen durch Nachbar(inne)n von Relevanz. Als formelle Hilfen werden Pflegedienste, niedrigschwellige Betreuungsgruppen und private Pflegekräfte beansprucht, meist zur Realisierung der Freizeitgestaltung. Beratungsleistungen werden selten in Anspruch genommen, da kaum Bedarf gesehen wird. Angehörigengruppen zum Austausch werden nur geringfügig beansprucht, da sie als nicht erforderlich eingestuft werden bzw. meist „weibliche Themen" von Relevanz sind. Allerdings wird von einem Sohn die Angehörigengruppe vorwiegend gemeinsam mit Frauen als hilfreich erlebt, da er insgesamt nur über wenig Kontakte zum Austausch verfügt. Die Partnerinnen der Söhne, leisten, wenn vorhanden, in unterschiedlicher Intensität emotionale, kognitive und instrumentelle Unterstützung. Die Unterstützung durch die Geschwister findet statt, wird aber als zu geringfügig eingeschätzt. Trotz der nur gelegentlich beanspruchten Unterstützungsleistungen können eigene Interessen vorwiegend weiterverfolgt werden.

5.1.3.3 Pflegeverhalten

Das bisherige Verhalten bzgl. der Lebensführung orientiert sich an der Pflegesituation, z. B. durch Teilzeitarbeit aufgrund von Pflegeaufgaben und Einschränkungen der Freizeitgestaltung im Privatleben, da man die Pflegeperson betreuen muss. Dennoch verfügen insbesondere die in Teilzeit berufstätigen Söhne über Freiräume, um eigenen Interessen auch im Rahmen der Freizeitgestaltung nachzugehen. Auch die nicht mehr berufstätigen Söhne können, wenn auch in geringerem Maße im Vergleich zu den berufstätigen Söhnen, eine Freizeitgestaltung realisieren.

Die Berufsorientierung verliert bei den erwerbstätigen Personen zugunsten der Pflegetätigkeit an Priorität, da die Erwerbstätigkeit reduziert oder aufgegeben wurde bzw. nicht mehr vorhanden war. Zwei der berufstätigen Männer sind in Teilzeit beschäftigt; einer von ihnen reduzierte zugunsten der Pflegebeziehung seine Vollzeittätigkeit auf Teilzeit. Ein in Vollzeit beschäftigter Sohn kündigte seine Stelle, da die Arbeitszeiten nicht mit der Betreuung der Mutter zu vereinbaren waren. Der pflegende Mann, der einen Freund versorgt, gab seine Selbständigkeit auf, da er diese nicht mehr mit den Pflegeaufgaben vereinbaren konnte.

Die berufstätigen und nicht mehr erwerbstätigen Personen richten ihre Lebensführung auf die pflegebedürftige Person aus.

„[...] ich war gezwungen, meine Berufstätigkeit zurückzudrehen" (I-1-205).

„Und da hab' ich mir dann gedacht, jetzt vor nem Jahr, wo das mit der Mutter richtig los ging, die ist jetzt 85, also da war sie 84. Da hab ich dann gedacht, okay, dann werd' ich da meine Kräfte, soweit ich noch welche hab', werde ich sie da reinpacken." (I-20-9).

„[...] ich bin einfach nur jemand der nicht möchte, dass dieser Mensch, der mir besonders wertvoll ist und ein lieber ganz toller Kerl nicht [..] im Heim landet" (I-26-41).

Die beiden berufstätigen Männer empfinden die Übernahme der Pflege als neuen Freiraum.

„Ich hab Zeit! Ich hab das erste Mal in meinem Leben endlos Zeit, ja. Mein Zeitbegriff hat sich gewandelt" (I-1-192).

„Ich fühle mich eigentlich freier als in meiner Ehe (lacht)" (I-19-35).

Obgleich sie sich an der Pflege orientieren, identifizieren sich die berufstätigen Söhne dennoch mit ihrer Erwerbstätigkeit.

„Das ist einfach ne Chance, [.] seinen Beruf neu zu definieren, Ja? [...] meine Spezialität sind halt sehr minimierte Entwürfe für Geschäftsbereiche, ja? Also sowohl Arztpraxen [.] wie Augenoptiker oder weiß der Teufel was, ja?" (I-1-327)

„Na, heute bin ich Meteorologe und bezeichne mich noch als brotloser Erfinder, aber das kommt alles noch (.) ja (.) da bin ich fest von überzeugt" (I-19-13).

Die nicht mehr erwerbstätigen Männer identifizieren sich stark mit der Pflege und definieren diese analog einer Berufstätigkeit.

„[...] bis zu einem gewissen Grad ist das ja auch Sozialarbeit, was ich da mache. Also im Grund genommen, tue ich etwas, was ich für andere dann auch getan hätte. Halt für die Mutter jetzt, ja. Und das ist eigentlich mein Leben" (I-20-9).

„Dass ich dann auch da war (..). Ja und so kam das (..) so so für die Mutter war das gut, ja, und ich muss ehrlich sagen, äh ich fühl mich sehr wohl und so weiter bei meiner Mutter als Arbeitgeber" (I-23-42).

Die Freizeitgestaltung ist bei den nicht mehr berufstätigen Söhnen abhängig von der Pflegestufe und durch das Krankheitsbild eingeschränkt, dennoch kann eine gewisse Distanz zur eigenen Pflegesituation hergestellt und deshalb reflektiert werden.

Die Söhne können Distanz zur Pflegesituation wahren, da sie die Möglichkeit der freien Zeitgestaltung haben.

„Also in meinem Fall ist das eigentlich gar nicht so gravierend. Ich kann also/ wir können weggehen, [.] wegfahren, wir können Radtour machen, wir können spazieren gehen, wir können einkaufen gehen. Es muss dann für diese Zeit kurz abgesichert werden, dass er alles hat, das alles da ist" (I-26-45).

Sie definieren meist auch die Grenzen ihrer Pflegefähigkeit und ziehen auch eine andere Unterbringungsmöglichkeit ihres zu pflegenden Angehörigen in Betracht.

Durch die bestehenden Freiräume der reduzierten, aufgegebenen oder nicht mehr bestehenden Erwerbstätigkeit kann Distanz zur Pflegesituation gewahrt und diese reflektiert werden. Eigene Wünsche und Bedürfnisse können artikuliert und vorwiegend erfüllt werden.

5.1.3.4 Prävalente Pflegetätigkeit im Lebenslagenkontext

Die „prävalente Pflegetätigkeit" des Typs 3 trifft in diesem Sample auf acht Personen zu, davon sieben pflegende Söhne und ein Mann, der einen Freund pflegt.

5.1.3.4.1 Wohnumfeld

Bei dem Typ 3 führen ähnlich wie bei Typ 2 die meisten Pflegepersonen einen gemeinsamen Haushalt mit der pflegebedürftigen Person (n = 7). Nur ein Sohn lebt in einer Mietwohnung in der näheren Umgebung der Mutter. Von den acht Pflegenden leben drei Söhne mit der Mutter in einer gemeinsamen Wohnung und vier Söhne im gemeinsamen Haus bzw. im Haus der Eltern mit eigenen Wohnräumen bzw. teilweise auch abgeschlossenen Wohnungen. Auch der pflegende Mann, der einen Freund pflegt, hat ein gemeinsames Haus mit diesem. Vier Söhne haben eine feste Partnerin, mit der sie nicht zusammenleben.

5.1.3.4.2 Erwerbsarbeit und Pflegetätigkeit

Bei diesem Typ (n = 8) sind zwei Söhne in Höhe von 20 bis 30 Stunden/Woche teilzeitbeschäftigt. Die anderen Söhne haben ihren Beruf aufgrund der Pflegeübernahme aufgegeben oder waren bereits vorher nicht mehr erwerbstätig.

Von den Söhnen haben vier eine akademische Ausbildung, einer ist selbständiger Handwerksmeister, zwei waren einfache Angestellte und einer war als gelernter Handwerker tätig.

Von den zu pflegenden Personen beziehen vier Leistungen nach der Pflegeversicherung (SGB XI) der Stufe 1, zwei Personen der Stufe 2 und zwei Personen der Stufe 3. Die beiden berufstätigen Söhne betreuen jeweils ihre Mütter mit der Pflegestufe I, d. h., es liegt vorwiegend ein relativ geringer Pflegebedarf vor.

Die zu pflegenden Personen leiden an Erkrankungen wie Multimorbidität, dementiellem Syndrom, Sehbehinderung, Lungenerkrankung, Herzinsuffizienz und Zustand nach Schlaganfall.

Bei den berufstätigen Pflegenden kann aufgrund der geringen Pflegestufe die Pflegetätigkeit flexibel mit der Berufstätigkeit vereinbart werden. Bei den nicht mehr erwerbstätigen Pflegepersonen wirkt der Grad der Pflegestufe nur sekundär auf den tatsächlichen Pflegeumfang ein, da hier unterschiedliche Faktoren zum Tragen kommen, z.B. eine enge Beziehung zur Mutter oder eine Verbesserung des Gesundheitszustandes und damit eine Verringerung des Pflegebedarfes.

Zur Ermöglichung der Vereinbarkeit von Pflege und Beruf in Voll- und Teilzeit werden folgende strukturelle Bedingungen genannt:

- Reduzierung der Selbständigkeit infolge einer Pflegeübernahme: Hierdurch entstehen größere zeitliche Handlungsspielräume, die nur vor dem Hintergrund einer bereits bestehenden finanziellen Absicherung realisiert werden.

„[...] ich war gezwungen, meine Berufstätigkeit zurückzudrehen" (I-1-205). „Ohne diese materielle Absicherung wär's für mich bedrückend, ja.". [...] Die Gerda hat 1.500 Euro Rente, ja. Da kann ich 500 EURO abzwacken und kann

sagen: ,Hier, das ist meine Leistung. Ja?' Und das ist das was ich brauche, um auszugleichen, dass ich vielleicht das Dreifache" (I-1-434).

- Teilzeitarbeit 20 Stunden und zusätzliche Selbständigkeit als Erfinder:

  ,,Ja aber im Wesentlichen bezahl ich mehr an brotlose Erfinder, ich mein, also gut, letztes Jahr haben wir schon einen Auftrag gehabt, da ging es mir richtig gut finanziell und jetzt hoffen wir das auch was kommt das sind auch Kunden in der Schweiz sitzt einer, dann haben wir Anfragen aus China, die was wollen" (I-19-108).

Bei den nicht mehr erwerbstätigen Pflegepersonen konnten folgende Hintergründe identifiziert werden:

- Arbeitslosigkeit infolge einer Pflegeübernahme: Ein Sohn gab seine Tätigkeit als Leiharbeiter mit Schichtarbeit auf, da diese nicht mit der Pflege der Mutter vereinbar war. Da eine Pflegestufe der Pflegeversicherung (SGB XI) zunächst nicht genehmigt wurde und er über keinerlei finanzielle Absicherung verfügte, wurde für die Mutter ein Pflegeheimplatz in einer Einrichtung für dementiell Erkrankte gesucht.

  ,,Ich kann mich nicht Rund-um-die-Uhr um meine Mutter kümmern, das geht nicht, for nothing" (I-2-10).

- Vorruhestand infolge einer Pflegeübernahme: Der pflegende Mann, der einen Freund pflegt, gab ein Jahr nach der Pflegeübernahme seine Selbständigkeit auf, da er diese nicht mehr mit der Pflege vereinbaren konnte.

  ,,Ja, ich hab ein Jahr noch weiter gearbeitet, wo ich dann allerdings gemerkt habe, o.k. das geht nicht." [...] ich hab dann meine kleine Firma verkauft und hab dann ab 30.09.2006 ja bin ich in Vorruhestand gegangen. Wir haben unsere Brocken zusammen geschmissen, Kurt und ich haben gesagt: 'Oh kein Problem Mensch können wir von Leben - geht.' Nicht, beide haben wir für unser Alter bisschen was getan [...]" (I-26-17).

- Pflegeübernahme infolge von Altersteilzeit: Ein Sohn konstatiert, dass die Pflegesituation mit seiner Altersteilzeitarbeit zusammengefallen sei und er deshalb in der Lage war, die Pflege seiner Mutter zu übernehmen.

  ,,Ich hab dann äh meine Mutter hier her geholt. Glücklicherweise habe ich dann [..] in der Arbeitssituation, die ich hatte ähm äh bin ich in die Altersteilzeit kurz vorher gegangen. [...] ich war noch im passiven Teil, also ich hab noch arbeiten müssen, ein Jahr, aber sie haben mich für äh Projekte

freigestellt, wo ich nicht unbedingt äh vor Ort sein musste. Also ich musste nicht ständig in der Firma sein. So konnte ich das also auch hier ganz gut managen" (I-27-57).

• Pflegeübernahme infolge von Erwerbsunfähigkeit: Zwei Söhne übernahmen die Pflege, da sie keiner Berufstätigkeit mehr nachgingen.

„Aber wenn ich hätte arbeiten müssen, wär das nicht gegangen, hätte ich aufhören müssen oder sonst was, gleich" (I-21-46).

Deutlich wird, dass den berufstätigen Männern dieses Typs aufgrund entsprechender struktureller Bedingungen im Rahmen ihrer Erwerbstätigkeit eine Vereinbarkeit möglich ist. Sie orientieren sich aufgrund der Reduzierung ihrer Arbeitszeit zwar an der Pflegesituation, verfolgen aber gleichzeitig ihre Interessen. Allerdings gaben einige Männer sogar aufgrund der Pflegeübernahme ihre Erwerbstätigkeit auf, da sie diese nicht mit der Pflege vereinbaren konnten.

5.1.3.4.3 Soziale Netzwerke

Die pflegenden Söhne dieses Typs verfügen im Durchschnitt über 2 bis 5 Alteri, von denen Unterstützungsleistungen im Pflegearrangement bezogen werden. Im Vergleich zu den anderen Typen hat diese Gruppe das zweitkleinste Netzwerk. Die Netzwerke der sozialen Unterstützung wurden bereits in Kapitel 5.1.3.2 ausgeführt. Die Netzwerkbeständigkeit kann insgesamt als stabil bezeichnet werden, da die berufstätigen Pflegepersonen auch Zeit zur Regeneration und Wahrnehmung ihrer eigenen Bedürfnisse haben.

Sieben Männer pflegen ihre Mütter und einer seinen Freund, davon beschreiben die meisten (n = 6) die Beziehungen – auch vor der Pflegeübernahme – als positiv.

Im Folgenden soll die Beziehung zur gepflegten Person analysiert werden.

Zwei Söhne haben eine negative bzw. ambivalente Beziehung zu ihrer Mutter – dies war bereits vor der Pflegeübernahme der Fall und setzte sich im Laufe der Pflegebeziehung fort. Die Söhne beschreiben ihre Beziehungen zu ihren Müttern wie folgt:

„Meine Mutter ist ein Mensch, der glaubt, alles dreht sich um ihn, alles dreht sich um sie, schon ihr Leben lang. [...] Und da sind wir wieder beim Thema, trotz dieser unerfreulichen Beziehung habe ich ja trotzdem irgendwie ne starke Bindung an meine Mutter, erstaunlicherweise" (I-20-17).

„Also ich denke, dass das was wichtig ist (.), meine an sich gestörte Beziehung zu meiner Mutter ist. Äh, (...) wir haben uns im Grund genommen (...) ein-, zweimal im Jahr gesehen, nachdem ich mit 16 von zu Hause weggegangen bin" (I-1-3).

Sechs Söhne beschreiben eine eher positive Beziehung zu ihren Müttern – bereits vor der Pflegeübernahme.

Ein Sohn lebte bereits vor der Pflegeübernahme bei seinen Eltern und übernahm die Pflege seiner Mutter, da die Pflegebeziehung positiv geprägt ist.

„[...] wir haben alle den Eltern genug zu verdanken, dass wir das tun sollten" (I-2-52).

Ein Mann, der seinen Freund pflegt, berichtet über die positive Beziehung zu seinem Freund.

„[...] ich bin einfach nur jemand der nicht möchte, dass dieser Mensch, der mir besonders wertvoll ist und ein lieber ganz toller Kerl nicht [..] im Heim landet. Er sagt ja selber: ‚Wenn ich im Heim wär, wär ich schon tot'" (I-26-41).

Insgesamt ist zu resümieren, dass sich die Beziehungen und Pflegebeziehungen auch bei Typ 3 sowohl vor als auch während der Pflege vorwiegend positiv gestalten, dass aber zwei Söhne trotz der eher negativen, ambivalenten Beziehung zur Mutter deren Versorgung übernehmen.

5.1.3.4.4 Wirtschaftliche Lage

Die Männer des Typs „prävalente Pflegetätigkeit" verfügen im Vergleich zu Typ 1 und 2 über ein niedrigeres Netto-Einkommen von ca. 800 bis 2000 €/Monat.[90] Es besteht die Vermutung, dass ein Teil der Pflegenden dieses Typs auch vom Pflegegeld bzw. Einkommen des zu Pflegenden lebt, was aber nur in Einzelfällen thematisiert wird. Nur zwei Männer sprechen offen darüber.

„Die Gerda [Mutter] hat 1.500 Euro Rente, ja. Da kann ich 500 EURO abzwacken und kann sagen: Hier, das ist meine Leistung. Ja?" (I-1-434) „[...] und ich muss ehrlich sagen, äh ich fühl mich sehr wohl und so weiter bei meiner Mutter als Arbeitgeber [...]" (I-23-41-42).

---

[90] Die Angabe des Einkommens basiert vorwiegend aus den selbst erhobenen Interviews. Im Projekt Langehennig et al. (2012) konnten nur vereinzelt Angaben zum Einkommen aus den Interviews entnommen werden.

Bei Typ 3 entstehen Opportunitätskosten bei Verringerung der Arbeitszeit und Aufgabe des Berufs durch Arbeitslosigkeit oder Vorruhestand.

„[...] betriebswirtschaftlich hab ich 'n dreifachen Verlust, ja. Ich hab einfach als Handwerksmeister, hab ich zweieinhalb Netto gehabt, ja, und noch'n bisschen was schwarz (lacht). Ja? Und im Augenblick hab ich (pustet und atmet durch) fünfzehnhundert, ja" (I-1-434).

„[...] und ich hab dann beschlossen, Daheim zu bleiben und nicht mehr arbeiten zu gehen. Lebte dann ab 3. Januar 2007 von meinen Ersparnissen beziehungsweise der Rente meiner Mutter, Sozial / Hartz 4 bekam ich nicht, da ich ja noch Ersparnisse hatte, das Haus abbezahlt war und auf meinen Namen steht" (I-2-8).

Aufgrund der geringen Inanspruchnahme von Unterstützungsleistungen, z. B. durch Pflegedienste, sind die Kosten der häuslichen Versorgung geringer.

5.1.3.4.5 Gesundheitliche Lage

Von den Typ-3-Männern werden nur vereinzelt psychische Belastungssituationen angesprochen. Überwiegend werden die Gewinne infolge der Pflegesituation betont. Die in Teilzeit erwerbstätigen Männer sehen die Übernahme der Pflege vor allem als Gewinn, beispielsweise in Form einer Persönlichkeitserfahrung.

„Äh und ich begreife die Krankheit meiner Mutter (mit Tränen erstickter Stimme:) als Chance für mich, äh das (..) lernen zu können" (I-1-3).

Auch die in Teilzeit berufstätigen Pflegenden sehen Gewinne im Rahmen der Pflege, durch neue Freiräume der Freizeitgestaltung:

„[...] weil auch ich als Mann wieder diese Möglichkeit sehe auch genauso wie in meiner Selbständigkeit, ich kann mich hier frei entfalten nicht und ich kann alle Dinge umsetzen [...]" (I-26-25.) „Ja und so kam das (..) so so für die Mutter war das gut, ja, und ich muss ehrlich sagen, äh ich fühl mich sehr wohl und so weiter bei meiner Mutter als Arbeitgeber" (I-23-42).

Die nicht mehr erwerbstätigen Söhne sehen ebenfalls neue Freiräume der Freizeitgestaltung.

„Ja das Positive konnt' ich mir schon abgewinnen. Insofern, dass ich natürlich gesagt hab: O.k., Du hast'n recht relaxtes Leben. Du stehst morgens auf, machst das Frühstück, hast halt'n Herd abgeschaltet, damit sie da nicht / keinen Unfug treiben kann, dann biste mit dem Hund spazieren gegangen, dann kamste wieder,

*hast dann Essen zubereitet, hast wieder 'n schönen Spaziergang gemacht, meine
Mutter hat abgewaschen" (I-2-67).*

Typ 3 sieht durch die Pflegeübernahme entweder neue Freiräume zur Berufstätigkeit
oder zur Freizeitgestaltung.

5.1.4 Typ 4: Solitäre Pflegetätigkeit

*„[...] mach alles so weit allein, was ich nicht pack, das bleibt halt liegen, [..], darf
halt nur nicht krank werden, das mir irgendwas Mal passiert, ja? Dann wird's
schwierig" (I-12-71).*

Die „solitäre Pflegetätigkeit" des Typs 4 trifft in diesem Sample auf zwei Personen zu,
einen berufstätigen Sohn und einen pflegenden Ehegatten, der Erwerbsminderungsrente
bezieht.

5.1.4.1 Gestaltung des Pflegearrangements

Die pflegenden Männer dieses Typs übernehmen direkte und indirekte Pflegeaufgaben
eigenständig, d. h., sie pflegen solitär und delegieren keine Pflege- oder Haushaltstätigkeiten.

Zur näheren Beschreibung des Typs 4 „solitäre Pflegetätigkeit" wird exemplarisch das
Fallbeispiel eines berufstätigen pflegenden Sohnes ausgewählt.

Fallbeispiel Herr Sehmann:

Herr Sehmann ist 59 Jahre alt, geschieden, kinderlos, ehemaliger Musical-Sänger und
als Gesundheits- und Krankenpfleger tätig. Er pflegt seine Mutter, die aufgrund einer
Lähmung von der Hüfte abwärts im Umfang der Pflegestufe II (SGB XI) der Pflege
bedarf. Neben seiner Berufstätigkeit (30 Stunden pro Woche) als Krankenpfleger in
einer Station für Menschen mit Demenz im Pflegeheim übernimmt er zusätzlich einen
Nebenjob, insgesamt ca. fünf Std. pro Woche zur Betreuung eines älteren Herrn. Mit der
Pflegeheimleitung hat er ausgehandelt, dass er an den Wochenenden frei hat. Seine
Mutter versorgt er je nach Schichtdienst zweimal täglich morgens oder mittags und
abends, jeweils vor und nach dem Früh- oder Spätdienst. Am Wochenende übernimmt
er alle notwendigen hauswirtschaftlichen Tätigkeiten sowie die pflegerische
Versorgung.

Das häusliche Pflegearrangement des Typs 4 zeichnet sich dadurch aus, dass alle
Pflegeaufgaben eigenständig wahrgenommen werden. Dies bedeutet, dass keinerlei
Hilfen delegiert werden, sondern sowohl direkte als auch indirekte Pflege solitär

erbracht wird. Alle direkten Tätigkeiten sowohl im pflegerischen als auch im hauswirtschaftlichen Bereich, beispielsweise Körperpflege, An- und Auskleiden, Toilettengänge, zu Bett bringen bzw. aus dem Bett holen, emotionale Unterstützung, Nahrungszubereitung, Wohnungsreinigung und Einkäufe etc., werden selbst übernommen. Dazu gehören auch alle im organisatorischen Bereich anfallenden Aufgaben der indirekten Pflege wie beispielsweise Regelung der finanziellen Angelegenheiten, Besorgung der Medikamente und der Pflegehilfsmittel oder die Übernahme von anfallenden, kleinen technischen Reparaturen im Haushalt.

Die oben beschriebene „solitäre Pflegetätigkeit" wird im nachfolgenden Beispiel anhand eines geschilderten typischen Tagesablaufes von Herrn Sehmann dargestellt:

„Ja ich mache Frühdienst zum Beispiel, arbeite von sechs bis ein Uhr" (I-11-135).
„Dann fahre ich zu meiner Mutter. Mach bei ihr so zwei Stunden [...] Mittagessen.
Na ja mach ihr Bett frisch, ihre Toilette, sie hat einen Toilettenstuhl im Zimmer und
so" (I-11-137). „Dann nachmittags gehe ich zu dem alten Mann zwei Stunden und
dann gehe ich noch mal abends zwei Stunden zu meiner Mutter. Wasch sie und
mach sie fertig praktisch für die Nacht ne? Also so zwölf Stunden am Tag hab ich
schon" (I-11-139). „Also Samstag, Sonntag arbeite ich nicht im Heim. Dafür hab
ich Samstag aber als meiner Mutter Wohnung zu machen, das dauert fünf sechs
Stunden bis de alles gemacht hast. Den kompletten Haushalt" (I-11-141).

Auch der nicht mehr erwerbstätige Ehegatte, Herr Maas, richtet sein Leben nach der Pflege aus.

„[...] mach alles so weit allein, was ich nicht pack, das bleibt halt liegen, [..], darf
halt nur nicht krank werden, das mir irgendwas Mal passiert, ja? Dann wird's
schwierig" (I-12-71).

Beide Typ 4-Männer sind sehr stark in die Pflegetätigkeit eingebunden.

5.1.4.2 Inanspruchnahme von Unterstützungsleistungen

Nachfolgend wird die Inanspruchnahme von Unterstützungsleistungen des Pflege-arrangements des Typs 4 „solitäre Pflegetätigkeit" einer Analyse unterzogen und anhand der exemplarisch dargestellten egozentrierten Netzwerkzeichnung von Herrn Sehmann analysiert.

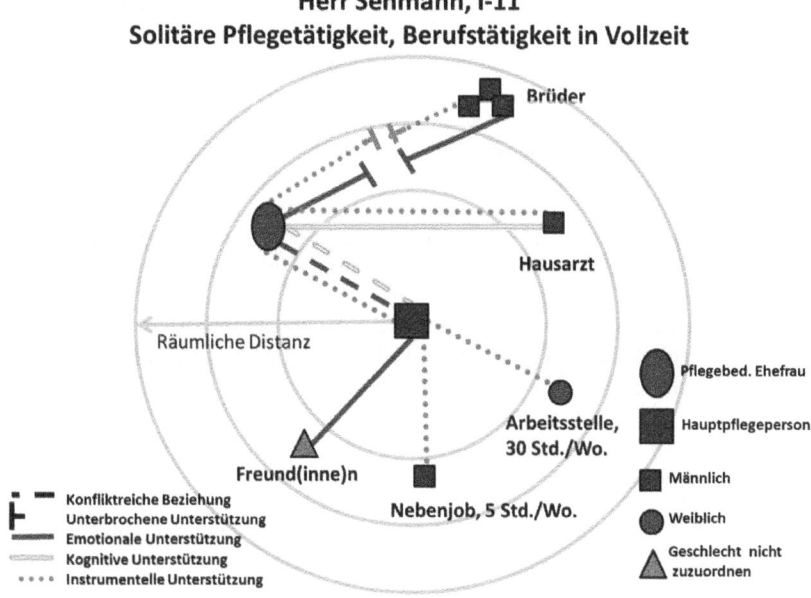

Herr Sehmann, I-11
Solitäre Pflegetätigkeit, Berufstätigkeit in Vollzeit

Abbildung 9:   Typ 4, solitäre Pflegetätigkeit (eigene Darstellung)

Aus Abbildung 9 geht hervor, dass Herr Sehmann lediglich Hilfeleistungen im Rahmen von emotionaler Unterstützung bezieht. Er betreut seine Mutter instrumentell, indem er ihr zweimal täglich bei der Körperpflege und Nahrungszubereitung Hilfestellungen gibt. Am Wochenende kümmert er sich ca. sechs Stunden um die Wohnungsreinigung, Einkäufe und sonstige hauswirtschaftliche Aufgaben. Die Linien kognitive, instrumen-telle und emotionale Unterstützung in Abbildung 9 sind durch kleine voneinander abgegrenzte Linien gekennzeichnet, da seine Mutter nur bedingt Unterstützungs-leistungen der Körperpflege, hauswirtschaftliche Versorgung (instrumentelle Unterstüt-zung), die Hinzuziehung ärztlichen Rates und ärztlicher Behandlung (kognitive und instrumentelle Unterstützung) annimmt und es sich insgesamt um konfliktbehaftete Unterstützungsleistungen handelt. Er selbst ist Krankenpfleger sowie Leiter einer

Demenz-Station und arbeitet im Schichtdienst (Früh- oder Spätdienst) insgesamt 30 Stunden pro Woche. Da er nicht am Wochenende arbeiten muss und sich auch seinen Nebenjob frei einteilen kann, ist dies als instrumentelle Unterstützung eingezeichnet, da es der privaten Pflegetätigkeit zugutekommt. Er hat drei Brüder, die sich nicht in der Lage fühlen, die Mutter zu unterstützen. Herr Sehmann erklärt, dass diese sich seit der Pflegebedürftigkeit von der Mutter sogar distanziert hätten. Der innere Kreis zeigt die häusliche Umgebung von Herrn Sehmann auf. Es wird deutlich, dass er und seine Mutter in getrennten Wohnungen leben. Der mittlere Kreis stellt eine Entfernung bis 20 km dar und der äußere eine Distanz ab 20 km. Zum Geschlecht der Erbringer von Unterstützungsleistungen kann keine Stellung genommen werden.

Herr Maas ist 59 Jahre, arbeitete als selbständiger Fernsehtechniker und ist berufsunfähig. Er pflegt seine Ehefrau, die einen Schlaganfall erlitt und in die Pflegestufe II eingestuft wurde.

Sowohl Herr Sehmann als auch der pflegende Ehegatte Herr Maas nehmen keine formelle Unterstützung in Anspruch bzw. erhalten kaum informelle Unterstützung.

Herr Sehmann hat keine Kinder. Der Sohn und die Tochter von Herr Maas wohnen außerhalb des Haushaltes und sind nicht in die Pflege einbezogen. Beide Männer stellen die Pflege solitär sicher.

„Aber zu Hause da hast de ja alles, du hast nen Haushalt du hast Wäsche kochen putzen, Bankgeschäfte einen Fulltimejob" (I-11-9).

„Ich mach alles so weit allein, was ich nicht pack, das bleibt halt liegen, [..] darf halt nur nicht krank werden, das mir irgendwas Mal passiert, ja? dann wird's schwierig [...]" (I-12-71).

Von beiden Pflegepersonen wurden bereits Pflegedienste organisiert, die allerdings nicht als Unterstützung perzipiert wurden. Entweder wurden sie von der zu pflegenden Person nicht akzeptiert, oder sie boten keine entlastenden Hilfestellungen.

„Ich war mal ne Woche weg, da kam eine vom Pflegedienst [...] am nächsten Tag kam die schon freiwillig gar net mehr. [...] Da hat sie fünf Tage quasi in ihrer Pisse gesessen, aber hat keinen rein gelassen" (I-11-149).

„[...] sollten normalerweise morgens kommen [...], ich hab mehr auf die gewartet und musst nachher doch mehr selber machen, wie Haare föhnen, das ist alles nicht dabei, Fingernägel, Fußnägel und diese Geschichten, die sind ja, die kommen nur noch rein geschneit, im Galopp, dann muss des Wasser quasi schon in der Wanne

sein [...] kann ich dann auch noch selber machen, ja? dann hab ich mehr Ruhe und Zeit [...]" (I-12-68).

Herr Sehmann hat drei Brüder, die sich aufgrund der negativen Beziehung zur Mutter nicht in der Lage fühlen, Support zu geben.

„Ne also ich habe Brüder. Drei Brüder die sind alle weggezogen, wie meine Mutter pflegebedürftig wurde. Die haben gesagt ne ‚ich kann‘s nicht.‘ Der Eine konnt‘s nicht, der Andere musste beruflich weg nach Dänemark und so. Also keiner kommt auch keine Schwägerin oder so. Sie machen es nicht. Sie wollen und können es nicht" (I-11-144).

Auch Herr Maas erhält keine Unterstützung von seinen Geschwistern.

Die Männer dieses Typs erhalten weder sozialen Support durch Freund(inn(e)n) noch durch Nachbar(inne)n. Herr Sehmann bezieht jedoch gelegentlich von seinen Freund(inn)en emotionalen Rückhalt.

„Ich hab viele Freunde und Freundinnen. Da kannst du dich mal treffen. Die haben Verständnis komischerweise. Und das ist ja auch richtig so ne?" (I-11-234)

Beide Männer dieses Typs erhalten keinerlei Unterstützung aus dem Freundeskreis. Herr Maas expliziert, dass seine Ehefrau zwar einen großen Freundeskreis habe, dass dies für ihn jedoch keinerlei Unterstützung, sondern eher Mehrarbeit aufgrund der erforderlichen Bewirtung der Gäste bedeute.

„Die kommen alle und gucken, schön, und dann sind sie wieder verschwunden, das hilft mir aber überhaupt nicht, das macht mir nur zusätzliche Arbeit, gell?" (I-12-55)

Herr Sehmann gibt zudem an, dass seine Mutter keinerlei fremde Hilfe zulasse, obgleich er schon versucht habe, sie umzustimmen.

„Meine Mutter lässt keine fremden Leute in die Wohnung rein. Des is schon mal des. Noch net mal Verwandte die sie schon ewig kennt" (I-11-147).

Von beiden Pflegepersonen wird deutlich artikuliert, dass die Pflege, so lange wie körperlich möglich, weitergeführt wird.

„[...] mach alles so weit allein, was ich nicht pack, das bleibt halt liegen, [..], darf halt nur nicht krank werden, das mir irgendwas Mal passiert, ja? Dann wird‘s schwierig" (I-12-71).

Von Seiten des pflegenden Sohnes wäre ein Heimaufenthalt seiner Mutter empfehlenswert, allerdings respektiert er den Willen seiner Mutter, die zu Hause bleiben möchte, obwohl sie nicht bereit ist, auch Unterstützungsleistungen im Rahmen der Pflege additiv zu ihrem Sohn anzunehmen.

„Na na ja, wenn sie ins Heim gehen würde, das wäre besser für sie. Aber sie will ja net ne?" (I-11-158)

Herr Maas nahm kurzzeitig an einer Angehörigengruppe teil, als seine Frau sich in der Rehabilitationsklinik befand. Diese half ihm nur bedingt weiter, da er sich auch aufgrund des hohen Frauenanteils unzureichend vertreten fühlte. Gleichzeitig wird aber auch deutlich, dass sich Herr Maas eher als Ausnahme bzw. Exot fühlt.

„Ich bin ne Einzelperson, Unikat, kenn keinen in Bad Wildungen, da war'n noch'n Mann da, die war'n aus D. Der war auch mit seiner Frau da, der hat das auch in 'ner ähnlichen Form gemacht. Dann war einer dabei, der saß bei mir am Tisch. der, dem stand das alles noch bevor [...] ansonsten war `n da größtenteils Frauen, die ihre Männer gepflegt haben" (I-12-109).

Im Rahmen eines Aufenthaltes seiner Frau in einer Rehabilitationsklinik erhielt Herr Maas instrumentelle Unterstützung von Physiotherapeuten, Ergotherapeuten und Krankenschwestern in Form von Anleitung in der pflegerischen Versorgung seiner Ehefrau.

„Ja, ja die haben mich eingewiesen, da warn dann natürlich so Sachen wie Toilettengang und alles was in die Hose gegangen ist und hin und her, halt alles [was] dazu gehört. Das war mir natürlich etwas ungewohnt [...] war überall dann dabei und auch mit der Pflege, die haben mich dann richtig drangekriegt (lacht)" (I-12-39).

Der pflegende Sohn Herr Sehmann war bereits zweimal verheiratet. Er konstatiert, dass er die berufliche Sphäre, die Sphäre der häuslichen Pflege und die des Privatlebens nicht miteinander vereinbaren könne. Dies läge auch daran, dass in einer Partnerschaft eine flexible Gestaltung der Pflege nicht möglich sei.

„Aber wenn du verheiratet bist. Du musst dann das und das machen. Und du musst. Ja, ja, und Partnerschaften leiden drunter" (I-11-234). „[...] Ich bleib alleine und dann kann ich ganz genau entscheiden, wann ich hingeh und wann ich komm" (I-11-226).

5.1.4.3 Pflegeverhalten

Bei Typ 4 wird deutlich, dass sich die bisherige Lebensführung fast vollständig an den Bedarfen der Pflegeperson ausrichtet, so dass die Pflegeorientierung im Vordergrund steht. Alle zur Verfügung stehenden Zeitressourcen werden sowohl bei Berufstätigkeit als auch bei nicht mehr ausgeübter Erwerbstätigkeit in die Pflegetätigkeit investiert. Eine Berufstätigkeit wird mit der Pflege in Einklang gebracht. Eine Freizeitgestaltung zur Realisierung eigener Interessen ist kaum noch möglich.

Beide Männer sind mit Pflege- und Haushaltätigkeiten vertraut: Herr Sehmann aufgrund seines Berufes als Krankenpfleger und Herr Maas aufgrund seiner Erwerbsunfähigkeit und der dadurch gewonnenen Erfahrungswerte im Haushalt. Hinzu kommen seine erworbenen Kompetenzen der Pflegedurchführung im Kontext eines Rehabilitationsaufenthaltes seiner Ehefrau.

„ ...na und dann wurd' ich Hausmann und jetzt seit Anfang des Jahres, das war so am 1. Juni, ist das mit meiner Frau passiert (.) Hausmann war ich also schon, sagen wir mal in der Zeit [...] " (I-12-24).

„Ja, ja, die haben mich eingewiesen, da warn dann natürlich so Sachen wie Toilettengang und alles, was in die Hose gegangen ist und hin und her, halt alles dazu gehört " (I-12-39).

Aufgrund der vorhandenen pflegerischen Fähigkeiten fühlen sich beide Pflegepersonen in der Lage, die Pflege solitär sicher zu stellen. Da kein Ausgleich zur Regeneration durch Freizeitgestaltung vorgenommen wird, kann davon ausgegangen werden, dass sie die beiden Männer stark mit der Pflegesituation identifizieren.

Durch die starke Einbindung in die Pflege bleibt kaum Zeit für eigene Bedürfnisse, so dass nur wenig Distanz im Sinne von Abgrenzung zur Pflegesituation hergestellt werden kann.

„Seit zehneinhalb Jahren (lacht resignierend) kein Urlaub, gar nichts. Sie lässt keine fremden Leut' an sich, weil sie noch klar im Kopf ist, auf Deutsch gesagt " *(I-11-7).*

„Aber du kannst halt nicht mehr als du tust ne? [...] Ja wo hast du denn da noch Zeit, wenn du ne volle Stelle hast und kümmerst dich noch um zwei Leute jeden Tag. Wann hast du denn da noch Zeit ne? " (I-11-236)

„Ja, früher hatte ich mehr Zeit für mich, hatte da meine Hobbys und meine Beschäftigungen und lauter Sachen [..] ich hab nicht Mal Zeit zu lesen " (I-12-73).

Grenzen der Pflegeübernahme werden nicht artikuliert.

„[...] mach alles so weit allein, was ich nicht pack, das bleibt halt liegen, [..], darf halt nur nicht krank werden, das mir irgendwas Mal passiert, ja? Dann wird's schwierig" (I-12-71).

Durch die enge Beziehung zur Pflegeperson kann die Pflegesituation kaum reflektiert werden. Die Wahrnehmung von Freizeitaktivitäten ist kaum möglich.

5.1.4.4   Solitäre Pflegetätigkeit im Lebenslagenkontext

Die „solitäre Pflegetätigkeit" des Typs 4 trifft auf zwei Personen, einen Sohn und einen Ehegatten, zu. Anhand der Dimensionen des Lebenslagenansatzes wird in den folgenden Kapiteln eine Analyse des Typs vorgenommen.

5.1.4.4.1   Wohnumfeld

Der pflegende Sohn wohnt in einer eigenen Wohnung in der näheren Umgebung der Mutter und der pflegende Ehegatte lebt mit seiner Frau im gemeinsamen Haus.

5.1.4.4.2   Erwerbsarbeit und Pflegetätigkeit

Bei Typ 4 handelt es sich um einen erwerbstätigen Krankenpfleger, der seine Mutter pflegt, und einen Ehegatten, der seine Ehefrau versorgt und Erwerbsminderungsrente bezieht.

Beide pflegebedürftigen Angehörigen beziehen Leistungen der Pflegestufe II (SGB XI). Daraus resultiert, dass in beiden Fällen mehr als drei Stunden täglich Hilfebedarf nach dem Pflegeversicherungsgesetz besteht. Die Mutter von Herrn Sehmann ist infolge von Multimorbidität und Adipositas, Schwerhörigkeit und einer Lähmung beider Beine vom Gesäß an abwärts pflegebedürftig. Die Ehefrau von Herrn Maas erlitt einen Schlaganfall.

Der pflegende Ehemann bezieht Rente wegen voller Erwerbsminderung. Der berufstätige pflegende Sohn arbeitet 30 Stunden pro Woche als Leiter einer Demenz-station in einem Pflegeheim und hat noch einen gut bezahlten Nebenjob mit ca. fünf Wochenstunden, indem er einen älteren Herrn dreimal wöchentlich betreut. Durch die geringfügige Arbeitsreduzierung verfügt er über einen größeren zeitlichen Spielraum zur Betreuung seiner Mutter.

„Mach jetzt aber [.] nur fünf Stunden am Tag, weil ich ja meine Mutter ja auch noch pflege und hab nen Mann den ich drei Mal die Woche betreue. Mit dem geh

ich mal weg und so (.) dem is letztes Jahr die Frau gestorben, und der kommt also net klar psychisch, und den tu ich halt psychisch bisschen betreuen, das ich dem gut zu rede, und da gehn wir ein bisschen an die frische Luft, deshalb nur noch fünf Stunden Job. Krieg aber für fünf Stunden so viel wie normalerweise für acht Stunden" (I-11-110).

5.1.4.4.3 Soziale Netzwerke

Das Unterstützungsnetzwerk bei Typ 4, „solitäre Pflegetätigkeit", umfasst 2 bis 3 Alteri; es handelt sich um das kleinste Netzwerk. Dies ist auch darin begründet, dass überhaupt keine Aufgaben delegiert werden. Auf die kaum vorhandenen Netzwerke der sozialen Unterstützung wird in Kapitel 5.1.4.2 eingegangen. Die Netzwerkstabilität kann aufgrund der geringen Regenerationsmöglichkeiten als fragil bezeichnet werden.

Bei der Beziehung zur Pflegeperson handelt es sich bei der Ehegattenpflege um eine enge, positive Beziehung bereits vor der Pflegebedürftigkeit der Ehefrau. Herr Maas beschreibt, dass er im Rahmen der Reziprozität des Eheversprechens auch erwartet hätte, dass seine Frau ihm im Falle der Pflegebedürftigkeit zu Hause versorgen würde. Zudem hätten sie viele Gemeinsamkeiten und ihre Freizeit immer zusammen verbracht, was auf eine enge Bindung hindeutet.

„Wenn das [.] mir passiert wäre, ja, dann wär ich einfach auch davon ausgegangen, [...] dass man mich auch gepflegt hätte und alles, ja?" (I-11-47)

„Wir ham ja viel zusammen gemacht, is ja net so, dass wir jetzt ein Ehepaar gewesen sind, die jeder seinen eigenen Kram gemacht hat, ja? Also wenn wir Freizeit hatten, dann war'n wir zusammen unterwegs, ja?" (I-12-118)

Bei der Pflege der Mutter von Herrn Sehmann handelt es sich um eine enge, ambivalente Beziehung. Obgleich er einerseits artikuliert, dass er einem Pflegeheimaufenthalt positiv gegenüber steht, fühlt er sich dennoch gezwungen, seine Mutter weiter zu pflegen.

„,Gottes willen!' sagt sie: ,Willst du mich entmündigen?' und das und das. So ist es halt. Deswegen wär's mir manchmal lieber, wenn meine Mutter dement wär, weil dann könnte ich sagen: ,So jetzt ist es genug, jetzt muss sie ins Heim es geht nicht mehr.' Aber ne. Die würde einen Aufstand machen ach du lieber Gott. Die geht ja noch net mal mehr ins Krankenhaus, die lässt den Arzt nur kommen" (I-11-160).

Die Pflegebeziehungen dieses Typs sind heterogen.

5.1.4.4.4 Wirtschaftliche Lage

Aus Typ 4, „solitäre Pflegetätigkeit", geht hervor, dass beide Interviewpartner ein regelmäßiges Einkommen beziehen. Herr Sehmann erhält sein Einkommen aus der Erwerbsarbeit, aufgrund seiner Nebentätigkeit und des Bezugs von Pflegegeld als Pflegeperson bei seiner Mutter. Herr Maas bekommt Erwerbsminderungsrente[91] und Pflegegeld.

Herr Sehmann kritisiert, dass seine Pflegetätigkeit bei der Mutter im Vergleich zu den Kosten eines Pflegeheimaufenthaltes unzureichend entlohnt wird.

„ Und dann kriegst du vierhundert Euro das ist ein Witz. [..] Und die Pflegehäuser, die sowieso mehr Personal haben, und im Pflegeheim ist es ja so, dass jemand schneller fertig ist, des ist ja ganz klar. Die kriegen zweitausend Euro, falls man Pflegestufe III kriegt sogar dreitausend Euro. Und zu Hause kriegste dann nur vierhundert Euro" (I-11-159).

Bei Herr Sehmann entstehen durch die verringerte Arbeitszeit Opportunitätskosten, die er durch die Betreuung eines älteren Herrn sowie durch das Pflegegeld auszugleichen versucht. Herr Maas ist ohnehin nicht mehr berufstätig, so dass kaum Opportunitätskosten entstehen.

5.1.4.4.5 Gesundheitliche Lage

Herr Maas erlitt vor einigen Jahren einen Schlaganfall und ist in seiner Bewegung eingeschränkt, da er an einer Hüftproblematik leidet. Herr Sehmann war Musical-Sänger und schulte wegen einer unfallbedingten Verletzung der Wirbelsäule zum Krankenpfleger um, da er nicht mehr in der Lage war, mehrere Stunden täglich zu tanzen.

Das Fallbeispiel des berufstätigen Sohnes Herrn Sehmann zeigt, dass er sich aufgrund der Doppelbelastung durch Berufs- und Pflegetätigkeit stark psychisch beeinträchtigt fühlt. Die Belastungen sind auch auf die fehlenden zeitlichen Ressourcen zur Regeneration zurück zu führen.

„Seit zehneinhalb Jahren (lacht resignierend) kein Urlaub, gar nichts. Sie lässt keine fremden Leute an sich, weil sie noch klar im Kopf ist auf Deutsch gesagt. Ist nicht dement." (I-11-7) „Weil ich ja genau weiß wie ich sie heb. Weil ich es ja gelernt hab. Ohne mir weh zu tun oder so. Aber es ist ne seelische Belastung halt.

---

[91] In Ermangelung des sozio-demografischen Fragebogens (die Interviews stammen aus dem Projekt Langehennig et al. 2012) konnte das jeweilige Nettoeinkommen nicht ermittelt werden.

Und ne psychische Belastung halt, jemanden zu pflegen. Weil du bist psychisch schon k.o. wenn du heim kommst " (I-11-211).

Aber auch der nicht mehr erwerbstätige Ehegatte ist sehr stark in die Pflege involviert, so dass er kaum über zeitliche Ressourcen zur Regeneration und Erfüllung eigener Freizeitbedürfnisse verfügt.

„[...] dann muss ich auf einmal net nur eine Person fertigmachen, mich, sondern muss auch noch ,ne zweite Person, das nimmt viel Zeit in Anspruch, diese ganzen Sachen, also ich hab viel weniger Freizeit, als dass ich früher hatte, Zeit für mich hatte, das fällt fast weg!" (I-12-26)

Die beiden pflegenden Männer sind infolge des starken Involviert-Seins kaum in der Lage, Distanz zur Pflegesituation zu halten. Dies äußert sich darin, dass sie an ihre psychischen und physischen Grenzen stoßen und die Belastungen zum Großteil auch wahrnehmen. Sie sind nicht in der Lage, ihre Belastungen zu reduzieren und sich Möglichkeiten der Regeneration zu schaffen.

5.1.5 Zusammenfassung der typisierenden Beschreibung

Im nachfolgenden Kapitel erfolgt eine zusammenfassende Beschreibung der Typologie und eine Differenzierung der Typen. Insgesamt konnten vier Typen identifiziert werden:

- Typ 1: organisierende Pflegetätigkeit
- Typ 2: supplementäre Pflegetätigkeit
- Typ 3: prävalente Pflegetätigkeit
- Typ 4: solitäre Pflegetätigkeit

Die Typen unterscheiden sich in Hinblick auf die verschiedene Merkmalsausprägung, beispielsweise in der Delegationsart, in der Art der Inanspruchnahme von Unterstützungsleistungen und dem Pflegeverhalten. Die Diversität der verschiedenen Typen zeigt sich in den Arrangements der Pflegetätigkeiten aufgrund der unterschiedlichen Lebensgestaltung und der damit in Zusammenhang stehenden Delegationsart. Diese bewegt sich u. a. zwischen vollständiger Delegation der Pflegetätigkeiten bis zur vollständigen Übernahme der Pflege (vgl. Tabelle 10 Arrangements der Pflegetätigkeiten im Überblick). Zudem werden die Dimensionen der Lebenslagen des jeweiligen Typs in Bezug auf das Wohnumfeld, die Erwerbs- und Pflegetätigkeit, die beruflichen Bedingungen der Vereinbarkeit, die sozialen Netzwerke, die wirtschaftliche Lage (Einkommen der Pflegeperson und Opportunitätskosten) sowie die gesundheitliche Lage (Belastungen und Gewinne) hin analysiert (vgl. Tabelle 11 Dimensionen der Lebenslagen).

Typ 1 „organisierende Pflegetätigkeit" besteht aus vier pflegenden Söhnen (n = 4). Die Gestaltung des Pflegearrangements des Typs 1 „organisierende Pflegetätigkeit" unterscheidet sich von den Typen 2 bis 4 insofern, dass die Männer vollständig direkte Pflegetätigkeiten im pflegerischen, betreuenden Bereich, aber auch hauswirtschaftliche Aufgaben an Dritte delegieren und selbst indirekte Tätigkeiten, beispielsweise die Organisation von Pflegediensten und die Regelung finanzieller Angelegenheiten etc., übernehmen. Zusätzlich werden regelmäßige Besuche bei der zu pflegenden Person zur Beziehungspflege wahrgenommen.

Typ 2 „supplementäre Pflegetätigkeit" umfasst die größte Gruppe der Befragten (n = 16) mit (Ehe-)Partnern (n = 7) und Söhnen (n = 9). Die Männer des Typs 2 delegieren ein bis mehrmals täglich direkte, körpernahe Pflegeaufgaben zur Sicherstellung ihrer Berufstätigkeit. Die weitere anfallende direkte Körperpflege wird vor und nach der Erwerbstätigkeit selbst supplementär wahrgenommen, so dass die indirekten, organisatorischen Aufgaben neben den direkten Pflegetätigkeiten zu leisten sind. Die erwerbstätigen und nicht mehr erwerbstätigen Männer dieses Typs übertragen direkte Pflege oder hauswirtschaftliche Hilfen häufiger an Dritte. Dabei handelt es sich um ungewohnte oder unangenehme Aufgaben, beispielsweise Körperpflege insbesondere in Form von Intimpflege bei der Mutter und hauswirtschaftliche Tätigkeiten. Die Typ-2-Männer unterscheiden sich insofern von den Typen 1, 3 und 4, dass diese insbesondere zur Sicherstellung der Berufstätigkeit oder aufgrund der großen Intensität an anfallenden Pflegeaufgaben Pflegetätigkeiten delegieren.

Die „prävalente Pflegetätigkeit" des Typs 3 (n = 8) zeichnet sich dadurch aus, dass die Übernahme der Pflege prävalent sichergestellt wird. Die Delegation erfolgt zweimal wöchentlich bis einmal monatlich. Hier werden sowohl direkte als auch indirekte Pflegetätigkeiten eigenständig wahrgenommen. Die indirekten Tätigkeiten sind äquivalent zu denen des Typs 1 und 2. Dieser Typ unterscheidet sich von den Typen 1 und 2 dadurch, dass lediglich eine zeitweise Delegation pflegerischer Aufgaben in erster Linie zur Freizeitgestaltung und/oder zur Sicherstellung der Berufstätigkeit bei gelegentlicher Abwesenheit erfolgt. Des Weiteren werden auch ungewohnte Tätigkeiten (z. B. Körperpflege der Mutter oder Tätigkeiten im Haushalt) ähnlich wie bei den anderen Typen delegiert.

Typ 4 „solitäre Pflegetätigkeit" besteht aus einem pflegenden Ehegatten und einem pflegenden Sohn (n = 2). Dieser Typ ist dadurch gekennzeichnet, dass die pflegenden Männer im Vergleich zu den Typen 1 bis 3 keinerlei Aufgaben delegieren und direkte sowie indirekte Pflegeaufgaben eigenständig übernehmen.

Zur Sicherstellung der ambulanten Versorgung der pflegebedürftigen Person werden bei Typ 1 insbesondere formelle Dienstleistungsanbieter, eine ambulante Wohngemeinschaft, eine Tagespflegeeinrichtung oder Pflege- und Hauswirtschaftsdienste herange-zogen. Die Söhne sind alle in Vollzeit berufstätig und beanspruchen im Gegensatz zu den anderen Typen Beratungsleistungen (kognitive Unterstützung) durch Fachkräfte von Beratungsstellen, Pflegediensten und Hausärzten, vor allem zur Information über Möglichkeiten der ambulanten Versorgung und Sozialleistungen. Gesprächs- bzw. Selbsthilfegruppen für pflegende Angehörige werden von den Typ-1-Männern nur in einem Falle genutzt, wobei der befragte Mann sich aufgrund vorwiegend „weiblicher Themenstellungen" wenig vertreten fühlt. Das Internet spielt zur Informationsrecherche rund um die häusliche Pflegesituation eine wichtige Rolle. Alle Söhne leben in einer Partnerschaft durch die sie die umfangreichste informelle Unterstützung beziehen, vor allem emotional, aber auch kognitiv und instrumentell. Geschwister spielen bei Unter-stützungsleistungen kaum eine Rolle, dafür gelegentlich Freunde und Nachbar(inne)n mit emotionaler und kognitiver Unterstützung.

Auch die erwerbstätigen Typ-2-Männer nutzen ähnlich wie Typ 1 hauptsächlich formelle Hilfen, z. B. Pflegedienste, Haushaltshilfen oder Tagespflegeeinrichtungen, zur Sicherstellung der häuslichen Versorgung während der Berufstätigkeit. Die Inanspruch-nahme von kognitiver Unterstützung in Form von Beratungsangeboten ist bei diesem Typ ähnlich wie bei Typ 3 heterogen. Beratungsangebote sind von knapp der Hälfte der Männer wahrgenommen worden. Beispielsweise fühlen sich einige unzureichend informiert oder sehen aufgrund ihrer Erfahrungen mittlerweile keinen Beratungsbedarf mehr. Angehörigengruppen werden zwar für sinnvoll erachtet, dennoch wird ein geringer Bedarf konstatiert. Nur zwei der pflegenden Männer dieses Typs nutzen das Angebot, obgleich dieses fast allen bekannt war. Einige Männer geben an, dass sie sich nicht gerne fremden Menschen öffnen und sich thematisch nicht vertreten fühlen. Ähnlich wie bei Typ 1 wird auch hier geäußert, dass man sich in von Frauen dominierten Gruppen aufgrund der vorwiegend „weiblichen Themenstellungen" „unwohl" fühle. Informelle Unterstützungsleistungen durch leibliche Kinder spielen sowohl bei den Partnern als auch bei den Söhnen eher eine untergeordnete Rolle. Von den neun pflegenden Söhnen leben sieben als Single und nur zwei in festen Partnerschaften. Die pflegenden Söhne, die in einer Partnerschaft leben, erhalten von ihren Partnerinnen ähnlich wie bei Typ 1 und Typ 3 die umfangreichste Unterstützung, und zwar emotional, kognitiv und teilweise auch instrumentell. Alle pflegenden Söhne erhalten von ihren Geschwistern, sofern vorhanden, teilweise instrumentelle und kognitive Unterstützung, allerdings wird diese häufig als unzureichend kritisiert. Für die Söhne ist emotionale und instrumentelle Unterstützung durch den Freundeskreis ähnlich wie bei Typ 1 (hier: insbesondere emotional und kognitiv) und punktuell durch Nachbar(inne)n ebenso relevant.

Typ 3 beansprucht formelle und informelle Unterstützungsleistungen gleichermaßen. Im Vergleich dazu steht bei den Typen 1 und 2 die Delegation von formellen Dienstleistungen im Vordergrund. Dieser Typ besteht aus pflegenden Söhnen (n = 7) und einem Mann, der einen Freund (nicht Lebenspartner) versorgt. Davon sind zwei pflegende Männer in Teilzeit tätig und die anderen nicht berufstätig. Von den pflegenden Söhnen werden unterschiedliche formelle Unterstützungsleistungen in Anspruch genommen, z.b. Pflegedienst, niedrigschwellige Betreuungsleistung, Haushaltshilfe oder Kurzzeitpflege im Fall von Urlaub. Die Nutzung von Beratungsangeboten wird bei den Typ-3-Männern am geringsten beansprucht und teilweise nicht für erforderlich gehalten. Von den befragten Männern hat die Hälfte an einer Angehörigengruppe teilgenommen. Ähnlich wie bei den Typen 1 und 2 werden diese von den Männern aufgrund der Thematisierung vorwiegend „weiblicher" Fragestellungen und des hohen Frauenanteils oder der unpassenden Pflegekonstellation (Ehefrau pflegt Ehemann und vice versa) als nicht besonders hilfreich eingestuft. Ein Mann fand die sozialen Kontakte und den Austausch mit Gleichgesinnten (Angehörigengruppe für Männer) hilfreich. Von den Männern dieses Typs leben vier in einer Partnerschaft mit getrennten Haushalten. Die Partnerinnen leisten hier umfassende emotionale, kognitive und seltener instrumentelle Unterstützung ähnlich der Typen 1 und 2. Insgesamt haben sechs der sieben pflegenden Söhne Geschwister, von denen sie nur gelegentlich emotionale und sporadisch kognitive oder instrumentelle Unterstützung erhalten – ähnlich wie bei Typ 2. Nachbarn spielen bei gelegentlichen Beaufsichtigungen (instrumentelle Unterstützung) ebenso eine Rolle.

Typ 4 bezieht im Vergleich mit den Typen 1 bis 3 weder formelle noch informelle Unterstützungsleistungen. Er besteht aus einem berufstätigen Sohn und einem nicht mehr erwerbstätigen Ehegatten. Der Sohn hat drei Brüder, die sich aufgrund der örtlichen Distanz und aus persönlichen Gründen nicht in der Lage fühlen, Support zu leisten. Von dem berufstätigen, ledigen pflegenden Sohn wird lediglich soziale Unterstützung von Freunden in Form von emotionalem Rückhalt durch Gespräche bezogen. Der Ehegatte beansprucht in keiner Hinsicht Unterstützung. Beratungsleistungen wurden von dem Ehegatten zu Beginn der Pflege während eines Rehabilitationsaufenthaltes seiner Ehefrau genutzt, so dass er eine umfassende Anleitung zur Realisierung der häuslichen Versorgung erhielt. Der pflegende Sohn ist von Beruf Krankenpfleger und mit der Pflegesituation vertraut. Der Besuch von Angehörigengruppen zum Austausch spielt für beide Pflegepersonen keine Rolle, da er als nicht gewinnbringend eingestuft wird. Beide Männer organisierten bereits zu ihrer Entlastung formelle Hilfen durch Pflegedienste, deren Unterstützung als nicht bedarfsorientiert wahrgenommen wurde. Die Pflegepersonen richten ihr Leben völlig nach den anfallenden Pflegeaufgaben aus. Sie artikulieren, dass die Pflege, so lange wie möglich, weitergeführt wird.

Bei Typ 1 steht die Berufsorientierung eindeutig im Vordergrund, da die Männer karriereorientiert und in verantwortungsvollen beruflichen Positionen tätig sind. Zur

Sicherstellung der häuslichen Versorgung der/des Angehörigen nutzen sie ihre Fähigkeiten aus beruflichen Bereichen. Sie verfügen über Freiräume der beruflichen Gestaltung, sind jedoch aufgrund eines hohen Arbeitspensums zeitlich stark eingebunden. Die Söhne identifizieren sich intensiv mit ihrer Arbeit insofern, dass sie als erfolgreiche Männer in Vollzeit berufstätig sind und die pflegerischen Aufgaben delegieren. Die Delegation der Pflegetätigkeit bietet die nötige Distanz bzw. dient als Schutz, nicht zu stark emotional und zeitlich in die Pflegesituation involviert zu sein. Freizeitaktivitäten sind noch in eingeschränktem Maße möglich. Für den Fall, dass die Pflegetätigkeit die berufliche und private Sphäre zu stark beeinträchtigen würde, zögen die Männer auch eine andere Versorgungsmöglichkeit für die pflegebedürftigen Angehörigen in Betracht. Insofern werden hier Grenzen der Pflegeübernahme klar artikuliert. Die Pflegepersonen sind nur temporär bereit, zur Sicherstellung der Pflege ihr berufliches und persönliches Leben zurück zu stellen. Das Verhalten orientiert sich in Bezug auf die Vereinbarkeit von Pflege und Beruf am Leben vor der Pflegeübernahme und wird so weit wie möglich aufrechterhalten. Die Lebensführung dieses Typs verändert sich im Vergleich zu den Typen 2 bis 4 am wenigsten.

Die Lebensführung der Typ-2-Männer verändert sich durch die Pflege insofern, dass neben der Berufstätigkeit auch Pflegetätigkeiten bewerkstelligt werden müssen. Deshalb sind eine Berufs- und Pflegeorientierung gleichermaßen relevant. Die Wahrnehmung beider Aufgaben wird vereinzelt sogar mit der Vereinbarkeitsproblematik von Frauen verglichen, da neben der Pflegetätigkeit ein Zwang zur Erwerbstätigkeit zur Sicherung des Lebensunterhaltes vorhanden ist. Eine Distanz zur Pflegesituation bzw. zur Pflegeperson ist durch das starke Involviert-Sein u. a. durch die räumliche Nähe kaum noch gegeben. Die erwerbstätigen pflegenden Söhne sind hier ähnlich stark in die Pflege eingebunden wie die pflegenden Ehegatten und die nicht mehr erwerbstätigen Pflegepersonen. Aufgrund der Pflegeübernahme ist die Karriereplanung eingeschränkt. Die Männer dieses Typs identifizieren sich dennoch intensiv mit ihrer Berufstätigkeit, obwohl die Pflegeaufgaben gleichermaßen Priorität haben. Die nicht mehr erwerbstätigen Männer definieren die Pflegetätigkeit zum Teil als Weiterführung ihrer Berufstätigkeit. Ähnlich wie bei den Typ-4-Männern werden keine Grenzen im Falle einer nicht mehr realisierbaren Pflegetätigkeit in Betracht gezogen bzw. artikuliert.

Bei den beiden berufstätigen Männern des Typs 3 verändert sich die Lebensführung insofern, dass sie ihre Berufstätigkeit nach der Pflege ausrichten bzw. bereits eine Teilzeittätigkeit besteht, so dass eine Pflegeübernahme möglich ist. Allerdings liegt jeweils nur eine geringe Pflegestufe (Stufe I) der Angehörigen mit Pflegebedarf vor, so dass ausreichend Freiräume zur Regenerierung und Freizeitgestaltung vorhanden sind. Dennoch verliert die Berufsorientierung zugunsten der Pflegetätigkeit an Priorität. Bei den in Teilzeit berufstätigen Männern liegt dennoch eine starke Identifikation mit der Berufstätigkeit vor. Die nicht mehr erwerbstätigen Männer identifizieren sich zum Teil stark mit ihren Aktivitäten der Freizeitgestaltung. Ein weiterer Teil der Männer definiert ähnlich wie die Männer des Typs 2 und des Typs 4 die Pflegetätigkeit als Weiterführung ihrer Erwerbstätigkeit. Die erwerbstätigen Typ-3-Männer können ähnlich wie die Typ-1-Männer gut Distanz zur Pflegesituation wahren. Dies ist vorwiegend auch bei den nicht mehr erwerbstätigen Männern der Fall. Ebenso werden hier äquivalent zu Typ 1 meist die eigenen Grenzen der Pflegeübernahme artikuliert, z. B. falls eine häusliche Versorgung der pflegebedürftigen Person nicht mehr möglich wäre.

Bei Typ 4 besteht aufgrund des starken Involviert-Seins keine Möglichkeit der Distanz, sich von der Pflegesituation abzugrenzen. Der berufstätige, pflegende Sohn dieses Typs war bereits zweimal verheiratet und konstatiert, dass er seinen Beruf als Krankenpfleger, die Pflege seiner Mutter und sein Privatleben (das Leben mit einer Partnerin) nur schlecht miteinander vereinbaren könne. Bei Typ 4 wird deutlich, dass die Orientierung an der Pflege im Vordergrund steht und der pflegende Sohn wie auch der pflegende Ehegatte ihr Leben vollständig nach der Pflege ausrichten: zum einen im Zusammenhang mit seiner Berufstätigkeit als Gesundheits- und Krankenpfleger und zum anderen bei der Übernahme von Pflegeaufgaben bei seiner Mutter. Der pflegende Ehegatte widmet sich vollständig der Pflege seiner Frau. Eine Freizeitgestaltung zur Realisierung eigener Interessen ist für beide Typ-4-Männer kaum noch möglich. Grenzen der Pflege werden nicht (mehr) artikuliert, da keine Alternative zur Pflegesituation gesehen wird. Der Sohn konstatiert zwar, dass seine Mutter in einem Pflegeheim besser versorgt wäre, erwähnt aber gleichzeitig, dass sie niemals einen solchen Aufenthalt in Betracht ziehen würde, so dass er sich dem Wunsch der Mutter unterordnet.

Die Lebenslagen im Hinblick auf das Wohnumfeld (n = 4) der pflegenden Söhne der Typ-1-Männer gestalten sich so, dass alle in der näheren Umgebung (ca. bis 20 km) ihres zu pflegenden Angehörigen leben. Sie verfügen durchwegs über den günstigsten Berufsstatus im Vergleich zu den anderen Typen, sind in Vollzeit berufstätig und die strukturellen Bedingungen im Beruf weisen vorwiegend ein flexibles Arbeitszeitsystem und ein positives Betriebsklima auf. Die pflegebedürftigen Angehörigen haben einen hohen Versorgungsbedarf (Pflegestufe II, n = 2, Pflegestufe III, n = 2). Der Umfang der Pflegebeteiligung ist bei diesem Typ am geringsten. Die pflegenden Söhne des Typs 1 verfügen durchschnittlich über das größte Netzwerk. Die Netzwerkstabilität des Pflegearrangements zur Sicherung der ambulanten Versorgung der pflegebedürftigen Angehörigen ist insgesamt konstant und somit gesichert. Die vorher bestehende positive kontinuierliche Beziehung zur pflegebedürftigen Person setzt sich auch im Rahmen des Pflegearrangements fort. Die wirtschaftliche Lage der Männer ist durch ein überdurchschnittliches Einkommen geprägt. Sie verfügen im Vergleich mit den Typen 2 bis 4 über das höchste Einkommen. Insgesamt fallen bei diesem Typ die niedrigsten Opportunitätskosten an, da sie zwar zeitliche, aber keine materiellen Einbußen haben. Die gesundheitliche Situation ist dadurch geprägt, dass Erschöpfungszustände wahrgenommen werden und aufgrund dessen Maßnahmen zur Regeneration ergriffen werden. Insgesamt weisen die pflegenden Männer dieses Typs ein hohes Selbstwertgefühl sowie eine geringe soziale Vulnerabilität auf und ziehen aus der Pflegesituation Gewinne im Sinne von neuen Lebenserfahrungen.

Die Lebenslagen der pflegenden Typ-2-Männer bezüglich des Wohnumfeldes (n = 16) gestalten sich so, dass die meisten Pflegepersonen jeweils gemeinsam im privaten Haushalt mit dem versorgungsbedürftigen Angehörigen (n = 9) bzw. im selben Haus mit getrennten Haushalten (n = 4) leben oder in Mietwohnungen in der nahen Umgebung (n = 3). Ein Teil der Männer dieses Typs (n = 10) lebt signifikant häufig in eigenen Immobilien, davon sechs Söhne jeweils mit ihren Eltern im gemeinsamen Haus. Dieser Typ ist im Vergleich zu Typ 1 in Bezug auf die Berufstätigkeit heterogen. Die Mehrheit der Pflegenden geht einer Erwerbstätigkeit in Vollzeit (n = 8) oder in Teilzeit (n = 3) nach. Insgesamt fünf Männer (n = 5) erhalten Erwerbsminderungsrente, sind im vorzeitigen Ruhestand, arbeitslos oder beziehen Hartz IV. Vier Männer haben eine abgeschlossene, akademische Ausbildung, ein weiterer hat sein Studium noch nicht beendet. Drei gehen einer Selbständigkeit nach, einer befindet sich in einer leitenden Position als Angestellter und zwei sind als Handwerker tätig. Von den nicht mehr berufstätigen Personen arbeitete einer als Pharma-Referent und die anderen als Angestellte oder Handwerker. Die (noch) berufstätigen Männer verfügen über bessere strukturelle Bedingungen am Arbeitsplatz im Vergleich zu denen des Typs 1 oder gehen einer Selbständigkeit nach. Als gelingende strukturelle Bedingungen zur Vereinbarkeit von Familie und Beruf werden flexible Arbeitszeitkonten mit der Möglichkeit des Auf- und Abbaus von Überstunden genannt sowie eine kollegiale und unterstützende Arbeitsatmosphäre, z. B. ein positives Betriebsklima durch verständnisvolle Chefs und Arbeitskollegen. Ebenso werden die Möglichkeiten, in Teilzeit arbeiten zu können, Rückhalt durch den Betriebsrat und die Betriebsleitung, zeitliche Freiräume der freien Zeiteinteilung und Teilzeitarbeit durch berufliche Selbständigkeit erwähnt.

Bei den nicht (mehr) berufstätigen Männern (n = 5) konnte der Beruf infolge von inflexiblen Arbeitszeiten, hohen eigenen Ansprüchen, die Pflege in vollem Umfange zu gewährleisten, sowie der starken beruflichen Beanspruchung nicht vereinbart werden. Die berufliche Tätigkeit wird abhängig von der Art des Berufs, dem Umfang des Pflegebedarfs und den finanziellen Ressourcen beibehalten, reduziert oder aufgegeben. Der Pflegeumfang in dieser Gruppe ist relativ hoch (Pflegestufe I, n = 4, Pflegestufe II, n = 3, Pflegestufe III, n = 9). Die pflegenden Männer dieses Typs verfügen über eine sehr heterogene Netzwerkgröße. Die Netzwerkstabilität des Pflegearrangements zur Sicherung der häuslichen Versorgung der pflegebedürftigen Angehörigen ist zwar insgesamt konstant, dennoch ist sie aufgrund der hohen und oftmals erschöpfenden Durchführung der Pflege fragil. Bei den Partnern handelt es sich ausschließlich um positive Beziehungen zur (Ehe-)Partnerin und bei den Söhnen um vorwiegend positive

Beziehungen zur Mutter, und zwar auch schon vor der Pflegeübernahme. In zwei Fällen liegt eine ambivalente Beziehung zum Vater vor, die bereits vor der Pflegeübernahme bestand.

Die wirtschaftliche Lage des Typs 2 „supplementäre Pflegetätigkeit" gestaltet sich ebenfalls sehr heterogen, von sehr gut verdienend bis am Existenzminimum infolge von Hartz IV lebend. Die Opportunitätskosten dieses Typs sind insbesondere bei den Männern, die ihre Arbeitszeit reduziert oder sogar aufgegeben haben, besonders hoch im Vergleich zu denen des Typs 1. Hinzu kommen die hier vorherrschenden hohen Einschränkungen im Privatbereich. Die ambulante Versorgung der pflegebedürftigen Person ist zwar gesichert, aber vulnerabel, da insbesondere die berufstätigen Pflegepersonen kaum Zeit zur Regeneration und Wahrnehmung der eigenen Bedürfnisse haben. Deshalb kann die Netzwerkbeständigkeit nur als bedingt stabil bezeichnet werden.

Insgesamt betrachtet, sind Regenerations-, und Erholungsmöglichkeiten aufgrund der Aufrechterhaltung der Berufstätigkeit und der gleichzeitigen Sicherstellung der Pflege kaum mehr möglich. Die Gruppe der nicht mehr Erwerbstätigen hat zwar größere zeitliche Spielräume zur Verfügung, fühlt sich aber ähnlich stark in die Pflege eingebunden. Gewinne werden aus der Pflegesituation eher zögerlich gezogen. Bei Typ 2 ist zwischen den pflegenden Ehepartnern und Söhnen in Bezug auf die Pflegeintensität zu differenzieren, da die Ehegatten aufgrund der engeren Beziehung zur Partnerin noch stärker in die Pflege involviert sind als die Söhne.

Die Lebenslagen der pflegenden Typ-3-Männer im Hinblick auf das Wohnumfeld (n = 8) gestalten sich so, dass die meisten Männer dieses Typs, ebenfalls wie Typ 2, in einem gemeinsamen Haushalt mit der pflegebedürftigen Person (n = 7) leben. Von den Söhnen haben vier eine akademische Ausbildung, einer ist selbständiger Handwerksmeister, zwei waren einfache Angestellte und einer war als gelernter Handwerker tätig. Bei den berufstätigen Pflegenden (n = 2) kann aufgrund der geringen Pflegestufe (Pflegestufe I) die Pflegetätigkeit flexibel mit der reduzierten Berufstätigkeit vereinbart werden. Die strukturellen Bedingungen der Berufstätigkeit sind insofern gut, dass eine Teilzeiterwerbstätigkeit möglich ist. Ein Sohn ist selbständig mit eigener Firma und einem Mitarbeiter, der andere arbeitet neben einem Teilzeitjob als Angestellter zusätzlich stundenweise als Selbständiger. Wenn die Pflegetätigkeit nicht mehr mit der Arbeit in Einklang gebracht werden kann und ausreichend finanzielle Ressourcen zur Erhaltung des Lebensstandards vorhanden sind, wird die Berufstätigkeit ähnlich wie bei Typ 2 reduziert oder aufgegeben. In zwei Fällen wurde die Berufstätigkeit aufgrund des Eintritts der Pflegebedürftigkeit beendet. In einem Falle hatte dies aufgrund der fehlenden finanziellen Absicherung nach einem Jahr den Pflegeheimaufenthalt der Mutter zur Folge. Ebenso wurde die Pflege auch aufgrund von Altersteilzeit oder bestehender Erwerbsunfähigkeit übernommen. Bei der Hälfte der pflegebedürftigen

Angehörigen ist die Pflegestufe niedrig (Pflegestufe I, n = 4), bei der anderen Hälfte hoch (Pflegestufe II, n = 2, Pflegestufe III, n = 2). Insgesamt handelt es sich bei diesem Typ um die Gruppe mit dem niedrigsten Pflegebedarf. Im Vergleich mit den anderen Typen ist dies die drittkleinste Gruppe bezüglich der Netzwerkgröße, was auf die relativ geringe Inanspruchnahme von formellen und informellen Hilfen zurückzuführen ist. Trotz der kleinen Netzwerkgröße ist die Netzwerkstabilität relativ konstant, so dass vorwiegend ausreichend Freiräume zur Regeneration und Erfüllung eigener Bedürfnisse zur Verfügung stehen. Von den acht Pflegepersonen haben sechs eine positive Beziehung zur pflegebedürftigen Person und zwei eine ambivalente. Die Männer dieses Typs verfügen teilweise über ein niedriges Einkommen, bei den berufstätigen Männern auch durch die Teilzeittätigkeit bedingt. Das Pflegegeld bzw. das Einkommen der/des pflegebedürftigen Angehörigen sind hier als wichtige finanzielle Ressource zur Pflegeübernahme zu sehen. Die Opportunitätskosten bestehen hier insbesondere aus der Verringerung der Arbeitszeit und Aufgabe des Berufs durch Arbeitslosigkeit oder Vorruhestand. Von den Typ-3-Männern werden nur vereinzelt psychische Belastungssituationen angesprochen. Überwiegend werden die Gewinne infolge der Pflegesituation betont. Die in Teilzeit erwerbstätigen Männer sehen den Gewinn, beispielsweise in Form einer Persönlichkeitserfahrung. Auch die nicht mehr berufstätigen Pflegenden sehen Gewinne im Rahmen der Pflege, da sie teilweise ihre jetzigen Freiräume durch die Pflege (freie Zeiteinteilung) mit der vorherigen Berufstätigkeit (Einengungen) in Beziehung setzen.

Die Lebenslagen im Hinblick auf das Wohnumfeld gestalten sich bei Typ 4 (n = 2) in der Form, dass der pflegende Sohn in einer eigenen Wohnung in der näheren Umgebung der Mutter lebt und der pflegende Ehegatte mit seiner Frau im gemeinsamen Haus. Bei Typ 4 handelt es sich um einen erwerbstätigen Krankenpfleger, der seine Mutter pflegt, und einen Ehegatten, der seine Ehefrau versorgt und Erwerbsminderungsrente (ehemaliger Fernsehtechniker) bezieht. Die strukturellen beruflichen Bedingungen bei dem Sohn bestehen aus einer reduzierten Arbeitszeit von 30 Stunden wöchentlich mit freiem Wochenende, aber starrem Schichtsystem von Montag bis Freitag. Seinen Zusatzjob in Höhe von fünf Stunden wöchentlich kann er frei einteilen und auf die Pflegesituation seiner Mutter abstimmen. Die Stabilität des Netzwerks des Pflegearrangements kann als relativ fragil bezeichnet werden, da bei Ausfall der Pflegeperson die ambulante Versorgung nur schwer durch dritte Personen sichergestellt werden kann. Bei der Beziehung zur Pflegeperson handelt es sich bei der Ehegattenpflege um eine enge, positive Beziehung, die bereits vor der Pflegebedürftigkeit der Ehefrau bestand. Die Beziehung des pflegenden Sohnes zur Mutter kann als ambivalent bezeichnet werden. Der Pflegeumfang beider Angehöriger beträgt Pflegestufe II und ist als relativ hoch einzustufen. Die Pflegepersonen beziehen Erwerbseinkommen und Erwerbsminderungsrente sowie Pflegegeld. Bei dem pflegenden Sohn entstehen durch die verringerte Stundenanzahl im Rahmen der

Berufstätigkeit Opportunitätskosten, die er durch die Betreuung eines älteren Herrn sowie durch das Pflegegeld auszugleichen versucht. Der Ehegatte ist ohnehin nicht mehr berufstätig, so dass keine Opportunitätskosten entstehen. Beide Pflegepersonen sind körperlich durch verschiedene Erkrankungen eingeschränkt und stoßen teilweise stark an ihre physischen und psychischen Grenzen. Sie sind aufgrund der fehlenden Freiräume kaum in der Lage, Belastungen zu reduzieren bzw. gegenzusteuern und erwähnen kaum Gewinne im Kontext der Pflegesituation.

Obgleich die Gestaltung der Pflegetätigkeiten der vier Typen sehr differiert, ist bemerkenswert, dass sowohl formelle als auch informelle Unterstützungsleistungen der Netzwerke der Pflegearrangements der Typen 1 bis 3 vorwiegend von Frauen erbracht werden, was vor allem daran liegt, dass professionelle Pflege vorwiegend „weiblich" besetzt ist.

5.2   Fallvergleichende Themenstellungen

Im Folgenden werden relevante fallvergleichende Themenstellungen in Bezug auf die Forschungsfragestellungen untersucht. Zuerst erfolgt eine Analyse der strukturellen Bedingungen zur Vereinbarkeit von Pflege und Beruf in Bezug auf die Dimensionen der Lebenslagen. Des Weiteren werden die Beweggründe und die biographischen Faktoren, welche mit der Pflegeübernahme in Zusammenhang stehen, eruiert. Ferner werden Unterschiede des Pflegeverhaltens von pflegenden Ehegatten und Söhnen dargelegt.

5.2.1   Vereinbarkeit von Pflege und Beruf im Kontext der Lebenslagen

Die unterschiedlichen objektiven Dimensionen der Lebenslagen der pflegenden Männer dieses Samples werden fallvergleichend analysiert und mit deren subjektiven Handlungsspielräumen in Beziehung gesetzt. Dabei wird das Ziel verfolgt, die Bedingungen bei der Vereinbarkeit von Pflege- und Berufstätigkeit zu untersuchen. Die Dimensionen der Lebenslagen setzten sich aus Wohnumfeld, Erwerbsarbeit und Pflegetätigkeit, sozialen Netzwerken sowie wirtschaftlichen und gesundheitlichen Lagen zusammen (vgl. Kapitel 3.2).

Vorab ist anzumerken, dass eine Zusammenschau des Bildungsstatus der pflegenden Personen bereits in Kapitel 4.3 erstellt (n = 30) wurde. Daraus resultiert, dass die pflegenden Männer über einen überdurchschnittlich hohen Bildungsstatus verfügen. Insgesamt 11 Männer absolvierten ein akademisches Studium. Zwei sind Handwerks-meister, zwei brachen ihr Studium ab, sind aber dennoch in günstigen beruflichen Positionen. Ein pflegender Mann befindet sich im Studium. Zwölf Männer verfügen über eine abgeschlossene Ausbildung und nur zwei Personen haben keinen Berufsabschluss, wobei der eine als Selbständiger ein Geschäft leitet.

Im Folgenden werden die Dimensionen Erwerbsarbeit und Pflegetätigkeit mit dem Handlungsspielraum der strukturellen Bedingungen zur Vereinbarkeit von Pflege und Beruf in Beziehung gesetzt.

Die Männer des Typs 1 und des Typs 3 können die Erwerbs- und Pflegetätigkeiten gut ausbalancieren. Strukturell förderliche berufliche Bedingungen zur Vereinbarkeit zeigen sich bei Typ 1 vor allem an einem flexiblen Arbeitszeitsystem und einem positiven Betriebsklima (vgl. Typ 1, Kapitel 5.1.1.4.2). Der Pflegeumfang ist zwar hoch, trotzdem sind die Männer des Typs 1 weniger intensiv in die Pflegesituation eingebunden. Sie delegieren die Pflege fast vollständig an formelle Dienste und stellen so die Versorgung ihrer Angehörigen sicher. Die Typ-3-Männer sind in Teilzeit erwerbstätig und es liegt ein relativ niedriger Pflegeumfang vor, so dass die Vereinbarkeit leichter möglich ist. Auch sie verfügen über günstige berufliche Bedingungen, da sie auch die Möglichkeit zur Teilzeitarbeit haben. Bei den Typ-2 und Typ-4-Männern ist die Vereinbarkeit dagegen schwerer realisierbar. Typ 2 verfügt zwar über günstigste strukturelle Bedingungen am Arbeitsplatz und delegiert die Pflegetätigkeiten während seiner beruflichen Abwesenheit an formelle Dienste. Allerdings hat er einen hohen Pflegeumfang zu bewältigen, der ihm kaum Spielräume lässt. Ähnlich verhält es sich mit der Lebenssituation bei Typ 4. Er verfügt nur über mäßige strukturelle berufliche Möglichkeiten zur Vereinbarkeit zwischen seiner Erwerbstätigkeit und des hohen Pflegeumfanges.

Aus dem Datenmaterial der Interviews der berufstätigen Männer geht hervor (vgl. Kapitel 5.1.1.4.2–5.1.4.4.2), dass zu einer Erweiterung der Handlungsspielräume folgende positive strukturelle Bedingungen im Beruf beitragen:

- gesicherte berufliche Positionen
- die Möglichkeit, in Voll- oder Teilzeitarbeit tätig zu sein
- die Chance der Teilzeitarbeit mit beruflich anspruchsvolleren Aufgaben
- flexible Arbeitszeitkonten mit Möglichkeiten des Auf- und Abbaus von Überstunden
- kollegiale und unterstützende Arbeitsatmosphäre bzw. ein positives Betriebsklima, geprägt durch verständnisvolle Chefs und Arbeitskollegen
- der Rückhalt durch den Betriebsrat und die Betriebsleitung, an den/die man sich bei Problemlagen wenden kann
- berufliche Freiräume aufgrund von Selbständigkeit und zeitlichen Ressourcen durch räumliche Nähe des Arbeitsplatzes zu der pflegebedürftigen Person

Neben den positiven strukturellen Bedingungen im Beruf konnten auch negative identifiziert werden, die mit der Pflegeintensität in engem Zusammenhang stehen und deshalb die Handlungsspielräume zur Vereinbarkeit begrenzen:

• Einschränkungen beruflicher Karriereorientierung durch Teilzeitarbeit

• Berufstätigkeit lässt aufgrund des hohen Verantwortungsbereichs keine Arbeitszeit-reduzierung zu

• Inkaufnahme monotoner Arbeitsabläufe aufgrund begrenzter beruflicher Entwicklungsmöglichkeiten durch die Pflegetätigkeit

• häufige Unterbrechungen der Arbeit durch Pflegetätigkeiten

• hohe anfallende Opportunitätskosten durch Aufgabe der Berufstätigkeit ohne finanzielle Absicherung

• hohe anfallende Opportunitätskosten bei der Finanzierung der ambulanten Pflege im Vergleich zu dem Einkommen der Berufstätigkeit und den Einkünften der pflegebedürftigen Person

• Pflegeumfang lässt sich nicht mit dem zeitlichen Umfang der Erwerbsarbeit vereinbaren aufgrund von:

    o unflexiblen Arbeitszeiten durch Schichtdienst

    o hohem Pflegeumfang, der auch durch flexible Arbeitszeiten nicht ausgeglichen werden kann

Kann der Umfang der Pflegetätigkeit nicht mehr mit der Berufstätigkeit in Einklang gebracht werden, hat dies die Reduzierung oder Aufgabe der Berufstätigkeit bzw. die Unterbringung der pflegebedürftigen Person in einem Pflegeheim zur Folge. Deutlich wird, wie ausschlaggebend strukturell positive berufliche Bedingungen zur Vereinbarkeit von Pflege und Beruf sind und wie stark diese – neben dem Pflegeumfang – zu einer Erweiterung oder Begrenzung der Handlungsspielräume beitragen. Die nicht mehr erwerbstätigen Männer, bei denen keine Erwerbstätigkeit bestand, übernahmen die Pflege aufgrund von Vorruhestand, Altersteilzeit, Erwerbsunfähigkeit oder Arbeitslosigkeit. Hier wird konstatiert, dass die starke berufliche Beanspruchung nicht mit den jetzigen Pflegeaufgaben zu vereinbaren gewesen sei.

Ebenfalls zentral für die Vereinbarkeit sind soziale Netzwerke mit dem Spielraum der Kontakte und der Inanspruchnahme von Unterstützungsleistungen. Die Unterstützungs-leistungen sowie die sozialen Netzwerke wurden bereits in den vorherigen Kapiteln im Rahmen der Typologie aufgezeigt. Resümierend kann hier festgehalten werden, dass die Netzwerkgröße nicht unmittelbar ausschlaggebend für die Netzwerkstabilität ist. Obgleich Typ 2 im Durchschnitt über das zweitgrößte Netzwerk verfügt, weist dies dennoch eine fragile Netzwerkstabilität auf, obwohl die Netzwerkpartner konstante Unterstützungsleistungen erbringen. Im Vergleich dazu verfügt Typ 3 über ein kleineres Netzwerk, das jedoch stabiler ist. Die Typen 1 und 2 erweitern ihren Spielraum der Unterstützung, indem sie Leistungen von Dritten, meist formellen Diensten, nutzen. Da Typ 1 alle direkten Pflegetätigkeiten delegiert, ist er nicht so stark eingebunden wie Typ

2, der lediglich zur Sicherstellung der Berufstätigkeit soziale Unterstützung bezieht und somit über einen geringeren Handlungsspielraum verfügt.

Die wirtschaftliche Lage der männlichen Pflegepersonen dieses Samples gestaltet sich heterogen (vgl. dazu die Kapitel 5.1.1.4.4–5.1.4.4.4). Diese steht in enger Abhängigkeit zum Einkommens- und Vermögensspielraum. Hinzuzurechnen sind auch andere Einkommens- und Vermögenswerte, z. B. Immobilien und/oder Renteneinkünfte der pflegebedürftigen Angehörigen. Die Pflegepersonen des Typs 1 weisen das höchste Einkommen und die geringsten Opportunitätskosten dieses Samples auf. Hohe Opportunitätskosten sind durch Aufgabe oder Reduzierung der Berufstätigkeit und Einschränkungen bei Karriereplanungen insbesondere bei den Typen 2 und 3 gegeben. Die Opportunitätskosten werden zum Teil durch Eigenleistung im Rahmen der Pflege (Einsparungen von Diensten), durch den Bezug von Pflegegeld oder sonstigen Vermögenswerten vorwiegend durch die pflegebedürftige Person ausgeglichen, um den bisherigen Lebensstandard zu sichern.

Bei dem Vergleich der gesundheitlichen Lage zeigt sich (vgl. Kapitel 5.1.1.4.5– 5.1.4.4.5), dass die erwerbstätigen Personen vielfältigen Beschwernissen infolge der Doppelbelastung durch die Wahrnehmung direkter und indirekter Pflegetätigkeiten ausgesetzt sind. Dieses starke Involviert-Sein führt insbesondere bei den Typen 2 und 4 aufgrund des geringen Regenerationsspielraumes und der nicht möglichen Verfolgung eigener Interessen zu hohen Erschöpfungszuständen. Belastungsfaktoren sind bei den nicht mehr erwerbstätigen Personen hingegen eigene physische Erkrankungen sowie entstehende physische und psychische Krankheiten durch die Pflegetätigkeit. Ebenso ist zwischen den Belastungsfaktoren zwischen pflegenden (Ehe-)Partnern und Söhnen zu differenzieren, da die pflegenden (Ehe-)Partner im Vergleich zu den Söhnen aufgrund der engeren Beziehung zur Pflegeperson intensiver in die Pflege involviert sind. Die höchsten Gewinne und die geringsten Belastungsgrade sind bei Typ 1 und 3 gegeben, da diese über die größten Regenerations- und Partizipationsspielräume verfügen. Als Gewinne sind hier die Möglichkeit der persönlichen Entwicklung durch die Pflege, die Selbstwirksamkeit bei der Pflegetätigkeit durch den Rückgriff auf eigene (berufliche) Fähigkeiten, positive Reaktionen der Außenwelt und neue Freiräume zur eigenen Lebensgestaltung zu sehen.

Bezüglich des Wohnumfeldes ist festzustellen, dass alle pflegenden Männer dieses Samples (n = 30) in der unmittelbaren Umgebung (bis 20 km) der pflegebedürftigen Person leben. Zwölf der Männer wohnen zusammen mit der pflegebedürftigen Person im gemeinsamen Haus, davon vier mit separater und acht mit gemeinsamer Haushaltsführung. Zwei Pflegepersonen leben in der gemeinsamen Eigentumswohnung mit gemeinsamer Haushaltsführung. Sieben wohnen mit der pflegebedürftigen Person in einer Mietwohnung mit gemeinsamer Haushaltsführung und nur neun leben in separaten

Wohnungen, davon ein Teil in Mietwohnungen, im Eigenheim oder einer Eigentumswohnung. Somit zeigt sich, dass der Spielraum der sozialen und räumlichen Mobilität
aufgrund der relativ gut zu überwindenden Distanz zur Pflegeperson hoch ist. Probleme
durch die Entfernung und unzureichende Infrastruktur infolge fehlender öffentlicher
Verkehrsmittel werden nur in wenigen Fällen angesprochen.

Aus den vorgestellten Inhalten resultieren folgende Ergebnisse: Die strukturellen
beruflichen und gesetzlichen Bedingungen zur Vereinbarkeit von Pflege und Beruf
haben entsprechend günstige oder ungünstige Folgen für die Lebenslage der Pflegenden.
Hieraus ergeben sich relevante Bedingungen, die miteinander verwoben sind und in
engem Zusammenhang stehen. Sie bestehen aus flexiblen strukturellen Bedingungen
der Berufstätigkeit, einer bedarfsgerechten Verfügbarkeit von Unterstützungsleis-
ter(inne)n im Netzwerk, dem Pflegeumfang, dem Potenzial zur Regeneration sowie dem
Einkommen und den mit der Pflege verbundenen Opportunitätskosten. Des Weiteren
zählen eine zeitnahe Erreichbarkeit des Arbeitsplatzes und der Pflegeperson zu den
relevanten Faktoren.

5.2.2 Beweggründe zur Pflegeübernahme

Zur Ermittlung der Beweggründe bzw. der Motive zur Pflegeübernahme im Sinne der
Forschungsfragestellungen (vgl. Kapitel 4.1) wurde eine eigene Analyse vorgenommen,
da sich keine Motive speziell zu den einzelnen entwickelten Typen (vgl. Kapitel 5.1.1-
5.1.4) zuordnen lassen. Aus dem Datenmaterial gehen neben Motiven auch äußere
Aspekte hervor, welche eine Pflegeübernahme positiv beeinflussen oder selbst zum
Beweggrund werden. Viele pflegende Männer artikulieren äußere Aspekte und Beweg-
gründe zur Pflegeübernahme nicht bewusst, sondern indirekt, so dass diese erst im
Rahmen weiterer Narrationen zur Pflegesituation deutlich werden.

Es wurde folgendes Kategoriensystem der Beweggründe zur Pflegeübernahme erstellt:

A) Beginn der Pflegeübernahme
B) Äußere beeinflussende Aspekte der Pflegeübernahme
C) Art der Motive

Aus der Analyse der Interviews geht hervor, dass die *Pflegeübernahme* häufig mit einem
„Hineinrutschen" in die Pflegesituation *beginnt*. Dies geschieht durch den meist
progredienten Verlauf der Pflegebedürftigkeit des zu versorgenden Angehörigen, so dass
der Umfang der Pflegeaufgaben im Rahmen eines schleichenden Prozesses zunimmt.

„[...] das [hat] sich irgendwo ergeben und wenn sich das dann (holt tief Luft) über
die Zeit verfestigt, denk ich dann, ja rutscht man in die Rolle rein." (I-8-44)

Es wird auch geäußert, dass sich die Pflegeübernahme plötzlich aufgrund einer akuten Krisensituation mit einem damit verbundenen Krankenhaus- und anschließenden Rehabilitationsaufenthalt ergeben habe, die dann ebenfalls als ein „Hineinrutschen" interpretiert werden kann.

> „Und mhm nach dem sie vom Krankenhaus kam sie in Reha und dann hat's geheißen, ja sie kommt jetzt Heim [...], so mein Bruder hat natürlich gleich gesagt: ‚Ja wir machen das.' Ja aber wie es dann so weit war, dann war ich alleine drangehangen, ne." (I-14-74)

Zudem können relevante äußere Aspekte identifiziert werden, welche die Pflegeübernahme beeinflussen. Hierzu gehört u. a. der Familienstand, d. h., dass keine aktuelle Partnerschaft besteht und keine Kinder vorhanden sind bzw. die Kinder bereits erwachsen sind.

> „Ich bin jetzt äh knapp 47 Jahre alt, bin ledig, habe keine Kinder. Ähm und (..) habe mich vor zwei Jahren aus einer längeren Beziehung getrennt (räuspert sich), um jetzt vor gut sechs Monaten zu meinem Vater zu ziehen, der zunehmend pflegebedürftig wird." (I-16-3)

Ebenso fördert die räumliche Nähe zur pflegebedürftigen Person, z. B. das Zusammenleben oder das Wohnen in der Nähe, die Pflegeübernahme.

> „Äh, tja und dadurch, dass ich jetzt hier noch im Haus wohne, muss halt die Mutter nicht in Pflege. Weil ich hab normalerweise im vierten Stock meine Wohnung." (I-14-11)

Sowohl (Ehe-)Partner als auch Söhne artikulieren, dass sie negative Erfahrungen mit Pflegeheimaufenthalten gemacht hätten, weshalb diese Möglichkeit als letzte Lösung gesehen werde. Die nachfolgenden zwei Beispiele zeigen die negativen Erfahrungen mit stationären Pflegeeinrichtungen und dass es an qualitätsvollen, bezahlbaren, stationären Unterbringungsmöglichkeiten mangelt.

> „[...] Und da habe ich oder drei Monate war's vielleicht und da habe ich die Zustände dort erlebt" (I-27-445). [...] Im Leben nicht. Das ist eine Zumutung. Vielleicht gibt's ja Altenpflegeheime, die kosten dann aber auch." (I-27-447)

> „[...] und sie gehen von hinten rein und dann sehen sie ihre Frau da liegen, verschleimt bis zum Geht-nicht-mehr, feucht, nass. Es ist also, ich mein den Mädels kann man kein Vorwurf machen, die waren zu zweit für 30 Mann. Das geht gar nicht." (I-4-62)

Weitere äußere Aspekte, welche zur Pflegeübernahme prädestinieren, stellen *vorhandene freie zeitliche Kapazitäten* dar, insbesondere durch *Frühverrentung* infolge von Erwerbsunfähigkeit. Des Weiteren zählen *Altersteilzeit* und *vorzeitiger Ruhestand* sowie *strukturell günstige berufliche Bedingungen* der Teilzeitarbeit und flexiblen Arbeitszeit dazu.

„Aber wenn ich hätte arbeiten müssen, wär das nicht gegangen, hätte ich aufhören müssen oder sonst was, gleich." (I-21-46)

„Ich hab dann meine Mutter hier her geholt. (.) Glücklicherweise habe ich dann in [..] der Arbeitssituation, die ich hatte, bin ich in die Altersteilzeit kurz vorher gegangen. [...] Also ich musste nicht ständig in der Firma sein. So konnte ich das also auch hier ganz gut managen." (I-27-57)

„Also solange ich halbtags gearbeitet habe, war das natürlich kein Problem. [...] Aber ich konnte meine Zeit immer frei einteilen insofern ging das, also bis dahin möchte ich sagen, war es nicht so problematisch." (I-24-39)

Im Rahmen der Untersuchung der *äußeren Aspekte*, die Männer für Pflegetätigkeiten prädestinieren, soll auch exploriert werden, weshalb Männer Pflege übernehmen, wenn Schwestern als potentielle Pflegepersonen zur Verfügung stehen. Im Sample sind insgesamt 21 pflegende Söhne vertreten. Davon sind drei Söhne Einzelkinder. Die 18 pflegenden Männer mit Geschwistern haben insgesamt 16 Brüder und sieben Schwestern. Dies deutet darauf hin, dass nur eine geringe Anzahl an potentiellen weiblichen Pflegepersonen zur Verfügung gestanden hat. Da die Schwiegertöchter dieses Samples nur in geringfügigem Maße Unterstützungsleistungen erbringen, werden diese nicht in die Analyse mit einbezogen. Es erfolgt eine Untersuchung zu den Aussagen der pflegenden Söhne über ihre Schwestern und darüber, aus welchen Gründen diese sich nur geringfügig oder gar nicht an der Pflege des Elternteils beteiligen. Von einem Sohn werden die *physischen Grenzen* aufgrund schwerer körperlicher Einschränkungen des Angehörigen und der damit verbundenen Schwerstpflege genannt, weshalb seine Schwester hier keine körperliche Pflege übernehmen kann.

„[...] meine ältere Schwester, die hätte das körperlich nicht machen können." (I-7-33)

Als eine der relevantesten Faktoren wird die *starke Einbindung in entsprechende berufliche Positionen* mit hoher Zeitbindung genannt oder auch die *Kindererziehung mit zusätzlicher Berufstätigkeit.*

„Meine Schwester sagt: ‚Wenn Du's nicht mehr machst, dann gibt's des Altersheim' [...]. ‚Ich kann das nicht.'" (I-20-11) „‚Ich, [bin] beruflich [..] [eingebunden und] kann nicht.' [..] ‚Musst Du machen oder Altersheim.'" (I-20-17)

„ [...] meine Schwester ist berufstätig, hat eine 50 Stunden Woche und [.] kann nur jede zweite Woche kommen." (I-23-129)

„Aber dann war klar, meine Schwester A. war zu dem Zeitpunkt im Landtag [...]. Also völlig zeitlich ganz knapp, ich war eben halt halbtags tätig. Und meine andere Schwester [..] hat zwei Kinder, die waren damals klein, glaub die Zweite war gerade erst geboren. [...] ihr Mann hat eigenständig Häuser, die er selber umbaut und das ist alles ziemlich chaotisch und die macht da auch noch die Buchführung [..]. (I-24-11)

Daraus resultiert, wenn Schwestern vorhanden sind, heißt dies nicht unmittelbar, dass sie auch die häusliche Versorgung der Eltern übernehmen.

Relevante Legitimationen für Schwestern, die Pflege ablehnen zu können, sind somit die fehlende physische Konstitution bei schwerer körperlicher Pflegearbeit, aber insbesondere das starke Involviert-Sein und die damit verbundene hohe Zeitbindung in die Berufstätigkeit oder die Zuständigkeit für die Kindererziehung mit zusätzlicher Berufstätigkeit.

Bei der Analyse der Narrationen zu den *Motiven* der häuslich pflegenden Männer wird deutlich, dass insbesondere die (Ehe-)Partner, aber auch ein Teil der pflegenden Söhne die Pflegeübernahme aufgrund der bestehenden engen Beziehung zu der (Ehe-)Partnerin oder dem Elternteil als *Selbstverständlichkeit* artikuliert.

„Ja, es war eigentlich für mich selbstverständlich. [...] obwohl es durch die Krankheit das Verhältnis natürlich belastet hat. Aber, ich hab, also, (atmet tief aus) nie dran gedacht irgendwie das noch auf weitere abzuwälzen oder, oder meine Frau zu verlassen." (I-6-46, Ehegatte)

„Sag ich: ‚Für mich ist es [die Pflegeübernahme] selbstverständlich, denn ich denke, (mit gepresster weinerlicher Stimme) wir haben alle den Eltern genug zu verdanken, dass wir das tun sollten.'" (I-2-52, Sohn)

Die Pflege aus *Dankbarkeit bzw. Reziprozität* wurde als ein *Motiv* in diesem Sample von einigen Söhnen geäußert oder geht indirekt aus den Narrationen hervor. Die Söhne empfinden Dankbarkeit für die erfahrene Unterstützung der Eltern im Rahmen des Lebensverlaufes von der Geburt bis zum Erwachsenenalter, so dass sie etwas zurückgeben wollen.

„[...] und sie hat mich früher großgezogen, hat mir die Brust gegeben. Heute ist sie dran, jetzt muss [ich] ihr auch irgendwas zurückgeben." (I-9-102)

„[...] das sind meine Eltern, also Elternteil sagt man, die haben uns auch geholfen und helfen uns immer noch und wieso sollten dann nicht (..) das umgekehrt machen. [...] Das ist so eine Art Dankbarkeit." (I-29-151)

Vereinzelt wird von den Söhnen auch die Möglichkeit zur *Selbsterfahrung* und Bereicherung artikuliert. Dabei wird die Pflegeübernahme als Erweiterung des bisherigen Erfahrungshorizonts zur persönlichen (Weiter-)Entwicklung gesehen, z. B., das eigene Leben neu reflektieren und anders gestalten zu können.

„Ja, das war die Krankheit von der Gerda [Mutter] ist für mich die Chance. Ist für mich die Chance, ein anderes Leben zu machen. Ist für mich die Chance (hustet), mit meiner Frau ne andere Beziehung zu haben, ja." (I-1-230)

Eher selten äußern Söhne, dass sie die Pflege aus einem *Verpflichtungsgefühl* heraus übernehmen. Dieses kann aufgrund eines Versprechens gegenüber einem verstorbenen Elternteil ausgelöst sein, sich um den noch lebenden Elternteil sorgen zu „müssen". Ebenfalls kann eine Vorsorgevollmacht bestehen, die zu dieser Verpflichtung führt.

„Was für mich ausschlaggebend ist oder war, ist, dass meine Mutter in großer Sorge war, um den weiteren Verbleib und Zustand und das Leben des Vaters, welches mich dann mit in die Verantwortung automatisch gezogen hat. Weil ich zu meiner Mutter eine [.] große Verantwortung verspürt habe oder Verbundenheit verspürt habe." (I-16-19)

„Und von meiner Mutter wusste ich ja, deswegen auch ihre immer wieder ihre Forderung nach ner Vorsorgevollmacht, die sie abschließen wollte, dass sie keinesfalls von meinem Bruder/ ein von meinem Bruder bestimmtes Leben führen wollte im Pflegefall. [...] und die Frage, wie kann man so eine Verpflichtung, der man mal zugestimmt hat, dann auch umsetzen. Ich hatte vor[her] meiner Mutter mal versprochen gehabt, ich kümmere mich drum." (I-15-78)

Von einem Sohn wird ein *Verpflichtungsgefühl* gegenüber den Eltern in Kombination mit dem Motiv der *Reziprozität* geäußert, obwohl zu den Eltern eine ambivalente bzw. eher negative Beziehung besteht.

*„Meine Eltern waren keine sehr angenehmen Eltern, muss man ehrlich sagen.
Aber ich hab mir dann doch, eben jetzt im Alter gesagt, Du kümmerst dich trotzdem
um sie, des ist einfach Verpflichtung. Es gibt andere Kinder, wie schon gesagt, die
werden in Slums groß, die werden missbraucht [...], die müssen auch in ihrem
Leben erwachsen werden, und so was, da hast's du's ja trotzdem noch gut gehabt. "
(I-20-9)*

Nur zwei (Ehe-)Partner nennen auch *Verpflichtung* bzw. *Konvention* als *Beweggrund*
aufgrund des Eheversprechens. Allerdings geht dieses *Motiv* eher indirekt aus den
Narrationen hervor.

*„Ja, es war eigentlich für mich selbstverständlich. [...] obwohl es durch die
Krankheit das Verhältnis natürlich belastet hat. Aber, ich hab, also, (atmet tief aus)
nie [.] dran gedacht irgendwie das noch auf weitere [.], abzuwälzen [.], oder meine
Frau zu verlassen oder [.] sie irgendwie. Aber so lang es ging, hab ich eben meine
[.] Frau gepflegt und ich hab das so hingenommen und akzeptiert, wie es halt
war. " (I-6-46)*   '

*„[...] Das ist wie in guten und schlechten Tagen – so heißt es im Ehespruch [...]. "
(I-13-10)*

Die meisten (Ehe-)Partner äußern als *Motiv* zur Pflegeübernahme, dass sie ihre Frau
unterstützen, weil sie sie *lieben*. Dies impliziert auch eine Verknüpfung der
Pflegeübernahme mit einer positiven Beziehung bzw. einer bestehenden günstigen
Beziehungsqualität.

*„[...] den Schwur vor Gott, den hab ich für mich gemacht. Bis dass der Tod uns
scheidet, das ist für mich keine leere Phrase, das ist für mich ein Schwur der gilt
und den ich abgelegt hab weil ich meine Frau auch wirklich lieb hab (.) und ich
weiß es hundertprozentig, wenn mir etwas passiert wär, meine Frau würde genau
dasselbe für mich tun (..) und ich weiß [.], wenn man einen Bund fürs Leben
schließt, dann ist das für mich fürs Leben. ". (I-3-53)*

*„[...] also ich würde mal sagen, das ist Liebe. Ja, also wir haben zehn Jahre schön
verlebt, ohne Krach ohne Zank. " (I-4-415)*

Die Söhne artikulieren nur vereinzelt die *Liebe* zu den Eltern als Grund für eine
Pflegeübernahme.

*„Also, wenn man mal sagt, man will helfen und liebt seine Eltern, dann versucht
man ja schon auch, grad als gesetzlicher Betreuer, eher das Beste zu machen. " (I-
18-85)*

Sowohl pflegende Söhne und (Ehe-)Partner artikulieren *hohe ethische Werte und Normen*. Hier ist das Ideal der Familie zu nennen, das starke familiäre Verbundenheit und Familienzusammenhalt sowie die Unterstützung in Krisensituationen impliziert, z. B. bei Pflegebedürftigkeit.

> *„Die Familienangehörigen, wenn die krank sind oder je nachdem, die werden nicht zum Altenheim [...] oder irgendwo hingebracht, sondern die werden zu Hause gepflegt und die bleiben zu Hause und das dieser Zusammenhalt zwischen Familien und Familienangehörige [...] die soziale Beziehung." (I-5-139)*

> *Und ich denk mal so [.] Familienbande sind doch/ für mich war das eigentlich immer wichtig und [.] das war halt auch vielleicht auch mit ein Grund, warum ich das auch gemacht hab, weil ich Familie aufrechterhalten wollte [...]. (I-25-93)*

Als *Beweggründe* zur Pflegeübernahme werden auch eigene *Ideale und Werte* des Helfens gesehen, so dass die Hilfeleistung bei dem pflegebedürftigen Angehörigen als Chance zur Realisierung der eigenen Ideale genutzt wird.

> *„[...] eigentlich sind die ganzen Werte und Ideale, die ich mein Leben lang, so in mir hatte und drüber nachgedacht hab, die müssen jetzt gelebt werden, und das versuche ich so gut wie möglich zu machen und das, mein was ich eigentlich von anderen Menschen erwartet hätte, dass die des machen und tun, das erwarte ich nun von mir." (I-3-101)*

Hinzukommen als Familienideal die Toleranz und Anerkennung der individuellen Persönlichkeit. So wird hier die Koexistenz von verschiedenen Lebensstilen und Interessen sowohl der eigenen als auch die der Mutter im Rahmen der Pflegetätigkeit umgesetzt.

> *„[...] der Pluralismus [..] auch in der Familie und wenn man's weiß, muss man darauf Rücksicht nehmen und das versuch ich halt in der Pflege so gut wie möglich." (I-15-149)*

Diese *Werte und Normen* wurden meist bereits in der Herkunftsfamilie praktiziert.

> *„[...] durch eben das Stückchen Menschlichkeit, was ja meiner Familie eher so eigen ist." (I-15-123)*

Nur eine Pflegeperson benennt *altruistische Vorstellungen* als Gründe für die Pflegeübernahme bei einem Freund. Diese Einstellung aus einer Art Selbstlosigkeit oder Uneigennützigkeit heraus sowie der dadurch verknüpften Art des Helfens im Zusammenhang mit den Pflegeaufgaben ist mit Freude verbunden.

„Mir macht das also erst mal ne ganze Menge Spaß für Menschen da zu sein, dass ist ne Ur-Einstellung, es gibt ja diesen psychologischen Altruismus, kennen Sie nicht?" *(I-26-13)*

Hinzukommen sowohl bei den (Ehe-)Partnern als auch bei den Söhnen christliche Überzeugungen, die zur Pflegeübernahme motivieren und Kraft spenden. Folgendes Beispiel zeigt die religiöse Glaubensüberzeugung eines pflegenden Ehegatten, in dem der Glaube Kraft spendet und dabei unterstützt, die Situation der Pflegeperson, aber auch des pflegebedürftigen Angehörigen, günstig zu beeinflussen.

„Das / und wir haben viel Gnade erlebt, also viel jetzt mal Gebetserhörungen aus unserer Sicht der Dinge, dass einfach das Gedächtnis wieder angesprungen ist [...]." *(I-13-10)*

Die Werte des christlichen Glaubens können richtungsweisende Aspekte beim positiven Umgang mit anderen Menschen geben.

„Und deswegen bin ich auch so (..) christlich ja doch kann man sagen. Christlich und das ich auch zum größten Teil auch gut mit Menschen umgehen kann." *(I-10-140)*

Die Pflegeübernahme kann auch das Gewissen entlasten, im Hinblick auf den christlichen Glauben und das Bild eines strafenden und belohnenden Gottes.

„Äh ich hab äh mein Vater jetzt bis zum Schluss gepflegt. Der hat also, kann auch wirklich sagen, ich kann mir auf die Schulter klopfen und brauche mir da nichts vorzuwerfen, sollte es mal eines Tages dann mal so'n jüngstes Gericht geben und so." *(I-25-17)*

Die Übernahme der Pflege kann auch *finanziell* motiviert sein. In den Interviews sind dazu sowohl Äußerungen von Söhnen als auch von Ehegatten zu finden. Einige Söhne sind der Auffassung, dass sie das Geld für die hohen Kosten des Pflegeheimes auch selbst einsparen können.

„Gut in Ordnung (.) bevor wir se ins Pflegeheim tun und ein Haufen Geld ausgeben. So lang wie es geht, mach ich das." *(I-10-15)*

„[...] Und dort [im Pflegeheim] jede Menge Geld verbraten. [...] Ich kann das Geld hier gut selbst verwenden [...]." *(I-27-413, 415)*

„[Der Pflegeheimaufenthalt] dreieinhalbtausend Euro gekostet hat, ne. Das hält man auch nicht lange durch finanziell [.]. Nach sechs Wochen hab ich sie dann wieder mit heim [.] genommen [...]." *(I-4-62)*

Ebenso kann die Weitergabe von Besitz, z. B. das geerbte Haus, dazu verpflichten, die Pflege eines Elternteils zu übernehmen und für die Söhne zum *Motiv* werden.

„Ah ja, das war so, weil die Brüder haben alle, ich hab zwei Brüder noch, zwei ältere. „Und wie wir hierhergekommen sind, die haben praktisch von den Eltern einen Bauplatz bekommen [..] da haben wir die Häuser gebaut für die. Und ich hab kein Bauplatz bekommen [...] da sollt ich das Haus bekommen, hier. Des ist wirklich meine Aufgabe gewesen, dann die Pflege auch zu übernehmen, ne? Ich hab auch immer hier gewohnt. (7 Sek.) Wie's der Mutter dann schlechter gegangen ist, musste ich des dann halt übernehmen." (I-21-12)

„[...] das ist nun mal Dein Schicksal, dafür hast Du ja das Haus. Meine Geschwister haben darauf verzichtet." (I-2-38)

Aus der Zusammenschau der Interviews resultiert, dass *äußere Aspekte* bei der Pflegeübernahme eine Rolle spielen. Hierzu zählen vorhandene zeitliche Kapazitäten, z. B. positive strukturelle Bedingungen im Beruf, Teilzeitarbeit und Frühverrentung, räumliche Nähe zur pflegebedürftigen Person, Familienstand, ohne Partnerschaft, keine oder erwachsene Kinder, negative Erfahrungen mit Pflegeheimaufenthalten, positive körperliche Konstitution und keine zur Verfügung stehenden Geschwister, die Pflegeaufgaben übernehmen können. Häufig erwähnen Söhne und Ehegatten, dass sie aufgrund eines plötzlichen Ereignisses oder auch eines schleichenden Prozesses in die Pflegesituation „hineinrutschen". Der Pflegeübernahme geht meist kein bewusster Entscheidungsprozess voraus.

Als *Motive* zur Pflegeübernahme nennen die pflegenden Männer Reziprozität, Liebe, Selbsterfahrung, Verpflichtung, ethische Werte und Normen, religiöse Überzeugungen und finanzielle Aspekte. Unterschiedliche Motive und äußere Aspekte können sowohl einzeln als auch gleichzeitig auftreten und sich überschneiden. Äußere Aspekte können selbst zum *Motiv* werden.

Tabelle 12 zeigt eine Zusammenschau der aus dem Datenmaterial resultierenden Motive und äußeren Aspekte der Pflegeübernahme.

Tabelle 12: Motive und Aspekte bei der Pflegeübernahme

Motive	Pflegeperson	Erläuterungen
Reziprozität/Dankbarkeit	Söhne	Austausch, etwas zurückgeben wollen
Liebe	(Ehe-)Partnerinnen, Söhne	Langjährige positive Beziehung
Selbsterfahrung	Söhne	Pflege als Entwicklungspotenzial
Verpflichtung	Söhne, Ehegatten	Angehörige(r) lässt keine fremde Hilfe zu, Verpflichtungsgefühl aufgrund der Bindung oder Vererbung von Besitz, Vorsorgevollmacht, Eheversprechen etc.
Ethische Werte und Normen, religiöse Überzeugungen	Söhne, Ehegatten	Ideal der Familie, Chance seine Ideale zu realisieren, Altruismus, Ethik des Helfens, Gewissensentlastung, christliche Überzeugung
Finanzielle Gründe	Söhne, Ehegatten	Einsparungen der Kosten des Pflegeheimaufenthaltes, Immobilien
Äußere Aspekte	Ehegatten und Söhne	zeitliche Kapazitäten, räumliche Nähe, erwachsene bzw. keine Kinder, alleinstehend, negative Erfahrungen mit der Qualität von Pflegeheimen, positive körperliche Konstitution, keine Geschwister vorhanden, die in die Pflegeaufgaben eingebunden werden können

5.2.3   Biographische Faktoren bei der Pflegeübernahme

In den beiden nachfolgenden Kapiteln wird analysiert, inwiefern biografische Erfahrungen mit Pflege- und Sorgetätigkeiten bestehen, z. B. mit pflegerischen und hauswirtschaftlichen Aufgaben im Lebensverlauf. Ebenfalls wird exploriert, inwiefern diese mit der jetzigen Pflegesituation verknüpft sind bzw. diese beeinflussen.

Zur Analyse der biografischen Erfahrungen mit Pflege- und Sorgetätigkeiten im Lebensverlauf wurden folgende Kategorien gebildet:

A) in der Kindheit (0 bis 12 Jahre)
B) im Jugendalter (13. bis 25. Lebensjahr)[92]
C) im Erwachsenenalter (ab 26 Jahre)

5.2.3.1   Erfahrungen in der Kindheit und im Jugendalter

Erfahrungen mit Pflege- und Sorgetätigkeiten in der Kindheit werden von einem pflegenden Sohn als eine *Art Tradition in der Familie* bezeichnet. Die Versorgung ist durch die Betreuung pflegebedürftiger Angehöriger möglichst bis zum Tode in der häuslichen Umgebung charakterisiert, was als prägende Erfahrung eingestuft wird.

„ Was Pflege anbelangt war das eigentlich immer ein roter Faden bei uns zu Hause, weil [.] ich bin groß geworden mit einer fast blinden Großtante. Das war die Tante meiner Mutter. Die wurde von (.) (hüstelt) von meiner Mutter bis zu deren Tode versorgt." (I-25-3)

Ein Sohn beschreibt, dass er während der eigenen *Kindheit mit dem Pflegebedarf der Mutter* konfrontiert gewesen sei, die bis heute an einer unheilbaren Erkrankung mit zunehmendem Hilfebedarf leide. Hier sei er schrittweise in die Pflegeaufgaben hineingewachsen und wolle auch weiterhin die Versorgung seiner Mutter übernehmen.

„;[...] und ich bin [.] da reingewachsen. [...] Das Schicksal [es] so vorgesehen hat, dass ich mich da kümmere und mich da kümmern will'" [...]. (I-7-53)

Ferner seien Personen, die *Vorbildfunktionen in institutionellen Einrichtungen* innegehabt hätten, z. B. im Kindergarten, ebenfalls sehr prägend für das Pflegeverhalten im späteren Lebensverlauf gewesen, wenn sie sich durch einen besonderen liebe- und verständnisvollen Umgang ausgezeichnet hätten. Von diesen habe man auch

---

[92] Das Jugendalter ist analog der „Shell-Jugendstudien" definiert (vgl. Albert et al. 2015, S. 33).

haushaltsrelevante Tätigkeiten erlernt, die auch heute bei der Durchführung der Pflege hilfreich seien.

„[...] so meine ganze Einstellung, was das Miteinander von Menschen beruht halt auf die Zeit vom Kindergarten her, weil ich da viel gelernt habe, oder beigebracht bekommen habe und hab mir das auch angeeignet. (I-10-11) [...]. Denn sie [die Erzieherin] hat ja auch mit uns gekocht, hat uns Kochen beigebracht, hat uns Backen beigebracht, sie hat uns sogar Nähen beigebracht und Häkeln und Stricken. " (I-10-61)

So beschreibt ein pflegender Sohn, dass ihm *Praktika während der Schulzeit* in einem Krankenhaus oder Jugendsozialwerk geholfen hätten, Hemmschwellen und Berührungsängste im Kontext von körperlicher Pflege abzubauen.

„Ich hab schon als Schuljunge mal ein Praktikum im Krankenhaus gemacht [...]. Äh das ist halt, was weiß ich, 1964 oder so gewesen und da haben wir zum Beispiel Pfannen ausgeleert und so was. Oder wenn ich bei äh Kindern Hausaufgabenhilfe und äh Spiele und auch mal ne Fahrt gemacht hab vom Jugendsozialwerk aus, da hab ich auch mal die Kotze von nen Kindern weg gewischt, wenn's so was gab. [..]   ᐟ da hab ich keine großen Hemmungen. " (I-18-21)

Weitere Erfahrungen im Pflegekontext sammelten einige der Männer bereits im Jugendalter, beispielsweise während des *Zivildienstes*[93]. Diese Erlebnisse prädestinieren dazu, mit Tod und Leid besser umgehen zu können sowie die Hemmschwellen in Bezug auf Pflegetätigkeiten zu senken.

„Ich betrachte das als Selbstverständlichkeit. Ich hab das im Zivildienst gelernt, ich hab dort tote Frauen aufgefunden, wie ich Essen auf Rädern ausgefahren [habe], [..] mir ist nichts fremd im Leben gewesen. [.] Gerade in jungen Jahren mit 18 Jahren hab ich viel Elend gesehen. Da ist das, was meine Mutter hat noch Gold dagegen. " (I-22-30)

Ein pflegender Sohn greift auf Erfahrungswerte im Rahmen von *ehrenamtlicher Arbeit* bei der Betreuung einer älteren behinderten Dame neben seinem früheren Studium zurück. Diese Erfahrungen hätten im Nachhinein zu einer Erleichterung bei der Übernahme von Pflegeaufgaben beigetragen.

---

[93] Der Zivildienst galt in der Bundesrepublik Deutschland zur Zeit der allgemeinen Wehrdienstpflicht als die häufigste Form der Erfüllung eines Wehrersatzdienstes für anerkannte Kriegsdienstverweigerer. Die Wehrpflicht wurde im Jahr 2011 ausgesetzt, infolgedessen es seit 2012 in Deutschland auch keinen Zivildienst mehr gibt. Der am 1. Juli 2011 geschaffene Bundesfreiwilligendienst steht allen Personengruppen, unabhängig von Alter und Geschlecht, offen.

„Parallel zum Studium und meinen Jobs habe ich zum Beispiel lange eine ältere Frau betreut, die im Rollstuhl saß und hab immer auch erzählt, dass beide was davon hatten, obwohl sie Multiple Sklerose hatte, hat sie mit wenig Einkommen feine kleine Essen gemacht [...] Also es war wirklich für beide schön. [...] Also in diesem Sinne hatte ich da schon kleine helfende Tätigkeiten, die ich vielleicht einmal die Woche ausgeübt habe." (I-18-3)

5.2.3.2 Erfahrungen im Erwachsenenalter

Von Relevanz ist, dass in diesem Sample insgesamt sechs Personen eine Berufsaus-bildung im sozialen bzw. im medizinischen Bereich absolviert haben. Zwei Söhne und ein Ehegatte verfügen über ein abgeschlossenes Studium der Sozialen Arbeit, wovon nur noch eine Person den Beruf ausübt. Zwei Söhne haben Berufsausbildungen als Krankenpfleger und einer als Masseur sowie medizinischer Bademeister.

Die Daten deuten darauf hin, dass ein Beruf im Sozial- oder Gesundheitswesen als ein relevant begünstigender Faktor für eine Pflegeübernahme gesehen werden kann.

„Und bis zu einem gewissen Grad, na ja gut, das ist ein [..] ein erbärmlicher Vergleich, aber bis zu einem gewissen Grad ist das ja auch Sozialarbeit, was ich da mache." (I-20-9)

Ein Sohn artikuliert, dass er Erfahrungen im Erwachsenenalter im Rahmen *einer kurzzeitigen Aushilfstätigkeit* im *Pflegeheim* gemacht habe. Dieses Erleben helfe ihm dabei, dass ihn die Pflegetätigkeiten nicht belasteten.

„[...] ich habe das von Anfang an nicht als Belastung empfunden, vielleicht auch deswegen, weil ich [.] eben schon mal in der Pflege [Pflegeheim] kurz gejobbt habe und dort ja ganz viele fremde Frauen gewaschen hab und das für die Frauen immer ganz schrecklich [war]." (I-24-20)

Ein pflegender Sohn äußert, dass bestimmte, im Erwachsenenalter zu bewältigende *existenzielle Krisensituationen* die spätere Pflegeübernahme bei der Mutter erleichterten.

„Also jetzt wir waren das schon gewohnt mit ähm außergewöhnlichen Situationen umzugehen, wo Arzt sagt: ,Schwangerschaftsabbruch dringend angeraten, weil ist schon ein Kind vorhanden und das Risiko ist groß. [...] Und mit dem Bangen mit dem Leben des Kindes nach der Geburt, was ja auch dann ganz dramatisch war, einige Tage lang. Oh das ist dann echt extrem. Und dann ist so ne Aufgabe [mit der Mutter], sind die Verhaltensmuster schon mal da, wenigstens." (I-15-217)

Ein pflegender Ehegatte artikuliert, dass es prägend und motivierend ist, wenn *ein anderes Familienmitglied,* in diesem Falle der Vater, auch *Pflegetätigkeiten* bei der Mutter bzw. Ehefrau übernimmt.

„[...] ja, das mag vielleicht prägend sein. Das kann vielleicht auch eine Sache sein, wo man sagt, 'Hut ab, Vater' [...] ja, fast 15 Jahre macht er das jetzt schon (I-4-151, 153) [...]. Wir motivieren uns gegenseitig, würde ich sagen, das ist vielleicht des Bessere. Weil meine Mutter, die kann noch auf die Toilette gehen und so, das geht alles noch." (I-4-156)

Wenn im Erwachsenenalter bereits Erfahrungen im Rahmen einer *ehrenamtlichen Tätigkeit* in der sozialen Arbeit gemacht wurden, prädestinieren diese dazu, Pflegetätigkeiten zu übernehmen.

„[...] mich um andere Behinderte gekümmert habe, das habe ich vorher immer gemacht, ich hab ganz viel Soziale Arbeit geleistet, aber das hab ich so nebenbei gemacht, so ehrenamtlich, hab mich da mal ein bisschen eingesetzt und hier mal ein bisschen eingesetzt und ich war dann auch ne Zeitlang als Betreuer hier in B. gewesen." (I-26-13)

Umgekehrt zeigt auch ein Beispiel eines informell pflegenden Mannes ohne biographische pflegerische Erfahrungen, dass Pflegetätigkeiten als belastend(er) wahrgenommen werden, wenn kein Handlungsrepertoire durch entsprechende Erfahrungswerte zur Verfügung steht. Dies kann dann der Fall sein, wenn Männer ein tradiertes Rollenmodell mit einer entsprechend klassischen Verteilung der Aufgaben favorisieren.

„Aber Männer sind erst mal dem ausgeliefert. [...] Ich hab, ich hab nämlich den Eindruck, dass Frauen eher rationaler an die Sache herangehen. Weniger so emotional. [...] Weil äh die pflegen, weil sie halt die Pfleger sind in der Familie. [...] Wir müssen uns mal geistig erst äh auf diese Situation einstellen. Wir haben vorher Berufe oder/ ich hab Beruf gehabt [...] Also ich musste mein Leben richtig umbauen." (I-27-361)

5.2.3.3 Zusammenschau der biographischen Erfahrungen

Insgesamt äußern mehr als die Hälfte der Männer prägende Erfahrungen in der Kindheit, im Jugendalter und/oder im Erwachsenenalter.

In der nachfolgenden Tabelle wird ein Überblick zu den biographischen Erfahrungen mit Pflegetätigkeiten im Lebensverlauf gegeben.

Tabelle 13: Art der biographischen Erfahrungen mit Pflegetätigkeiten im Lebensverlauf

Kindheit und Jugendalter[94]	Erwachsenenalter
Pflege als eine Art Tradition in der Familie	Beruf im Sozial- oder Gesundheitswesen
Pflegebedarf der Mutter bereits in der Kindheit	Aushilfstätigkeiten im Pflegebereich
Vorbilder in institutionellen Einrichtungen der Kindheit, z. B. Kindergarten	Anderes Familienmitglied ist ebenfalls Pflegeperson
Praktika in der Schule	Existentielle Krisensituationen mit anderen Familienmitgliedern
Zivildienst	Erfahrungen mit Haushaltstätigkeiten
Ehrenamtliche Arbeit	Ehrenamtliche Arbeit

Aus dem Datenmaterial geht hervor, dass biographische Erfahrungen mit sozial-pflegerischen Tätigkeiten in der Kindheit und/oder im Jugendalter und/oder im Erwachsenenalter mit der aktuellen Pflegeübernahme und -bereitschaft in engem Zusammenhang stehen und die Pflegesituation beeinflussen. Die Erfahrungswerte im Lebensverlauf mit beeinträchtigten Menschen können dazu beitragen, Hemmschwellen bei der Ausführung von Pflegetätigkeiten abzubauen. Aufgrund von Erfahrungen kann auf ein vertrautes Handlungsrepertoire zurückgegriffen werden, so dass die Pflegeübernahme als weniger belastend für die Pflegeperson perzipiert wird.

Bei den meisten Männern dieses Samples, die nicht auf biographische Erfahrungen zurückgreifen können, wirken sich hohe Werte und Normen beeinflussend auf die Motive zur Pflegeübernahme und Pflegebereitschaft aus (vgl. Kapitel 5.2.2). Hier sind beispielsweise das Ideal der Familie und religiöse Überzeugungen zu nennen.

---

[94] Das Jugendalter wird analog der „Shell-Jugendstudien" vom 12. bis zum 25. Lebensjahr definiert (vgl. Albert et al. 2015, S. 33).

5.2.4 Pflegende (Ehe-)Partner und Söhne

Zwischen der (Ehe-)Partnerpflege (n = 8) und der Elternpflege (n = 21) bestehen in diesem Sample signifikante Differenzen im Pflegeverhalten. Die vorgestellten Ergebnisse werden hier nicht einzeln anhand „narrativer Aussagen" der Betroffenen belegt, da diese sowohl aus der Typologie als auch aus den bisher analysierten Themenstellungen hervorgehen. Tabelle 14 skizziert relevante Unterschiede des Pflegeverhaltens zwischen (Ehe-)Partnern und Söhnen.

Tabelle 14: Unterschiede im Pflegeverhalten von (Ehe-)Partnern und Söhnen

Differenzen	Ehegatten bzw. Lebenspartner n = 8	Söhne n = 21
Delegationsart	supplementäre Pflegetätigkeit, auch solitäre Pflegetätigkeit (vgl. Typ 2 und Typ 4)	Organisierende, supplementäre, prävalente, solitäre Pflegetätigkeit (vgl. die Typen 1-4)
Motive	Insbesondere Pflege aus Liebe basierend auf der Beziehungsqualität, selten Eheversprechen als Verpflichtung	Unterschiedliche Motive (vgl. Kapitel 5.2.2), insbesondere Dankbarkeit und Reziprozität
Beziehung zur gepflegten Person	Positive Beziehung, starke Eingebundenheit in die Pflege aufgrund der engen Beziehung	Vorwiegend positive Beziehung, vereinzelt negative bzw. ambivalente Beziehungen
Wohnumfeld	Vorwiegend gemeinsame Haushaltsführung (n = 7) mit der Ehefrau	Vorwiegend getrennte Haushaltsführung, (n = 13), seltener gemeinsame Haushaltsführung (n = 8)
Distanz zur gepflegten Person	Distanz im Sinne von Abgrenzung zur Pflegesituation ist kaum bis gar nicht vorhanden	Distanz im Sinne von Abgrenzung zur Pflegesituation ist häufig gegeben
Grenzen der Pflegeübernahme	Werden kaum artikuliert	Werden häufiger artikuliert
Probleme bei der Ausführung von Tätigkeiten	Teilweise bei der Wohnungsreinigung und beim Kochen	Häufig bei der Intimpflege der Mutter, teilweise bei der Wohnungsreinigung und beim Kochen
Verpflichtungs- gefühl	Fühlt sich aufgrund des Eheversprechens auch normativ verpflichtet	Weniger normative Verpflichtung (vgl. Motive zur Pflegeübernahme Kapitel 5.2.2)

Differenzen	Ehegatten bzw. Lebenspartner n = 8	Söhne n = 21
Umfang der Pflegetätigkeit	Bei der Pflegeübernahme wenig ausschlaggebend	Fließt bei der Pflegeübernahme häufiger mit ein
Unterstützungs-leistungen	Tendenz, große Anteile der Pflege zu übernehmen	Tendenz zu größeren Netzwerken mit mehr Unterstützungsleister(inne)n

Aus Tabelle 14 geht hervor, dass bei pflegenden Männern die Beziehungsqualität in engem Zusammenhang mit der Pflegeübernahme steht. Alle pflegenden (Ehe-)Partner dieses Samples (n = 8) bewerten die Beziehungen zu der zu pflegenden (Ehe-)Partnerin als positiv. Von den einundzwanzig pflegenden Söhnen beurteilen sechzehn das Verhältnis zum zu pflegenden Elternteil als erfreulich. Die anderen fünf Söhne beschreiben ihre Beziehung zu der zu pflegenden Person als ambivalent oder eher negativ; in vier Fällen zur Mutter und in einem zum Vater. Dennoch übernehmen sie die Hauptverantwortung bei den Pflegeaufgaben, was auf intensiv wirkende Motive zur Pflegeübernahme sowie Werte und Normen zurückgeführt werden kann. Bei den pflegenden Söhnen ist eine deutliche Tendenz erkennbar, dass sie bei der Sicherstellung der häuslichen Versorgung der Mutter und zur Durchführung der Intimpflege professionelle Pflegedienste hinzuziehen, unabhängig vom Umfang der Pflege- und Berufstätigkeit. Eine Besonderheit der (Ehe-)Partnerinnenpflege stellt in diesem Sample der wenig beachtete Faktor des Pflegeumfangs dar. Dies könnte darauf zurückzuführen sein, dass bei der Pflegeübernahme die positive Beziehungsqualität zur (Ehe-)Partnerin im Vordergrund steht. Allerdings könnten auch finanzielle Gründe des Ehegattenunterhalts als relevanter Aspekt mit einfließen.

5.2.5 Zusammenfassung der fallvergleichenden Themen

Die unterschiedlichen Dimensionen der Lebenslagen, des Wohnumfelds, der Erwerbsarbeit und der Pflegetätigkeit, der sozialen Netzwerke, der wirtschaftlichen Lage und der gesundheitlichen Bedingungen der pflegenden Männer dieses Samples wurden fallvergleichend analysiert und mit ausgewählten, relevanten Handlungsspiel-räumen (vgl. Kapitel 3.2) in Beziehung gesetzt.

Zentrale Ergebnisse sind, dass alle pflegenden Männer dieses Samples in Bezug auf das Wohnumfeld in unmittelbarer Umgebung der pflegebedürftigen Personen leben. Es konnte aufgezeigt werden, dass der Spielraum der sozialen und räumlichen Mobilität aufgrund der relativ geringen örtlichen Distanz zur Pflegeperson ziemlich hoch ist.

Die Handlungsspielräume zur Vereinbarkeit stehen mit dem Pflegeumfang und den beruflichen Strukturen in enger Beziehung. Spielräume, beispielsweise zur Regeneration und Partizipation im Rahmen der Vereinbarkeit, können zum einen durch die Delegation von Pflegetätigkeiten an dritte Personen (wozu ausreichend finanzielle Spielräume erforderlich sind) und/oder durch positive strukturelle Bedingungen am Arbeitsplatz erweitert werden. Die berufstätigen pflegenden Männer weisen größere strukturelle berufliche Spielräume zur Vereinbarkeit auf, z. B. eine gesicherte berufliche Position, die Möglichkeit der Teilzeitarbeit und flexible Arbeitszeitkonten. Als Begrenzungen der strukturellen, beruflichen Handlungsspielräume nennen die Pflegepersonen beispielsweise Einschränkungen in der beruflichen Karriereorientierung durch Teilzeitarbeit, Inkaufnahme monotoner Arbeitsabläufe, keine Möglichkeit zur Reduzierung der Arbeitszeit aufgrund des hohen Verantwortungsbereichs, körperliche Erkrankungen wegen der Doppelbelastung und fehlenden Regenerationszeiten. Hinzu kommen finanzielle Einschränkungen durch anfallende Opportunitätskosten. Kann der Umfang der Pflegetätigkeit nicht mehr mit der Berufstätigkeit in Einklang gebracht werden, hat dies die Reduzierung bzw. die Aufgabe der Berufstätigkeit oder die Unterbringung der pflegebedürftigen Person in einem Pflegeheim zur Folge.

Ausschlaggebend für die Stabilität der sozialen Netzwerke ist nicht die Netzwerkgröße, sondern die Zuverlässigkeit der Netzwerkpartner(innen). Hinzu kommt der Spielraum der Kontakte, die Kooperation und die Unterstützung, der relevant für die Verfügbarkeit von zuverlässigen und bedarfsgerechten Versorgungsangeboten für pflegebedürftige ältere Menschen ist. Die Dimension der sozialen Netzwerke ist mit der der Erwerbstätigkeit und der Pflegetätigkeit insofern verknüpft, da hier der jeweilige Pflegeumfang in beiden Bereichen davon abhängt, wie groß und stabil die Netzwerke sein müssen.

Entscheidend für die wirtschaftliche Lage ist der finanzielle Handlungsspielraum des Einkommens und anderer Vermögenswerte, z. B. Immobilienbesitz und Renteneinkünfte der pflegebedürftigen Personen. Opportunitätskosten werden zum Teil durch Eigenleistung bei der Pflege (Einsparungen von Diensten), dem Bezug von Pflegegeld oder sonstigen Vermögenswerten vorwiegend von der pflegebedürftigen Person ausgeglichen, um den bisherigen Lebensstandard zu sichern.

Beim Vergleich der gesundheitlichen Lage zeigt sich, dass die erwerbstätigen Personen vielfältigen Belastungen durch die Wahrnehmung direkter und indirekter Pflegetätigkeiten ausgesetzt sind und Einschränkungen des Regenerations- und Partizipationsspielraumes in Kauf nehmen müssen. Nicht mehr erwerbstätige Pflegepersonen sind teilweise physisch beeinträchtigt und aufgrund der Pflegetätigkeit noch stärker belastet. Die Pflege wird als gewinnbringend wahrgenommen, wenn Möglichkeiten der persönlichen Entwicklung, eine Selbstwirksamkeit bei der Pflegetätigkeit, positive Reaktionen der Außenwelt und neue Freiräume zur eigenen Lebensgestaltung vorhanden sind.

Resümierend kann anhand der fallvergleichenden Analyse des Lebenslagenkonzeptes somit ein Muster identifiziert werden, welches ineinander verzahnte Faktoren bzw. Bedingungen enthält und als Handlungsstrategie zur Realisierung der Vereinbarkeit von Pflege- und Berufstätigkeit genutzt werden kann.

Es besteht aus den Dimensionen der Lebenslagen und den daraus resultierenden Spielräumen, die ausschlaggebend zur Vereinbarkeit von Pflege und Beruf sind. Diese konstituieren sich aus der Dimension der Berufs- und Pflegetätigkeit, welche in Zusammenhang mit dem Spielraum der strukturellen Bedingungen am Arbeitsplatz, aber auch dem Pflegeumfang stehen. Die Dimension der gesundheitlichen Lage besteht aus den Möglichkeiten zur Regeneration und der Verwirklichung eigener Interessen. Die sozialen Netzwerke stellen die bedarfsgerechte Verfügbarkeit der Unterstützungsleister-(inne)n sicher. Des Weiteren ist die wirtschaftliche Lage durch das zur Verfügung stehende Einkommen und die Opportunitätskosten determiniert. Die Opportunitäts-kosten enthalten die finanziellen Einschränkungen durch die u. U. reduzierte Berufstätigkeit und die Kosten der delegierten Pflegetätigkeiten. Die Dimension des Wohnumfeldes ist durch die geographische Nähe und zeitnahe Erreichbarkeit der pflegebedürftigen Person charakterisiert.

Aus der Analyse der Beweggründe ist ersichtlich, dass die Pflegeübernahme aufgrund einer plötzlichen oder schleichenden Erkrankung der versorgungsbedürftigen Person beginnt, was als „Hineinrutschen" in die Pflegesituation interpretiert werden kann. Dies geschieht durch den meist progredienten Verlauf der Pflegebedürftigkeit, wobei der Pflegeumfang graduell zunimmt, so dass keine bewusste Entscheidung getroffen werden kann.

Neben Motiven werden auch äußere Aspekte der Pflegeübernahme identifiziert. Hierzu zählen die Nähe zur pflegebedürftigen Person bzw. das Zusammenleben, der Familien-stand, die körperliche Konstitution und zeitliche Kapazitäten, z. B. durch Teilzeitarbeit und Frühverrentung. Zu den weiteren äußeren Aspekten gehören auch weibliche Geschwister als Pflegepotential für die Eltern. Die Schwestern sind bei den im Sample vertretenen Söhnen unterrepräsentiert. Aber wenn sie vorhanden sind, ist es dennoch nicht selbstverständlich, dass sich diese an der häuslichen Versorgung der Eltern beteiligen. Von den 21 Söhnen im Sample verfügen drei Söhne über keine Geschwister, die restlichen 18 haben sieben Schwestern und 16 Brüder. Dies weist darauf hin, dass nur eine geringe Anzahl an potentiellen weiblichen Pflegepersonen zur Verfügung gestanden hat. Laut den Narrationen der Söhne ist in dieser Studie die Legitimation für die Schwestern, die Pflege nicht übernehmen zu können, deren physische Konstitution in Bezug auf schwere körperlicher Pflegearbeit, die starke Eingebundenheit in die Erwerbstätigkeit oder die Doppelbelastung durch Kindererziehung und Beruf. Ebenso wird sowohl von (Ehe-)Partnern als auch Söhnen häufig ein „Hineinschlittern" in die

Pflegeübernahme genannt. (Ehe-)Partner, aber auch teilweise Söhne, äußern sich dahingehend, dass es selbstverständlich sei, die Partnerin/Eltern zu pflegen. Als Motive zur Pflegeübernahme werden Reziprozität, Liebe, Selbsterfahrung, Verpflichtung, ethische Werte sowie Normen, religiöse Überzeugungen und Finanzen geäußert.

Aus der Analyse der biographischen Erfahrungen der Kindheit, des Jugendalters und des Erwachsenenalters geht hervor, dass diese stark beeinflussend auf die Pflegeübernahme und Pflegebereitschaft wirken. Bei den meisten Männern, die über keine biographischen Erfahrungen mit Pflegeaufgaben verfügen, scheinen hohe Werte und Normen (vgl. Kapitel 5.2.3) die Pflegeübernahme stark zu beeinflussen. Über die Hälfte der Befragten äußern biographische Erfahrungen in verschiedenen Lebensabschnitten. Beispiele sind Pflege in der Tradition der Familie, bestehender Pflegebedarf der Mutter in der Kindheit, Vermittlung von humanistischen Werten und Normen in der Primärfamilie als auch in Institutionen der Sozialisation. Insbesondere Erfahrungen im Rahmen von Praktika, des Zivildienstes oder ehrenamtlicher Arbeit erleichtern die spätere Pflegeübernahme und senken die Hemmschwelle, Pflegeaufgaben zu übernehmen. Es wird zudem geäußert, dass die Pflege somit weniger als Belastung empfunden wird. Ebenso begünstigen berufliche Erfahrungen im sozialen oder pflegerischen Bereich die Pflegebereitschaft.

Die Unterschiede des Pflegeverhaltens zwischen (Ehe-)Partnern (n = 8) und Söhnen (n = 21) liegen in dieser Studie u. a. in der Delegationsart. Die Söhne favorisieren ein facettenreiches Pflegeverhalten von „organisierend" bis „solitär". (Ehe-)Partner sind in den Typen der „supplementären" und „solitären" Pflegetätigkeit vertreten. Pflegende (Ehe-)Partner artikulieren, dass sie vor allem aus „Liebe" pflegen. Aus ihren Narrationen geht hervor, dass sie seltener aus einer Art Verpflichtung oder Konvention heraus ihre Partnerin versorgen. Die Söhne nennen indirekt und direkt Motive der Reziprozität, Dankbarkeit, Liebe und finanzielle Aspekte. Zudem sind Söhne eher in der Lage, Distanz zur Pflegesituation herzustellen und Grenzen der Pflegetätigkeit zu benennen. (Ehe-)Partner leben vorwiegend mit ihrer Partnerin im gemeinsamen Haushalt, wohingegen Söhne meist getrennte Haushalte favorisieren. Söhne artikulieren des Öfteren, Schwierigkeiten bei der Durchführung der Intimpflege der Mutter zu haben. Sowohl ein Teil der (Ehe-)Partner als auch Söhne übernimmt ungerne Haushaltstätigkeiten und benennt Schwierigkeiten bei der Durchführung, insbesondere zu Pflegebeginn. Dies trifft insbesondere auf Männer ohne biographisches Erfahrungsrepertoire mit Haushaltstätigkeiten zu. (Ehe-)Partner fühlen sich eher normativ zur Pflege verpflichtet als Söhne, die die Pflege leichter ablehnen können. Auch leisten (Ehe-)Partner meist einen höheren Umfang an Pflege als Söhne.

6   Diskussion der Ergebnisse

Unter Einbeziehung der vorgestellten mikro- als auch makrostrukturellen theoretischen Perspektiven und des Forschungsstandes werden die empirischen Ergebnisse dieser Studie anhand der Forschungsfragestellungen diskutiert.

6.1   Genderkonstruiertes Pflegeverhalten und „männliche" Identität

Zunächst soll die Forschungsfragestellung beantwortet werden, wie häuslich pflegende Männer im erwerbsfähigen Alter ihre Pflegearrangements konstruieren.

Aus der typisierenden Beschreibung geht hervor, dass Männer im erwerbsfähigen Alter ihre Pflegearrangements unterschiedlich gestalten und ihr Pflegeverhalten different ist. So konnten insgesamt vier Typen ermittelt werden:

- Typ 1 „organisierende Pflegetätigkeit"
- Typ 2 „supplementäre Pflegetätigkeit"
- Typ 3 „prävalente Pflegetätigkeit"
- Typ 4 „solitäre Pflegetätigkeit"

Typ 1 „organisierende Pflegetätigkeit" (n = 4) entspricht dem in vielen Studien beschriebenen Typus von Männern, die indirekte Pflege leisten und körpernahe Aufgaben, z. B. Körperpflege, delegieren. Die erforderlichen Unterstützungsleistungen der Pflegeperson werden vorwiegend an formelle Dienste (vgl. Schneekloth 2006, S. 408; Backes et al. 2008a, S. 55; Deufert 2013; Keck 2012; Lüdecke/Mnich 2009, S. 324; MetLife Mature Market Institute 2003, S. 6) und selten an informelle Unterstützungs-leister(innen) übertragen (ausführlichere Erläuterungen zur Inanspruchnahme von Unterstützungsleistungen zur Vereinbarkeit von Pflege und Beruf vgl. Kapitel 6.2). Die Typ-1-Männer erledigen direkte, körpernahe Pflege meist ungern, da sie u. a. als Anstrengung empfunden wird und eine Distanz bzw. Abgrenzung zur Pflegesituation kaum möglich ist. Ähnlich wie in US-amerikanischen Studien zu älteren, häuslich pflegenden Männern im Ruhestand (vgl. Calasanti 2006, S. 277; Russel 2004; 2007a/b) greifen die Männer des Typs 1 auf berufliche Strategien eines „managerialen Verhaltens" bei der Durchführung der häuslichen Pflegeaufgaben zurück, indem sie die Versorgung des Angehörigen organisieren.

Typ 2 „supplementäre Pflegetätigkeit" stellt in diesem Sample die größte Gruppe dar (n = 16). Neben der Erwerbstätigkeit wird sowohl direkte als auch indirekte Pflege geleistet. Zur Sicherstellung der Berufstätigkeit werden insbesondere formelle Dienste beansprucht. Die berufstätigen Männer dieses Typs weisen eher Gemeinsamkeiten mit

© Springer Fachmedien Wiesbaden GmbH, ein Teil von Springer Nature 2018
E. Dosch, *Wie Männer pflegen*, Vechtaer Beiträge zur Gerontologie,
https://doi.org/10.1007/978-3-658-22704-3_6

erwerbstätigen pflegenden Frauen auf als mit älteren Männern im Ruhestand (Auth/Dierkes 2015, S. 221).

Typ 3 „prävalente" Pflegetätigkeit" (n = 8) stellt die häusliche Versorgung des Angehörigen überwiegend selbst sicher und delegiert gelegentlich formelle als auch informelle Hilfen. Die berufstätigen Männer des Typs 3 können aufgrund der Teilzeittätigkeit relativ flexibel agieren, da zeitliche Freiräume vorhanden sind. Zudem liegt im Vergleich zu den anderen Typen ein niedrigerer Pflegeumfang vor (Pflegestufe I). Dieser Typ wird in der Fachliteratur kaum erwähnt.

Typ 4 „solitäre Pflegetätigkeit" (n = 2) stellt die Pflege ohne Unterstützung dritter Personen sicher. Zum Teil wird emotionale Hilfe aus dem Freundeskreis bezogen. Auch dieser Typ findet in Studien bisher wenig Erwähnung

In dieser Untersuchung werden von den Typen 2 bis 4 sowohl indirekte, organisatorische als auch direkte, körpernahe Aufgaben übernommen, ähnlich der Ergebnisse von Auth et al. (2016, S. 10) und Klott (2010, S. 122f.). Auth et al. (2016, S. 84) deuten die Übernahme direkter Körperpflege männlicher Pflegepersonen als Wandel „männlichen" Pflegeverhaltens. Auch die Typologie der Studie von Harris aus dem Jahre 1998 (vgl. Kapitel 3.5.1) zeigt bereits eine große Bandbreite an unterschiedlichen Verhaltensmustern von vorwiegend erwerbstätigen Söhnen auf. Beispielsweise enthält Typ 2 „the son who goes the extra mile" (ebd., S. 348f.) auch Söhne, die körpernahe bzw. direkte Pflege leisten.

Sowohl Typ 1 als auch Typ 3 können sich im Rahmen ihres gewählten Pflegestils gut von der Pflegesituation abgrenzen und sind dennoch emotional an der Pflege beteiligt. Dieses Ergebnis korrespondiert mit anderen Studien, in denen ältere Männer im Ruhestand einen Pflegestil der Management- und Fürsorgeorientierung favorisieren (vgl. Russel 2007a/b). Typ 2 und Typ 4 sind derart stark in die Pflege involviert, dass eine Distanz zur Pflegesituation kaum hergestellt werden kann bzw. eine Abgrenzung kaum möglich ist. Insbesondere pflegende (Ehe-)Partner können sich aufgrund der engen Bindung zur Pflegeperson schwer von der Pflegesituation distanzieren (vgl. Kaye 2005, S. 363). Das Pflegeverhalten der Typen 2 bis 4 enthält ebenfalls fürsorgliche Elemente.

Insbesondere den berufstätigen Männern des Typs 2 und 4 bleibt wenig Zeit, die Pflege „männlich" zu inszenieren bzw. „Produzentenstolz" zu entwickeln und neue Wege zu beschreiten (Langehennig 2012). Die Typen 1 bis 3 haben die größten Gestaltungsspielräume aufgrund zeitlicher Ressourcen und nutzen diese vorwiegend für eigene berufliche Interessen oder zur Freizeitgestaltung, teilweise auch mit ihren zu pflegenden Angehörigen. Aufgrund der zeitlichen Einschränkung ist bei den berufstätigen Männern nur bedingt eine kreative Ausführung der Pflegetätigkeiten mit „männlicher" Akzentuierung (vgl. Langehennig 2012) möglich.

Aus verschiedenen Studien geht hervor, dass vor allem ältere pflegende Männer aus ihrer Arbeitseinstellung im Hinblick auf die Pflege auch erhebliche Gewinne zögen, in dem Sinn, dass sie das Gefühl der Wirkkraft und Kontrolle über ihr Handeln hätten (vgl. Langehennig 2012, Hammer 2014, Russell 2007a). Ein spezieller Rückgriff auf berufliche Fähigkeiten bei der Pflegetätigkeit konnte nur bei Typ 1 identifiziert werden, obgleich bei allen Typen in verschiedenem Maße eine Identifikation mit der Berufstätigkeit vorliegt. Die höchsten Gewinne und der geringste Belastungsgrad konnten bei Typ 1 und 3 aufgezeigt werden, da diese über die größten Regenerations- und Partizipationsspielräume verfügen. Als Gewinne und Lernerfahrungen (vgl. Gröning 2015, Langehennig 2012, S 32; Zank/Schacke 2007) sind hier die Möglichkeit der persönlichen Entwicklung durch die Pflege, Selbstwirksamkeit bei der Pflegetätigkeit durch das Einbringen eigener (beruflicher) Fähigkeiten, positive Reaktionen der Außenwelt und neue Freiräume zur eigenen Lebensgestaltung zu betrachten.

Im Vergleich zu den Studien von Davidson et al. (2000, S. 544), Calasanti und Bowen (2006, S. 262; vgl. auch Parker/Seymour 1998, Rose/Bruce 1995) konnte in diesem Sample nicht festgestellt werden, dass von pflegenden (Ehe-)Partnern Aufgaben der Körperpflege, z. B. Baden und der Umgang mit Inkontinenz, explizit an gleichgeschlechtliche Personen delegiert werden. Nach den genannten Studien würden sie nur die Körperpflege übernehmen, weil keine Töchter oder geeigneten Pflegedienste vorhanden seien. Die (Ehe-)Partner im erwerbsfähigen Alter in diesem Sample delegieren verschiedene Aufgaben zur Sicherstellung der Berufstätigkeit vorzugsweise an formelle Dienste oder stellen die Pflege ihrer (Ehe-)Partnerin selbst sicher. Ein deutliches Indiz dafür ist, dass gerade an den Wochenenden diese professionellen Dienstleistungen bei den berufstätigen (Ehe-)Partnern nicht beansprucht werden.

Des Weiteren wird der Fragestellung nachgegangen, ob Männer Pflegetätigkeiten als vergeschlechtlicht wahrnehmen und falls ja, wie sie ihre Arbeit in dieser Handlungslogik positionieren.

Ein Großteil der pflegenden Söhne äußert, dass eine Grenze bei der Intimpflege der Mutter vorhanden sei, da diese als Tabuzone wahrgenommen werde (vgl. Hammer 2014, S. 133ff.; Klott 2010, S. 127; Senf 1995) und deshalb Pflegedienste zur Intimpflege beansprucht werden. Aus einigen Interviews geht hervor, dass Männer insbesondere zu Beginn der Pflegeübernahme Probleme mit den Pflegetätigkeiten haben, beispielsweise bei Haushalts- und Pflegetätigkeiten, und dass es Frauen aufgrund der Erfahrungswerte durch die Kindererziehung leichter falle, sich um andere zu sorgen und somit auch Pflegeaufgaben zu übernehmen (vgl. Hammer 2014).

Um das Pflegeverhalten von Männern im Hinblick auf die Identität in einer weiblich konnotierten Pflegewelt vor dem Hintergrund des Doing-Gender-Konzeptes erklären zu können, sind bestimmte Muster von Relevanz, z. B. Arbeitsteilung in Familien oder Haushaltstätigkeiten, die ebenso zur Herstellung einer Geschlechtsidentität beitragen (Fenstermaker 2002, S. 110f.).

Zur Erklärung des Pflegeverhaltens in dieser Studie ist insbesondere der Erklärungsansatz u. a. von Bielby und Bielby (1989) hilfreich. Nach diesem können Männer normative Erwartungen der Versorgung von Familienmitgliedern einfacher mit ihrer Rolle als berufstätiger Mann verknüpfen (vgl. Jabsen und Blossfeld 2008, S. 302). Ähnlich verhält es sich mit dem „Kompensationsansatz", laut dem Männer in Beziehungen als Allein- oder Zuverdiener am ehesten dazu bereit sind, sich im Haushalt zu betätigen bzw. weiblich konnotierte Tätigkeiten wie Pflegeaufgaben zu übernehmen, da sie durch ihre Berufstätigkeit ihre Geschlechtsidentität bestätigen können (Bittman et al. 2003). Die Nicht-Erwerbstätigkeit des Mannes stellt eine Normverletzung dar, so dass ein geschlechtskonformes Verhalten angestrebt wird (Brines 1994, S. 665). Dieses Verhalten wird von Greenstein (2000) als „deviance neutralization" bezeichnet (ebd., S. 332). Vergleicht man diesen Ansatz mit der typisierenden Beschreibung des Pflegeverhaltens häuslich pflegender Männer, so weist Typ 1 als „erfolgreicher Mann mit Fürsorgequalitäten" die höchste Berufsidentität auf. Er greift auf berufliche Strategien der Erwerbstätigkeit zurück und organisiert die Pflegeaufgaben in einer Weise, dass sie seine bisherige Lebensgestaltung, vor allem seine Berufstätigkeit, möglichst wenig beeinträchtigen. Typ 2, der seinen Beruf zur Sicherung des Lebensunterhalts aufrechterhalten muss, aber dennoch stark in die Pflege eingebunden ist, orientiert sich sowohl an der Berufstätigkeit als auch an den Pflegeaufgaben. Für ihn besteht nach wie vor die Möglichkeit, sich mit seiner Berufstätigkeit zu identifizieren, da diese neben der Pflege ein fester Bestandteil seiner Lebensgestaltung ist. Typ 3 ist zwar in Teilzeit tätig und orientiert seine Berufstätigkeit nach der Pflege, dennoch ist eine Berufsidentifikation gegeben, da auch die Teilzeittätigkeit ein fester Bestandteil der Lebensgestaltung ist. Hinzu kommt, dass die in Teilzeit berufstätigen Interviewpartner verstärkt über ihre Berufstätigkeit sprechen. Aufgrund der relativ geringen Pflegestufe (Pflegestufe I) bei vorliegender Teilzeittätigkeit nutzen sie die Freiräume auch teilweise für eine berufliche Weiterentwicklung oder betrachten die Pflege als Weiterführung ihrer Berufstätigkeit. Typ 4 orientiert sich vollständig an der Pflege, da er sowohl einen Pflegeberuf ausübt als auch sein Privatleben völlig an der Pflegetätigkeit ausrichtet. Deshalb kann bei ihm die private Pflege als eine Weiterführung seiner Berufstätigkeit in der professionellen Krankenpflege interpretiert werden. Hier ist die Pflegeübernahme und der Eintritt in eine weiblich konnotierte Pflegewelt bereits mit der Berufsidentität verknüpft, womit die „männliche" Identität aufrechterhalten bzw. die Geschlechtsidentität bestätigt werden kann. Auch die nicht mehr erwerbstätigen pflegenden Männer bezeichnen ihre Pflegetätigkeit auch teilweise als „Weiterführung ihrer Berufstätigkeit".

Da die Nicht-Erwerbstätigkeit des Mannes eine Normverletzung darstellt und ein geschlechtskonformes Verhalten angestrebt wird (Brines 1994, S. 665), scheint es so zu sein, dass die nicht mehr erwerbstätigen Männer die Pflege als Weiterführung ihrer Berufstätigkeit betrachten, um ihre Identität als Mann aufrecht erhalten zu können. Aufgrund der vorliegenden Berufsorientierung wird deutlich, dass Männer aus einem eigenen Selbstverständnis heraus die Pflege doch „männlich" akzentuieren, indem sie diese als eine Art Berufsarbeit begreifen (vgl. Calasanti/King 2007, Langehennig 2012). Hier zeigt sich deutlich, wie sich die Kategorie „Geschlecht" als relevanter Teil der Identität bei der Ausführung von Pflege- und Sorgearbeit widerspiegelt (vgl. Calasanti/Bowen 2006, S. 254). Die eben genannte These könnte auch eine Erklärung dafür sein, weshalb die meisten pflegenden Männer in Vollzeit erwerbstätig sind (vgl. Kapitel 3.4.2). Insgesamt kann die Schlussfolgerung gezogen werden, dass Männer neben indirekten auch direkte Pflegetätigkeiten oder auch Haushaltsaufgaben ausführen würden, wenn sie diese „männlich" analog ihrer beruflichen Identität akzentuieren und der Tätigkeit somit ein „männliches" Image verleihen können.

Die These, dass pflegende Männer vornehmlich ihre Pflegeaufgaben nach dem Beruf ausrichten (vgl. Auth et al. 2016, S. 99), kann somit überwiegend bestätigt werden. Allerdings zeigt sich trotz unterschiedlichen Pflegeverhaltens, dass Männer sich hierdurch „männlich" definieren, um ihre Geschlechtsidentität aufrechtzuerhalten. Obgleich Männer auch aufgrund der Pflegeübernahme ihre Berufstätigkeit reduzieren oder sogar aufgeben, besteht dennoch eine starke Berufsidentität. Einige Männer in dieser Untersuchung delegieren die Reinigung der Wohnung oder hauswirtschaftliche Verrichtungen, da es sich um ungewohnte und/oder unangenehme Aufgaben handelt. Allerdings kann nicht bestätigt werden, dass sich Männer, wie von Calasanti und King (2007) sowie Langehennig (2012) bei nicht mehr erwerbstätigen pflegenden Männern angenommen, verstärkt technische und organisatorische Aufgaben suchen, um ihre Tätigkeiten „männlich" zu akzentuieren.

6.2   Spagat zwischen Pflege und Beruf

Im Folgenden wird der Fragestellung nachgegangen, wie Männer Erwerbstätigkeit und Pflege vereinbaren. Vor diesem Hintergrund ist zu beantworten, in welchen Lebenslagen sie sich befinden und inwiefern diese ihre Gestaltungsspielräume beeinflussen. Ferner wird diskutiert, welche Unterstützungsleistungen Männer in ihren Pflegearrangements beanspruchen und für hilfreich erachten.

Das Konzept der Lebenslage wird zur Analyse herangezogen, um die materiellen und immateriellen Lebensverhältnisse der häuslich pflegenden Männer zu erfassen (vgl. Clemens/Naegele 2004, S. 387). Dabei zeigt die Lebenslage die Gesamtheit ungleicher

Lebensbedingungen auf (vgl. Hradil und Schiener 2001). Die objektiven Dimensionen des Wohnumfeldes, der Erwerbsarbeit und Pflegetätigkeit, der sozialen Netzwerke sowie der wirtschaftlichen und gesundheitlichen Lage werden herangezogen und mit den subjektiven Spielräumen in Beziehung gesetzt (vgl. Kapitel 3.2). Hieraus resultiert, dass sich die Handlungsspielräume entsprechend günstig oder ungünstig auf die Dimensionen der Lebenslagen auswirken.

Der Handlungsspielraum der strukturellen Bedingungen zur Vereinbarkeit von Pflege und Beruf der pflegenden Männer ist eng mit der Dimension der Erwerbsarbeit und Pflegetätigkeit verknüpft (vgl. Kapitel 3.2) und wirkt sich entsprechend auf sie aus. Aus der fallvergleichenden Analyse zur Vereinbarkeit von Pflege und Beruf (vgl. Kapitel 5.2.1) geht hervor, dass folgende begünstigende Spielräume der strukturellen beruflichen Bedingungen zur Vereinbarkeit von Pflege und Beruf bei berufstätigen Männern vorliegen und sich positiv auf die Vereinbarkeit der Erwerbsarbeit und Pflegetätigkeit auswirken:

- gesicherte berufliche Position

- die Möglichkeit der Voll- und Teilzeitarbeit

- flexible Arbeitszeitkonten mit der Gelegenheit Auf- und Abbaus von Überstunden

- Möglichkeit der Berufstätigkeit mit reduzierter Stundenanzahl und dennoch anspruchsvollen Aufgaben

- kollegiale und unterstützende Arbeitsatmosphäre und ein positives Betriebsklima – geprägt durch verständnisvolle Chefs und Arbeitskollegen

- Rückhalt durch den Betriebsrat und die Betriebsleitung, die bei Problemlagen kontaktiert werden können

- berufliche Freiräume aufgrund von Selbständigkeit

- zeitliche Ressourcen durch räumliche Nähe zum Arbeitsplatz und zur pflegebedürftigen Person

Die oben ausgeführten Ergebnisse stimmen weitgehend mit bisherigen Studien zu günstigen Bedingungen aus der Vereinbarkeitsforschung überein (vgl. Kohler/Döhner 2011, S. 75–106; Reichert 2012, S. 326ff.; Reichert 2016). Auth und Dierkes (2015, S. 221) untersuchen in ihrer Teilstudie die Unterstützungsbedarfe von berufstätigen pflegenden Männern. Sie stellen ebenfalls fest, dass diese aufgeschlossene Vorgesetzte benötigen (vgl. Dosch 2012) und empfehlen deshalb Sensibilisierungskurse für Führungskräfte. Die befragten Männer favorisieren, in Vollzeit tätig zu sein, mit der Möglichkeit einer maximalen Befristung der Arbeitszeit, z. B. zur Teilzeittätigkeit. Es seien sowohl planbare als auch flexible Arbeitszeiten erforderlich (vgl. Reuyß et al. 2012). Ferner würden sich entsprechende Beratungsangebote in Unternehmen als hilfreich erweisen (vgl. Auth/Dierkes 2015, S. 221). Zukünftig seien Maßnahmen zur

Sensibilisierung erforderlich, die auch Männer als relevante Zielgruppe erkennen (vgl. Auth et al. 2016, S. 101). Generell ginge es darum, Pflegetätigkeiten gesellschaftlich stärker zu achten (ebd.; vgl. Reichert 2016, S. 259). Hieraus resultiert, dass die Entwicklung einer Kultur der Wertschätzung für die Pflegetätigkeit auch für berufstätige pflegende Angehörige von großer Bedeutung ist.

Allerdings können auch ungünstige Modalitäten des Spielraums der strukturellen Bedingungen zur Vereinbarkeit identifiziert werden, die zur Folge haben, dass Pflegepersonen ihre Berufstätigkeit reduzieren oder sogar aufgegeben haben. Diese wurden in der bisherigen Vereinbarkeitsforschung eher rudimentär in den Blick genommen (vgl. Reichert 2012, S. 330).

Aus der fallvergleichenden Analyse (vgl. Kapitel 5.2.1) des Datenmaterials geht hervor, dass der zeitliche Pflegeumfang nicht mit dem zeitlichen Ausmaß der Erwerbsarbeit zu vereinbaren gewesen sei und dies zu einer Berufsaufgabe geführt habe. Gründe seien unzureichende strukturelle Bedingungen der Erwerbsarbeit, z. B. inflexible Arbeitszeiten infolge von Schichtdienst. Des Weiteren kann der Pflegeumfang bei steigendem Pflegebedarf trotz flexibler Arbeitszeit nicht mehr abgedeckt werden, da die verantwortungsvolle Tätigkeit keine zeitlichen Einschränkungen zulässt. Zudem sind Erkrankungen aufgrund der Doppelbelastung, fehlende Regenerationszeiten und hohe anfallende Opportunitätskosten bei Finanzierung der ambulanten Pflege in Relation zu dem Einkommen als weitere Faktoren fehlender beruflich-struktureller Voraussetzungen am Arbeitsplatz zu sehen. Die nicht mehr erwerbstätigen Männer stellen unabhängig vom Berufsstatus fest, dass die hohe zeitliche Beanspruchung im Beruf nicht mit dem Umfang der Pflegeaufgaben zu vereinbaren gewesen sei. Ein pflegender Sohn holt seine Mutter nach der Verrentung sogar aus dem Pflegeheim zu sich nach Hause. Hier bestätigt sich, dass die Folgen mangelnder Vereinbarkeit am Arbeitsplatz entweder zu einer Berufsaufgabe oder zur Unterbringung der pflegebedürftigen Person im Pflegeheim führen (vgl. Reichert 2012, S. 324f.; Keck 2012, S. 24ff.).

In der Forschungsliteratur werden nur einzelne Handlungsstrategien bzw. Faktoren zur Bewältigung der Vereinbarkeit von Pflege und Beruf genannt, jedoch sind diese häufig isoliert und nicht im Gesamtkontext aufgeführt (vgl. Preuß 2015, S. 438). Entsprechende Gestaltungsspielräume können aber dabei helfen, die Handlungsstrategien bei der Vereinbarkeit von Pflege und Beruf zu erweitern. Die Studie Carers@Work bietet einen Ansatz, verschiedene ausschlaggebende Faktoren zur Realisierung der Vereinbarkeit zu verknüpfen. Hierzu gehören der Grad der sozialen Unterstützung durch andere Personen, der Grad der Pflegestufe sowie das Potential zur *„flexiblen Gestaltung der Arbeitszeit und -geschwindigkeit"* (Reichert 2012, S. 324; vgl. Franke/Reichert 2010, S. 17; das Konzept von Preuß 2014 in Kapitel 3.4.4).

Bei der Analyse der Dimensionen der Lebenslagen (vgl. Kapitel 5.2.1) und den damit verbundenen Handlungsspielräumen können relevante Bedingungen identifiziert werden, die miteinander verzahnt sind und im Zusammenhang stehen Sie konstituieren sich aus flexiblen strukturellen Bedingungen der Berufstätigkeit, einer bedarfsgerechten Verfügbarkeit von Unterstützungsleister(inne)n im Netzwerk, dem Pflegeumfang, dem Potenzial zur Regeneration sowie dem Einkommen und den mit der Pflege verbundenen Opportunitätskosten. Hinzu kommen eine zeitnahe Erreichbarkeit des Arbeitsplatzes und der Pflegeperson.

Die strukturellen beruflichen und gesetzlichen Bedingungen zur Vereinbarkeit von Pflege und Beruf haben entsprechend günstige oder ungünstige Folgen für die Lebenslage der Pflegenden. Sowohl bei Typ 1 als auch bei Typ 3 können Erwerbsarbeit und Sorgetätigkeit ausbalanciert werden. Bei Typ 1 ist zwar ein erweiterter Handlungsspielraum durch flexible Arbeitszeiten gegeben, dieser reicht allerdings nicht aus, da das insgesamt hohe berufliche Arbeitspensum nicht eingeschränkt werden kann. Gleichzeitig liegt ein hoher Pflegebedarf vor, weshalb die Pflegetätigkeit vollständig an Dritte delegiert wird, um der Sorgeverantwortung gerecht zu werden. Die Typ-3-Männer sind in Teilzeit berufstätig und es liegt ein relativ niedriger Pflegeumfang vor, so dass die Vereinbarkeit leichter gelingt. Bei den Typen 2 und 4 ist die Vereinbarkeit dagegen sehr erschwert. Typ 2 verfügt zwar über günstigste strukturelle Bedingungen am Arbeitsplatz und delegiert die Pflegetätigkeiten während seiner beruflichen Abwesenheit an Dritte. Allerdings ist ein hoher Pflegeumfang selbst zu bewältigen, so dass sich dies insgesamt ungünstig auf seine Lebenssituation auswirkt. Ähnlich verhält es sich bei Typ 4. Er verfügt nur über mäßige strukturelle Möglichkeiten zur Vereinbarkeit seiner beruflichen Tätigkeit mit dem hohen Pflegepensum, das er bewerkstelligen muss.

Betrachtet man die gesundheitliche Lage und den Spielraum der Regeneration und Muße zur Erholung sowie Verfolgung eigener Interessen, so wirkt sich dieser entsprechend günstig oder ungünstig aus. Typ 1 und Typ 3 verfügen über größere zeitliche Spielräume der Regeneration und Muße, da sie vom Stundenumfang der Pflegetätigkeit nicht so stark in die Pflegeverantwortung eingebunden sind. Dies hat günstige Folgen für die gesundheitliche Lage, da sie geringeren Belastungssituationen ausgesetzt sind. Zudem ziehen sie aus der Pflegesituation auch erhebliche Gewinne, da sie diese als Herausforderung im Sinne einer neuen Lernerfahrung betrachten. Typ 2 und 4 hingegen sind relativ stark belastet, da sie kaum Rückzugsmöglichkeiten zur Regeneration besitzen, weil sie in großem Umfange in die Pflege eingebunden sind. Dies wirkt sich entsprechend ungünstig auf den Gesundheitszustand aus. Typ 2 und 4 sind derart stark in die Pflegeverantwortung involviert, dass sich dies in Form von hohen psychischen und physischen Belastungen beeinträchtigend auf die gesundheitliche Lage niederschlägt.

Das Haushaltseinkommen stellt ein relevantes Merkmal der Lebenslage dar, da es Zugänge zur Befriedigung verschiedener Interessen ermöglicht (vgl. Backes/Clemens 2013, S. 171). Die Männer des Typs 1 verfügen über das höchste Einkommen, zudem fallen bei ihnen die niedrigsten Opportunitätskosten an, da sie ihrer Erwerbsarbeit in vollem Umfange nachgehen können. Im Vergleich dazu sind die Opportunitätskosten des Typs 2 und 3 relativ hoch, insbesondere dann, wenn die Arbeitszeit eingeschränkt oder aufgegeben wurde.

Der Spielraum der räumlichen Nähe zur Pflegeperson und zum Arbeitsplatz ist für die männlichen Pflegepersonen dieser Studie relativ günstig, da diese Entfernung für sie im Großen und Ganzen gut zu bewältigen ist (bis ca. 20 km). Deshalb bestehen insgesamt positive Bedingungen im Bereich des Wohnumfeldes.

Aus der vorgenommenen Analyse geht hervor, dass auch die jeweiligen Ausprägungen der Dimensionen der Lebenslagen zueinander in Wechselwirkung stehen und sich beeinflussen.

Ferner wird die Frage beantwortet, welche formellen und informellen Unterstützungsleistungen Männer in ihren Pflegearrangements beanspruchen und als hilfreich erachten.

Aus dieser Studie resultiert, dass die Typen 1 und 2 über die größten Unterstützungsnetzwerke und die Typen 3 und 4 über die kleinsten verfügen. Zur Sicherstellung der Berufstätigkeit werden von den Typen 1 und 2 vorwiegend professionelle Dienste herangezogen. Zur Realisierung von Freizeitaktivitäten oder zur kurzfristigen Entlastung sind informelle Hilfen von Verwandten, Nachbar(innen)n und Freund(inn)e(n) von Relevanz. Typ 1 „organisierende Pflegetätigkeit" zeichnet sich durch die Delegation der Pflegetätigkeiten zum Zweck der möglichst uneingeschränkten Fortführung der Vollzeiterwerbstätigkeit aus (vgl. Schneider et al. 2005, S. 12). Typ 2 ist zwar auch berufsorientiert, aber durch die starke Involvierung in die Pflege trotz Inanspruchnahme von formellen Unterstützungsleistungen während der beruflichen Abwesenheit ebenso pflegeorientiert. Die Typen 3 und 4 richten ihre Erwerbstätigkeit stärker nach der Pflege aus als die Typen 1 und 2. Typ 3 ist in Teilzeit erwerbstätig und kann sich deshalb intensiver der Pflege widmen, auch wenn bei den Angehörigen der Berufstätigen dieses Typs nur eine relativ geringe Pflegestufe vorliegt. Dieser Typ nimmt nur gelegentlich Unterstützungsleistungen von formellen und informellen Diensten zur Freizeitgestaltung und während einer kurzfristigen beruflichen Abwesenheit in Anspruch. Typ 4 richtet sein Leben jedoch noch intensiver als Typ 3 nach der Pflege aus, da er einen hohen Pflegeumfang (Pflegestufe II) zu bewältigen hat und ihm kein Unterstützungsnetzwerk zur Verfügung steht.

Viele Studien belegen, dass Söhnen bei der Realisierung der Vereinbarkeit ein großes Netzwerk an Helfer(inne)n zur Verfügung steht und sie dieses auch intensiv nutzen (vgl.

Auth et al. 2016; Klott 2010; Lüdecke/Mnich 2009, S. 324). Erfolgreiche Pflegearrangements konstituieren sich aus einem Pflegemix von formellen und informellen Unterstützungsleistungen (vgl. Lüdecke/Mnich 2009, S. 315; Keck/Saraceno 2009; Kohler/Döhner 2011), die auch von den Typen 1 und 2 präferiert werden. Allerdings beziehen sich die Unterstützungsleitungen zur Sicherstellung der ambulanten Versorgung hauptsächlich auf formelle Hilfen wie ambulante Dienste sowie Tagespflegeeinrichtungen und nur teilweise auf informelle Hilfeleistungen durch Partner(innen), Geschwister, Freund(inn)e(n) und Nachbar(inne)n (vgl. Kapitel 5.1.1.2 und 5.1.4.2). Die Söhne des Typs 1 und die (Ehe-)Partner und Söhne des Typs 2 beziehen häufiger Beratungsleistungen (kognitive Unterstützung) von Fachkräften der Beratungsstellen, Pflegediensten und Hausärzt(inn)e(n), um sich über die Möglichkeiten zur Optimierung der ambulanten Versorgung und bestehende Sozialleistungen zu informieren. Die Beratungsangebote werden von den Männern unterschiedlich wahrgenommen: Von den Männern des Typs 1 werden sie als hilfreich und von den Typ-2-Männern als bedingt hilfreich eingestuft. Die Pflegepersonen des Typs 3 beanspruchen selten und die des Typs 4 gar keine Beratungsangebote bzw. vereinzelt nur zu Beginn der Pflegesituation. Aus unterschiedlichen Studien geht hervor, dass Pflegepersonen meist keinen Unterstützungsbedarf für sich sehen, da sie ihre Bedürfnisse als nicht ausreichend berücksichtigt empfinden und die Struktur der Angebote als zu bürokratisch und unüberschaubar wahrnehmen (vgl. Bestmann et al. 2014, S.13; SVR-Gesundheit 2014, S. 502ff.; Wetzstein et al. 2015, S. 9). Häufig seien Unterstützungsangebote über pflegende Angehörige hinweg entwickelt worden, so dass „the carers voice" zu wenig Beachtung fand, bzw. wurden Angebote entwickelt, ohne die Lebenssituation der Betroffenen umfänglich zu kennen respektive sie mit einzubeziehen (vgl. SVR-Gesundheit 2014, S. 503). Es bestehen in Deutschland eine überschaubare Anzahl an Studien, die sich mit dem geschlechtsspezifischen Unterstützungsbedarf insbesondere älterer häuslich pflegender Männer aus deren Sichtweise auseinandersetzen (z. B. Langehennig et al. 2012, Hammer 2014) bzw. ihren Fokus auf pflegende Söhne richten (z. B. Herrenbrück 2010, Kloth 2010) und betriebliche Strukturen bei der Erwerbstätigkeit mit einbeziehen (z. B. Auth et al. 2016). Pflegende Männer sollten in Bezug auf Unterstützungsangebote stärker als Zielgruppe wahrgenommen werden.

6.3   Motive und biografische Faktoren

Im Folgenden wird ausgeführt, welche spezifischen Motive und biografischen Faktoren bei pflegenden Männern vorliegen und inwiefern Aspekte der Biografie mit der Pflegeübernahme in Zusammenhang stehen.

Einige Studien erklären, dass vor allem Frauen in Pflegesituationen „hineinschlittern" würden (vgl. Gröning 2004, Klott 2010). Dies trifft auch auf einige der pflegenden

Männer dieses Samples zu, da ihnen aufgrund des oft schleichenden Pflegeprozesses oder der plötzlichen Krisensituation kaum Zeit bleibt, die Situation zu reflektieren (Klott 2010). Meist wird von den pflegenden (Ehe-)Partnern in dieser Studie geäußert, dass für sie die Pflege der Ehefrau eine Selbstverständlichkeit sei.

Aus der Analyse der Beweggründe geht hervor, dass bei den Motiven zur Pflegeübernahme speziell Reziprozität, Liebe, Selbsterfahrung, Verpflichtung, ethische Werte sowie Normen, religiöse Überzeugungen und finanzielle Aspekte eine Rolle spielen. Diese Ergebnisse stimmen vorwiegend mit den Motiven in Studien zu pflegenden Frauen überein (Maly 2001, Buijssen 1996, Hedtke-Becker 1999). Daraus resultiert, dass Frauen und Männer ähnliche Motive zur Pflege eines Angehörigen haben (vgl. Wallroth 2016).

Eine bezeichnende Differenz zwischen Söhnen und Töchtern scheint die matrilineare Orientierung der Generationenbeziehungen zu sein (vgl. Höpflinger 2000, BMFSFJ 2006), die vermutlich aufgrund der engen Bindungen zu einem intensiven Verpflichtungsgefühl führt (vgl. Schmid 2014). Insbesondere Töchter sind stark von verinnerlichten Normen und moralischen Vorstellungen bzw. gesellschaftlichen Zuschreibungen beeinflusst, weshalb sie sich wahrscheinlich nach wie vor stärker als Männer zur Pflege verpflichtet fühlen (Bracker et.al. 1988, Käsler-Heide 1998, Maly 2001, S. 36). Einige pflegende Söhne in dieser Untersuchung versorgen ihre Eltern aus hohen ethischen Werten und Normen heraus, geben aber eher selten an, sich verpflichtet zu fühlen. Viele Söhne verbalisieren, dass sie insbesondere aus Reziprozität und Dankbarkeit (vgl. Campbell/Carroll 2007, Klott 2012, Herrenbrück 2010) pflegen würden, ebenso werden direkt und indirekt finanzielle Aspekte und selten die Pflege aus Selbsterfahrung im Rahmen einer persönlichen Entwicklung heraus genannt. Franke (2006, S. 91) und Langehennig (2012) haben in ihren Studien festgestellt, dass die Pflege der Ehemänner aufgrund der Liebe zur Ehefrau übernommen wurde. Auch in dieser Exploration äußern die (Ehe-)Partner „Liebe" als Motiv. Hier wird indirekt zum Ausdruck gebracht, dass die Pflegeübernahme mit der Beziehungsqualität verknüpft ist und dass eine positive Beziehung bestanden hat. Die Pflege aufgrund eines Verpflichtungsgefühls gegenüber der Partnerin wird von den Partnern weniger häufig und eher indirekt benannt.

Dass Söhne vorwiegend Pflege übernehmen, wenn keine Schwestern vorhanden sind, wird in einigen Untersuchungen dementiert (vgl. Künemund 2005, Klott 2010). Insgesamt haben die 21 Söhne im Sample sieben Schwestern und 16 Brüder. Drei Söhne haben keine Geschwister. Die Söhne artikulieren, dass ihre Schwestern die Pflege vor allem aufgrund einer anspruchsvollen beruflichen Position nicht übernehmen konnten. Hinzu kommen die Situationen der Vereinbarkeit von Beruf und Kindererziehung sowie mangelnde physische Konstitution bei zu schwerer Pflegearbeit. Daraus resultiert, dass

Schwestern nicht unmittelbar auch die häusliche Versorgung der Eltern übernehmen (vgl. Klott 2010; Künemund 2005). Diesem Ergebnis steht die geringe Anzahl an potentiellen weiblichen Pflegepersonen gegenüber.

Aus der Analyse der biographischen Erfahrungen der Kindheit, des Jugendalters und des Erwachsenenalters resultiert, dass diese Lebensabschnitte in engem Zusammenhang mit der Pflegeübernahme und der Pflegebereitschaft von Männern stehen. Bei den Männern, die über keine speziellen biographischen Erfahrungen mit Pflegeaufgaben verfügen, scheinen hohe Werte und Normen (vgl. Kapitel 5.2.2) die Bereitschaft zur Pflegeübernahme zu beeinflussen. Mehr als die Hälfte der Befragten äußern biographische Erfahrungen in den unterschiedlichen Lebensphasen. Diese bestehen aus der Pflege als Tradition in der Familie, einem vorhandenen Pflegebedarf der Mutter in der Kindheit des Sohnes sowie der Vermittlung von humanistischen Werten und Normen in der Primärfamilie als auch in Institutionen der Sozialisation, z. B. Kindergarten und Schule. Vor allem Erfahrungen im Rahmen von Praktika, des Zivildienstes oder ehrenamtlicher Arbeit scheinen die spätere Pflegeübernahme zu erleichtern und Hemmschwellen zu senken. Es wird zudem geäußert, dass die Pflege dadurch und aufgrund von beruflichen Erfahrungen als weniger belastend wahrgenommen wird.

In der Literatur sind abgesehen von Klott (2010) kaum Quellen zu finden, welche dieses Thema aufgreifen. Diese Erfahrungswerte können relevante Ansatzpunkte darstellen, um die Pflegebereitschaft von Männern zu erhöhen.

6.4   Theoretische Überlegungen

Einige pflegende Männer fühlen sich von der Außenwelt als Exoten wahrgenommen (vgl. Typ 1), vor allem dann, wenn sie in Teilzeitarbeit tätig sind (vgl. Typ 2 und Typ 3). Die Gründe liegen insbesondere darin, dass sie nicht dem bestehenden androzentrischen Muster des Erwerbslebens in Deutschland entsprechen, welches die Vollzeitberufstätigkeit von Männern als Norm betrachtet und die familiäre Pflege- und Sorgearbeit meist unbeachtet lässt (vgl. Backes et al. 2008a, S. 29, Kapitel 3.1.3). Typ 1 schätzt sich in diesem Sample deswegen eher als exotisch ein. Dieser Typ entspricht allerdings dem androzentrischen Muster, da er einer Vollzeiterwerbstätigkeit nachgeht und „sogar" zusätzlich Pflegetätigkeiten bewältigt. Er ist auch der Typ, der dem „männlichen" Ideal der hegemonialen Männlichkeit (Connell 2015) am nächsten kommt, zumal er in der Lage ist, die Pflege vollständig zu delegieren und nur organisierende Pflegeaufgaben wahrzunehmen. Gerade die in Teilzeit berufstätigen Männer oder auch jene Männer, welche von Arbeitslosigkeit betroffen sind, dürften im Machtgefüge der Männlichkeitsformen aufgrund des Prestigeverlustes eher niedrig angesiedelt sein.

Betrachtet man das Verhalten häuslich pflegender Männer in Bezug auf das Konzept der doppelten Vergesellschaftung (Becker-Schmidt 2010), so zeigen sich je nach Typ soziale Ungleichheitslagen. Da Typ 1 über einen günstigen Berufsstatus verfügt und seine Berufstätigkeit aufgrund der „organisierenden Pflegetätigkeit" wenig durch die Pflegeaufgaben beeinträchtigt wird, bleibt die soziale Positionierung im Umfeld bestehen. Die Typen 2 bis 4 treten ähnlich wie Frauen in unterschiedlichen Graden durch das bestehende Vereinbarkeitsproblem in *„widersprüchlich strukturierte Praxisbereiche"* (Becker-Schmidt 2010, S. 68) sozialer Zusammenhänge ein. Hier erfolgt deshalb der Eintritt in die weiblich konnotierte Pflegewelt. Dabei verfügt Typ 3 „prävalente Pflegetätigkeit" über größere Selbstbestimmungsanteile im Vergleich zu den Typen 2 und 4, die vollständig in die Pflege involviert sind. Die berufstätigen Männer des Typs 3 haben aufgrund der Teilzeiterwerbstätigkeit höhere Opportunitätskosten zu tragen, aber dafür Freiräume zur Lebensgestaltung, da die pflegebedürftigen Angehörigen einen relativ geringen Pflegebedarf aufweisen (Pflegestufe I). Durch die Reduzierung der Arbeitszeit oder Aufgabe der Berufstätigkeit entstehen allerdings auch berufliche Diskontinuitäten ähnlich wie bei Frauen. Männer haben aufgrund der Pflegeübernahme teilweise ähnlich brüchige Erwerbsbiographien wie Frauen und sind somit auch größeren sozialen Risiken ausgesetzt. Hinzu kommen neben der Kategorie Geschlecht, auch die sozialstrukturellen Differenzierungen von Klasse bzw. Schicht hinzu, die sich bei den häuslich pflegenden Männern in Form des Berufsstatus zeigen. Betrachtet man in diesem Zusammenhang die Lebenslage als zentrales Merkmal der Ausgestaltung der geschlechtsspezifischen Vergesellschaftung (vgl. Backes et al. 2008a, S. 24; Backes 2006b; Backes 2007), sind Veränderungen hinsichtlich der Berufsbiographien von häuslich pflegenden Männern erkennbar. Diese äußern sich durch die Pflegeübernahme und einer damit verknüpften Teilzeitarbeit oder Berufsaufgabe. Aus den Interviews geht hervor, dass die meisten befragten pflegenden Männer dieses Samples auch abwägen, welche Opportunitätskosten auf sie zukommen und inwiefern sie diese durch die Einkünfte des Pflegegeldes oder der Rente des zu pflegenden Angehörigen kompensieren können. Trotz Pluralisierung und Individualisierung der Lebensformen und der aufgezeigten Veränderungen der Geschlechterrollen sind aufgrund der quantitativen Mehrheit als Pflegepersonen jedoch nach wie vor besonders Frauen von der doppelten Vergesellschaftung betroffen.

Insgesamt ist festzustellen, dass sich berufstätige pflegende Männer zunehmend den Verhaltensweisen von erwerbstätigen pflegenden Frauen annähern, da sie sich bei der Vereinbarkeit von Pflege und Beruf ähnlich wie Frauen in widersprüchlich strukturierten Praxisbereichen (Becker-Schmidt 2010, S. 68) der privaten und beruflichen Sphäre bewegen (vgl. Typen 2-4). Durch diese Annäherung erfolgt ein Eintritt in einen weiblich konnotierten, ungewohnten Lebensbereich, was zu einer Verunsicherung der Identität führen kann.

6.5   Implikationen für die gerontologische Praxis

Das Modell der genderkonstruierten Pflegetätigkeiten häuslich pflegender Männer im erwerbsfähigen Alter (vgl. Kapitel 5.1.1 bis 5.1.4) soll einen Beitrag zu einer differenzierten Betrachtungsweise „männlichen" Pflegeverhaltens leisten. Es soll dabei unterstützen, Männer als eigene Zielgruppe wahrzunehmen und in sozialpolitische Konzepte einzubeziehen, insbesondere im Hinblick auf die Förderung zur Pflegebereitschaft. Das Modell kann auch zur Einschätzung im Rahmen der Pflegeberatung bzw. des Case Managements und einer damit verbundenen gendersensiblen Hilfeplangestaltung bei der Vereinbarkeit von Pflege und Beruf dienen.

Vor dem Hintergrund, dass familiäre Pflege bzw. „Care" geschlechtsunabhängig geleistet werden kann (vgl. Kapitel 3.1.2.1), sind aus der Genderperspektive entwickelte Modelle von Relevanz, welche egalitäre Handlungsmuster liefern und Care-Aufgaben zwischen Männern und Frauen gerecht verteilen. Vorschläge zu einem Modell, das Gerechtigkeit im Geschlechterverhältnis erzeugt, liefert beispielsweise Stiegler (2009, S. 7; Stiegler/Wiechmann 2013).

Bisher wurde wenig diskutiert, wie Frauen und Männer die zunehmenden Care-Anforderungen neben ihrer Berufstätigkeit bewältigen können (vgl. Riegraf 2014). Deshalb empfiehlt die Sachverständigenkommission zum Zweiten Gleichstellungsbericht der Bundesregierung (2017, S. 110), das aktuelle „familienbasierte" Pflegesystem nicht weiter zu unterstützen, sondern ein „servicebasiertes" Pflegesystem nach skandinavischem Vorbild (vgl. Theobald 2014) einzuführen. Es besteht aus professionellen ambulanten und (teil-)stationären Angeboten und ist allen pflegenden berufstätigen Angehörigen zugänglich. Diese Art der Entlastungsmöglichkeit ist sicherlich auch für häuslich pflegende Männer attraktiv. Ferner können auch Wohn-Pflege-Gemeinschaften Unterstützung für berufstätige pflegende Angehörige bieten (Reimer/Riegraf 2015, S. 62) und je nach Intensität der Beteiligung der Angehörigen eine Option sowohl in einem „familienbasierten" als auch in einem „servicebasierten" Pflegesystem sein.

Aus der Teilstudie von Auth und Dierkes (2015) geht hervor, dass die bisher bestehenden Gesetzeslagen des Familienpflegezeitgesetzes und des Pflegezeitgesetzes für pflegende und potentiell pflegende Männer eine kontraproduktive Wirkung hat (vgl. Auth/Dierkes 2015, S. 221f., Kapitel 2.3 zur näheren Erläuterung). Denkbar wäre, dass eine staatliche Lohnfortzahlung ohne Darlehensrückzahlung im Rahmen des Pflegezeit- und Familienpflegezeitgesetzes eine Möglichkeit für Männer sein könnte, sich stärker an der Pflege zu beteiligen.

Mittlerweile sind zahlreiche Studien zu Maßnahmen der Vereinbarkeit von Beruf und Pflege vorhanden (vgl. Reichert 2016, Kohler/Döhner 2011). Nach der Studie des

Zentrums für Qualität in der Pflege setzen 67 Prozent der Unternehmen „*keine betriebsinternen Maßnahmen für eine bessere Vereinbarkeit von Beruf und Pflege um und haben auch nicht vor, dies zu ändern*" (Zentrum für Qualität in der Pflege 2013, S. 16). Selbst wenn Maßnahmen in Unternehmen für pflegende Angehörige existieren, werden diese meist nicht in Anspruch genommen, da sie häufig konträr zu den beruflichen Erwartungen an die Mitarbeiter(innen) stehen (vgl. Auth/Dierkes 2015, S. 221; Keck 2016, S. 175f.). Deshalb ist es empfehlenswert, dass Unternehmen Beratungsangebote an externe, professionelle Dienstleister delegieren, um so auch Privatsphäre und Datenschutz zu gewährleisten (Zentrum für Qualität in der Pflege 2016, S. 116).

Reichert (2016) betont, dass zwar erste Fortschritte der Entwicklung zur familienfreundlichen Gestaltung bei Arbeitgebern stattfinden, allerdings schreite „*die Breite und Geschwindigkeit des Umdenkens und des Umorientierens langsamer*" voran als vermutet (ebd., S. 261f.). Deshalb schlägt sie sieben übergreifende Handlungsempfehlungen vor, die Unternehmen dazu motivieren sollen, für ihre pflegenden Arbeitnehmer(innen) Angebote der Unterstützung bereit zu stellen (vgl. Reichert 2016, S. 259ff.). Als ausgewählte Beispiele dafür seien die Vorschläge einer gesamtgesellschaftlichen Anerkennung mit politischer Würdigung der Pflegetätigkeit von berufstätigen Pflegenden und die Unterstützung betrieblicher Maßnahmen für Beschäftigte in kleinen und mittleren Betrieben zu nennen, da in diesen ca. 60 Prozent der Beschäftigten tätig sind und es sich dabei vorwiegend um Frauen handelt (vgl. Reichert 2016, S. 260f.). Zu einer familienfreundlichen Arbeitsplatzgestaltung gehören aber auch flexible Arbeitsbedingungen, z. B. flexible Arbeitszeiten, Telearbeit und Arbeitszeitreduzierung bzw. die Möglichkeit zur Teilzeitarbeit für Männer und Frauen etc. (vgl. Kohler/Döhner 2011, S. 75–106; Reichert 2012, S. 326ff.; Bernard/Phillips 2007; Bold/Deußen 2013).

Zudem ist es von Relevanz, die bisher bestehenden einschlägigen Beratungsangebote für pflegende Angehörige wie Pflegestützpunkte und Beratungsangebote von kommunalen und freien Träger intensiver miteinander zu vernetzen und einen gendersensiblen Beratungsansatz gerade im Hinblick auf die Vereinbarkeit von Pflege und Beruf zu vertreten. Das am 1.1.2017 in Kraft getretene Pflegestärkungsgesetz III (PSG III) könnte hier Entwicklungspotentiale für die Einrichtung entsprechender Beratungsangebote in Kommunen bieten.

Vor dem Hintergrund der vorliegenden Forschungsergebnisse dieser Studie zeigt sich, dass gendersensible Beratungsangebote für häuslich pflegende Männer insofern relevant sind, da sie Räume benötigen, in denen sie ihre Geschlechtsidentität bestätigt wissen und sie somit das „Cross-Gender-Tabu", d. h. ihre Geschlechtergrenzen, durchbrechen können (vgl. Langehennig 2012, vgl. Kapitel 6.1). Hirsch (1996) bestätigt, dass Männer, die vor allem „männliche" Eigenschaften verinnerlicht haben und die häusliche

Versorgung „männlich" im Sinne von „doing gender" (West/Zimmermann 1987) akzentuieren, pflegerische Tätigkeiten in hoher Verantwortung und mit großem Engagement wahrnehmen. In der Beratungspraxis kann das Einnehmen dieser Perspektive und die Akzeptanz eines „maskulinen" Pflegestils Männer unterstützen, Geschlechtergrenzen trotz geschlechtsstereotypischer Identität zu überschreiten (vgl. Hirsch 1996).

Dieses Ergebnis spricht somit für einen Austausch in gleichgeschlechtlichen Gruppen, zumal sich einige der Männer dieses Samples in den meist von Frauen dominierten Gruppen unzureichend zu ihren Themen vertreten fühlen. Da ein Teil der Männer sich als Exoten in einer weiblich konnotierten Welt erleben, stellt die Inanspruchnahme eines Gesprächsangebotes in Angehörigengruppen aufgrund der Hemmnisse, beispielsweise Gefühle offen zu zeigen, eine Hürde dar. Langehennig (2012) empfiehlt deshalb, Angebote von Angehörigengruppen nicht als „Gesprächsgruppen" auszuschreiben, sondern ein niedrigschwelliges Angebot als „Arbeitskreis" oder „Gesprächswerkstatt" zu deklarieren. Relevant dabei sei die Unverfänglichkeit von „Werkstattgesprächen" oder einer „Gesprächswerkstatt für Männer in der Angehörigenpflege". Diese Angebote sollten allerdings mit einer klaren Zielsetzung verknüpft sein (ebd., S. 41). Da zu gender-sensiblen Beratungskonzepten Forschungsbedarf besteht (Backes 2005), sollte insbesondere die Individualität bei der Wahrnehmung der Pflegesituation bei zukünftigen Forschungsprojekten in den Blick genommen werden (vgl. Mahrer-Imhof et al. 2014). Deshalb kann gerade partizipative Forschung dazu beitragen, Bedarfslagen von pflegenden Angehörigen genauer zu analysieren. So können Probleme bei der Vereinbarkeit von Pflege und Beruf, z. B. ein zu kleines Unterstützungsnetzwerk, fehlende Informationen, das Handeln in plötzlich eintretenden Krisensituationen, unzureichende Freiräume, gendersensible Aspekte etc., betrachtet werden. Dabei geht es auch darum, die Vereinbarkeit von Pflege und Beruf geschlechtsspezifisch zu erforschen, um adäquate gendersensible Instrumente zu entwickeln.

7   Resümee und Ausblick

Im Resümee werden die Kernergebnisse dieser Arbeit vorgestellt. Der anschließende Ausblick reflektiert, wie die Analyseergebnisse zur Erweiterung des bisherigen Forschungsstandes beitragen und welche Limitationen und daraus resultierenden weiterführenden Fragestellungen sich daraus ergeben.

Ziel dieser Untersuchung ist es, folgende Forschungsfragestellungen aus der Genderperspektive zu beantworten:

1. Wie gestalten Männer im erwerbsfähigen Alter ihre Pflegearrangements und welche Typen des Pflegeverhaltens existieren?
2. Verfolgen pflegende Männer im Rahmen ihrer Pflegetätigkeiten eine vergeschlechtlichte Handlungslogik und wenn ja, wie gestaltet sich diese?
3. Wie vereinbaren Männer Erwerbstätigkeit und Pflege?
4. Welche formellen und informellen Unterstützungsleistungen nehmen pflegende Männer in Anspruch?
5. In welchen Lebenslagen befinden sich die häuslich pflegenden Männer und inwiefern beeinflussen diese die Gestaltungsspielräume der Pflegearrangements?
6. Welche Motive liegen bei pflegenden Männern vor und wie stehen biografische Faktoren mit der Pflegeübernahme in Zusammenhang?

Zur Beantwortung der Fragen werden 30 biographisch-narrative Interviews (Schütze 1983, Rosenthal 1995) mit Männern im erwerbsfähigen Alter zwischen 32 und 64 Jahren analysiert. Dieses Erhebungsverfahren wird in leicht modifizierter Form angewandt. Die Auswertung der Interviews erfolgt in Bezug auf die empirisch begründete Typenbildung (Kelle/Kluge 2010) sowie einer weiteren fallvergleichenden Analyse mittels Kategorien in Anlehnung an die qualitative Inhaltsanalyse (Kelle/Kluge 2010) mit Unterstützung der Datenanalyse-Software MAXQDA (Kuckartz 2016). Zur Visualisierung der Pflegearrangements und der bezogenen Unterstützungsleistungen wird das Verfahren der Netzwerkanalyse (Hollstein 2006, Hollstein/Pfeffer 2010) herangezogen.

© Springer Fachmedien Wiesbaden GmbH, ein Teil von Springer Nature 2018
E. Dosch, *Wie Männer pflegen*, Vechtaer Beiträge zur Gerontologie,
https://doi.org/10.1007/978-3-658-22704-3_7

7.1   Resümee

Im Folgenden werden die Kernergebnisse dieser Studie vorgestellt.

Vor dem Hintergrund der sozialkonstruktivistischen Genderforschung und dem Konzept des „doing gender" basiert diese Untersuchung auf der Grundannahme, dass die Kategorie „Geschlecht" sozial konstruiert ist, d. h., Gender wird als Resultat performativer[95] Tätigkeiten betrachtet. Doing gender entsteht in zwischenmenschlichen Interaktionen und verstetigt sich durch die Einwirkung institutioneller Ressourcen.

Anhand der Forschungsfragestellung, wie Männer im erwerbsfähigen Alter ihre Pflegearrangements konstruieren und welche Typen des Pflegeverhaltens existieren, wird die aus dem Datenmaterial entwickelte typisierende Beschreibung vorgestellt und im Anschluss die Gestaltung der Pflegearrangements sowie das daraus resultierende Pflegeverhalten erläutert.

Aus dem Datenmaterial wurden vier Typen entwickelt:

- Typ 1 „organisierende Pflegetätigkeit"
- Typ 2 „supplementäre Pflegetätigkeit"
- Typ 3 „prävalente Pflegetätigkeit"
- Typ 4 „solitäre Pflegetätigkeit"

In der nachfolgenden Tabelle werden ausgewählte Merkmale der Typologie dargestellt.

---

[95] Performativität bzw. Performative „bezeichnet an einem Ereignis die Merkmale Vollzug, Akt und Setzung [...] bei einer Handlung. Für die Sprache betont P. das Sprechen, am sozialen Handeln das Praktische" (Fuchs-Heinritz et al. 2011, S. 502).

Tabelle 15: Übersicht zentraler Ergebnisse der typisierenden Beschreibung der Arrangements der Pflegetätigkeiten

Merkmale	Organisierende Pflegetätigkeit, n = 4	Supplementäre Pflegetätigkeit, n = 16	Prävalente Pflegetätigkeit, n = 8	Solitäre Pflegetätigkeit, n = 2
Delegationsart	Vollständige Delegation direkter Pflege	Teildelegation direkter Pflege, mindestens 1x täglich	Gelegentliche Delegation direkter Pflege, 2x wöchentlich bis 1x monatlich	Keine Delegation
Selbst ausgeführte Aufgaben	Überwiegend indirekt	Indirekt und direkt	Direkt und indirekt	Direkt und indirekt
Inanspruchnahme von Unterstützungsleistungen	Vorwiegend formell	Vorwiegend formell	Formell und informell	Lediglich informelle, emotionale Unterstützung
Pflegeverhalten	Berufsorientierung im Vordergrund	Berufs- und Pflegeorientierung gleichermaßen	Berufsorientierung tritt zugunsten der Pflegeorientierung zurück	Pflegeorientierung
Bewältigungsstrategien/ Lebensgestaltung	Dominanz der beruflichen Sphäre; Anpassungen der Pflege an die Bedingungen des Berufs	Vereinbarkeit beider Sphären Pflege und Beruf erforderlich	Berufliche Sphäre wird zugunsten der Sphäre der Pflege reduziert oder aufgegeben	Pflege und berufliche Sphäre bilden eine Einheit bzw. Pflegetätigkeit gilt als Beruf
Identität	Starke Identifikation mit der Berufstätigkeit, Transfer der Fähigkeiten der beruflichen Sphäre in die Pflege	Starke Identifikation mit der Berufstätigkeit	Identifikation mit beruflichen Interessen und/oder neuen Freiräumen der Freizeitgestaltung	Identifikation mit der Pflegetätigkeit als Berufstätigkeit
Distanz zur Pflegesituation	Distanz wird durch die Delegationsart gewahrt	Distanz nur durch Berufstätigkeit möglich	Distanz durch eigene Freiräume	Keine Möglichkeit der Distanz

In Tabelle 16 folgt eine Übersicht zu ausgewählten Dimensionen der Lebenslagen in Bezug auf die Typologie der „Arrangements der Pflegetätigkeiten".

Tabelle 16: Übersicht zu ausgewählten Dimensionen der Lebenslagen

Lebenslagen	Organisierende Pflegetätigkeit, n = 4	Supplementäre Pflegetätigkeit, n = 16	Prävalente Pflegetätigkeit, n = 8	Solitäre Pflegetätigkeit, n = 2
Erwerbstätigkeit/ Umfang	Vollzeit (n = 4)	Vollzeit (n = 8), Teilzeit (n = 3), Erwerbsminderung, vorz. Ruhestand, Arbeitslosigkeit, Harz IV etc. (n = 5)	Teilzeit (n = 2), Erwerbsminderung, vorz. Ruhestand, Arbeitslosigkeit (n = 6)	Vollzeit (n = 1) Erwerbsminderung (n = 1)
Pflegeumfang	Pflegestufe III (n = 2) Pflegestufe II (n = 2)	Pflegestufe III (n = 9) Pflegestufe II (n = 3) Pflegestufe I (n = 4)	Pflegestufe III (n = 2) Pflegestufe II (n = 2) Pflegestufe I (n = 4)	Pflegestufe II (n = 2)
Gesundheitliche Lage	Belastungsgrenzen werden wahrgenommen und Ruhepausen eingelegt Eigene Interessen können – mit Einschränkungen – verfolgt werden	Belastungsgrenzen werden bedingt wahrgenommen, Ruhepausen erfolgen nur, wenn dringend erforderlich Eigene Interessen werden kaum verfolgt	Belastungsgrenzen werden wahrgenommen und Ruhepausen eingelegt Eigene Interessen können verfolgt werden	Belastungsgrenzen werden bedingt wahrgenommen, die Pflegeperson pflegt, so lange es die gesundheitliche Situation zulässt Eigene Interessen werden kaum verfolgt

Die Diversität zwischen den Typen manifestiert sich in der unterschiedlichen Konstruktion der Pflegearrangements. Sie zeigt sich in den divergierenden Merkmalsausprägungen, beispielsweise in der Delegationsart, in der Art der Inanspruchnahme von Unterstützungsleistungen und dem Pflegeverhalten. Die Pole der Delegationsart und Inanspruchnahme von Unterstützungsleistungen bewegen sich zwischen vollständiger Delegation und hoher Inanspruchnahme von Hilfen bis hin zur vollständigen Übernahme der Pflege und Nichtbeanspruchung von Unterstützungsleistungen. Aus dem Pflegeverhalten resultieren u. a. Bewältigungsstrategien zur Lebensgestaltung in Bezug auf die Vereinbarkeit von Pflege und Beruf. Die unterschiedliche Lebensgestaltung und die entsprechenden Bewältigungsstrategien bewegen sich zwischen einer Dominanz der beruflichen Sphäre über eine Verschmelzung der beruflichen und privaten Sphäre hin zu einer Dominanz der privaten Sphäre.

Die ausgewählten Dimensionen der Lebenslagen zeigen den Umfang der Erwerbstätigkeit, den Pflegeumfang anhand der Pflegestufe und die gesundheitliche

Lage auf. Zur gesundheitlichen Lage ist festzuhalten: Je stärker die eigenen Belastungs-grenzen wahrgenommen werden und der Überforderung durch Regeneration und Partizipation entgegengewirkt wird, desto günstiger ist die gesundheitliche Lage.

Typ 1 „organisierende Pflegetätigkeit" entspricht dem in vielen Untersuchungen deskribierten Typus von Männern, die indirekte Pflege leisten und körpernahe Aufgaben, z. B. Körperpflege, an Dritte delegieren.

Typ 1 umfasst in der vorliegenden Studie vier in Vollzeit berufstätige Söhne mit gehobenem Berufsstatus. Die selbst ausgeführten, organisatorischen Tätigkeiten enthalten beispielsweise die Koordination der Pflegekräfte und die Regelung finanzieller und administrativer Aufgaben. Als Unterstützungsleistungen werden insbesondere formelle Hilfen zur Gewährleistung der häuslichen Versorgung der Pflegeperson herangezogen, so dass die direkte Pflege vollständig delegiert wird. Die organisierende Pflegetätigkeit schafft Distanz bzw. auch Schutz, um nicht zu intensiv in die Pflegesituation involviert zu werden. Diese Männer orientieren sich stark an ihrer Berufstätigkeit, was auf eine intensive Identifikation mit dieser hindeutet, und greifen bei der Organisation der Pflege auf ihre beruflichen Kompetenzen zurück. Die Bewältigungsstrategie dieses Typs besteht darin, die bisherige Lebensgestaltung beizubehalten und die Pflegeaufgaben daran zu adaptieren. Grenzen der Pflegetätigkeit werden insofern formuliert, dass auch ein Pflegeheimaufenthalt der/des Angehörigen in Betracht käme, wenn die Sicherstellung der häuslichen Versorgung nicht mehr realisierbar wäre. Die Pflegestufe der versorgungsbedürftigen Angehörigen ist bei diesem Typ am höchsten. Die gesundheitliche Lage dieses Typs ist durch die jeweiligen Gestaltungsspielräume der Regeneration und Partizipation insofern beeinflusst, dass eigene Belastungsgrenzen wahrgenommen und Ruhepausen eingelegt werden können. Ferner bestehen Möglichkeiten der Realisierung eigener Interessen.

Der Typ 2 „supplementäre Pflegetätigkeit" weist mehr Ähnlichkeiten mit berufstätigen pflegenden Frauen als mit älteren pflegenden Männern im Ruhestand auf.

Dieser Typ umfasst die größte Gruppe der Befragten (n = 16) und konstituiert sich aus (Ehe-)Partnern (n = 7) sowie Söhnen (n = 9). Sie sind mehrheitlich (n = 10) in heterogenen Positionen berufstätig. Diese Männer delegieren direkte Pflege, z. B. Körperpflege, zur Gewährleistung der Pflege während ihrer Berufstätigkeit ein bis mehrmals täglich an Dritte – vorwiegend an professionelle Dienste. Teilweise werden unangenehme Tätigkeiten delegiert, z. B. Körperpflege der Mutter oder Tätigkeiten im Haushalt. Direkte und indirekte Pflegeaufgaben werden außerhalb der Arbeitszeit selbst wahrgenommen. Die Lebensgestaltung und damit verbundene Bewältigungsstrategie manifestiert sich in einem Balanceakt der Vereinbarung beider Sphären, so dass Pflege- und Berufsorientierung gleichermaßen vorliegt. Die Narrationen der Männer deuten auf eine Identifikation mit der Berufstätigkeit hin. Fast alle pflegenden (Ehe-)Partner (n = 7 von n = 8) dieses Samples favorisieren diese Art der Lebensgestaltung. Die berufstätigen pflegenden Söhne des Typs 2 sind ähnlich stark in die Pflege eingebunden wie die pflegenden (Ehe-)Partner und die nicht mehr erwerbstätigen Pflegepersonen. Durch die Pflegeübernahme ist eine Karriereplanung eingeschränkt. Diejenigen Männer, die keiner Berufstätigkeit mehr nachgehen, betrachten die Pflegetätigkeit zum Teil als Weiterführung ihrer Berufstätigkeit, was ebenfalls auf eine starke Identifikation mit dem Berufsleben hindeutet. Grenzen der Pflegetätigkeit werden nicht artikuliert, was auf eine schwache Abgrenzung zur Pflegesituation aufgrund des intensiven Involviert-Seins in die Pflegeaufgaben zurückzuführen ist. Die zu pflegenden Angehörigen dieses Typs weisen den zweitgrößten Pflegeumfang auf. Die Gestaltungsspielräume der Regeneration und Partizipation sind stark eingeschränkt, so dass Belastungsgrenzen kaum noch wahrgenommen und nur wenige zeitliche Ressourcen für Ruhepausen und der Verfolgung eigener Interessen gegeben sind.

Die Typen 3 und 4 wurden in bisherigen wissenschaftlichen Studien kaum beachtet, was wahrscheinlich auf die quantitativ geringe Anzahl zurückgeführt werden kann.

Typ 3 „prävalente Pflegetätigkeit" (n = 8) besteht aus pflegenden Söhnen (n = 7) und einem Mann, der einen Freund (nicht Lebenspartner) pflegt. Von den Söhnen haben mehr als die Hälfte einen günstigen Bildungsstatus. Dieser Typ ist dadurch charakterisiert, dass die Delegation der Pflegetätigkeiten zweimal wöchentlich bis einmal monatlich erfolgt. Die Typ-3-Männer nehmen sowohl direkte als auch indirekte Pflegetätigkeiten eigenständig wahr. Die gelegentliche Delegation pflegerischer Aufgaben erfolgt in erster Linie zur Freizeitgestaltung oder zur Sicherstellung der Berufstätigkeit. Delegiert werden auch unangenehme bzw. ungewohnte Tätigkeiten, z. B. die Körperpflege der Mutter oder Tätigkeiten im Haushalt. Hierbei werden sowohl informelle als auch formelle Unterstützungsleistungen fast gleichermaßen in Anspruch genommen. Die Narrationen der in Teilzeit berufstätigen Männern deuten darauf hin, dass sie sich stark mit ihrer Berufstätigkeit identifizieren, auch wenn diese zugunsten der Pflegetätigkeit reduziert wird. Die nicht mehr erwerbstätigen Männer empfinden zum Teil die Pflegetätigkeit ebenso als Weiterführung ihrer Erwerbstätigkeit bzw. sind teilweise stark in Freizeitaktivitäten involviert. Durch die vorwiegend vorhandenen Handlungsspielräume der Freizeitgestaltung kann auch meist Distanz zur Pflegesituation gewahrt werden. Die eigenen Grenzen der Pflegeübernahme können artikuliert werden, sobald der Pflegeumfang zunehmen würde. Das bisherige Verhalten bezüglich der Lebensgestaltung wird bei den Berufstätigen zwar auf die Pflegesituation abgestimmt, allerdings liegt bei den versorgungsbedürftigen Angehörigen nur ein Pflegeumfang der Stufe 1 vor. Bei den Pflegenden dieses Typs ist im Vergleich zu den anderen Typen der geringste Pflegeumfang vorhanden. Dieser Typ verfügt über die größten Gestaltungsspielräume der Regeneration und Partizipation, da zeitliche

Ressourcen für Ruhepausen und zur Realisierung eigener Interessen genutzt werden können.

Die Typ-4-Männer „solitäre Pflegetätigkeit" bestehen aus einem pflegenden (Ehe-)-Partner und einem pflegenden Sohn (n = 2). Dieser Typ zeichnet sich dadurch aus, dass die pflegenden Männer im Vergleich zu den Typen 1 bis 3 keinerlei Aufgaben delegieren. Es werden weder formelle noch gelegentlich informelle Unterstützungs-leistungen bezogen. Diese beiden Männer definieren ihre Pflegetätigkeit als Berufstätig-keit bzw. identifizieren sich stark mit ihren Pflegeaufgaben. Dies liegt zum einen darin begründet, dass der pflegende Sohn von Beruf Krankenpfleger ist und der pflegende Ehegatte die Versorgung seiner Ehefrau ähnlich einer beruflichen Tätigkeit betrachtet, da er sich mittlerweile pflegerische Kompetenzen angeeignet hat. Eine Distanz im Sinne der Wahrung von eigenen Freiräumen kann bei guter bis ambivalenter Beziehung zwischen Pflegeperson und pflegebedürftiger Person kaum hergestellt werden. Grenzen der Belastung durch die Pflegetätigkeit werden nicht artikuliert. Die eigene Lebensfüh-rung wird vollständig auf die Pflegesituation abgestimmt. Ähnlich wie bei Typ 2 sind die Gestaltungsspielräume der Regeneration und Partizipation stark eingeschränkt, so dass Belastungsgrenzen kaum noch perzipiert werden und Ressourcen für Ruhepausen und zur Realisierung eigener Interessen kaum bestehen.

Beim Vergleich der unterschiedlichen Typen wird deutlich, dass sich das Pflegeverhalten von Männern verschieden gestaltet. „Doing gender" ist aufgrund der sozialen Herstellungsprozesse internalisiert und drückt sich deshalb auch in der Identität einer Person aus. Dies spiegelt sich im Pflegeverhalten, in Interaktionen und in Äußerungen wider, und darüber hinaus auch darin, wie Männer sich im Sinne einer vergeschlechtlichten Handlungslogik als „Mann" wahrnehmen und sich in Abgrenzung zum „Weiblichen" positionieren.

Männer befinden sich in einem Spannungsfeld zwischen ihrer „männlichen" Arbeitsorientierung und ihrem emotionalen Erleben durch die Pflegesituation. Diese Spannungen versuchen sie auszugleichen bzw. in ihre Identität zu integrieren, indem sie die Pflegetätigkeiten im Sinne von „doing gender" entweder entsprechend performativ gestalten (z. B. „Produzentenstolz" älterer Männer, vgl. Kapitel 3.1.1), ihre aktuelle Berufstätigkeit in den Vordergrund stellen oder die Pflegetätigkeit als berufliche Tätigkeit deklarieren. Die Narrationen der Männer zeigen, dass sie sich stark mit ihrem Beruf identifizieren, unabhängig davon, ob sie in Vollzeit, Teilzeit oder nicht erwerbstätig sind. Aus den oben genannten Konzepten lässt sich schließen, dass Männer normative Erwartungen der Versorgung von Familienmitgliedern einfacher mit ihrer Rolle als berufstätiger Mann verknüpfen können bzw. nach dem „Kompensations-ansatz" als Allein- oder Zuverdiener am ehesten dazu bereit sind, weiblich konnotierte Tätigkeiten, z. B. Haushaltsaufgaben zu übernehmen, um ihre Geschlechtsidentität bestätigen zu können. Nicht-Erwerbstätigkeit von häuslich pflegenden Männern stellt eine Normverletzung dar. Da jeweils geschlechtskonformes Verhalten angestrebt wird, sind nicht erwerbstätige pflegende Männer somit bemüht, „deviance neutralization" herzustellen, indem sie die Pflegeaufgaben als Beruf bezeichnen. Durch die Identifikation mit der Erwerbstätigkeit erhalten die Männer die nötige Sicherheit, die Pflege ausführen zu können und somit ihre Geschlechtergrenze zu übertreten. Die genannte These könnte auch eine Erklärung dafür sein, weshalb die meisten pflegenden Männer in Vollzeit erwerbstätig sind. Hieraus kann die Schlussfolgerung gezogen werden, dass Männer auch direkte, körpernahe Pflegetätigkeiten oder auch Haushaltsaufgaben ausführen würden, wenn sie diese analog ihrer beruflichen Identität bestätigen können bzw. es ihnen möglich ist, dieser einen „beruflichen Akzent", im Sinne von „doing gender" als performative Tätigkeit, zu verleihen. Ebenfalls kann es der Fall sein, dass die aktuelle berufliche Tätigkeit als eigentliche Aufgabe in klarer Abgrenzung zur Pflegetätigkeit betrachtet wird.

Performative Tätigkeiten im Sinne von „doing gender" in Abgrenzung zum „Weiblichen" zeigen sich beispielsweise in folgenden Bereichen: Die Intimpflege der Mutter stellt hier eine Tabuzone bzw. Barriere (Mann-Frau-Grenze) neben kulturellen Aspekten des Schams aufgrund des Inzesttabus (Eltern-Kind-Grenze) dar. Auch bei dem Besuch von Angehörigengruppen zeichnen sich Tendenzen ab, dass sich einige Männer dieses Samples unzureichend vertreten fühlen, da sie äußern, ihre Belange in den oft von Frauen dominierten Angehörigengruppen mit eher „weiblichen" Themen nicht umfänglich artikulieren zu können (Abgrenzung Mann – Frau). Zum anderen äußert sich „doing gender" auch in bewussten und unbewussten Wertvorstellungen aufgrund der traditionellen Arbeitsteilung, z. B. in verbalen Äußerungen von Männern, dass es Frauen aufgrund der Erfahrungswerte durch die Kindererziehung leichter falle, Pflegeaufgaben zu übernehmen. Einige pflegende Männer fühlen sich als Exoten oder haben gerade zu Beginn der Pflege Schwierigkeiten, Pflegetätigkeiten zu übernehmen. Dies liegt sowohl an ungewohnten Tätigkeiten (putzen, körpernahe Pflege etc.) als auch an dem Eintreten in ein ungewohntes, eher „weiblich" besetztes Tätigkeitsfeld, von dem „man(n)" es gewohnt ist, sich abzugrenzen.

Welche informellen und formellen Unterstützungsleistungen Männer beanspruchen, wurde mittels der Methode der Netzwerkanalyse visualisiert. Anhand der folgenden zwei Beispiele werden stellvertretend für Typ 1 und für Typ 4 das größte und das kleinste Netzwerk von berufstätigen Männern im erwerbsfähigen Alter kontrastierend dargestellt.

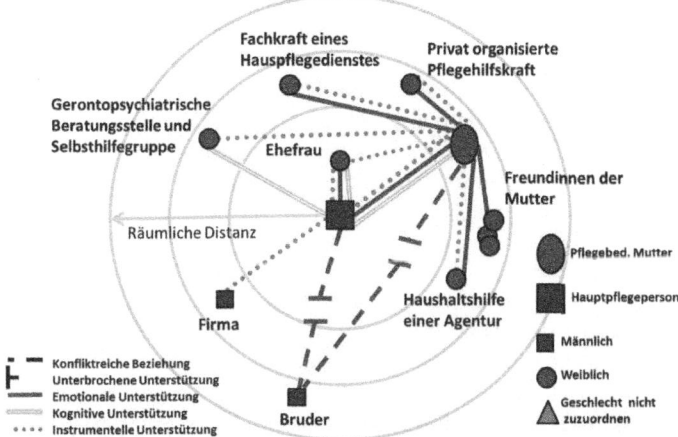

Herr Schweitzer, I-15
Organisierende Pflegetätigkeit, Berufstätigkeit in Vollzeit

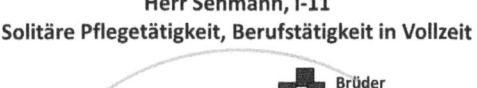

Abbildung 10:   Typ 1, organisierende Pflegetätigkeit (eigene Darstellung)

Herr Sehmann, I-11
Solitäre Pflegetätigkeit, Berufstätigkeit in Vollzeit

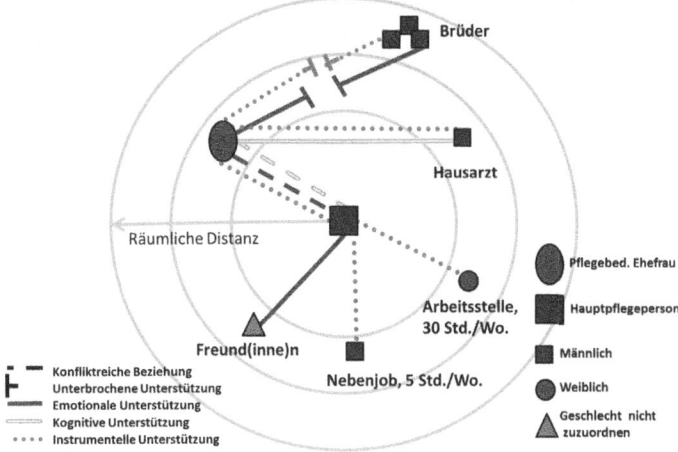

Abbildung 11:   Typ 4, solitäre Pflegetätigkeit (eigene Darstellung)

Typ 1 (vgl. Abbildung 10) verfügt zur Vereinbarkeit von Pflege und Beruf durchschnittlich über das größte Netzwerk und Typ 4 (vgl. Abbildung 11) über das kleinste. Typ 1 bezieht zur Sicherstellung der Versorgung insbesondere instrumentelle Unterstützung von professionellen Diensten und gelegentlich auch kognitive. Insbesondere emotionale und kognitive Hilfeleistungen werden aus dem informellen Sektor bezogen. Typ 4 erhält zur Vereinbarkeit lediglich informell-emotionale Unterstützung. Aus der Gesamtanalyse der Netzwerke häuslich pflegender Männer resultiert, dass bei den Typen 1 bis 3 Hilfeleistungen vorwiegend von Frauen erbracht werden, was dadurch bedingt ist, dass diese meist in helfenden Berufen tätig sind. Pflegearrangements werden somit von männlichen Pflegepersonen organisiert und vorwiegend von weiblichen Kräften ausgeführt.

Die Fragestellung, wie Männer Erwerbstätigkeit und Pflege vereinbaren, ist eng mit den strukturellen Bedingungen der nationalen Wohlfahrtssysteme und deren sozialpolitischen Regulierungsstrukturen verbunden. Anhand einer fallvergleichenden Analyse in Bezug auf das Lebenslagenkonzept geht es um die Verbindung der gesellschaftlichen Strukturebene (Verhältnisse) mit der individuellen Ebene des Handelns (Verhalten). Bei der Analyse der Dimensionen der Lebenslagen und den damit verbundenen Handlungsspielräumen können relevante Faktoren bzw. Bedingungen, die ineinander verzahnt sind, zur Realisierung der Vereinbarkeit von Pflege und Beruf identifiziert werden. Sie konstituieren sich aus flexiblen strukturellen Bedingungen der Berufstätigkeit, einer bedarfsgerechten Verfügbarkeit von Unterstützungsleister(inne)n im Netzwerk, dem Pflegeumfang, dem Potenzial zur Regeneration sowie dem Einkommen und den mit der Pflege verbundenen Opportunitätskosten. Ferner ist die räumliche Nähe zum Arbeitsplatz und zur Pflegeperson bzw. die zeitnahe Erreichbarkeit von Relevanz. Genderspezifische Verhaltensweisen konnten in diesem Zusammenhang nicht identifiziert werden.

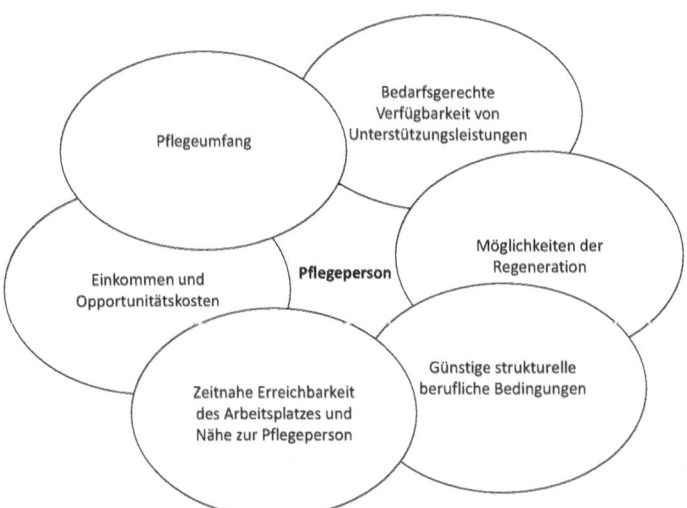

Abbildung 12: **Bedingungsfaktoren zur Vereinbarkeit von Pflege und Beruf (eigene Darstellung)**

Die Fragestellung, welche Motive und biografischen Faktoren bei pflegenden Männern vorliegen, resultiert aus einer weiteren fallvergleichenden Auswertung der Interviews mittels Strukturierung durch Kategorien in Anlehnung an die qualitative Inhaltsanalyse. Es soll eruiert werden, ob sich geschlechtsspezifische Motive zuordnen lassen.

Es wirken äußere Aspekte auf die Motive zur Pflegeübernahme ein. Hierzu zählen beispielsweise vorhandene zeitliche Kapazitäten, z. B. positive strukturelle Bedingungen im Beruf, Teilzeitarbeit und Frühverrentung, die räumliche Nähe zur pflegebedürftigen Person, der Familienstand, das Nicht-Vorhandensein einer Partnerschaft sowie die körperliche Konstitution.

Als Beweggründe der Männer wurden in dieser Studie Reziprozität, Liebe, Selbsterfahrung, Verpflichtung, ethische Werte sowie Normen, religiöse Überzeugungen und finanzielle Aspekte genannt. Der Gesichtspunkt der Selbsterfahrung, im Sinne der Erschließung weiterer Handlungsspielräume oder der persönlichen Weiterentwicklung, wurde in anderen Studien bislang kaum erwähnt. Aus der Analyse der Motive der pflegenden Söhne resultiert, dass sie insbesondere die Beweggründe der Reziprozität und Dankbarkeit äußern. Die finanziellen Aspekte der Pflegeübernahme werden eher indirekt genannt. Überwiegend (Ehe-)Partner nennen Liebe als Motiv für die Pflegeübernahme. Dies drückt aus, dass die Pflegeübernahme eng mit der bestehenden Beziehungsqualität verknüpft ist, da aus den Narrationen hervorgeht, dass bis zur

Pflegeübernahme in allen Fällen eine positive Beziehung bestand. Dennoch fließen auch ein Verpflichtungsgefühl durch das Eheversprechen sowie finanzielle Aspekte des Ehegattenunterhalts in das Motiv „Liebe" mit ein, so dass (Ehe-)Partner sich stärker als Söhne normativ zur Pflege verpflichtet fühlen.

Bei einem abschließenden Vergleich der Motive der pflegenden Männer dieser Studie mit denen von pflegenden Frauen anderer Untersuchungen (vgl. Kapitel 3.4.3 und 6.3) wird deutlich, dass die Motive ähnlich sind. Allerdings zeigt sich auch, dass sich speziell Töchter moralisch stärker zur Pflege verpflichtet fühlen und die Söhne in dieser Studie in geringem Maße Verpflichtungsgefühle äußern. Da Töchter stark von verinnerlichten Normen und moralischen Vorstellungen bzw. gesellschaftlichen Zuschreibungen als Hauptverantwortliche für Care-Arbeiten beeinflusst sind und sie intensivere matrilineare Beziehungen als Söhne pflegen, erleben sie wahrscheinlich ein stärkeres Verpflichtungsgefühl aufgrund der engeren Bindungen. Sie sind zusätzlich mit einem höheren gesellschaftlichen Druck als Söhne konfrontiert, da sie meist weniger stark in die Erwerbsarbeit eingebunden sind. Bei den (Ehe-) Partnerinnen kann ebenfalls davon ausgegangen werden, dass sie einem stärkeren gesellschaftlichen Erwartungsdruck ausgesetzt sind (vgl. Kapitel 3.4.3). So besteht die Tendenz, dass sich „doing gender" bei den Männern in einem größeren (bewussten und/oder unbewussten) Entscheidungsspielraum bei der Pflegeübernahme widerspiegelt, da sie weniger stark normativen Erwartungen unterliegen und Pflegeaufgaben leichter ablehnen können. Wahrscheinlich werden sich diese normativen Zuschreibungen mit Zunahme der Frauenerwerbstätigkeit weiter verändern.

Wie in wenigen Studien konstatiert, würden Söhne auch Pflegeaufgaben übernehmen, wenn keine weiblichen Geschwister zur Verfügung stünden. Die Untersuchung enthält 21 Interviews mit pflegenden Söhnen. Diese haben sieben Schwestern, 16 Brüder und drei Söhne sind Einzelkinder. Als Legitimationen der Schwestern, die Pflege ablehnen zu können, gelten die unzureichende physische Konstitution bei zu schwerer körperlicher Pflegearbeit, das starke Involviert-Sein in anspruchsvollen beruflichen Positionen sowie eine gleichzeitige Verknüpfung von Kindererziehung und Berufstätigkeit. Somit kann die oben genannte Hypothese zwar bestätigt werden, allerdings hat nur eine geringe Anzahl an potentiellen weiblichen Pflegepersonen zur Verfügung gestanden.

Aus der Auswertung der biographischen Erfahrungen der Kindheit, des Jugend- und des Erwachsenenalters geht hervor, dass diese Lebensabschnitte in engem Zusammenhang mit der Pflegebereitschaft und -übernahme von Männern stehen. Bei den Männern, die über keine biographischen Erfahrungen mit Pflegeaufgaben verfügen, wirken hohe Werte und Normen auf die Pflegebereitschaft ein, beispielsweise ist das Ideal der Familie zu nennen. Mehr als die Hälfte der Befragten äußern biographische

Erfahrungen, z. B. Pflege in der Tradition der Primärfamilie, Praktika oder ehrenamtliche Arbeit in den unterschiedlichen Lebensphasen. Diese Erfahrungswerte können dazu beitragen, eine spätere Pflegeübernahme zu erleichtern, so dass sie als weniger belastend perzipiert werden und zu einer Senkung der Hemmschwellen beitragen kann. Diese Erfahrungswerte können relevante Ansatzpunkte darstellen, um die Pflegebereitschaft von Männern zu erhöhen.

Im Kontext der fallvergleichenden Analyse ist festzustellen, dass sich das Pflegeverhalten von (Ehe-)Partnern (n = 8) und Söhnen (n = 21) sehr unterschiedlich gestaltet, z. B. im Rahmen der Delegationsart, der Beziehungsqualität zur Pflegeperson, der Distanz im Sinne von Abgrenzung zur Pflegesituation oder Pflegeperson und der verschieden gelagerten Motive.

7.2 Ausblick

Im Ausblick erfolgt eine Reflexion darüber, inwiefern diese Studie zur Erweiterung des gegenwärtigen Forschungsstandes beiträgt, und zu den Limitierungen des methodischen Vorgehens.

Erstens konnten insgesamt vier Typen des Pflegeverhaltens in Bezug auf Männer im erwerbsfähigen Alter identifiziert werden. Unter Bezugnahme auf die Lebensgestaltung in den alltäglichen, divergierenden Anforderungsbereichen wurde exploriert, welches Pflegeverhalten und welche Handlungsstrategien Männer in einer weiblich konnotierten Pflegewelt anwenden. Hierbei sind hauptsächlich erwerbstätige Männer einbezogen worden, aber auch Männer, die keine Erwerbstätigkeit mehr ausüben, um die Lebensgestaltung und das damit verknüpfte Pflegeverhalten in unterschiedlichen Facetten zu analysieren. Bisher existieren nur wenige Studien, welche die Problemlagen dieses Personenkreises unter Einbeziehung der Genderperspektive und entsprechenden theoretischen Konzepten zur Erklärung des Pflegeverhaltens thematisieren. Bestehende Forschungsarbeiten zielen meist auf erwerbstätige Frauen oder auf ältere Männer im Rentenalter ohne direkten Bezug zur Erwerbstätigkeit ab. Ferner konnte ermittelt werden, welche Unterstützungsleistungen häuslich pflegende Männer beziehen bzw. für hilfreich erachten. Anhand des Lebenslagenansatzes wurden Einflüsse differenziert auf der Mikroebene der Betroffenen beschrieben und die Einflussfaktoren der unterschiedlichen Ebenen (Mikro-, Meso-, Makroebene) mit einbezogen. Hierdurch lässt sich im Vergleich zu den vorliegenden Forschungsarbeiten, die auf das Pflegeverhalten sowie auf Strategien Bezug nehmen, ein tiefgehender und umfassender Einblick in die Lebenssituation von pflegenden Männern im erwerbsfähigen Alter gewinnen. Als wichtiger Aspekt ist zu nennen, dass kein dichotomes Verhältnis zwischen pflegerischer und beruflicher Sphäre besteht, sondern dass es sich hier um eine komplexe Verknüpfung beider Lebensbereiche handelt, die aufeinander abgestimmt werden müssen.

Zweitens konnte das Lebenslagenkonzept als Analyseinstrument auf die Lebensverhältnisse der pflegenden Angehörigen übertragen und somit ein Überblick zu deren Lebensbedingungen gegeben werden. Bis dato existieren hierzu nur wenige Untersuchungen.

Drittens werden in dieser Forschungsarbeit auch Motive der Pflegebereitschaft sowie biographische Faktoren des Lebensverlaufes analysiert, welche in bestehenden Forschungsarbeiten wenig Berücksichtigung fanden. Hier kann gezeigt werden, dass Wechselwirkungen zwischen biographischen Erfahrungen im Lebensverlauf bestehen, auf die Pflegebereitschaft von häuslich pflegenden Männern einwirken und eine Pflegeübernahme fördern können. Um eine Priorisierung der Motive von Männern und Frauen genauer zu analysieren, sind entsprechende quantitative Erhebungen erforderlich.

Viertens können die vorliegenden Befunde und die daraus hervorgehenden Erkenntnisse zu einer Sensibilisierung innerhalb der Pflege- und Vereinbarkeitsforschung beitragen und eine differenzierende Betrachtungsweise des Pflegeverhaltens und der Handlungsstrategien von Männern befördern. Es zeigt sich, dass sogenanntes „männliches" und „weibliches" Pflegeverhalten nicht so stark divergiert, wie in bestehenden Forschungsergebnissen angenommen. Dennoch liegen ein spezifischer „Eigensinn" und ein gewisses Selbstverständnis des Pflegeverhaltens von Männern und damit verbundener vergeschlechtlichter Handlungslogiken im Sinne von „doing gender" (vgl. West/Zimmermann 1987) vor.

Fünftens wird der Stand der Forschung neben den bereits genannten Punkten erweitert, indem bestehende theoretische Konzepte auf das Pflegeverhalten von Männern übertragen und diese um neue Aspekte ergänzt werden.

Allerdings weist die vorliegende Arbeit auch methodologische Grenzen auf, da die Versorgung eines älteren Angehörigen zeitlich begrenzt und kontinuierlich durchgeführt wird und deshalb von einem prozesshaften Handeln begleitet ist. Prozesse sind forschungspraktisch nicht einfach zu erheben, analysieren und darzulegen. Hierzu sollte weitere Forschung aus der Lebenslaufperspektive heraus den unterschiedlichen Bedarf an Interventionen als auch die verschiedenen Phasen der Pflege (z. B. Pflegebeginn, Pflegeverlauf, Krisensituationen) explorieren, wozu allerdings eine Längsschnittanalyse erforderlich wäre (vgl. Loscocco 2000, Reichert 2012, S. 330). Ferner wurde deutlich, dass es sich bei den 30 Interviews nur um eine begrenzte Anzahl an Interviewpartnern handelt. Aufgrund der Heterogenität der Lebenssituationen und Lebenswelten häuslich pflegender Männer ist fraglich, ob tatsächlich eine „theoretische Sättigung" erreicht wurde. Weshalb pflegende Männer ihre Berufstätigkeit eingeschränkt oder aufgegeben haben, konnte nur in Ansätzen beantwortet werden. Hier wäre weiterer

Forschungsbedarf vorhanden, um die diesbezüglich bestehenden Lücken zu schließen (ebd.). Um die Motive von Männern und Frauen genauer zu priorisieren, bedarf es quantitativer Analysen. Zur Vermeidung von geschlechtsbezogenen Verzerrungseffekten wurden in die Studie ausschließlich Männer einbezogen (vgl. Kapitel 4.2.3).

Berufstätige pflegende Männer fühlen sich beim Eintritt in die sogenannte „weibliche Pflegewelt" zum Teil als Exoten, so dass die Möglichkeit von Stereotypisierung und Diskriminierung am Arbeitsplatz besteht. Hier ist zu überlegen, wie diesen Tendenzen gesellschaftlich, aber auch am Arbeitsplatz, entgegengewirkt werden kann und inwiefern betriebliche Maßnahmen weiterhelfen können. Insgesamt stellt die Vereinbarkeit von Pflege und Beruf am Arbeitsplatz nach wie vor ein Tabuthema dar, weshalb die Pflege eines Angehörigen aus Angst vor Nachteilen verschwiegen oder als „Privatangelegenheit" (Reichert 2012, S. 331) betrachtet wird. Dieses Problem könnte auf Männer wegen des gesellschaftlich vorherrschenden Männlichkeitsbildes im Sinne der „hegemonialen Männlichkeit" noch stärker zutreffen. Hinzu kommt, dass die Vereinbarkeit von Pflege und Beruf nach wie vor nicht den Stellenwert der Vereinbarkeit von Kindererziehung und Beruf erreicht hat (vgl. ebd.). Darüber hinaus ist von Interesse, eine qualitative Studie zu Frauen im erwerbstätigen Alter durchzuführen und eine entsprechende Typologie der Konstruktion ihrer Pflegearrangements und ihres Pflegeverhaltens zu entwickeln. Hier würde sich zeigen, inwiefern sich das Pflegeverhalten von berufstätigen Frauen und Männern bereits angeglichen hat.

Ferner wird im Kontext der qualitativen Sozialforschung häufig über Limitationen bei der Generalisierbarkeit qualitativer Daten diskutiert (vgl. Mayring 2007). Flick (2014, S. 260ff.) differenziert zwischen theoretischer und numerischer Generalisierbarkeit. Um eine theoretische Generalisierbarkeit zu ermöglichen, wurden unterschiedliche Fälle häuslich pflegender Männer einbezogen. Dadurch wurde ein kontrastierender Vergleich ermöglicht. Allerdings ist fraglich, ob eine maximale Variation erreicht wurde. In Bezug auf die numerische Generalisierbarkeit wird an dieser Stelle hervorgehoben, dass zwar teilweise Angaben zur Häufigkeitsverteilung auf der Basis von 30 Interviews gemacht wurden, diese aber keine repräsentativen Aussagen zu Verteilungen zulassen. Beispielsweise könnte mit einer repräsentativen Stichprobe die Verteilung des Pflegeverhaltens von Männern in der Gesamtpopulation gemessen werden.

Zur Verwirklichung einer Geschlechtergerechtigkeit im Hinblick auf die Care-Arbeit bieten die Konzepte von Stiegler (2009, S. 6–11) und der Sachverständigenkommission zum Zweiten Gleichstellungsbericht der Bundesregierung (2017) Beispiele. Hierbei ist die Umsetzung geschlechterpolitischer Zielsetzungen von Relevanz, welche die Machtverhältnisse und Machtstrukturen zwischen Männern und Frauen egalitär gestalten helfen, so dass sich Männer und Frauen eines multiplen und komplexen Verhaltensrepertoires bedienen können.

Literatur

Abels, H. (2008): Identitäten. In: Willems, H. (Hg.): Lehr(er)buch Soziologie. Bd. 2, Wiesbaden: VS Verlag, S. 509–530.

Albert, M./Hurrelmann, K./Quenzel, G. (2015): Jugend 2015: Eine neue Generationsgestalt? In: Shell Deutschland Holding (Hg.): JUGEND 2015 Eine pragmatische Generation im Aufbruch. Frankfurt a. M.: Fischer Taschenbuch. S. 33–46.

Amann, A. (1983): Lebenslage und Sozialarbeit. Elemente zu einer Soziologie von Hilfe und Kontrolle. Berlin: Duncker & Humblot.

Amann, A. (2000): Sozialpolitik und Lebenslagen älterer Menschen. In: Backes, G. M./Clemens, W. (Hg.): Lebenslagen im Alter. Gesellschaftliche Bedingungen und Grenzen. Opladen: Leske und Budrich, S. 53–74.

Antonucci, T. C. (1989): Understanding Adult Social Relationships. In: Kreppner, K./Lerner, R. M. (Hg.): Family Systems and Life-Span Development. Hillsdale, N.J.: Lawrence Erlbaum Associates, S. 303–317.

Arksey, H./Kemp, P./Glendinning, C./Kotchetkova, I./Tozer, R. (2005): Carers' aspirations and decisions around work and retirement. Leeds: Research Report No. 290 / Department of Work and Pensions.

Auth, D. (2013): Ökonomisierung der Pflege, Formalisierung und Prekarisierung von Pflegearbeit. In: WSI Mitteilungen 66 (6), S. 412–422, URL: https://www.boeckler.de/wsimit_2013_06_auth.pdf (Stand 07.05.2017).

Auth, D./Dierkes, M. (2015): Söhne in der Angehörigenpflege - Charakteristika, Ressourcen und Unterstützungsbedarfe im betrieblichen Kontext. In: Meier-Gräwe, U. (Hg.): Die Arbeit des Alltags, Wiesbaden: VS-Verlag, S. 201–242.

Auth, D./Brüker, D./Dierkes, M./Leiber, S./Leitner, S./Vukomann, M. (2015): Wenn Mitarbeiter Angehörige pflegen: Betriebliche Wege zum Erfolg. Abschlussbericht. Düsseldorf: Hans-Böckler-Stiftung. URL: http://www.boeckler.de/pdf_fof/S-2012-611-4-2.pdf (Stand 30.07.2016).

Auth, D./Dierkes, M./Leiber, S./Leitner, S. (2016): Trotz Pflege kein Vereinbarkeitsproblem? Typische Arrangements und Ressourcen erwerbstätiger pflegender Söhne. Zeitschrift für Sozialreform, 62 (1), S. 79–110,

Backes, G. M. (1994): Balancen pflegender Frauen – zwischen traditioneller Solidaritätsnorm und modernen Lebensformen. Zeitschrift für Frauenforschung, 12 (3), S. 113–128.

Backes, G. M. (1997a): Lebenslage als soziologisches Konzept zur Sozialstrukturanalyse. Zeitschrift für Sozialreform 43 (9), S. 704–727.

© Springer Fachmedien Wiesbaden GmbH, ein Teil von Springer Nature 2018
E. Dosch, *Wie Männer pflegen*, Vechtaer Beiträge zur Gerontologie,
https://doi.org/10.1007/978-3-658-22704-3

Backes, G. M. (1997b): Alter(n) als „Gesellschaftliches Problem"? Zur Vergesellschaftung des Alter(n)s im Kontext der Modernisierung. Opladen: Westdeutscher Verlag.

Backes, G. M. (1999): Geschlechterverhältnisse im Alter. In: Jansen, B./Karl, F./Radebold, H./Schmitz-Scherzer, R. (Hg.): Soziale Gerontologie. Ein Handbuch der Lehre und Praxis. Weinheim: Beltz, S. 453–469.

Backes, G. M. (2000): Geschlechtsspezifische Lebenslagen in West und Ost – Altern in den alten und neuen Bundesländern. In: Backes, G. M./Clemens, W.: Lebenslagen im Alter. Gesellschaftliche Bedingungen und Grenzen. Opladen: Leske und Budrich.

Backes, G. M. (2005): Geschlecht, Alter(n) und Pflege – ein allseits (un-) bekanntes Thema? Oder: zur Begründung einer geschlechtersensiblen Altenpflege. In: Schroeter, K. R./Rosenthal, T. (Hg.): Soziologie der Pflege. Grundlagen, Wissensbestände und Perspektiven. Weinheim, München: Juventa, S. 359–384.

Backes, G. M. (2006a): Editorial: Geschlecht und Alter(n). Zeitschrift für Gerontologie und Geriatrie 39 (1), S. 1–4.

Backes, G. M. (2006b): Widersprüche und Ambivalenzen ehrenamtlicher und freiwilliger Arbeit im Alter. In: Schroeter, Klaus, R./Zängl, Peter (Hg.): Altern und bürgerschaftliches Engagement. Aspekte der Vergemeinschaftung und Vergesellschaftung in der Lebensphase Alter. Wiesbaden: VS Verlag. Bd. 12 der Reihe Alter(n) und Gesellschaft, S. 63–94.

Backes, G. M. (2007): Geschlechter – Lebenslagen – Altern. In: Pasero, U./Backes, G. M./Schroeter, K. R. (Hg.): Altern in Gesellschaft. Ageing – Diversity – Inclusion. Wiesbaden: VS Verlag, S. 151–184.

Backes, G. M. (2010): Alter(n): Ein kaum entdecktes Arbeitsfeld der Frauen- und Geschlechterforschung. In: Becker, R./Kortendiek, B. (Hg.): Handbuch Frauen- und Geschlechterforschung. Theorie, Methoden, Empirie. 3. Auflage. Wiesbaden: VS Verlag, S. 454–460.

Backes, G. M./Amrhein, L./Wolfinger, M. (2008a): Gender in der Pflege – Herausforderungen für die Politik. Wiso-Diskurs. Bonn: Expertise im Auftrag der Friedrich-Ebert-Stiftung.

Backes, G. M./Wolfinger, M./Amrhein, L. (2008b): Geschlechterungleichheiten in der Pflege. In: Bauer, U./Büscher, A. (Hg.): Soziale Ungleichheit und Pflege. Beiträge sozialwissenschaftlich orientierter Pflegeforschung. Wiesbaden: VS-Verlag, S. 132–153.

Backes, G. M./Amrhein, L./Wolfinger, M. (2009): Gender in der Pflege – Herausforderungen für die Politik – eine Kurzfassung. In: Gumpert, H.: Wenn die Töchter nicht mehr pflegen. Geschlechtergerechtigkeit in der Pflege. Wiso-Diskurs. Bonn: Expertise im Auftrag der Friedrich-Ebert-Stiftung.

Backes, G. M./Wolfinger, M./Amrhein, L. (2011): Geschlechterpolitik zu Pflege/Care: Anregungen aus europäischen Ländern. Bonn: Friedrich-Ebert-Stiftung.

Backes, G. M./Clemens, W. (2000): Lebenslagen im Alter. Erscheinungsformen und Entwicklungstendenzen. In: Lebenslagen im Alter. Gesellschaftliche Bedingungen und Grenzen. Opladen: Leske und Budrich, S. 7–27.

Backes, G. M./Clemens, W. (2013): Lebensphase Alter. Eine Einführung in die sozialwissenschaftliche Alternsforschung. 4. Auflage. Weinheim und Basel: Beltz Juventa.

Bäcker, G. (2016): Altersgrenzen, Altersübergänge, Alterserwerbstätigkeit. Dossier, Rentenpolitik: Bonn: bpb: Bundeszentrale für politische Bildung. URL: http://www.bpb.de/politik/innenpolitik/rentenpolitik/212907/altersgrenzen-altersuebergaenge-alterserwerbstaetigkeit (Stand 15.05.2017).

Bäcker, G./Stolz-Willig, B. (1997): Betriebliche Maßnahmen zur Vereinbarkeit von Erwerbstätigkeit und Pflege. Schriftenreihe des Bundesministeriums für Familie, Senioren, Frauen und Jugend, 106 (2), Stuttgart, Berlin, Köln: Kohlhammer.

Bäcker, G./Kistler, E. (2016): Flexibilisierung der Altersgrenzen: Ein komplexes Thema. bpb: Bundeszentale für politische Bildung. Dossier, Rentenpolitik: http://www.bpb.de/politik/innenpolitik/rentenpolitik/223251/flexibilisierung-der-altersgrenzen (Stand 01.05.2017).

Bähr, M. (1999): Pflegebedürftigkeit – was nun? Wenn die Eltern älter werden. Wiesbaden: Ullstein Medical.

Barton, A. H. (1955): The Concept of Property – Space in Social Research. In: Lazarsfeld, P. F./Rosenberg, M. (Hg.): The Language of Social Research. New York: Free Press, S. 40–53.

Beck-Gernsheim, E. (1980): Das halbierte Leben. Männerwelt Beruf, Frauenwelt Familie. Frankfurt am Main: Fischer.

Beck, B./Naegele, G./Reichert, M./Dallinger, U. (1997): Vereinbarkeit von Erwerbstätigkeit und Pflege, Schriftenreihe des Bundesministeriums für Familie, Senioren, Frauen und Jugend, Bd. 106/1, Stuttgart: Kohlhammer.

Becker-Schmidt, R. (2003): Zur doppelten Vergesellschaftung von Frauen. http://www.fu-berlin.de/sites/gpo/soz_eth/Geschlecht_als_Kategorie/Die_doppelte_Vergesellschaftung_von_Frauen/becker_schmidt_ohne.pdf (Stand 28.08.2015).

Becker-Schmidt, R. (2010): Doppelte Vergesellschaftung von Frauen: Divergenzen und Brückenschläge zwischen Privat- und Erwerbsleben. In: Becker, R./Kortendiek, B. (Hg.): Handbuch Frauen und Geschlechterforschung. Theorien, Methoden, Empirie, Wiesbaden: VS-Verlag, S. 65–74.

Becker-Schmidt, R. (2012): Gesellschaftliche Widersprüche – Zumutungen im Arbeitsensemble von Frauen – soziale Spannungen im Alltagsleben. Vortrag aus der Veranstaltungsreihe Feminismus in Theorie und Praxis des Karl-Renner-Instituts am

27. September 2012 in Wien. http://www.renner-institut.at/uploads/media/Vortrag
_Becker_Schmidt.pdf (Stand 11.08.2016).

Behnke, C./Meuser, M. (1999): Geschlechterforschung und qualitative Methoden,
Opladen: Leske + Budrich.

Behrend, C. (2010): Entberuflichung des Alters. In: Aner, K./Karl, U. (Hg.): Handbuch
Soziale Arbeit und Alter. Wiesbaden: VS-Verlag, S. 344–354.

Bengtson, V. L./Roberts, R. E. L. (1991): Intergenerational Solidarity in Aging Families:
An Example of Formal Theory Construction. Journal of Marriage and the Family,
53, S. 856-870.

Bernard, M./Phillips, J. E. (2007): Working carers of older adults: What helps and what
hinders in juggling work and care? Community, Work and Family, 10 (2), S. 139–
160.

Bestmann, B./Wüstholz, E./Verheyen, F. (2014): Pflegen: Belastung und sozialer
Zusammenhalt. Eine Befragung zur Situation von pflegenden Angehörigen. WINEG
Wissen 04. Hamburg: Techniker Krankenkasse. URL:
https://www.tk.de/centaurus/servlet/contentblob/699766/Datei/3990/Bestmann-
Pflegen-Belastung-und-sozialer-Zusammenhalt-2014.pdf (Stand 31.07.2016).

Betzelt, S. (2007): „Gender Regimes": Ein ertragreiches Konzept für die komparative
Forschung. ZeS-Arbeitspapier Nr. 12/2007. Bremen: Zentrum für Sozialpolitik der
Universität Bremen.

Bianchi, S. M./Milkie, M. (2010): Work and family research in the first decade of the
21st century. Journal of Marriage and Family, 72 (3), S. 705–725.

Bielby, W. T./Bielby, D. D. (1989): Family Ties: Balancing Commitments to Work and
Family in Dual-Earner Households. American Sociological Review, 54 (5), S. 776–
789.

Bischoff, C. (1992): Frauen in der Krankenpflege. Zur Entwicklung von Frauenrolle und
Frauenberufstätigkeit im 19. und 20. Jahrhundert. 2. Auflage. Frankfurt am Main:
Campus.

Bittman, M./England, P./Sayer, L./Folbre, N./Matheson, G. (2003): When Does Gender
Trump Money? Bargaining and Time in Household Work. American Journal of
Sociology, 109 (1), S. 186–214.

Bittman, M./Hill, T./Thomson, C. (2007): The Impact of Caring on Informal Carers'
Employment, Income and Earnings: A Longitudinal Approach. Australian Journal of
Social Issues, 42 (2), S. 255–272.

Blinkert, B. (2007): Bedarf und Chancen. Die Versorgungssituation pflegebedürftiger
Menschen im Prozess des demographischen und sozialen Wandels. Pflege &
Gesellschaft 12 (3): 227–239.

Blinkert, B./Klie, T. (1999): Pflege im sozialen Wandel. Studie zur Situation häuslich
versorgter Pflegebedürftiger. Hannover: Vincentz.

Blinkert, B./Klie, T. (2004): Solidarität in Gefahr? Pflegebereitschaft und Pflegebedarfsentwicklung im demografischen und sozialen Wandel. Hannover: Vincentz.

Blinkert, B./Klie, T. (2005): Solidarität in Gefahr? Veränderungen der Pflegebereitschaften und Konsequenzen für die Altenhilfe und Pflege. In: Klie, T./Buhl, A./Entzian, H./Hedtke-Becker, A./Wallrafen-Dreisow, H. (Hg.): Die Zukunft der gesundheitlichen, sozialen und pflegerischen Versorgung älterer Menschen. Frankfurt am Main: Mabuse, S. 293–315.

Blinkert, B./Klie, T. (2006a): Die Zeiten der Pflege. Zeitschrift für Gerontologie und Geriatrie, 39 (3), S. 202–210.

Blinkert, B./Klie, T. (2006b): Der Einfluss von Bedarf und Chancen auf Pflegezeiten in häuslichen Pflegearrangements. Zeitschrift für Gerontologie und Geriatrie, 39 (6), S. 423–428.

Blome, A./Keck, W./Alber, J. (2008): Generationenbeziehungen im Wohlfahrtsstaat. Lebensbedingungen und Einstellungen von Altersgruppen im internationalen Vergleich. Wiesbaden: VS Verlag.

Blossfeld, H.-P./Timm, A. (Hg.) (2003): Who Marries Whom? Educational Systems as Marriage Markets in Modern Societies. Dordrecht/Boston/London: Kluwer Academic Publishers.

Blumer, H. (1969): Symbolic Interactionism. Berkeley: California University Press.

Bohnsack, R./Marotzki, W./Meuser, M. (2011): Hauptbegriffe Qualitativer Sozialforschung. Opladen & Farmington Hills: Verlag Barbara Budrich.

Bold, S./Deußen, M. (2013): Vereinbarkeit von Beruf und Pflege. München und Mering: Rainer Hampp Verlag.

Bookwala, J./Newman, J. L./Schulz, R. (2005): Methodical Issues in Research on Men Caregivers. In: Kramer, B. J./Thompson, E. H. Jr. (Hg.): Men as Caregivers: Theory, Research, and Service Implications. 2. Auflage, Amherst/New York: Prometheus, S. 69–126.

Bourdieu, P. (1982): Die feinen Unterschiede. Kritik der gesellschaftlichen Urteilskraft. Frankfurt am Main: Suhrkamp.

Bourdieu, P. (1987): Sozialer Sinn: Kritik der theoretischen Vernunft. Frankfurt am Main: Suhrkamp.

Bourdieu, P. (1997): Die männliche Herrschaft. In: Dölling, I./Krais, B. (Hg.): Ein alltägliches Spiel. Geschlechterkonstruktion in der sozialen Praxis. Frankfurt am Main: Suhrkamp, S: 153–217.

Bourdieu, P. (2005): Die männliche Herrschaft. Frankfurt am Main: Suhrkamp.

Bracker, M./Dallinger, U./Karden, G./Tegethoff, U. (1988): Die Pflegebereitschaft der Töchter: zwischen Pflichterfüllung und eigenen Lebensansprüchen;

Voraussetzungen, Belastungen und sozialpolitische Schlußfolgerungen. Wiesbaden: Selbstverlag.

Brandes, H. (2002): Der männliche Habitus. Bd. 2: Männerforschung und Männerpolitik. Wiesbaden: VS Verlag.

Brines, J. (1994): Economic Dependency, Gender, and the Division of Labor at Home. American Journal of Sociology, 100 (3), S. 652–688.

Brückner, M. (2009): Kulturen des Sorgens über die Grenzen hinweg? In: Jansen, M. (Hg.): Pflegende und sorgende Frauen und Männer. Aspekte einer zukünftigen Pflege im Spannungsfeld zwischen Privatheit und Professionalität. Wiesbaden: Hessische Landeszentrale für politische Bildung, S. 9–28.

Brückner, M. (2010): Entwicklungen der Care-Debatte – Wurzeln und Begrifflichkeiten. In: Apitzsch, U./Schmidbaur, M. (Hg.): Care und Migration. Die Ent-Sorgung menschlicher Reproduktionsarbeit entlang von Geschlechter- und Armutsgrenzen. Opladen & Farmington Hills, MI: Verlag Barbara Budrich, S. 43–58.

Brückner, M./Schmidbauer, M. (2012): Wer sorgt für wen und wie? Beteiligte kommen zu Wort - erstes Resümee einer empirischen Untersuchung zu Care. Frankfurt am Main: Fachhochschule Frankfurt - gFFZ.

Brüsemeister, T. (2008): Qualitative Forschung. Ein Überblick. 2. Auflage. Wiesbaden: VS-Verlag.

Bubolz-Lutz, E. (2006): Pflege in der Familie. Perspektiven. Freiburg im Breisgau: Lambertus.

Buijssen, H. (1996): Die Beratung von pflegenden Angehörigen. Weinheim: Beltz Psychologie Verlags Union.

Bullinger, H./Nowak, J. (1998): Soziale Netzwerkarbeit. Eine Einführung. Freiburg: Lambertus.

Bundesanzeiger Verlag (2016): PSG II – Übersicht über die wichtigsten Leistungen mit Leistungshöhen ab 1. Januar 2017. URL: https://www.bundesanzeiger-verlag.de/fileadmin/BT-Prax/Dokumente/Muster_Wissen_word_pdf/PSG_II/%C3%9Cbersicht_Leistungen_Leistungsh%C3%B6hen_PSG_II.pdf (Stand 19.05.2017).

Bundesgesetzblatt Jahrgang 2014 Teil I Nr. 64, ausgegeben zu Bonn am 31. Dezember 2014.

Bundesinstitut für Bevölkerungsforschung (BiB) (2017): URL: http://www.demografie-portal.de/SharedDocs/Informieren/DE/ZahlenFakten/Pflegebeduerftige_Anzahl.html (Stand 19.05.2017).

Bundesministerium für Familie, Senioren, Frauen und Jugend (BMFSFJ) (Hg.) (2002): Vierter Bericht zur Lage der älteren Generation. Berlin.

Bundesministerium für Familie, Senioren, Frauen und Jugend (BMFSFJ) (Hg.) (2006): Familie zwischen Flexibilität und Verlässlichkeit. Perspektiven für eine lebenslaufbezogene Familienpolitik. Siebter Familienbericht. Bonn: Bundestagsdrucksache 16/1360.

Bundesministerium für Familie, Senioren, Frauen und Jugend (BMFSFJ) (2008): Erwartungen an einen familienfreundlichen Betrieb. Berlin.

Bundesministerium für Familie, Senioren, Frauen und Jugend (BMFSFJ) (2011a): Erster Gleichstellungsbericht. Neue Wege – Gleiche Chancen. Gleichstellung von Frauen und Männern im Lebensverlauf. Berlin.

Bundesministerium für Familie, Senioren, Frauen und Jugend (BMFSFJ) (2011b): Gender Pension Gap. Entwicklung eines Indikators für faire Einkommensperspektiven von Frauen und Männern. Berlin.

Bundesministerium für Familie, Senioren, Frauen und Jugend (BMFSFJ) (2015): Bessere Vereinbarkeit von Familie, Pflege und Beruf. Neue gesetzliche Regelungen seit dem 1.1.2015. Berlin.

Bundesministerium für Gesundheit (BMG) (2015): Neuer Pflegebedürftigkeitsbegriff und neues Begutachtungsverfahren. Das Zweite Pflegestärkungsgesetz. URL: http://www.bmg.bund.de/themen/pflege/pflegestaerkungsgesetze/pflegestaerkungsg esetz-ii.html (Stand 30.07.2016).

Bundesministerium für Gesundheit (BMG) (2016a): Ratgeber zur Pflege. Alles, was Sie zur Pflege und zu den neuen Pflegestärkungsgesetzen wissen müssen. Berlin.

Bundesministerium für Gesundheit (BMG) (2016b): Praxisseiten Pflege. 8/2016. Berlin. URL: http://www.bmg.bund.de/fileadmin/dateien/Publikationen/Pflege/Sonstiges/Praxiss eiten_Pflege/160909_BMG_Ordner_gesamt_Screen_Praxisseiten_Pflege.pdf (Stand 05.11.2016).

Bundesministerium für Gesundheit (BMG) (2016c): Meldungen 2016. Drittes Pflegestärkungsgesetz im Kabinett beschlossen. Berlin. URL: http://www.bmg.bund.de/ministerium/meldungen/2016/psg-iii-kabinett.html (Stand 05.11.2016).

Bundesministerium für Gesundheit (BMG) (2017): Zahlen und Fakten zur Pflegeversicherung (04/17). Berlin. URL:https://www.bundesgesundheitsministerium.de/file admin/Dateien/3_Downloads/Statistiken/Pflegeversicherung/Zahlen_und_Fakten/Z ahlen_und_Fakten.pdf (Stand: 24.03.2018).

Bundesregierung (2017): Zweiter Gleichstellungsbericht der Bundesregierung. BT-Drucksache 18/2840, Berlin, URL:https://www.bmfsfj.de/bmfsfj/service/publikatio nen/zweiter-gleichstellungsbericht-der-bundesregierung/119796 (Stand: 1.03.2018).

Büscher, A. (2014): Ambulante Pflege. In Schaeffer, D./Wingenfeld, K. (Hg.): Handbuch Pflegewissenschaft. Weinheim und Basel: Beltz Juventa, S. 491–512.

Busch-Heizmann, A./Bröckel, M. (2015): Die Auswirkungen geschlechts(un)typischer Berufstätigkeiten auf die Aufteilung der Hausarbeit in Partnerschaften. Kölner Zeitschrift für Soziologie und Sozialpsychologie (67), S. 475–507.

Calasanti, T. (2004): New directions in feminist gerontology: An introduction. Journal of Aging Studies. 18 (1), S. 1–8.

Calasanti, T. (2006): Gender and Old Age: Lessons from Spousal Caregivers. In: Calasanti, T./Slevin, K.(Hg.): Age Matters: Realigning Feminist Thinking. NY: Routledge Press (2006), S. 269–294.

Calasanti, T./Bowen, E. M. (2006): Spousal Caregiving and Crossing Gender Boundaries: Maintaining Gendered Identities. Journal of Aging Studies, 20 (3), S. 253–263.

Calasanti, T./King, N. (2007): Taking 'Women's Work' 'Like a Man': Husbands' Experiences of Care Work. The Gerontologist, 47 (4), S. 516–527.

Campbell, L. D./Carroll, M. P. (2007): The incomplete Revolution. Men and Masculinities, 9 (4), S. 491–508.

Campbell, L.D./Martin-Matthews, A. (2000): Caring sons: Exploring men's involvement in filial care. Canadian Journal on Aging/La Revue Canadienne du Vieillissement, 19 (1), S. 57–79.

Cantor, M. H. (1979): Neighbors and Friends: An Overlooked Resource in the Informal Support System. Research on Aging, 1 (4), S. 434–463.

Cantor, M. H. (1991): Family and Community: Changing Roles in an Aging Society. The Gerontologist, 31 (3), S. 337–346.

Carpenter, E. H./Miller, B. H. (2005) Psychosocial Challenges and Rewards Experienced by Caregiving Men: A Review of the Literature and an Emirical Case Example. In: Kramer, B. J./Thompson, E. H. Jr. (Hg.): Men as Caregivers: Theory, Research, and Service Implications. 2. Auflage, Amherst/New York: Prometheus, S. 99–150.

Carroll, M./Campbell, L. (2008): Who now reads Parsons and Bales?: Casting a critical eye on the "gendered styles of caregiving" literature. Journal of Aging Studies, 22, S. 24–31.

Cicourel, A. (1973): Basisregeln und normative Regeln im Prozess des Aushandelns von Status und Rolle. In: Arbeitsgruppe Bielefelder Soziologen (Hg.): Alltagswissen, Interaktion und gesellschaftliche Wirklichkeit, Bd. 1. Reinbek: Rowohlt, S. 147–188.

Clemens, W. (1993): Soziologische Aspekte eines "Strukturwandels des Alters". In: Naegele, G./Tews, H. P. (Hg.): Lebenslagen im Strukturwandel des Alters. Opladen: Westdeutscher Verlag, S. 61–81.

Clemens, W. (1994): „Lebenslage" als Konzept sozialer Ungleichheit. Zur Thematisierung sozialer Differenzierung in Soziologie, Sozialpolitik und Sozialarbeit. Zeitschrift für Sozialreform, 40 (3), S. 141–165.

Clemens, W. (1997): Frauen zwischen Arbeit und Rente. Lebenslagen in später Erwerbstätigkeit und frühem Ruhestand. Opladen: Westdeutscher Verlag.

Clemens, W. (2004): Lebenslage und Lebensführung im Alter – zwei Seiten einer Medaille? In: Backes, G. M./Clemens, W./Künemund, H. (Hg.): Lebensformen und Lebensführung im Alter. Reihe Alter(n) und Gesellschaft, Bd. 10. Wiesbaden: VS Verlag, S. 43–58.

Clemens, W. (2006): Ältere Arbeitnehmer in Deutschland. Erwerbsstrukturen und Zukunftsperspektiven. Zeitschrift für Gerontologie und Geriatrie, 39 (1), S. 41–47.

Clemens, W./Naegele, G. (2004): Lebenslagen im Alter. In: Kruse, A./Martin, M. (Hg.): Enzyklopädie der Gerontologie. Bern, u. a.: Hans Huber, S. 387–402.

Clément, S./Lavoie, J. P. (2001): L'interface formel-informel au confluent de rationalités divergentes. In: Henrard, J. C./Firbank, O./Clément, S./Frossard, M./Lavoie, J. P./Vézina, A. (Hg.): Personnes âgées dépendantes en France et au Québec. Qualité de vie, pratiques et politiques, Paris: INSERM, S. 97–119.

Connell, R. (2015): Der gemachte Mann. Konstruktion und Krise von Männlichkeiten. 4. Auflage. Wiesbaden: Springer VS.

Corbin, J./Strauss, A. L. (1990): Grounded Theory Research: Procedures, Canons and Evaluative Criteria. In Zeitschrift für Soziologie, 19 (6), S. 418–427.

Costa, G./Ranci, C. (2010): Disability and Caregiving: A Step Toward Social Vulnerability? In: Ranci, C. (Hg.): Social Vulnerability in Europe: The new Configuration of Social Risks. New York (u. a.): Palgrave Macmillan, S. 159-185.

Creswell, J. W./Plano Clark, V. L. (2010): Designing and Conducting Mixed Methods Research. 2. Auflage. Approaches. Thousand Oaks, CA.: Sage Publications.

Czaplicki, C. (2012): Pflege und Erwerbstätigkeit – Eine lebensverlaufstheoretische Perspektive. Sozialer Fortschritt, 61 (7), S. 159–165.

Dallinger, U. (1997): Ökonomie der Moral. Konflikt zwischen familiärer Pflege und Beruf. Opladen: Westdeutscher Verlag.

Dallinger, U. (1998): Der Konflikt zwischen familiärer Pflege und Beruf als handlungstheoretisches Problem. Zeitschrift für Soziologie, 27 (2), S. 94–112.

Davidson, K./Arber, S./Ginn, J. (2000): Gendered meanings of care work within late life marital relationships. Canadian journal on aging, 19 (4), S. 536–553.

Dehmel, S./Ortmann, K. (2006): Soziale Unterstützung (Social Support) – ein Verstehens- und Handlungskonzept für die gesundheitsbezogene Sozialarbeit. URL: https://www.khsb-berlin.de/fileadmin/user_upload/Weiterbildung/Dehmel_Ortmann-Soziale_Unterst_tzung.pdf (Stand 10.11.2014).

Deppermann, A. (2008): Gespräche analysieren. Eine Einführung. Wiesbaden: VS-Verlag.

Deutsche Rentenversicherung (Hg.) (2016): Rentenversicherung in Zahlen. Statistik der Deutschen Rentenversicherung. Berlin.

Deutsche Rentenversicherung Bund (Hg.) (2017): Die richtige Altersrente für Sie. Geschäftsbereich Presse- und Öffentlichkeitsarbeit: Berlin. 12. Auflage (7/2017), Nr. 200. URL: https://www.deutsche-rentenversicherung.de/Allgemein/de/ Inhalt/5_Services/03_broschueren_und_mehr/01_broschueren/01_national/die_rich tige_altersrente_fuer_sie.pdf?__blob=publicationFile&v=22 (Stand 31.03.2018).

Diewald, M. (1991): Soziale Beziehungen: Verlust oder Liberalisierung? Soziale Unterstützung in informellen Netzwerken. Berlin: edition sigma.

Diewald, M./Sattler, S. (2010): Soziale Unterstützungsnetzwerke. In: Stegbauer, C./Häußling, R. (Hg.): Handbuch Netzwerkforschung. Wiesbaden: VS Verlag, S. 689–699.

Diaz-Bone, R. (1997): Ego-zentrierte Netzwerkanalyse und familiale Beziehungssysteme. Wiesbaden: Deutscher Universitäts-Verlag.

Dibelius, O./Uzarewicz, C. (2006): Pflege von Menschen höherer Lebensalter. Bd. 18 der Reihe Grundriss Gerontologie. Stuttgart: Kohlhammer.

Dinges, M. (2011): Hoffnungen für den „neuen Mann"? – Alternativen aus der Geschichte? In: Franz, M./Karger, A. (Hg.): Neue Männer – muss das sein. Risiken und Perspektiven der heutigen Männerrolle. Göttingen: Vandenhoeck & Ruprecht, S. 245–268.

Döhner, H./Lamura, G./Lüdecke, D./Mnich, E. (2007): Pflegebereitschaft in Familien – Entwicklung in Europa. In: Igl, G./Naegele, G./Hamdorf, S. (Hg.): Reform der Pflegeversicherung – Auswirkungen auf die Pflegebedürftigen und die Pflegepersonen. Münster, u. a.: LIT Verlag, S. 166-179.

Dorschner, S./Bauernschmidt, D. (2014): Männer, die ihre Ehefrauen pflegen – Zwei phänomenologische Studien zum Erleben männlicher Hauptpflegepersonen. Teil I: Pflegende Männer pflegebedürftiger Ehefrauen nach einem Schlaganfall. Pflege 2014, 27 (4), S. 257-267. URL: http://econtent.hogrefe.com/doi/pdf/10.1024/1012-5302/a000372 (Stand 28.07.16).

Dosch, E. (2012): Netzwerke häuslich pflegender Männer im erwerbsfähigen Alter. In: Langehennig, M./Betz, D./Dosch, E.: Männer in der Angehörigenpflege. Weinheim und Basel: Beltz Juventa, S. 45–101.

Dosch, E. (2016): Neue Männer hat das Land – Männer vereinbaren Pflege und Beruf. Zeitschrift für Gerontologie und Geriatrie, 49, S. 679-684.

Dräger, D. (2015): Die Einbindung der Angehörigen von Pflegebedürftigen. In Jacobs, K./ Kuhlmey, A./Greß, S./ Schwinger, A. (Hg.): Pflege-Report 2015. Stuttgart: Schattauer, S. 121–133.

Dresing, T./Pehl, T. (2010). Transkription. In: Mey, G./Mruck, K. (Hg.): Handbuch Qualitative Forschung in der Psychologie. Wiesbaden: VS-Verlag, S. 723–733.

Dudel, C. (2015): Vorausberechnung des Pflegepotentials von erwachsenen Kindern für ihre pflegebedürftigen Eltern. Sozialer Fortschritt, 64 (1/2), 14–26.

Durkheim, E. (2008): Über die soziale Arbeitsteilung. Berlin: Suhrkamp.

Ebert, A./Kistler, E./Staudinger, T. (2007): Rente mit 67 – Probleme am Arbeitsmarkt. Aus Politik und Zeitgeschichte (4/5). Bonn: bpb: Bundeszentrale für politische Bildung, S. 25–31.

Enquete-Kommission „Situation und Zukunft der Pflege in NRW" (2005): Situation und Zukunft der Pflege in NRW. Düsseldorf: Landtag Nordrhein-Westfalen.

Engstler, H. (2006): Erwerbsbeteiligung in der zweiten Lebenshälfte und der Übergang in den Ruhestand. In Tesch-Römer, C./Engstler, H./Wurm, S. (Hg.): Altwerden in Deutschland. Wiesbaden: VS Verlag, S. 85–154.

Esping-Andersen, G. (1990): The three worlds of welfare capitalism. Cambridge: Polity Press.

Esping-Andersen, G. (1999): Social foundations of postindustrial economies. Oxford: University Press.

Esser, H. (1999): Soziologie. Spezielle Grundlagen. Bd. 1: Situationslogik und Handeln. Frankfurt am Main, u. a.: Campus.

Evandrou, M./Glaser, K. (2003): Combining work and family life: the pension penalty of caring. Ageing & Society, 23 (5), S. 583–601.

Fend, H. (2009): Generationen aus Sicht der Soziologie. In: Künemund, H./Szydlik, M. (Hg.): Generationen – Multidisziplinäre Perspektiven. Wiesbaden: VS Verlag, S. 81–103.

Fenstermaker, S. (2002): Work and Gender. In: Fenstermaker, S./West, C. (Hg.): Doing Gender, Doing Difference. Inequality, Power, and Institutional Change. New York/London: Routledge, S. 105–118.

Fenstermaker, S./West, C./Zimmermann, D. H. (2002): Gender Inequality: New Conceptual Terrain. In: Fenstermaker, S./West, C. (Hg.): Doing Gender, Doing Difference. Inequality, Power, and Institutional Inhalt Change. New York/London, Routledge, S. 25–40.

Finley, N. J. (1989): Theories of family labor as applied to gender differences in caregiving for elderly parents. Journal of Marriage and the Family, 51 (1), S. 79-86.

Fischer-Rosenthal, W./Rosenthal, G. (1997): Narrationsanalyse biographischer Selbstpräsentationen. In: Hitzler, R./Honer, A. (Hg.): Sozialwissenschaftliche Hermeneutik. Opladen: Leske & Budrich (UTB), S. 133–164.

Flick, U. (1996): Qualitative Forschung: Theorie, Methoden, Anwendung in der Psychologie und den Sozialwissenschaften. 2. Auflage. Reinbek bei Hamburg: Rowohlt.

Flick, U. (2010): Design und Prozess qualitativer Forschung. In: Flick, U./von Kardorff, E./Steinke, I. (Hg.): Qualitative Forschung: Ein Handbuch. 8. Auflage. Reinbek bei Hamburg: Rowohlt, S. 252–265.

Flick, U. (2014): Qualitative Sozialforschung: Eine Einführung. 6. Auflage. Reinbek bei Hamburg: Rowohlt.

Flick, U./von Kardorff, E./Steinke, I. (2010): Was ist qualitative Forschung? Einleitung und Überblick. In: Flick, U./von Kardorff, E./Steinke, I. (Hg.): Qualitative Forschung: Ein Handbuch. 8. Auflage. Reinbek bei Hamburg: Rowohlt, S. 13–29.

Franke, A./Reichert, M. (2010): Carers@Work. Zwischen Beruf und Pflege: Konflikt oder Chance? Ein europäischer Vergleich. Analyse der internationalen Forschungsliteratur. Dortmund. URL: http://www.carersatwork.tu-dortmund.de/ download /Literature%20review.pdf (Stand 19.05.2016).

Franke, L. (2006): Demenz in der Ehe. Über die verwirrende Gleichzeitigkeit von Ehe- und Pflegebeziehung. Eine Studie zur psychosozialen Beratung für Ehepartner von Menschen mit Demenz. Frankfurt am Main: Mabuse.

Fraser, N. (2003): Soziale Gerechtigkeit im Zeitalter der Identitätspolitik. In: Fraser, N./ Honneth, A.: Umverteilung oder Anerkennung? Frankfurt a. M.: Suhrkamp, S. 180–220.

Frerichs, F. (2016): Demografischer Wandel in der Erwerbsarbeit – Anforderungen an die Arbeits- und Laufbahngestaltung. In: Frerich, F.: Altern in der Erwerbsarbeit. Perspektiven der Laufbahngestaltung. Vechtaer Beiträge zur Gerontologie. Wiesbaden: Springer VS, S. 11–22.

Fredriksen-Goldsen, K. I./Scharlach, A. E. (2001): Families and work: new directions in the twenty-first century. New York, u. a.: Oxford University Press.

Fromme, E. K./Drach, L. L./Tolle, S. W./Ebert, P./Miller, P./Perrin, N./Tilden, V. (2005): „Men as Caregivers at the End of Life". Journal of Palliative Medicine, 8 (6), S. 1167–1175.

Fuchs-Heinritz, W./Klimke, D./Lautmann, R./Rammstedt, O./Stäheli, U./Weischer, C./Wienold, H. (Hg.) (2011): Lexikon zur Soziologie. 5. Auflage. Wiesbaden: VS-Verlag.

Garfinkel, H. (1967): Studies in Ethnomethodology. Englewood Cliffs, New Jersey: Prentice-Hall.

Gaus GmbH/Forschungsgruppe Pflege und Gesundheit e. V. (o. J.): Zwischenergebnisse der Beschäftigtenbefragung im Rahmen des Projekts „Entwicklung von Unterstützungsangeboten für Frauen zur besseren Vereinbarkeit von Familie und Beruf, o.O. URL: http://www.gib.nrw.de/service/downloaddatenbank/ zwischenergebnissepub.pdf (Stand 29.07.2016).

Geisler, E./Kreyenfeld, M. (2009): Against All Odds: Fathers' Use of Parental Leave in Germany. WPIDR Working Paper WP 2009-010.

Gerhard, U. (2014): Care als sozialpolitische Herausforderung moderner Gesellschaften – Das Konzept fürsorglicher Praxis in der europäischen Geschlechterforschung. In: Aulenbacher, B./Riegraf, B./Theobald, H.: Sorge: Arbeit, Verhältnisse, Regime – Care: Work, Relations, Regimes. Soziale Welt, Sonderband 20. Baden-Baden, S. 69–88.

Geyer, J. (2016): Informell Pflegende in der deutschen Erwerbsbevölkerung: Soziodemografie, Pflegesituation, Erwerbsverhalten. In: ZQP-Themenreport „Vereinbarkeit von Beruf und Pflege". Berlin: ZQP, S. 24–34.

Geyer, J./Schulz, E. (2014): Who cares? Die Bedeutung der informellen Pflege durch Erwerbstätige in Deutschland. In: DIW Wochenbericht (14), Berlin, S. 294–303.

Glaser, B. G./Strauss, A. L. (1967) [2006]: The Discovery of Grounded Theory: Strategies for Qualitative research. New Brunswick (U.S.A.) and London (U.K.): AldineTransaction.

Glaser, B. G./Strauss, A. L. (1998): Grounded Theory. Strategien qualitativer Forschung. Bern, u. a.: Hans Huber.

Gildemeister, R. (2008): Soziale Konstruktion von Geschlecht: Doing Gender. In: Wilz, S. M. (Hg.): Geschlechterdifferenzen – Geschlechterdifferenzierungen. Wiesbaden: VS-Verlag, S. 167–198.

Gildemeister, R. (2010): Doing Gender: Soziale Praktiken der Geschlechterunterscheidung. In: Becker, R./Kortendiek, B.: Handbuch Frauen- und Geschlechterforschung. 3. Auflage. Wiesbaden: VS-Verlag, S. 137–145.

Goffman, E. (1973): Interaktion: Spaß am Spiel. Rollendistanz. München.

Goffman, E. (1974): Frame Analysis. An Essay on the Organization of Experience. New York: Harper & Row.

Gottschall, K. (1998): Doing Gender while Doing Work? Erkenntnispotentiale konstruktivistischer Perspektiven für eine Analyse des Zusammenhangs von Arbeitsmarkt, Beruf und Geschlecht. In: Geissler, B./Maier, F./Pfau-Effinger, B. (Hg.): FrauenArbeitsMarkt. Der Beitrag der Frauenforschung zur sozioökonomischen Theorieentwicklung. Berlin: Edition Sigma, S. 63–94.

Gottschall, K. (2001): Zwischen tertiärer Krise und tertiärer Zivilisation. Berliner Journal für Soziologie 11 (2), S. 217–235.

Granovetter, M. (1983): The strength of weak ties. A network theory revisited. In: Sociological Theory 1, S. 201–233.

Granovetter, M. (1985): Economic Action and Social Structure: The Problem of Embeddedness. American Journal of Sociology 91, S. 481–93.

Gräßel, E. (1998): Häusliche Pflege dementiell und nicht dementiell Erkrankter Teil II: Gesundheit und Belastung der Pflegenden. Zeitschrift für Gerontologie und Geriatrie, 31 (1), S. 57–62.

Gräßel, E. (2000): Warum pflegen Angehörige? Ein Pflegemodell für die häusliche Pflege im höheren Lebensalter. Zeitschrift für Gerontopsychologie & -psychatrie, 13 (2), S. 85–94.

Gräßel, E./Behrndt (2016): Belastungen und Entlastungsangebote für pflegende Angehörige. In: Jacobs, K./Kuhlmey, A./Greß, S./Klauber, J./Schwinger, A. (Hg.): Pflege-Report 2016. Schwerpunkt: Die Pflegenden im Fokus. Stuttgart: Schattauer, S. 169-187.

Greenstein, T. N. (2000): Economic Dependence, Gender, and the Division of Labor in the Home: A Replication and Extension. Journal of Marriage and the Family, 62 (2), S. 322-335.

Gröning, K. (2004): „Irgendwie reingeschlittert" – Häusliche Pflege und die Geschlechterrollen. Dr. med. Mabuse, 29 (148), S. 46–50.

Gröning, K. (2015): Pflege als familiale Entwicklungsaufgabe. In: Gröning, K./Sander, B./von Kamen, R. (Hg.): Familiensensibles Entlassungsmanagement. Festschrift zu zehn Jahren Modellprojekt. „Familiale Pflege unter den Bedingungen der G-DRG". Frankfurt am Main: Mabuse, S. 250–260.

Gröning, K./Kunstmann, A.-C./Rensing, E. (2004): In guten wie in schlechten Tagen. Konfliktfelder in der häuslichen Pflege. Frankfurt am Main: Mabuse.

Guberman, N./Lavoie, J.-P./Blein, L. (2012): Baby Boom Caregivers: Care in the Age of Individualization. The Gerontologist, 52 (2), S. 210–218.

Haberkern, K. (2009): Pflege in Europa. Familie und Wohlfahrtsstaat. Wiesbaden: VS Verlag.

Haberkern, K./Schmid, T./Szydlik, M. (2015): Gender Differences in Intergenerational Care in European Welfare States. Ageing & Society, 35, 2, S. 298–320.

Hahmann, J. (2013): Freundschaftstypen älterer Menschen. Von der individuellen Konstruktion der Freundschaftsrolle zum Unterstützungsnetzwerk. Wiesbaden: Springer VS.

Hähner-Rombach, S. (2015): Männer in der Geschichte der Krankenpflege. Zum Stand einer Forschungslücke. Medizinhistorisches Journal 50 (1+2), S. 123–148.

Halsig, N. (1995): Hauptpflegepersonen in der Familie: Eine Analyse ihrer situativen Bedingungen, Belastungen und Hilfemöglichkeiten. Zeitschrift für Gerontopsychologie und -psychiatrie, 8 (4), S. 247–262.

Hammer, E. (2014): Unterschätzt. Männer in der Angehörigenpflege, Freiburg im Breisgau: Kreuz Verlag.

Hammer, E./Bartjes, H. (2005): Mehr Männer in den Altenpflegeberuf. Eine Expertise im Rahmen des Gender Mainstreaming, Stuttgart: Caritasverband der Diözese Rottenburg-Stuttgart e.V.

Harris, P. B. (1993): The misunderstood caregiver? A qualitative study of the Male Caregiver of Alzheimer's Disease Victims. The Gerontologist, 33 (4), S. 551–556.

Harris, P. B. (1998): Listening to Caregiving Sons: Misunderstood Realities. The Gerontologist, 38 (3), S. 342–352.

Harris, P. B. (2005): The Voices of Husbands and Sons Caring for a Family Member With Dementia. In: Kramer, B. J./Thompson, E. H. Jr. (Hg.): Men as Caregivers: Theory, Research, and Service Implications. 2. Auflage. Amherst/New York, S. 213–249.

Hausmann, A.-C/Kleinert, C./Leuze, K. (2015): „Entwertung von Frauenberufen oder Entwertung von Frauen im Beruf?" Kölner Zeitschrift für Soziologie und Sozialpsychologie. (67), S. 217–242.

Heckhausen, J./Heckhausen, H. (Hg.) (2006): Motivation und Handeln, 3. Auflage. Heidelberg: Springer Medizin.

Hedtke-Becker, A. (1999): Die Pflegenden pflegen: Gruppen für Angehörige pflegebedürftiger Menschen. 2. Auflage. Freiburg i. Br.: Lambertus.

Heintz, B./Nadai, E. (1998): Geschlecht und Kontext. De-Institutionalisierungsprozesse und geschlechtliche Differenzierung. Zeitschrift für Soziologie, S. 75–93.

Heintze, C. (2015): Auf der Highroad – der skandinavische Weg zu einem zeitgemäßen Pflegesystem. Ein Vergleich zwischen fünf nordischen Ländern und Deutschland, 2. Auflage, Bonn: Friedrich-Ebert-Stiftung.

Hequembourg, A./Brallier, S. (2005): Gendered stories of parental caregiving among siblings, Journal of Aging Studies, 19 (1), S. 53–71.

Herrenbrück, A. (2010): Pflegende Söhne – gängige Rollenmuster oder neue Lebensentwürfe? Konstanz: Hartung-Gorre Verlag.

Herrmann, R. (1969): Mehr Männer in die Krankenpflege. Auswege aus einem Dilemma. In: Die Zeit, Nr. 51 vom 19.12.1969. URL: http://pdf.zeit.de/1969/51/mehr-maenner-fuer-die-krankenpflege.pdf (Stand 29.07.2016).

Heusinger, J. (2006): Pflegeorganisation und Selbstbestimmung in häuslichen Pflegearrangements. Zeitschrift für Gerontologie und Geriatrie, 39 (6), S. 418–422.

Heusinger, J./Klünder, M. (2005): „Ich lass' mir die Butter nicht vom Brot nehmen." Aushandlungsprozesse in häuslichen Pflegearrangements. Frankfurt am Main: Mabuse.

Hielscher, V./Kirchen-Peters, S./Nock, L. (2017): Pflege in den eigenen vier Wänden: Zeitaufwand und Kosten. Pflegebedürftige und ihre Angehörigen geben Auskunft. Reihe: Study der Hans-Böckler-Stiftung, Bd. 363. Düsseldorf. URL: https://www.boeckler.de/pdf/p_study_hbs_363.pdf (Stand 22.06.2017).

Hirsch, C. (1996): Understanding the influence of gender role identity on the assumptions of family caregiving roles by men. International Journal of Aging and Human Development, 42, S. 103–121.

Hirsch, R. D./Brendebach, Ch. (1999): Gewalt gegen ältere Menschen in der Familie. In: Hirsch, R. D./Kranzhoff, E. U./Schiffhorst, G. (Hg.): Untersuchungen zur Gewalt gegen alte Menschen. Bonn, S. 83–117.

Hobler, D./Klenner, C./Pfahl, S./Sopp, P./Wagner, A. (2017): Wer leistet unbezahlte Arbeit? Hausarbeit, Kindererziehung und Pflege im Geschlechtervergleich. Aktuelle Auswertungen aus dem WSI Gender Daten Portal. Reihe: WSI Report, Nr. 35. Düsseldorf. URL: https://www.boeckler.de/pdf/p_wsi_report_35_2017.pdf (Stand 22.06.2017).

Hoff, A./Hamblin, K. (2011): Carers@Work. Cares between Work and Care. Conflict or Chance? International report. Oxford: Oxford Institute of Ageing.

Hoffmann, S. (2010): Gesunder Alltag im 20. Jahrhundert? Geschlechterspezifische Diskurse und gesundheitsrelevante Verhaltensstile in deutschsprachigen Ländern. Stuttgart: Steiner.

Hoffmann-Riem, C. (1980): Die Sozialforschung einer interpretativen Soziologie. Kölner Zeitschrift für Soziologie und Sozialpsychologie (3), S. 339–372.

Hollstein, B. (2001): Grenzen sozialer Integration. Zur Konzeption informeller Beziehungen und Netzwerke. Opladen: Leske und Budrich.

Hollstein, B. (2005): Reziprozität in familialen Generationenbeziehungen. In: Adloff, F./Mau, S. (Hg.): Vom Geben und Nehmen – Zur Soziologie der Reziprozität. Frankfurt: Campus, S. 187–209.

Hollstein, B. (2006): Qualitative Methoden und Netzwerkanalyse-ein Widerspruch? In: Hollstein, B./Straus, F. (Hg.): Qualitative Netzwerkanalyse. Konzepte, Methoden, Anwendungen. Wiesbaden: VS Verlag, S. 11–35.

Hollstein, B. (2010a): Strukturen, Akteure, Wechselwirkungen. Georg Simmels Beiträge zur Netzwerkforschung. In: Stegbauer, C. (Hg.): Netzwerkanalyse und Netzwerktheorie. 2. Auflage. Wiesbaden: VS Verlag, S. 91–103.

Hollstein, B. (2010b): Qualitative Methoden und Mixed-Method-Designs. In: Stegbauer, C./Häußling, R. (Hg.): Handbuch Netzwerkforschung. Wiesbaden: VS Verlag, S. 459–470.

Hollstein, B./Bria, G. (1998): Reziprozität in Eltern-Kind-Beziehungen? Theoretische Überlegungen und empirische Evidenz. Berliner Journal für Soziologie 8, S. 7–22.

Hollstein, B./Pfeffer, J. (2010): Netzwerkkarten als Instrument zur Erhebung egozentrierter Netzwerke. URL: http://www.pfeffer.at/egonet/Hollstein%20Pfeffer.pdf (Stand 29.07.2016).

Holzer, B. (2009): Netzwerktheorie. In: Kneer, G./Schroer, M.: Handbuch Soziologische Theorien. Wiesbaden: VS-Verlag, S. 253–275.

Höpflinger, F. (2000): Auswirkungen weiblicher Langlebigkeit auf Lebensformen und Generationenbeziehungen. In: Perrig-Chiello, P./Höpflinger, F. (Hg.): Jenseits des Zenits. Frauen und Männer in der zweiten Lebenshälfte. Bern, Stuttgart, Wien: Haupt Verlag, S. 61–74.

Höpflinger, F. (2015): Generationenfragen: Konzepte und theoretische Ansätze: URL: http://www.hoepflinger.com/fhtop/Generationen-Konzepte.pdf (Stand 20.11.2016).

Höpflinger, F./Hugentobler, V. (2005): Familiale, ambulante und stationäre Pflege im Alter: Perspektiven für die Schweiz. Bern: Huber.

Hörl, J./Schimany, P. (2004): Gewalt gegen pflegebedürftige alte Menschen in der Familie. Ein Zukunftsthema für die Generationenbeziehungen? Zeitschrift für Familienforschung (ZfF), 15 (2), Wiesbaden.

Hradil, S. (1987): Sozialstrukturanalyse in einer fortgeschrittenen Gesellschaft. Von Klassen und Schichten zu Lagen und Milieus. Opladen: Leske + Budrich.

Hradil, S./Schiener, J. (2001): Soziale Ungleichheit in Deutschland. Opladen: Leske und Budrich.

Jabsen, A./Blossfeld, H. P. (2008): Die Auswirkungen häuslicher Pflege auf die Arbeitsteilung in der Familie. Zeitschrift für Familienforschung, 20 (3), S. 293–321.

Jansen, B. (1999): Informelle Pflege durch Angehörige. In: Jansen, B./Karl, F./Radebold, H./Schmitz-Scherzer, R. (Hg.): Soziale Gerontologie. Ein Handbuch für Lehre und Praxis. Weinheim, Basel: Beltz. S. 604–628.

Jansen, D. (2006): Einführung in die Netzwerkanalyse. Grundlagen, Methoden, Forschungsbeispiele. 3. Auflage. Wiesbaden: VS-Verlag.

Jurczyk, K./Lange, A. (2002): Familie und die Vereinbarkeit von Arbeit und Leben. Neue Entwicklungen, alte Konzepte. Diskurs, 12 (3), S. 9–16.

Kada, O./ Brunner, E. (2009): Men Who Care. Zeitschrift für Gerontopsychologie & -psychiatrie, 22 (2-3), S. 101–110.

Kaye, L. W. (2005): „Service Utilization and Support Provision of Caregiving Men". In: Kramer, B. J./Thompson, E. H. (Hg.): Men as Caregivers: Theory, Research, and Service Implications. 2. Auflage. Amherst/New York: Prometheus, S. 359–378.

Käsler-Heide, H. (1998): Wenn die Eltern älter werden. Ein Ratgeber für erwachsene Kinder. Frankfurt am Main: Campus.

Kaufmann, F.-X./Engelbert, A./Herlth, A./Meier, B./Strohmeier, K. P. (1989): Netzwerkbeziehungen von Familien. Bundesinstitut für Bevölkerungsforschung, Wiesbaden.

Keck, W. (2012): Die Vereinbarkeit von häuslicher Pflege und Beruf. Bern: Verlag Hans Huber.

Keck, W. (2016): Was kommt nach der Pflege? Die Pflege eines Angehörigen senkt Beschäftigungschancen von Pflegepersonen nachhaltig. Sozialer Fortschritt. 65,

Soziale Lage und soziale Absicherung von nicht erwerbsmäßig Pflegenden, S. 112–119.

Keck, W./Saraceno, C. (2009): Balancing elderly care and employment in Germany. Discussion Paper. Berlin: Wissenschaftszentrum für Sozialforschung.

Kelle, U./Kluge, S. (2010): Vom Einzelfall zum Typus. Fallvergleich und Fallkontrastierung in der qualitativen Sozialforschung. 2. Auflage. Wiesbaden: VS-Verlag.

King, V. (2000): Tochterväter. Dynamik und Veränderungen einer Beziehungsstruktur. In: Walter, H. (Hg.): Männer als Väter. Sozialwissenschaftliche Theorie und Empirie. Gießen: Pschyosozial Verlag, S. 166–189.

Klaus, D./Tesch-Römer, C. (2014): DZA-Fact Sheet. Pflegende Angehörige und Vereinbarkeit von Pflege und Beruf: Befunde aus dem Deutschen Alterssurvey 2008. URL: http://www.dza.de/fileadmin/dza/pdf/Fact_Sheet_Pflege_Erwerbstaetigkeit_2 014_09_12.pdf (Stand 29.07.2016).

Klaus, D./Tesch-Römer, C. (2017): Pflege und Unterstützung bei gesundheitlichen Einschränkungen: Welchen Beitrag leisten Personen der zweiten Lebenshälfte für andere? In: Mahne, K./Wolff, J. K./Simonson, J./Tesch-Römer, C. (Hg.): Altern im Wandel. Wiesbaden: Springer VS, S. 185–200.

Kleemann, F./ Krähnke, U./ Matuschek, I. (2013): Interpretative Sozialforschung. Eine Einführung in die Praxis des Interpretierens. 2. korrigierte und aktualisierte Auflage, Wiesbaden: Springer VS.

Klenner, C./Pfahl, C. (2008): Jenseits von Zeitnot und Karriereverzicht – Wege aus dem Arbeitszeitdilemma. Arbeitszeiten von Müttern, Vätern und Pflegenden und Umrisse eines Konzeptes. WSI-Diskussionspapier 158. Düsseldorf: Wirtschafts- und Sozialwissenschaftliches Institut.

Klenner, C./Schmidt, T. (2011): Teilzeitarbeit im Lebensverlauf von abhängig beschäftigten Frauen. In: Klammer, U./Motz, M. (Hg.): Neue Wege Gleiche Chancen. Expertise zum Ersten Gleichstellungsbericht der Bundesregierung. Wiesbaden: VS-Verlag, S. 253–311.

Klie, Thomas (2006): Family Care. Zeitschrift für Gerontologie und Geriatrie, 39 (6), S. 403–404.

Klie, T./Monzer, M. (2008): Case Management in der Pflege. Zeitschrift für Gerontologie und Geriatrie 41 (2), S. 92–105.

Klinger, C. (2013): Krise war immer… Lebenssorge und geschlechtliche Arbeitsteilung in sozialphilosophischer und kapitalismuskritischer Perspektive. In: Appelt, E./Aulenbacher, B./Wetterer, A.: Gesellschaft. Feministische Krisendiagnosen. Münster: Verlag Westfälisches Dampfboot, S. 82–105.

Klott, S. (2010): „Ich wollte für sie sorgen". Die Situation pflegender Söhne: Motivation, Herausforderung und Bedürfnisse. Frankfurt am Main: Mabuse.

Klott, S. (2012): Wenn Söhne pflegen… In: DZA (Hg.): Informationsdienst Altersfragen, 39 (4), S. 12–17.

Kluge, S. (1999): Empirisch begründete Typenbildung. Zur Konstruktion von Typen und Typologien in der qualitativen Sozialforschung. Opladen: Leske & Budrich.

Kluge, S. (2000): Empirisch begründete Typenbildung in der qualitativen Sozialforschung. Forum: Qualitative Sozialforschung, 1 (1), S. 1–11.

Koch-Straube, U. (2002): Fremde Welt Pflegeheim: Eine ethnographische Studie. 2. Auflage, Bern, u. a.: Huber.

Kofahl, C./Nolan, M./Mestheneos, E./Triantafillou, J. (2005): Welche Unterstützung erfahren betreuende Angehörige älterer Menschen in Europa? In: Klie, T./Buhl, A./Entzian, H./Hedtke-Becker, A./Wallrafen-Dreisow, H. (Hg.): Die Zukunft der gesundheitlichen, sozialen und pflegerischen Versorgung älterer Menschen. Frankfurt am Main: Mabuse, S. 241–258.

Kohlen, H./Kumbruck, C. (2008): Care-(Ethik) und das Ethos fürsorglicher Praxis. (Literaturstudie). Bremen: Artec.

Kohler, S./Döhner, H. (2011): Carers@Work. Carers between Work and Care. Conflict or Chance? Results of Interviews with Working Carers. Hamburg: University Medical Center Hamburg-Eppendorf. URL: http://www.carersatwork.tu-dortmund.de/download/National%20report%20GER.pdf (Stand 30.07.2016).

Kowal, S./O'Connell, D. C. (2010): Zur Transkription von Gesprächen. In Flick, U./von Kardorff, E./Steinke, I. (Hg.): Qualitative Forschung. Ein Handbuch. 8. Auflage. Reinbek bei Hamburg: Rowohlt Taschenbuch Verlag, S. 437–447.

Kramer, B. J. (2005a): Men Caregivers: An Overview. In: Kramer, B. J./Thompson Jr., E. H.: Men as Caregivers. Theory, Research, and Service Implications. 2. Auflage, Amherst/New York: Prometheus, S. 3–19.

Kramer, B. J. (2005b): Epilogue: Implications for Practice and Future Research. In: Kramer, B. J./Thompson Jr., E. H.: Men as Caregivers. Theory, Research, and Service Implications. 2. Auflage. Amherst/New York: Prometheus, S. 379–385.

Kramer, B. J./Thompson Jr., E. H. (2005): Men as Caregivers. Theory, Research, and Service Implications. 2. Auflage. Amherst/New York: Prometheus.

Kröger, T. (Hg.) (2003): Families, Work and Social Care in Europe, SOCCARE Project Report No. 6: Final report. URL: http://cordis.europa.eu/documents/documentlibrary/82607981EN6.pdf (Stand 14.10.2016).

Kröger, T./Yeandle, S. (2013): Combining Paid Work and Family Care. Bristol, Chicago: Policy Press.

Kuckartz, U. (2016): Qualitative Inhaltsanalyse. Methoden, Praxis, Computerunterstützung. 3. Auflage. Weinheim und Basel: Beltz Juventa.

Kumbruck, C./Rumpf, M./Senghaas-Knobloch, E. (2010): Das Ethos fürsorglicher Praxis/Care im Streit um Anerkennung. In: Kumbruck, C./ Rumpf, M./Senghaas-Knobloch, E.: Unsichtbare Pflegearbeit. Fürsorgliche Praxis auf der Suche nach Anerkennung. Berlin: LIT Verlag.

Kümmerling, A./Bäcker, G. (2012): Carers@Work. Zwischen Beruf und Pflege: Betriebliche Maßnahmen zur Vereinbarkeit von Erwerbstätigkeit und Pflegeverpflichtung. Duisburg: Universität Duisburg-Essen IAQ. URL: http://www.iaq.uni-due.de/aktuell/veroeff/2012/kuemmerling01_Carers@Work.pdf (Stand 30.07.2016).

Kumpmann, I./Gühne, M./Buscher, H. S. (Hg.) (2010): Armut im Alter - Ursachenanalyse und eine Projektion für das Jahr 2023. Halle (Saale): IWH. URL: http://www.iwh-halle.de/d/publik/disc/8-10.pdf (Stand 30.07.2016).

Künemund, H. (2005): „Produktive" Tätigkeiten. In: Kohli, M./Künemund, H. (Hg.): Die zweite Lebenshälfte. Gesellschaftliche Lage und Partizipation im Spiegel des Alters-Survey. 2. Auflage. Wiesbaden: VS Verlag, S. 277–317.

Künemund, H. (2006a): Changing welfare states and the 'Sandwhich Generation' Increasing burden for the next generation? International Journal of Ageing and later Life, 1 (2), S. 11–29.

Künemund, H. (2006b): Tätigkeiten und Engagement im Ruhestand. In: Tesch-Römer, C./Engstler, H./Wurm, S. (Hg.): Altwerden in Deutschland. Sozialer Wandel und individuelle Entwicklung in der zweiten Lebenshälfte. Wiesbaden: VS Verlag, S. 289–327.

Künemund, H. (2010): Kurzexpertise zu ehrenamtlichem Engagement, Pflegetätigkeiten und (Enkel-)Kinderbetreuung: Ergebnisse der Alters-Surveys. Expertise für den Ersten Gleichstellungsbericht der Bundesregierung.

Künemund, H. (2011): Die Zukunft familialer Beziehungen im Alter. In: impulse. Landesvereinigung für Gesundheit und Akademie für Sozialmedizin Niedersachsen e.V. für Gesundheitsförderung (Hg.): Nr. 73, S. 9-10, URL: http://www.gesundheit-nds.de/CMS/images/stories/PDFs/LVG-Newsletter-Nr73-Web.pdf (Stand 31.07.2016).

Künemund, H./Hollstein, B. (2005): Soziale Beziehungen und Unterstützungsnetzwerke. In: Kohli, M./Künemund, H. (Hg.): Die zweite Lebenshälfte. Gesellschaftliche Lage und Partizipation im Spiegel des Alters-Surveys. 2. Auflage. Wiesbaden: VS-Verlag, S. 212–276.

Kunstmann, A-C. (2010): Familiale Verbundenheit und Gerechtigkeit. Fehlende Perspektiven auf die Pflege von Angehörigen – Eine Diskursanalyse. Wiesbaden: VS-Verlag.

Lambrecht, P./Bracker, M. (1992): Die Pflegebereitschaft von Männern. 50 Jahre kann man nicht einfach beiseite schieben. Kassel: Gesamthochschule Kassel.

Lamnek, S. (2005): Qualitative Sozialforschung. Lehrbuch. 4. Auflage. Weinheim, Basel: BeltzPVU.

Lang, F. R./Schütze, Y. (1998): Verfügbarkeit und Leistungen verwandtschaftlicher Beziehungen im Alter. In: Verwandtschaft, S. 163–182.

Langehennig, M. (2009a): Männer in der häuslichen Angehörigenpflege. Forschungsbefunde, Forschungsartefakte und Forschungsperspektiven. In: Jansen, M. (Hg.): Pflegende und sorgende Frauen und Männer. Aspekte einer zukünftigen Pflege im Spannungsfeld zwischen Privatheit und Professionalität. Wiesbaden: Hessische Landeszentrale für politische Bildung, S. 43–58.

Langehenning, M. (2009b): Pflegende Männer – erste empirische Befunde. In: Gumpert, H. (Hg.): Wenn die Töchter nicht mehr pflegen… Geschlechtergerechtigkeit in der Pflege. Werkstattbericht im Auftrag der Friedrich-Ebert-Stiftung. Bonn: Abteilung Wirtschafts- und Sozialpolitik der Friedrich-Ebert-Stiftung.

Langehennig, M. (2012): In der Angehörigenpflege seinen Mann stehen. Einblicke in die genderkonstruierte Sorgearbeit pflegender Männer. In: Langehennig, M./Betz, D./Dosch, E.: Männer in der Angehörigenpflege. Weinheim und Basel: Beltz, Juventa, S. 9–43.

Langehennig, M./Betz, D./Dosch, E. (2012): Männer in der Angehörigenpflege. Weinheim und Basel: Beltz, Juventa.

Lazarsfeld, P. F. (1937): Some Remarks on the Typological Procedures in Social Research. Zeitschrift für Sozialforschung, Jahrgang 6, S. 119–139.

Leiber, S./Leitner, S./Auth, D. (Projektleiterinnen), Brüker, D./Vukoman, M./Dierkes, M. (Bearbeiterinnen) (2015): Ergebnisbericht zum Forschungsvorhaben. Männer zwischen Erwerbstätigkeit und Pflege: typische Arrangements, Ressourcen und Unterstützungsbedarfe. Düsseldorf. URL: http://www.boeckler.de/pdf_fof/S-2012-611-4-1.pdf (Stand 11.06.2016).

Leibfried, S. (1990): Sozialstaat Europa? Integrationsperspektiven europäischer Armutsregimes. Nachrichten des Vereins für öffentliche und private Fürsorge 70, S. 295–305.

Leipold, B./Schacke, C./Zank, S. (2006): Prädiktoren von Persönlichkeitswachstum bei pflegenden Angehörigen demenziell Erkrankter. Zeitschrift für Gerontologie und Geriatrie 39 (3), S. 227–232.

Leitner, S. (2007): Das Demografieproblem der Sozialpolitik in Bezug auf „Geschlecht“: „Konservative“ Arrangements der Pflege- und Betreuungsarbeit in Kontinentaleuropa. In: Zeitschrift für Frauenforschung und Geschlechterstudien, 25 (3-4), S. 5–21.

Leitner, S./Vukomann, M. (2015): Zeit, Geld, Infrastruktur? Vereinbarkeitspolitik für pflegende Angehörige. Gender, 7 (1), S. 97–112.

Lessenich, S. (1995): Wohlfahrtsstaat, Arbeitsmarkt und Sozialpolitik in Spanien. Eine exemplarische Analyse postautoritären Wandels, Opladen: Leske+Budrich.

Lewis, J. (2001): The Decline of the Male Breadwinner Model: Implications for Work and Care. In: Social Politics 2, S. 152–169.

Litwak, E. (1985): Helping the elderly. The complementary roles of informal networks and formal systems. New York: Guilford Press.

Litwak, E./Silverstein, M./Bengtson, V. L./Hirst, Y. W. (2003): Theories about Families, Organizations and Social Supports. In: Bengtson, V. L./Lowenstein, A. (Hg.): Global Aging and Challenges to Families. New York: Aldine de Gruyter, S. 27–53.

Loch, U./Rosenthal, G. (2002): Das narrative Interview. In: Schaeffer, D./Müller-Mundt, G. (Hg.): Qualitative Gesundheits- und Pflegeforschung, Bern: Huber.

Loscocco, K. (2000): Age Integration as a Solution to Work-Family Conflict. The Gerontologist, 40 (3), S. 292–301.

Lüdecke, D./Mnich, E. (2009): Vereinbarkeit von Beruf und Pflege – Unterschiede von pflegenden Männern und Frauen. In: Behrens, J. (Hg.): Hallesche Beiträge zu den Gesundheits- und Pflegewissenschaften. Pflegebedürftig in der Gesundheitsgesellschaft. Tagungsband 26. – 28. März 2009, Halle (Saale), 8 (27), S. 311–327.

Lüdecke, D./Mnich, E./Melchiorre, G. M./Kofahl, C. (2006): Familiale Pflege älterer Menschen in Europa unter einer Geschlechterperspektive. Zeitschrift für Frauenforschung und Geschlechterstudien, 24 (2/3), S. 85–101.

Mahne, K./Wolff, J. K./Simonson, J./Tesch-Römer, C. (Hg.) (2017): Altern im Wandel. Tabellenanhang. Wiesbaden: Springer VS.

Mahrer-Imhof, R./Hedinger, H./Naef, R./Bruylands, M. (2014): Entwicklung einer pflegegeleiteten Familienberatung für Familien älterer Menschen: Der erste Zyklus eines gemeindebasierten Aktionsforschungsprojektes (CBPR). Zeitschrift Pflege, 27 (4), S. 231–241.

Maly, N. (2001): Töchter, die ihre Mütter pflegen. Eine Analyse ihrer Lebenssituation. Dortmunder Beiträge zur Sozial- und Gesellschaftspolitik Bd. 34, Münster-Hamburg-London: LIT Verlag.

Männerforschungskolloquium Tübingen (1995): Die patriarchale Dividende: Profit ohne Ende? Erläuterungen zu Bob Connells Konzept der „Hegemonialen Männlichkeit". Widersprüche 56/57, S. 47–61.

Marsden, P. V. (1990): Network Data and Measurement. In: Annual Review of Sociology 16: 433–463.

Mayring, P. (2007): Generalisierung in qualitativer Forschung. Forum Qualitative Sozialforschung, 8 (3).
URL: http://user.uni-frankfurt.de/~guenter/ss2008/lohwald/Generalisierung.pdf (Stand 20.11.2016).

Mayring, P. (2015): Qualitative Inhaltsanalyse. Grundlagen und Techniken. 12. Auflage. Weinheim und Basel: Beltz.

McFarland, P. L. (2000): Educational support groups for male caregivers of individuals with alzheimer's disease. American Journal of Alzheimer's Disease and other Dementias, 15 (6), S. 367–373.

Mead, G. H. (1978) [1934]: Geist, Identität und Gesellschaft aus der Sicht des Sozialbehaviorismus. 3. Auflage. Frankfurt am Main: Suhrkamp.

Menne, C./Quaresma, H./Weber, T. (2015): Who cares – Pflegst du schon?! Deutsches Zentrum für Altersfragen (Hg.): Informationsdienst Altersfragen, 42 (3), S. 16–23.

Messeri, P./Silverstein, M./Litwak, E. (1993): Choosing Optimal Support Groups: A Review and Reformulation. Journal of Health and Social Behavior, 34 (2), S. 122–137.

MetLife Mature Market Institute/National Alliance for Caregiving/The Center of Productive Aging at Towson University (2003): The MetLife Study of Sons at Work: Balancing Employment and Eldercare. Westport: MetLife Mature Market Institute.

Meuser, M./Scholz, S. (2012): Herausgeforderte Männlichkeit. Männlichkeitskonstruktionen im Wandel von Erwerbsarbeit und Familie. In: Baader, M. S./Bilstein, J./Tholen, T. (Hg.): Erziehung, Bildung und Geschlecht. Männlichkeiten im Fokus der Gender-Studies. Wiesbaden: Springer VS, S. 23–40.

Miers, M. (2001): Sexus und Pflege: Geschlechterfragen und Pflegepraxis. Bern: Verlag Hans Huber.

Miller, B./Cafasso, L. (1992): Gender Differences in Caregiving: Fact or Artifact? The Gerontologist, 32 (4), S. 498–507.

Müller, B. (2015): Wert-Abjektion. Zur Abwertung von Care-Arbeit im patriarchalen Kapitalismus am Beispiel der ambulanten Pflege. Inaugural-Dissertation zur Erlangung der Doktorwürde der Philosophie des Fachbereichs Erziehungswissenschaften der Philipps-Universität Marburg.

Naegele, G. (2010): Kommunen im demographischen Wandel – Thesen zu neuen An- und Herausforderungen für die lokale Alten- und Seniorenpolitik. Zeitschrift für Gerontologie und Geriatrie 43 (2), S. 98–102.

Nahnsen, I. (1975): Bemerkungen zum Begriff und zur Geschichte des Arbeitsschutzes. In: Osterland, M. (Hg.): Arbeitssituation, Lebenslage und Konfliktbereitschaft. Frankfurt am Main. Köln: Europäische Verlagsanstalt, S. 145–166.

Nestmann, F. (1988): Die alltäglichen Helfer. Theorien sozialer Unterstützung und eine Untersuchung alltäglicher Helfer aus vier Dienstleistungsberufen. Berlin, New York: Walter de Gruyter.

Neufeld, A./Kushner, K. E. (2009): Men Family Caregivers' Experience of Nonsupportive Interactions. Journal of Family Nursing, 15 (2), S. 171–197.

Neumann, E.-M. (2009): Exkurs 2: Geschlechtsrollenunterschiede. In: Mahlberg, R./ Gutzmann, H. (Hg.) Demenzerkrankungen. Erkennen, behandeln und versorgen. Köln: Deutscher Ärzte-Verlag GmbH.

Nohl, A.-M. (2013): Interview und dokumentarische Methode. Anleitungen für die Forschungspraxis. Wiesbaden: Springer VS.

Nowossadeck, S./Engstler, H./ Klaus, D. (2016): Pflege und Unterstützung durch Angehörige. In: Report Altersdaten 01/2016, Berlin: Deutsches Zentrum für Altersfragen.

O'Connor, J. S. (1999): Employment Equality Strategies in Liberal Welfare States. In: Sainsbury, D., Gender and welfare state regimes. Oxford: Oxford University Press, S. 47–74.

Oevermann, U. (1988): Eine exemplarische Fallrekonstruktion zum Typus versozialwissenschaftlicher Identitätsformation. In: Brose, H.-G./Hildenbrand, B. (Hg.): Vom Ende des Individuums zur Individualität ohne Ende. Opladen: Leske und Budrich. S. 243–286.

O'Lynn, C. E./Tranberger, R. E. (Hg.) (2007): Men in Nursing. History, Challenges, and Opportunities. New York, NY: Springer Publishing Company.

Opielka, M. (2006): Gerechtigkeit durch Sozialpolitik? Aus Politik und Zeitgeschichte (APuZ) 8–9/2006, S. 32–38.

Oschmiansky, F./Kühl, J. (2010): Wohlfahrtsstaatliche Grundmodelle. URL: http://www.bpb.de/themen/S77SUA,2,0,Wohlfahrtsstaatliche_Grundmodelle.html (Stand 31.07.2016).

Oschmiansky, F./Kühl, J./Obermeier, T. (2014): Das Ende des Ernährermodells. bpb: Bundeszentrale für politische Bildung. URL: http://www.bpb.de/politik/innenpolitik/arbeitsmarktpolitik/55097/ernaehrermodell (Stand 31.07.2016).

Oschmiansky, F./Schultheis, K./Sell, S. (2013): Förderung der Aufnahme einer Erwerbstätigkeit. bpb: Bundeszentrale für politische Bildung. URL: http://www.bpb.de/politik/ innenpolitik/arbeitsmarktpolitik/158220/foerderung-von-erwerbstaetigkeit?p=all (Stand 30.07.2016).

Ostner, I. (2002): Staatlich geförderte Selbsthilfe. Der britische Wohlfahrtsstaat vor und unter Labour. Widersprüche 22 (2), S. 7–15.

Parker, G./Seymour, J. (1998): Male carers in marriage: Re-examining feminist analysis of informal care. In Popay, J./Hearn, J./Edwards, J. (Hg.): Men, masculinities and gender in welfare. London: Routledge, S. 181–195.

Peinl, I. (o.J.): Einführungsvorlesung zum Thema: Geschlecht/Gender als Kategorie in den Sozialwissenschaften. URL: http://www2.hu-berlin.de/nilus/net-publications/ibaes2/Peinl/text.pdf (Stand 30.07.2016).

Penning, M. J. (1990): Receipt of Assistance by Elderly People: Hierarchical Selection and Task Specifity. The Gerontologist, 30 (2), S. 220–227.

Perrig-Chiello, P./Höpflinger, F. (2012): Pflegende Angehörige älterer Menschen. Probleme, Bedürfnisse, Ressourcen und Zusammenarbeit in der ambulanten Pflege. Bern: Hans Huber.

Pfau-Effinger, B. (2005a): Wandel der Geschlechterkultur und Geschlechterpolitiken in konservativen Wohlfahrtsstaaten. gender...politik...online... URL: http://www.fu-berlin.de/sites/gpo/tagungen/Kulturelle_Hegemonie_und_Geschlecht_als_Herausfo rderung/Birgit_Pfau- Effinger___Wandel_der_Geschlechterkultur_und_Geschlechterpolitiken_ in_konservativen_Wohlfahrtsstaaten____Deutschland____sterreich_und_Schweiz /wandel_geschl_pfau_effinger.pdf (Stand 31.07.2016).

Pfau-Effinger, B. (2005b): Welfare state policies and new forms of social integration. In: Andersen, J. G./Guillemard, A.-M./Jensen, P./Pfau-Effinger, B. (Hg.): The New Face of Welfare. Welfare States, Marginalisation and Citizenship. Bristol: Policy Press.

Pfau-Effinger, B. (2005c) Welfare State Policies and development of care arrangements', European Societies, 7 (3).

Pfau-Effinger, B. (2007): The relationship between family and employment and the well-being of children. Centre for Globalisation and Governance Hamburg University.   URL: http://www.ciimu.org/webs/wellchi/working_papers/wp3_pfau_effinger.pdf (Stand 31.07.2016).

Pfau-Effinger, B. (2009): Entwicklungspfade und Zukunft der Kinderbetreuung. In: Zukunft der Familie: Prognosen und Szenarien, Zeitschrift für Familienforschung, Bd. 6, S. 237–254.

Pfau-Effinger, B./Euler, T. (2014): Wandel der Einstellungen zu Kinderbetreuung und Elternschaft in Europa – Persistenz kultureller Differenzen. Soziale Welt, Bd. 20, S. 175–193.

Phillips, J. E. (1995): Balancing Work and Care in Britain. In: Phillips, J. E. (Hg.): Working Carers. Aldershot: Avebury.

Pinquart, M. (2016): Belastungs- und Entlastungsfaktoren pflegender Angehöriger – die Bedeutung der Erwerbstätigkeit. In: ZQP-Themenreport „Vereinbarkeit von Beruf und Pflege". Berlin: Zentrum für Qualität in der Pflege, S. 60–72.

Pinquart, M./Sörensen, S. (2006): Gender differences in caregiver stressors, social resources, and health: an updated meta-analysis. Journal of Gerontology: Psychological Sciences, 61B (1), S. 33–45.

Preuß, M. (2014): Vereinbarkeit von Pflege und Erwerbstätigkeit. Vermittlungshandeln in einem komplexen Spannungsfeld. Vechtaer Beiträge zur Gerontologie. Wiesbaden: Springer VS.

Preuß, M. (2015): Vermittlungsverhandlungen erwerbstätiger pflegender Frauen und der Einfluss struktureller und kultureller Rahmenbedingungen. Zeitschrift für Gerontologie und Geriatrie, 48 (5), S. 434–439.

Principi, A./Perek-Bialas, J. (2011): Carers@Work. The reconciliation of employment and eldercare: a secondary data analysis. Ancona.

Przyborski, A./Wohlrab-Sahr, M. (2014): Qualitative Sozialforschung. Ein Arbeitsbuch. 4. erweiterte Auflage. München: Oldenbourg Wissenschaftsverlag.

Raabe, H. (2006): KDA legt Bericht zur „indirekten Pflege" vor. Interview mit Henry Kieschnick. KDA – Pro Alter (1), S. 46–48.

Reichert, M. (2012): Vereinbarkeit von Erwerbstätigkeit und Pflege – eine Bestandsaufnahme. In: Bispinck, R./Bosch, G./Hofemann, K./Naegele, G. (Hg.): Sozialpolitik und Sozialstaat. Festschrift für Gerhard Bäcker. Wiesbaden: VS-Verlag, S. 323–333.

Reichert, M. (2016): Vereinbarkeit von Erwerbstätigkeit und Pflege – (k)ein Thema für Unternehmen? In: Naegele, G./Olbermann, E./Kuhlmann, A. (Hg.): Teilhabe im Alter gestalten. Aktuelle Themen der Sozialen Gerontologie. Dortmunder Beiträge zur Sozialforschung. Springer VS, S. 251–264.

Reichert, M./Maly-Lukas, N. (2002): Gesundheitsgefährdungen, Erkrankungen und Ressourcen von pflegenden Angehörigen in NRW. – Expertise – vorgelegt der Enquetekommission „Zukunft einer frauengerechten Gesundheitsversorgung in NRW" des Landtages Nordrhein-Westfalen. URL: https://www.landtag.nrw.de/portal/WWW/dokumentenarchiv/Dokument/MMZ13-1910.pdf (Stand 14.10.2016).

Reichert, M./Naegele, G. (Hg.) (1999): Vereinbarkeit von Erwerbstätigkeit und Pflege. Nationale und internationale Perspektiven II. Hannover: Vincentz, S. 191–237.

Reichertz, J. (2010): Abduktion, Deduktion und Induktion in der qualitativen Forschung. In: Flick, U./von Kardorff, E./Steinke, I. (Hg.): Qualitative Forschung. Ein Handbuch. 8. Auflage. Reinbek bei Hamburg: Rowohlt, S. 276–286.

Reimer, R./Riegraf, B. (2015): Geschlechtergerechte Care-Arrangements in Wohn-Pflege-Gemeinschaften? Studie zur Neuverteilung formeller, informeller, professioneller und semiprofessioneller Pflegeaufgaben: Projektlaufzeit: Mai 2013 - Juni 2015. Universitätsbibliothek Paderborn. URL: http://digital.ub.uni-paderborn.de/hsx/content/pageview/1779264 (Stand 20.06.2017).

Reuyß, S./Pfahl, S./Rinderspacher, J. P./Menke, K./Pfahl, J. (2012): Pflegesensible Arbeitszeiten. Perspektiven der Vereinbarkeit von Beruf und Pflege. Berlin: Ed. Sigma.

Riegraf, B. (2013): New Public Management, die Ökonomisierung des Sozialen und (Geschlechter)Gerechtigkeit: Entwicklungen der Fürsorge im internationalen Vergleich. In: Appelt, E./Aulenbacher, B./Wetterer, A. (Hg.): Gesellschaft: feministische Krisendiagnosen. Münster: Westfälisches Dampfboot, S. 127–143.

Riegraf, B. (2014): Care, Geschlecht, Gerechtigkeit. Von der Chancengleichheit und Verteilungsgerechtigkeit zur Entdeckung der Leistungsgerechtigkeit. In: Aulenbacher, B./ Dammayr, M. (Hg.): Für sich und andere sorgen. Krise und Zukunft von Care in der modernen Gesellschaft. Reihe Arbeitsgesellschaft im Wandel, Weinheim und Basel: Beltz Juventa, S. 160–170.

Riegraf, B. (2015): Konstruktionen der Geschlechterdifferenz in Bewegung: Wandel, Beharrung und (Re)Traditionalisierung? In: Micus-Loos, C./ Plößer, M. (Hg.): Des eigenen Glückes Schied_in!? Geschlechterreflektierende Perspektiven auf berufliche Orientierungen und Lebensplanungen von Jugendlichen. Wiesbaden: Springer VS, S. 11–26.

Riegraf, B./Theobald, H. (2010): Überkreuzung sozialer Ungleichheiten in der Fürsorgearbeit: Wandel der Versorgung älterer Familienmitglieder im Ländervergleich. In: Dackweiler, R./Schäfer, R. (Hg.): Wohlfahrtsstaatlichkeit und Geschlechterverhältnisse aus feministischer Perspektive. Münster: Westfälisches Dampfboot, S. 132–149.

Riegraf, B./Reimer, R. (2014): Wandel von Wohlfahrtsstaatlichkeit und neue Care-Arrangements. Das Beispiel der Wohn-Pflege-Gemeinschaften. In: Aulenbacher, B./Riegraf, B./Theobald, H.: Sorge: Arbeit, Verhältnisse, Regime – Care: Work, Relations, Regimes. Soziale Welt, Sonderband 20. Baden-Baden, S. 293–309.

Rose, H./Bruce, E. (1995): Mutual care but differential esteem: Caring between older couples. In Arber, S./Ginn, J. (Hg.): Connecting gender and ageing: A sociological approach. Buckingham, UK: Open University Press, S. 114–128.

Rosenbaum, H. (1982): Formen der Familie. Untersuchungen zum Zusammenhang von Familienverhältnissen, Sozialstruktur und sozialem Wandel in der deutschen Gesellschaft des 19. Jahrhunderts. Frankfurt am Main: Suhrkamp.

Rosenthal, G. (1995): Erlebte und erzählte Lebensgeschichte. Gestalt und Struktur biographischer Selbstbeschreibungen. Frankfurt am Main: Campus.

Rosenthal, G. (2002): Biographische Forschung. In: Schaeffer, D./Müller-Mundt, G. (Hg.): Qualitative Gesundheits- und Pflegeforschung. Bern, u. a.: Huber, S. 133–147.

Rosenthal, G. (2015): Interpretative Sozialforschung. Eine Einführung. 5. Auflage. Weinheim und Basel: Beltz, Juventa.

Rosenthal, G./Fischer-Rosenthal, W. (2010): Analyse narrativ-biographischer Interviews. In: Flick, U./von Kardorff, E./Steinke, I. (Hg.): Qualitative Sozialforschung. Reinbek bei Hamburg: Rowohlt, S. 456–468.

Rothgang, H./Unger, R. (2013): Forschungsbericht zum FNA-Projekt "Auswirkungen einer informellen Pflegetätigkeit auf das Alterssicherungsniveau von Frauen". Berlin: FNA.   URL: http://www.fna-rv.de/cae/servlet/contentblob/284380 /publicationFile/53442/FNA-Journal%202013-04.pdf (Stand 30.07.2016).

Rothgang, H./Müller, R./Unger, R./Weiß, C./Wolter, A. (2012): BARMER GEK Pflegereport 2012. Schwerpunktthema: Kosten bei Pflegebedürftigkeit, Schriftenreihe zur Gesundheitsanalyse/17, Siegburg: Asgard.

Rothgang, H./Müller, R./Unger, R. (2013): BARMER GEK Pflegereport 2013. Schwerpunktthema: Reha bei Pflege. Schriftenreihe zur Gesundheitsanalyse/23, Siegburg: Asgard.

Rothgang, H./Müller, R./Mundhenk, R./Unger, R. (2014): BARMER GEK Pflegereport 2014. Schwerpunktthema: Zahnärztliche Versorgung Pflegebedürftiger. Schriftenreihe zur Gesundheitsanalyse/29, Siegburg: Asgard.

Rothgang, H./Kalwitzki, T./Müller, R./Runte, R./Unger, R. (2015): BARMER GEK Pflegereport 2015. Schwerpunktthema: Pflegen zu Hause. Schriftenreihe zur Gesundheitsanalyse/36, Siegburg: Asgard.

Rothgang, H./Kalwitzki, T./Müller, R./Runte, R./Unger, R. (2016): BARMER GEK Pflegereport 2016. Schriftenreihe zur Gesundheitsanalyse/42, Siegburg: Asgard.

Rudolph, C. (2015): Geschlechterverhältnisse in der Politik. Eine genderorientierte Einführung in Grundfragen der Politikwissenschaft. Opladen, Toronto: Barbara Budrich.

Rumpf, M. (2007): Geschlechterverhältnisse und Ethos fürsorglicher (Pflege-)Praxis im Wandel. Literaturstudie und Problemskizzen zu häuslicher Pflege (Langfassung). artec-paper Nr. 144, Forschungszentrum Nachhaltigkeit: Universität Bremen.

Runde, P./Giese, R./Schnapp, P./Stierle, C. (2002): Einstellungen und Verhalten zur Pflegeversicherung und zur häuslichen Pflege im Vergleich von 1997 und 2002. Hamburg: Arbeitsstelle für Rehabilitations- und Präventionsforschung der Universität Hamburg.

Russell, R. (2001): In sickness and in health. A qualitative study of elderly men who cares for wives with dementia. Journal of Aging Studies, 15 (4), S. 351–376.

Russell, R. (2004): Social Networks among Elderly Men Caregivers. The Journal of Men's Studies, 13 (1), S. 121–142.

Russell, R. (2007a): Men doing "Women's Work": Elderly Men Caregivers and the Gendered Construction of Care Work. The Journal of Men's Studies, 15 (1), S. 1–18.

Russell, R. (2007b): The Work of Elderly Men Caregivers: From Public Careers to an Unseen World. Men and Masculinities, 9 (3), S. 298–314.

Sachverständigenkommission zum Zweiten Gleichstellungsbericht der Bundesre-gierung (2017): Erwerbs- und Sorgearbeit gemeinsam neu gestalten. Gutachten für den Zweiten Gleichstellungsbericht der Bundesregierung. Berlin.

Sainsbury, D. (Hg.) (1999): Gender and the Welfare State Regimes. Oxford: Oxford University Press.

Scharlach, A. E./Gustavson, K./Dal Santo, T. S. (2007): Assistance Received by Employed Caregivers and Their Care Recipients: Who Helps Care Recipients When Caregivers Work Full Time? The Gerontologist, 47 (6), S. 752–762.

Schäufele, M./ Köhler, L./Teufel, S./Weyerer, S. (2005): Betreuung von demenziell erkrankten Menschen in Privathaushalten: Potenziale und Grenzen. In: Schneekloth, U./Wahl,H. W. (Hg.): Möglichkeiten und Grenzen selbstständiger Lebensführung in privaten Haushalten (MuG III). Repräsentativstudie und Vertiefungsstudie zu häuslichen Pflegearrangements, Demenz und professionellen Versorgungsangeboten. München: TNS Infratest Sozialforschung, S. 99–144.

Schäufele, M./Köhler, L./Lode, S./Weyerer, S. (2007): Welche Faktoren sind mit subjektiver Belastung und Depressivität bei Pflegepersonen kognitiv beeinträchtigter älterer Menschen assoziiert? Ergebnisse einer repräsentativen Studie in Deutschland. Zeitschrift für Gerontopsychologie & -psychiatrie, 20, S. 197–210.

Schleutker, E. (2014): Fertilität, Familienpolitik und Wohlfahrtsregime. Comparative Population Studies, 39 (1), S. 157–194.

Schmid, J. (2010): Wohlfahrtsstaaten im Vergleich. 3. Auflage. Wiesbaden: VS-Verlag.

Schmid, T. (2014): Generation, Geschlecht und Wohlfahrtsstaat. Wiesbaden: Springer VS.

Schmidtke, K. (2005): Konzepte und Methoden zur Abbildung von Lebenslagen - Bildung von Lebenslagen-Indices am Beispiel der Berliner Sozialhilfestatistik. Hg. von der Senatsverwaltung für Gesundheit, Soziales und Verbraucherschutz. Berlin.

Schneekloth, U. (Hg.) (2006): Entwicklungstrends und Perspektiven in der häuslichen Pflege. Zentrale Ergebnisse der Studie Möglichkeiten und Grenzen selbständiger Lebensführung (MUG III). Zeitschrift für Gerontologie und Geriatrie, 39 (6), S. 405–412.

Schneekloth, U./Wahl, H.-W. (2005): Möglichkeiten und Grenzen selbstständiger Lebensführung in privaten Haushalten (MuG III). Repräsentativstudie und Vertiefungsstudie zu häuslichen Pflegearrangements, Demenz und professionellen Versorgungsangeboten. München: TNS Infratest Sozialforschung.

Schneekloth, U./Geiss, S./Pupeter, M./Rothgang, H./Kalwitzki, T./Müller, R. (2017): Studie zur Wirkung des Pflege-Neuausrichtungs-Gesetzes (PNG) und des ersten Pflegestärkungsgesetzes (PSG I). Abschlussbericht. Bundesministerium für Gesundheit. München: TNS Infratest.

Schneider, U. (2006): Informelle Pflege aus ökonomischer Sicht. Zeitschrift für Sozialreform (ZSR), 52 (4), Stuttgart: Lucius & Lucius, S. 493–520.

Schneider, Th./Drobnic, S./Blossfeld, H.-P. (2001): Pflegebedürftige Personen im Haushalt und das Erwerbsverhalten verheirateter Frauen. Zeitschrift für Soziologie 30 (5), S. 362–383.

Schneider, N. F./Häuser, J./Ruppenthal, S. M./Stengel, S./Naderi, R. (2005): Familien-freundliche Gestaltung der Erwerbsarbeit in Rheinland-Pfalz. Gegenwart und Zukunft. Mainz: Ministerium für Arbeit, Soziales, Familie und Gesundheit des Landes Rheinland-Pfalz.

Schneider, N. F./Häuser, J. C./Ruppenthal, S. M./Stengel, S. (2006): Familienpflege und Erwerbstätigkeit. Eine explorative Studie zur betrieblichen Unterstützung von Beschäftigten mit pflegebedürftigen Angehörigen. Mainz: Ministerium für Arbeit, Soziales, Familie und Gesundheit des Landes Rheinland-Pfalz.

Schroeter, K. R. (2012): Altersbilder als Körperbilder. Doing Age by Bodyfication. In: Berner, F./Rossow, J./Schwitzer, K.-P. (Hg.): Individuelle und kulturelle Altersbilder. Expertisen zum sechsten Altenbericht der Bundesregierung. Bd. 1, Wiesbaden: VS-Verlag, S. 153–229.

Schroeter, K. R./Rosenthal, T. (2005): Einführung: Soziologie der Pflege oder Pflegesoziologie – eine weitere Bindestrich-Soziologie? In: Soziologie der Pflege. Weinheim, München: Juventa, S. 9–31.

Schulz-Nieswandt, F. (2006): Sorgearbeit, Geschlechterordnung und Altenpflegeregime in Europa. Münster, u. a.: LIT Verlag.

Schupp, J./Künemund, H. (2004): Private Versorgung und Betreuung von Pflegebedürftigen in Deutschland: überraschend hohes Pflegeengagement älterer Männer. Wochenbericht des DIW Berlin 20/40, S. 289–294.

Schütz, A. (1974): Der sinnhafte Aufbau der sozialen Welt. Frankfurt am Main: Suhrkamp.

Schütze, F. (1976): Zur Hervorlockung und Analyse von Erzählungen thematisch relevanter Geschichten im Rahmen soziologischer Feldforschung. In: Arbeitsgruppe Bielefelder Soziologen (Hg.): Kommunikative Sozialforschung. München: Fink, S. 159–260.

Schütze, F. (1977): Die Technik des narrativen Interviews in Interaktionsfeldstudien. Arbeitsberichte und Forschungsmaterialien Nr. 1 der Universität Bielefeld, Fakultät für Soziologie.

Schütze, F. (1982): Narrative Repräsentation kollektiver Schicksalsbetroffenheit. In: Lämmert, E. (Hg.): Erzählforschung. Stuttgart: Metzler, S. 568–590.

Schütze, F. (1983): Biographieforschung und narratives Interview. Neue Praxis, 13 (3), S. 283–293.

Schütze, F. (1987): Das narrative Interview in Interaktionsfeldstudien: erzähltheo-retische Grundlagen. Teil I: Merkmale von Alltagserzählungen und was wir mit ihrer Hilfe erkennen können. Hagen (Studienbrief).

Schweig, N. (2009): Gesundheitsverhalten von Männern. Gesundheit und Krankheit in Briefen 1800–1950. Stuttgart: Steiner.

Schwinger, A./ Tsiasioti, C./Klauber, J. (2016): Unterstützungsbedarf in der informellen Pflege – eine Befragung pflegender Angehöriger. In: Jacobs, K./Kuhlmey, A./Greß, S./Klauber, J./Schwinger, A. (Hg.): Pflege-Report 2016. Schwerpunkt: Die Pflegenden im Fokus. Stuttgart: Schattauer, S. 189–210.

Senf, T. (1995): Pflegende Männer … und es gibt sie doch! Eine Analyse zur Situation einer kaum wahrgenommenen Minderheit. Stuttgart: Evangelische Heimstiftung.

Sharma, N./Chakrabarti, S./Grover, S. (2016): Gender differences in caregiving among family-caregivers of people with mental illnesses. World Journal of Psychiatry, 6 (1), 7–17.

Shumaker, S. A./Brownell, A. (1984): Toward a Theory of Social Support: Closing Conceptual Gaps. Journal of Social Issues, 40 (4), S. 11–36.

Simpson, R. (2004): Masculinity at work: The Experiences of Men in Female Dominated Occupations. Work. Employment and Society, 18, S. 349–368.

Sobiraj, S./Korek, S./Weseler, D./Tanner, G. (2010): Männer in geschlechtsuntypischen Berufen: Stand der Forschung und Herausforderungen für die Zukunft. In: Rigotti, T./ Korek S./ Otto, K. (Hg.): Gesund mit und ohne Arbeit. Lengerich: Pabst Science Publishers, S. 133–146.

Sopp, P./Wagner, A. (2013): Erwerbstätigkeit und Belastung der Hauptpflegeperson. WSI GenderDatenPortal der Hans-Böckler-Stiftung (Hg.). URL: http://media.boeckler.de/Sites/A/Online-Archiv/12622 (Stand 14.10.2016).

Sopp, P./Wagner, A. (2016a): Weibliche und männliche Pflegepersonen 2000-2014. WSI GenderDatenPortal der Hans-Böckler-Stiftung (Hg.). URL: https://media.boeckler.de/Sites/A/Online-Archiv/20399 (Stand 03.06.2017).

Sopp, P./Wagner, A. (2016b): Pflegepersonen in der gesetzlichen Rentenversicherung in Deutschland 2000-2014. WSI GenderDatenPortal der Hans-Böckler-Stiftung (Hg.). URL: https://media.boeckler.de/Sites/A/Online-Archiv/20400 (Stand 03.06.2017)

Sowarka, D./Au, C./Flascha, M. (2004): Männer in der häuslichen Pflege älterer Angehöriger: Deutsches Zentrum für Altersfragen (Hg.): Informationsdienst Altersfragen, 31 (5), S. 5–8.

Statistische Ämter des Bundes und der Länder (2010): Demografischer Wandel in Deutschland. Auswirkungen auf Krankenhausbehandlungen und Pflegebedürftige in Bund und in den Ländern. 2/2010, Wiesbaden.

Statistisches Bundesamt (2003): Bericht: Pflegestatistik 2001. Pflege im Rahmen der Pflegeversicherung. Deutschlandergebnisse. Bonn: Statistisches Bundesamt.

Statistisches Bundesamt (2012): Alleinlebende in Deutschland. Ergebnisse des Mikrozensus 2011. Wiesbaden: Statistisches Bundesamt.

Statistisches Bundesamt (2015a): Bevölkerung Deutschlands bis 2060. 13. koordinierte Bevölkerungsvorausberechnung. Wiesbaden: Statistisches Bundesamt.

Statistisches Bundesamt (2015b): Gesundheit, Personal. Fachserie 12, Reihe 7.3.1, Wiesbaden: Statistisches Bundesamt.

Statistisches Bundesamt (2016a): Alterung der Bevölkerung durch aktuell hohe Zuwanderung nicht umkehrbar. Pressemitteilung vom 20. Januar 2016 – 021/16. Wiesbaden: Statistisches   Bundesamt.   URL: https://www.destatis.de/DE/PresseService/Presse/Pressemitteilungen/ 2016/01/PD16_021_12421pdf.pdf?__blob=publicationFile (Stand 18.09.16).

Statistisches Bundesamt (2016b): Lebenserwartung (Sterbetafel 2013/15). Wiesbaden: Statistisches   Bundesamt.   URL: https://www.destatis.de/DE/ZahlenFakten/Gesellschaft   Staat/ Bevoelkerung/Sterbefaelle/AktuellPeriodensterbetafeln.html (Stand 24.04.2017).

Statistisches Bundesamt (2016c): Ältere Menschen in Deutschland und der EU. Wiesbaden: Statistisches   Bundesamt.   URL: https://www.bmfsfj.de/blob/93214/95d5fc19e3791f90f8d582d61b13a95e/aeltere-menschen-deutschland-eu-data.pdf (Stand 01.05.2017).

Statistisches Bundesamt (2016d): Kapitel 13 Arbeitsmarkt aus dem Statistischen Jahrbuch   2016.   Wiesbaden: Statistisches   Bundesamt.   URL: https://www.destatis.de/DE/Publikationen/StatistischesJahrbuch/Arbeitsmarkt.pdf? __blob=publicationFile (Stand 01.05.2017).

Statistisches Bundesamt (2017a): Pflegestatistik 2015. Pflege im Rahmen der Pflegeversicherung. Deutschlandergebnisse, Wiesbaden: Statistisches Bundesamt.

Statistisches Bundesamt (2017b): Erwerbstätigkeit älterer Menschen nimmt immer weiter zu. Im Fokus vom 25.09.2017. Wiesbaden: Statistisches Bundesamt. URL: https://www.destatis.de/DE/ZahlenFakten/ImFokus/Arbeitsmarkt/Erwerbstaetigkeit Alter.html (Stand 30.03.2018).

Steffen, J. (2016): Sozialpolitische Chronik. Die wesentlichen Änderungen in der Arbeitslosen-, Renten-, Kranken- und Pflegeversicherung sowie bei der Sozialhilfe (HLU) und der Grundsicherung für Arbeitsuchende - von den siebziger Jahren bis heute. Berlin. URL: http://www.portal-sozialpolitik.de (Stand 05.01.2017).

Stephens, M. A. P./Townsend, A. L./Martire, L. M./Druley, J. A. (2001): Balancing parent care with other roles: Interrole conflict of adult daughter caregivers. Journal of Gerontology, 56B (1), S. 24–34.

Stiegler, B. (2007): Vorsorgender Sozialstaat aus der Geschlechterperspektive. In: WISO direkt März 2007. URL: http://library.fes.de/pdf-files/fo-wirtschaft/04321.pdf (Stand 31.07.2016).

Stiegler, B. (2009): Was heißt Geschlechtergerechtigkeit in der Pflegearbeit? In: Gumpert, H.: Wenn die Töchter nicht mehr pflegen. Geschlechtergerechtigkeit in der

Pflege. Wiso-Diskurs. Bonn: Expertise im Auftrag der Friedrich-Ebert-Stiftung, S. 6–11.

Stiegler, B./Wiechmann, E. (2013): Gleichstellung braucht starke Standards. Berlin: Friedrich-Ebert-Stiftung, Forum Politik und Gesellschaft.

Stone, R. I./Cafferata, G. L./Sangl, J. (1987): Caregivers of the frail elderly: A national profile. The Gerontologist, 27 (5), S. 616–626.

Strauss, A. L. (1991): Qualitative Sozialforschung. Datenanalyse und Theoriebildung in der empirischen und soziologischen Forschung. München: W. Fink.

Strauss, A. L. (1998): Grundlagen qualitativer Sozialforschung. 2. Auflage. München: W. Fink.

Strauss, A. L./Corbin, J. (1996): Grounded Theory: Grundlagen qualitativer Sozialforschung. Weinheim: Beltz PVU.

Stüben, C./von Schwanenflügel, M. (2015): Vereinbarkeit von Familie, Pflege und Beruf: Die neuen gesetzlichen Regelungen als Unterstützung für Pflegebedürftige und Angehörige. Gesundheits- und Sozialpolitik, 69 (1), S. 76–79.

SVR-Gesundheit, [Sachverständigenrat zur Begutachtung der Entwicklung im Gesundheitswesen] (2014): Bedarfsgerechte Versorgung - Perspektiven für ländliche Regionen und ausgewählte Leistungsbereiche. Gutachten 2014. URL: http://www.svr-gesundheit.de/fileadmin/user_upload/Gutachten/2014/SVR-Gutachten_2014_Langfassung.pdf (Stand 21.05.2016).

Szydlik, M./Künemund, H. (2009): Generationen aus Sicht der Soziologie. In: Künemund, H./Szydlik, M. (Hg.): Generationen – Multidisziplinäre Perspektiven. Wiesbaden: VS Verlag, S. 7–21.

Tennstedt, S. L./Gonyea, J. G. (1994): An Agenda for Work and Eldercare Research. Methodological Challenges and Future Directions. Research on Aging, 16 (1), S. 85–108.

Tews, H. P. (1993): Neue und alte Aspekte des Strukturwandels des Alters. In: Naegele, G./Tews, H. P. (Hg.): Lebenslagen im Strukturwandel des Alters. Opladen: Westdeutscher Verlag, S. 15–42.

Tews, H. P. (1999): Von der Pyramide zum Pilz. Demographische Veränderungen in der Gesellschaft. In: Niederfranke, A./Naegele, G./Frahm, E. (Hg.): Funkkolleg Altern 1. Die vielen Gesichter des Alterns. Opladen: Westdeutscher Verlag, S. 137–168.

Theobald, H. (2004): Wandel wohlfahrtsstaatlicher Regulierung und die Frage der Gleichheit. Das Beispiel der Altenbetreuung in Deutschland und Schweden. In: Oppen, M./Simon, D. (Hg.): Verharrender Wandel. Institutionen und Geschlechterverhältnisse. Berlin: Edition Sigma, S. 169–194.

Theobald, H. (2006): Restrukturierung der Altenbetreuung. In: Rehberg, K.-S. (Hg.): Soziale Ungleichheit, Kulturelle Unterschiede: Verhandlungen des 32. Kongresses der Deutschen Gesellschaft für Soziologie in München. Frankfurt am Main: Campus Verlag, S. 3700–3709.

Theobald, H. (2008): Care-Politiken, Care-Arbeitsmarkt und Ungleichheit: Schweden, Deutschland und Italien im Vergleich. In: Berliner Journal für Soziologie, 18 (2), S. 257–281.

Theobald, H. (2009): Restrukturierung informeller, familiärer Versorgung und Ungleichheitsdynamiken: Ergebnisse im internationalen Vergleich. In: Femina Politica – Zeitschrift für feministische Politikwissenschaft. Themenheft: Gesundheitspolitik aus einer Geschlechterperspektive.

Theobald, H. (2010): Prekäre Pflege. Osteuropäische Migrantinnen in der häuslichen Altenfürsorge, Osteuropa, 60 (5), S. 117–129.

Theobald, H. (2011): Multi-level governance and universalism: Austria and Germany compared. International Journal of Sociology and Social Policy, 31 (3-4), S. 209–221.

Theobald, H. (2014): Care Policies and the Intersection of Inequalities in Care Work: Germany and Sweden Compared. In: Aulenbacher, B./Riegraf, B./Theobald, H.: Sorge: Arbeit, Verhältnisse, Regime – Care: Work, Relations, Regimes. Soziale Welt, Sonderband 20. Baden-Baden, S. 345–378.

Thompson, E. H. (2005): What's Unique About Men's Caregiving? In: Kramer, B. J./Thompson Jr., E. H. (Hg.): Men as Caregivers: Theory, Research, and Service Implications. 2. Auflage. Amherst/New York: Prometheus, S. 20-50.

TNS Infratest Sozialforschung (2011): Abschlussbericht zur Studie „Wirkungen des Pflege-Weiterentwicklungsgesetzes". Bundesministerium für Gesundheit (Hg.): Berlin.

Tronto, J. (1993): Moral Boundaries. A political argument for an ethics of care. New York, London.

Tronto, J. (2000): Demokratie als fürsorgliche Praxis. Feministische Studien, Extra-Heft Fürsorge – Anerkennung – Arbeit, 18 (1), S. 25–43.

Tronto, J. (2014): The Ethics of Care, Democracy and Social Inequalities. An Interview. In: Aulenbacher, B./Riegraf, B./Theobald, H.: Sorge: Arbeit, Verhältnisse, Regime – Care: Work, Relations, Regimes. Soziale Welt, Sonderband 20. Baden-Baden, S. 41–47.

VennMaker (o.J.): Akteurszentrierte Darstellung und Analyse sozialer Netzwerke. URL: http://www.vennmaker.com (Stand 21.05.2016).

Villa, P.-I. (2011): Sexy bodies: eine soziologische Reise durch den Geschlechtskörper. 4. Auflage. Wiesbaden: VS Verlag.

Voges, W. (2002): Perspektiven des Lebenslagenkonzeptes. Zeitschrift für Sozialreform 48, S. 262–278.

Volz, R./Zulehner, P. M. (2009): Männer in Bewegung. Zehn Jahre Männerentwicklung in Deutschland; ein Forschungsprojekt der Gemeinschaft der Katholischen Männer Deutschlands und der Männerarbeit der Evangelischen Kirche in Deutschland. Baden-Baden: Nomos-Verlag.

Wahl, H.-W./Wetzler, R. (1998): Möglichkeiten und Grenzen einer selbständigen Lebensführung in Privathaushalten. Integrierter Gesamtbericht zum gleichnamigen For-schungsverbundprojekt. Stuttgart: Kohlhammer.

Wakabayashi, C./Donato, K. M. (2006): Does Caregiving Increase Poverty among Women in Later Life? Evidence from Health and Retirement Survey. Journal of Health and Social Behavior, 47 (3), S. 258–274.

Wald, A. (2010): Netzwerkansätze in der Managementforschung. In. Stegbauer, C./Häußling, R. (Hg.): Handbuch Netzwerkforschung. Wiesbaden: VS Verlag, S. 627-634.

Wallroth, V. (2016): Men do care! A gender-aware and masculinity-informed contribution to caregiving scholarship. Norrköping: Linköping Studies in Arts and Science No. 674.

Wanger, S. (2011): Ungenutzte Potenziale in der Teilzeit: Viele Frauen würden gerne länger arbeiten. In: IAB-Kurzbericht, 9/2011, S. 1-8.

Weber, M. (1922): Wirtschaft und Gesellschaft. Grundriß der verstehenden Soziologie. Tübingen: Mohr.

Wellman, B. (1981): Applying Network Analysis to the Study of Social Support. In: Gottlieb, B. H. (Hg.): Social Networks and Social Support. Thousand Oaks: Sage, S. 171–200.

Wengler, A./Trappe, H./Schmitt, C. (2008): Partnerschaftliche Arbeitsteilung und Elternschaft. Analysen zur Aufteilung von Hausarbeit und Elternaufgaben auf Basis des Generations and Gender Survey. Materialien zur Bevölkerungswissenschaft 127. Wiesbaden: Bundesinsitut für Bevölkerungsforschung (BIB).

West, C./Zimmerman, D. H. (1987): Doing Gender. Gender & Society, 1 (2), S. 125–151.

Wetzstein, M./Rommel, A./Lange, C. (2015): Pflegende Angehörige – Deutschlands größter Pflegedienst. Robert Koch – Institut (Hg.): Berlin: GBE kompakt, 6 (3).

Wetterer, A. (1995): Das Geschlecht (bei) der Arbeit. Zur Logik der Vergeschlechtlichung von Berufsarbeit. In: Pasero, U./Braun, F. (Hg.): Konstruktion von Geschlecht. Pfaffenweiler: Centaurus.

Wetterer, A. (2002): Arbeitsteilung und Geschlechterkonstruktionen: Gender at Work in theoretischer und historischer Perspektive. Konstanz: UVK.

Williams, C. L. (1989): Gender differences at work. Women and men in nontraditional occupations. Berkeley, Los Angeles, London: University of California Press.

Williams, C. (2004): The sandwich generation. Statistics Canada – Catalogue No. 75-001-XIE. URL: http://www.statcan.gc.ca/studies-etudes/75-001/archive/2004/5018660-eng.pdf (Stand 14.10.2016).

Williams, F. (2001): In and beyond New Labour: towards a new political ethics of care. Critical Social Policy, 21 (4), S. 467–493.

Wingenfeld, K. (2014): Pflegebedürftigkeit, Pflegebedarf und pflegerische Leistungen. In Schaeffer, D./Wingenfeld, K. (Hg.): Handbuch Pflegewissenschaft. Weinheim und Basel: Beltz Juventa, S. 491–512.

Wippermann, C./Calmbach, M./Wippermann, K. (2009): Männer: Rolle vorwärts, Rolle rückwärts? Identitäten und Verhalten von traditionellen, modernen und postmodernen Männern. Opladen: Budrich.

Witzel, A. (1985): Das problemzentrierte Interview. In: Jüttemann, G. (Hg.): Qualitative Forschung in der Psychologie: Grundfragen, Verfahrensweisen, Anwendungsfelder. Weinheim und Basel: Beltz Verlag, S. 227–255.

Wohlrab-Sahr, M. (2003): Objektive Hermeneutik. In: Bohnsack, R./Marotzki, W./Meuser, M. (Hg.): Hauptbegriffe qualitativer Sozialforschung. Opladen: Leske + Budrich, S. 123–128.

Wood, R. (1991): Care of disabled people. In: Dalley, G. (Hg.): Disability and Social Policy. London: Policy Studies Institute.

Zank, S./Schacke, C. (2007): Projekt Längsschnittstudie zur Belastung pflegender Angehöriger von demenziell Erkranken (LEANDER). Abschlussbericht Phase 2: Längsschnittergebnisse der Leander Studie. Siegen: Universität Siegen.

Zank, S./Schacke, C./Leipold, B. (2007): Längsschnittstudie zur Belastung pflegender Angehöriger von demenziell Erkrankten (LEANDER). Ergebnisse der Evaluation von Entlastungsangeboten. Zeitschrift für Gerontopsychologie und -psychiatrie, 20(4), S. 239–255.

Zarit, S. H. (2002): Caregiver's burden. In: Andrieu, S./Aquino, J. P. (Hg.): Familiy and professional carers: Findings lead to action. Paris: Serdi Edition and Fondation Mederic Alzheimer, S. 20–24.

Zentrum für Qualität in der Pflege (ZQP) (Hg.) (2013): Vereinbarkeit von Beruf und Pflege. Ermöglichen, Entlasten, Erhalten. Berlin.

Zentrum für Qualität in der Pflege (ZQP) (Hg.) (2016): Vereinbarkeit von Beruf und Pflege. Berlin: Zentrum für Qualität in der Pflege. URL: http://zqp.de/upload/data/ZQP_Themenreport_Beruf_Pflege.pdf (Stand 30.07.2016).

Zulehner, P. M. (2009): Who cares? Männer und Pflege. Zusatzauswertung der wiss. Untersuchung, Männer im Aufbruch II. URL: https://homepage.univie.ac.at/paul.zulehner/php/Paul2/fileadmin/template/main/files/ZULEHNER%20Mens%20care%2080.pdf (Stand 30.07.2016).

Anhang

Interviewleitfaden

VORBEREITUNG zur Einführung:

1. Persönliche Vorstellung zur Person
2. Kurze Info über das Promotionsvorhaben
3. Zeitrahmen
4. Datenschutz, Einverständniserklärung
5. Aufzeichnung mit Diktiergerät
6. Tonband platzieren u. anmachen

In diesem Interview möchte ich möglichst viel erfahren über Ihre Situation als pflegender Mann.

Sie können zu allem, was Ihnen wichtig ist, solange erzählen wie Sie möchten – ich werde Sie nicht unterbrechen.

Ich werde mir nur ab und zu Stichworte aufschreiben, auf die ich dann im Anschluss noch mal zurückkommen kann.

1. Lebensgeschichte

Erzählen Sie mir zunächst einmal, wie Ihr Leben insgesamt verlaufen ist?

Fangen Sie am besten bei der Geburt an und gehen Sie dann die für Sie wichtigsten Stationen Ihres Lebens durch, bis hin zur gegenwärtigen Situation.

2. Interne Nachfragen (anhand der notierten Stichworte)

(notierte Stichworte, Auswahl nach den Forschungsfragen)

3. Externe Nachfragen (sofern folgende Themen nicht schon angesprochen)

3.1 Pflegeübernahme/ Veränderungen im Alltag

Erzählen Sie mir alles darüber, wie Ihr Leben seit der Pflegeübernahme verlaufen ist?

(Merkposten für Interviewerin:)

© Springer Fachmedien Wiesbaden GmbH, ein Teil von Springer Nature 2018
E. Dosch, *Wie Männer pflegen*, Vechtaer Beiträge zur Gerontologie,
https://doi.org/10.1007/978-3-658-22704-3

3.1.1 Übernahme ungewohnter Aufgaben

1. Auswirkungen auf Familienleben und die Beziehungen (Freunde, Verwandte früher/heute)
2. Auswirkungen auf die Freizeitaktivitäten und Hobbies
3. Pläne damals und heute

3.2 Netzwerkbeziehungen im Pflegealltag

Bitte erzählen Sie mir alles über den Ablauf eines typischen Wochentages!

(Merkposten für Interviewerin:)

1. Typischer Alltag (z. B. gestern)
2. Unterstützungspersonen (privat od. professionell) u. deren Leistungen
3. Kontakte/Aktivitäten/ Interessen neben der Pflege
4. Ungewohnte Aufgaben
5. Fähigkeiten der gepflegten Person

3.3 Belastung und Unterstützungswünsche

Erzählen Sie mir eine Pflegesituation aus Ihrem Alltag in Verbindung mit Ihrer Berufstätigkeit? (wenn Berufstätigkeit ausgeübt wird)

Welche Situationen fallen Ihnen schwer und welche leicht?

Was hilft Ihnen bzw. was würde Sie in Ihrem Pflegealltag unterstützen?

(Merkposten für Interviewerin:)

1. Auswirkungen auf die Berufstätigkeit (Einschränkungen, fördernde Faktoren
2. Typische Situationen, was fällt schwer und   was leicht?
3. Unterstützungsbedarfe: Stundenweise   Entlastung, Beratung, Schulung etc.

3.4 Pflege als Mann

Wie sehen Ihre Verwandten und Bekannten Ihre Pflegetätigkeit?

Gibt es Situationen in denen Sie sich mal richtig aussprechen können?

(Merkposten für die Interviewerin)

1. Bestimmte Situationen
2. Meinungen von Außenstehenden und Familienangehörigen
3. Pflege als untypische Männeraufgabe
4. Gepflegte erwartet es/ erwartet es nicht

4. Schlussfrage

Gibt es noch etwas, was wir bisher nicht besprochen haben, was Sie aber für wichtig halten?

5. Soziodemografische Daten

A) Alter und Familienstand der Pflegeperson
B) Beruf der Pflegeperson
C) Einkommen der Pflegeperson

o   unter 1000 EUR Netto/ Monat

o   1000-1500 EUR Netto/Monat

o   über 1500-2000 EUR Netto/ Monat

o   über 2000-2500 EUR Netto/ Monat

o   über 2500-3000 EUR Netto/Monat

o   über 3000 EUR-3500 EUR Netto/Monat

o   über 3500-4000 EUR Netto/Monat

o   über 4000 EUR Netto/Monat

D) Pflegestufe der pflegebedürftigen Person, Erkrankung
E) Wohnsituation: getrennt/zusammenlebend

6. Transkriptionsregeln

Kennzeichnung der Sprecher(innen):

Am Anfang eines jeden Sprecherbeitrags steht für die/den

Interviewer(in) ein „I"

für den Erzähler – die Pflegeperson – ein „E"

und die zu betreuende Person - ein „E2", falls bei dem Interview anwesend.

Zur Rechtschreibung:

Die im Dialekt dargebotenen Erzählungen werden überwiegend zur Verständlichkeit ins Schriftdeutsche transkribiert. Entscheidend ist nicht die orthographisch richtige Schreibweise, sondern die Wiedergabe der korrekten Inhalte.

Nonverbale Kommunikation:

Besonderheiten, Auffälligkeiten nonverbaler Kommunikation (z. B. Tonfall, Gesichtsausdruck, Körperbewegungen, Berührungen werden markiert bzw. im Gesprächsprotokoll festgehalten.

Einzelne Zeichen:

/   wenn ein grammatischer „Sprung" in der Erzählung ist oder wenn der Erzähler sich korrigiert, einen Satz nicht vollendet.

„"   Gänsefüßchen werden verwendet, wenn der Erzähler eine andere Person zitiert (z. B. Mein Vater sagte: „Hör mal, mach das nicht". Möglich sind auch Selbstzitate aus früheren Interaktionen (z. B. Da hab ich gesagt: „So geht das nicht!")

(.)   Pause ca. 1 Sek.

(..)   Pause ca. 2 Sek. u.s.w.

(4 sek)   Pausen ab 4 Sekunden

(höchstens?)   schwer verständliches Wort, aber vermuteter Wortlaut (das Fragezeichen ohne Leerzeichen hinter das fragliche Wort setzen)

(?)   völlig unverständliches Wort

(??)   zwei unverständliche Wörter usw.

(gequält lachend)   auffällige Intonation beim Sprechen werden vor der betreffenden Äußerung näher beschrieben.

(schnauft)   paralinguistische Äußerungen (vor allem Gefühlsäußerungen)

nie und nimmer   betonte Worte werden fett geschrieben

Schriftart =   Arial

Punktgröße =   12 Punkt

The manufacturer's authorised representative in the EU is Springer
Nature Customer Service Centre GmbH, Europaplatz 3, 69115 Heidelberg,
Germany. If you have any concerns regarding our products, please
contact ProductSafety@springernature.com

Printed and bound by CPI Group (UK) Ltd, Croydon, CR0 4YY
24/04/2026
02096334-0003